U0254897

解读"华西现象"

讲述华西故事

展示华西成果

重症呼吸治疗护理技术

ZHONGZHENG HUXI ZHILIAO HULI JISHU

主编 田永明 陈弟洪 刘 欢

四川科学技术出版社
·成都·

图书在版编目（CIP）数据

重症呼吸治疗护理技术 / 田永明, 陈弟洪, 刘欢主编. -- 成都：四川科学技术出版社, 2021.12
（华西医学大系）
ISBN 978-7-5727-0423-9

Ⅰ.①重… Ⅱ.①田… ②陈… ③刘… Ⅲ.①急性病－呼吸系统疾病－诊疗②险症－呼吸系统病－护理
Ⅳ.①R56②R459.7

中国版本图书馆CIP数据核字(2021)第265975号

重症呼吸治疗护理技术

主　编　田永明　陈弟洪　刘　欢

出 品 人	程佳月
组稿编辑	杜　宇
责任编辑	王　勤
封面设计	经典记忆
版式设计	大　路
责任出版	欧晓春
出版发行	四川科学技术出版社
地　　址	四川省成都市锦江区三色路238号　邮政编码：610023
成品尺寸	156 mm×236 mm
印　　张	28　字　数520千
印　　刷	四川省南方印务有限公司
版　　次	2022年5月第1版
印　　次	2022年5月第1次印刷
定　　价	128.00元

ISBN 978-7-5727-0423-9

《重症呼吸治疗护理技术》编委会

（排名不分先后）

主编

田永明　陈弟洪　刘　欢

副主编

梁国鹏　曾利辉　刘一秀　刘　畅

编委

周永方　曹　淼　邓　妮　杜爱平　刁　丽
景小容　李　霞　刘　燕　刘天贶　唐　荔
唐志红　王春燕　谢汶倚　杨　翠　杨　帆
杨　福　曾　玲

秘书

沈　熙

《华西医学大系》总序

由四川大学华西临床医学院/华西医院（简称"华西"）与新华文轩出版传媒股份有限公司（简称"新华文轩"）共同策划、精心打造的《华西医学大系》陆续与读者见面了，这是双方强强联合，共同助力健康中国战略、推动文化大繁荣的重要举措。

百年华西，历经120多年的历史与沉淀，华西人在每一个历史时期均辛勤耕耘，全力奉献。改革开放以来，华西励精图治、奋进创新，坚守"关怀、服务"的理念，遵循"厚德精业、求实创新"的院训，为践行中国特色卫生与健康发展道路，全心全意为人民健康服务做出了积极努力和应有贡献，华西也由此成为全国一流、世界知名的医（学）院。如何继续传承百年华西文化，如何最大化发挥华西优质医疗资源辐射作用？这是处在新时代站位的华西需要积极思考和探索的问题。

新华文轩，作为我国首家"A+H"出版传媒企业、中国出版发行业排头兵，一直都以传承弘扬中华文明、引领产业发展为使命，以坚持导向、服务人民为己任。进入新时代后，新华文轩提出了坚持精准出版、精细出版、精品出版的"三精"出版发展思路，全心全意为推动我国文化发展与繁荣做出了积极努力和应有贡献。如何充分发挥新华文轩的出版和渠道优势，不断满足人民日益增长的美好生活需要？这是新华文轩一直以来积极思考和探索的问题。

基于上述思考，四川大学华西临床医学院/华西医院与新华文轩出版传媒股份有限公司于2018年4月18日共同签署了战略合作协议，启动了《华西医学大系》出版项目并将其作为双方战略合作的重要方面和旗舰项目，共同向承担《华西医学大系》出版工作的四川科学技术出版社授予了"华西医学出版中心"铭牌。

人民健康是民族昌盛和国家富强的重要标志，没有全民健康，就没有全面小康，医疗卫生服务直接关系人民身体健康。医学出版是医药卫生事业发展的重要组成部分，不断总结医学经验，向学界、社会推广医学成果，普及医学知识，对我国医疗水平的整体提高、对国民健康素养的整体提升均具有重要的推动作用。华西与新华文轩作为国内有影响力的大型医学健康机构与大型文化传媒企业，深入贯彻落实健康中国战略、文化强国战略，积极开展跨界合作，联合打造《华西医学大系》，展示了双方共同助力健康中国战略的开阔视野、务实精神和坚定信心。

华西之所以能够成就中国医学界的"华西现象"，既在于党政同心、齐抓共管，又在于华西始终注重临床、教学、科研、管理这四个方面协调发展、齐头并进。教学是基础，科研是动力，医疗是中心，管理是保障，四者有机结合，使华西人才辈出，临床医疗水平不断提高，科研水平不断提升，管理方法不断创新，核心竞争力不断增强。

《华西医学大系》将全面系统深入展示华西医院在学术研究、临床诊疗、人才建设、管理创新、科学普及、社会贡献等方面的发展成就；是华西医院长期积累的医学知识产权与保护的重大项目，是华西医院品牌建设、文化建设的重大项目，也是讲好"华西故事"、展示"华西人"风采、弘扬"华西精神"的重大项目。

《华西医学大系》主要包括以下子系列：

①《学术精品系列》：总结华西医（学）院取得的学术成果，学术影响力强；②《临床实用技术系列》：主要介绍临床各方面的适宜技术、新技术等，针对性、指导性强；③《医学科普系列》：聚焦百姓最关心的、最迫切需要的医学科普知识，以百姓喜闻乐见的方式呈现；④《医院管理创新系列》：展示华西医（学）院管理改革创新的系列成果，体现华西"厚德精业、求实创新"的院训，探索华西医院管理创新成果的产权保护，推广华西优秀的管理理念；⑤《精准医疗扶贫系列》：包括华西特色智力扶贫的相关内容，旨在提高贫困地区基层医院的临床诊疗水平；⑥《名医名家系列》：展示华西人的医学成就、贡献和风采，弘扬华西精神；⑦《百年华西系列》：聚焦百年华西历史，书写百年华西故事。

我们将以精益求精的精神和持之以恒的毅力精心打造《华西医学大系》，将华西的医学成果转化为出版成果，向西部、全国乃至海外传播，提升我国医疗资源均衡化水平，造福更多的患者，推动我国全民健康事业向更高的层次迈进。

《华西医学大系》编委会

2018 年 7 月

序　言

　　呼吸治疗是重症患者重要的支持治疗手段，对改善、维持和促进患者心肺等重要器官功能具有重要作用，可改善重症患者的近期症状和远期生活质量，现已得到循证医学的证实。

　　现阶段，我国呼吸治疗专业仍处于起步阶段，呼吸治疗从业人员具有多样性和不规范性。由于专业的呼吸治疗师太少，远远不能满足临床呼吸治疗需求，因此，许多医院的临床呼吸治疗工作多由护士承担。但由于本身的专业背景和培训背景，护士在从事呼吸治疗工作方面的专业性和可发展性存在一定的局限。目前国内已有呼吸治疗专业及相应的培训教材，但在重症护理与呼吸治疗的交叉领域尚缺乏相关的学习参考书籍。四川大学华西医学中心是中国较早开设呼吸治疗专业的高等院校之一，呼吸治疗及呼吸治疗护理专业人才的重要性在华西医院得到广泛认可，目前已经建立了呼吸治疗师和呼吸治疗护士的专业人才队伍。本书由华西医院呼吸治疗和重症护理领域的相关专家对呼吸治疗和护理中的经验进行总结，将呼吸治疗与重症护理相结合，书中既体现了呼吸治疗的专业性，又凸显出护理人员在呼吸治疗工作中的价值，同时也为临床护士如何开展呼吸治疗工作提供了较好的借鉴作用。

本书内容涵盖了呼吸/循环解剖与生理功能、呼吸/循环功能评估与监测、人工气道建立与维护、机械通气治疗与护理、呼吸机相关并发症的预防护理、气道湿化雾化治疗与护理、重症患者氧疗与护理、胸部物理治疗、俯卧位通气治疗、心肺康复与护理、重症患者的早期活动与护理、ECMO治疗与护理、支气管镜的应用与护理、呼吸治疗护理中的镇痛镇静管理和营养支持管理等，此外还将常见的呼吸治疗护理操作进行了规范展示，为广大读者提供实践参考。

期盼此书的出版发行可以为从事呼吸治疗的医务工作者提供最新的呼吸治疗和护理理念及指导，也期盼呼吸治疗及护理人员在临床普及应用的同时，可以进行深入研究与探索，推动我国呼吸治疗的专业发展。

中华医学会重症医学分会副主任委员　康焰

目 录

第一章
概　述

第一节　呼吸治疗的概念

　　呼吸治疗是一门专注于心肺功能支持和康复的新兴健康治疗学科，是在医生的指导协作下，对心肺功能不全或异常患者给予疾病预防、评价、诊断、治疗、管理、控制和照顾。呼吸治疗学科体系主要以心肺生理学、病理生理学和医学工程学为基础，由呼吸、危重病医学、麻醉、物理治疗、康复、护理、预防等多学科交叉渗透而成，其最早起源于美国。随着人口老龄化、环境恶化，心肺疾患越来越多，大量新的诊断与治疗技术陆续涌现，这需要受到良好训练、高度熟练的专业医学人才来掌握与使用，因此美国在20世纪中期形成了专门的呼吸治疗机构。经过半个多世纪的发展，目前美国在呼吸治疗学科建设、教育培训、执业体制等方面都已发展得较为完善。

　　不同国家和地区对呼吸治疗概念的理解和阐述有一定差异性。根据美国呼吸治疗学会（AARC）的定义，呼吸治疗是一门以支持患者生命和提高患者生活质量为主要目的的、独立的健康治疗专业。呼吸治疗师（RT）是从事呼吸治疗工作的专业技术人员，其在医生的指导下，运用专业手段对心肺功能不全或异常患者给予评价、治疗和指导。RT的主要工作内容包括人工气道的建立与管理、机械通气模式与参数的调节、胸部物理治疗、家庭治疗及健康宣教等，工作对象包括患者、家属以及公共健康受教群体。根据加拿大呼吸治疗学会（CSRT）的定义，呼吸治疗是一门高技术含量的健康治疗专业，其主要工作内容为评价、治疗和维持患者心肺功能，从业者必须具备专业的医学知识和掌握相关的高级临床操作技能。RT主要负责对患者疾病的急性加重期和慢性期的心肺功能治疗和康复。中国台湾呼吸治疗学会则将呼吸治疗定义为一项有组织的医疗专业，其在医嘱或医生指导下对心肺功能不全或异常者给予诊断、治疗及照顾。因此，虽然不同国家和地区对呼吸治疗的概念有不同角度的理解和阐释，但学科核心都为专注于心肺功能支持和康复，其内容实质是一致的。

在全球范围内，美国、加拿大、中国、菲律宾及中美洲等部分国家和地区拥有RT，相关呼吸治疗工作由RT承担。在以美国为代表的呼吸治疗学科体系较为健全的国家和地区，呼吸治疗工作由RT独立承担，但在不同国家，RT职责范围有所不同，即便在同一个国家，不同地区甚至不同医院所规定的RT职责范围也有着细微区别。在欧洲大多数国家，呼吸治疗工作由医生、护士和物理治疗师共同承担。在中国内地的大多数医院，呼吸治疗工作由医生和护士共同承担，仅在少数几家医院，呼吸治疗工作由RT独立承担。无论呼吸治疗工作的承担者是哪个团体，患者对此项工作的需求是不变的，这些需求才是呼吸治疗学科体系所应该关注的。因此，构建一个健全的呼吸治疗学科体系，并对呼吸治疗从业人员进行严格、规范的专业培训，进而保证工作质量和提高临床疗效是呼吸治疗专业健康发展的关键点。

第二节　呼吸治疗的发展及现状

一、呼吸治疗技术的发展史

（一）临床氧疗发展史

自18世纪80年代发现氧气后，人类慢慢认识到其在生命活动中的重要作用，氧气逐渐被运用到各类疾病治疗中。最早发现吸氧具有治疗作用的是普里斯特里，他将大鼠放进含有氧气的密闭环境中，发现它比在等体积的空气中的存活时间延长4倍。1798年，Beddoes在英国的布里斯托建立了气体研究所，应用氧气来治疗心脏疾病、哮喘和鸦片中毒，其也因此被称为"吸入疗法之父"。

19世纪初，英国生理学家John Scott Haldane开创了面罩给氧法，第一次世界大战期间，John使用面罩给氧救治氯气中毒的士兵，使受伤士兵死亡率大大降低，引起了医学界的轰动。此后Capitain Stokes提出鼻导管吸氧法，1834年Tunod建立了高压氧舱，不同类型的氧疗应用成为临床救治中的重要手段。1920年开始，Barcroft和John通过研究明确了氧疗的意义，当缺氧或低氧时，人会出现恶心、头痛、视力模糊、脉搏加快和倦怠无力等症状，从此氧疗的生理基础被明确。1938年，Boothby等在Mayo诊所设计了BLB面罩，这种面罩可容纳高浓度氧（80%~100%），极少有重复呼吸。1958年Alvan Barach第一次将氧气规范地应用于细菌性肺炎的患者。1960年有了便携式液体氧气，20世纪60年代后期，美国医学家开始系统观察氧疗对慢性低氧血症的疗效，这为现代氧疗奠定了基础。1960年Campbell改进了通气面罩，提供了一种高气流、控制吸氧浓度的装置，以缓解呼吸急促患者对氧气的需求，同时减少CO_2潴留。20世纪70年代开始，氧疗渐渐进入家庭。20世纪80年代初期，由于分子筛制氧机的研制成功以及制造技术的不断提高，家庭氧疗成为许多呼吸系统疾病患者出院后康复的一种重要治疗手段。

作为一种医疗手段，临床氧疗至今已有100多年的历史，总结起来目前主要包括常压氧（NBO）和高压氧（HBO）两种方法。常压氧疗时，患者使用鼻导管、面罩、高频通气或人工呼吸机等来达到给氧目的，进入肺泡的氧浓度一般在25%~55%，但某些特殊患者或某类特殊情况需要给予纯氧者其氧浓度也可达100%；高压氧疗时，患者需要在特定高压氧舱内，在超过1个大气压的环境下吸入纯氧，此时进入肺泡的氧浓度可达85%~100%，血液的氧含量较常压氧疗时增加数倍甚至数十倍。近年来呼吸道一直是氧疗唯一的给氧途径，也是缺氧救治的重要手段。但对于严重的呼吸道烧伤、尘肺、煤肺、严重急性呼吸综合征（SARS）等肺弥散功能损害的患者，或在条件恶劣的战地环境中，常规给氧方法有时不能有效改善缺氧。2002年中国学者徐礼鲜应用"光化学溶氧技术"将高浓度O_2溶解于临床常用的晶体和胶体溶液中，制备成含溶解氧和少量活性氧的高氧液，溶液中氧分压可达80~100 kPa，此可通过口服或静脉输注辅助供氧。2012年John Kheir采用纳米脂质颗粒方法包裹氧气，气态氧被密封悬浮在液体乳糜中，避免形成大气泡，微粒可直接注射到血液中，并与循环中的红细胞混合在一起，氧气在极短时间内即可扩散到红细胞中完成氧气交换。

（二）机械通气发展史

15世纪开始，Leonardo da Vinci推论胸膜腔内压力低于大气压而使肺膨胀，即空气通过胸廓风箱式的作用而进入肺内，这对呼吸生理学及机械通气理论的发展具有重要的启蒙作用。1555年Vesalius发现使用向肺内充气的方法可以维持动物的生命，并首次对猪进行气管切开置管成功，开创了建立人工气道的先河。1792年，Curry首次在人身上进行了气管内插管，用于人类疾病的抢救。1858年，Snow首次应用气管内麻醉在兔的动物实验中获得成功，这在麻醉学和机械通气领域具有两个重要意义：①标志着气管内麻醉方法的建立，极大地提高了麻醉的安全性；②连接于气管内导管的充满麻醉气体的气囊，标志着现代正压通气气囊的正式研发和使用。

随着人工气道技术的不断完善，1907年Drager设计了一台自动供氧人工呼吸器并用于心肺复苏，该装置通过时钟结构样的阀门控制氧流量。1909年Janeway发明了一个小型硬质容器，称为"小型铁肺"，该装置将患者的头置于铁箱内，以颈圈封闭颈周，通过对箱内间歇施以正压而提供间歇正压通气。1928年，Drinker等发明了人体大小的箱式通气机并用于治疗因脊髓灰质炎呼吸衰竭而昏迷的8岁女孩，箱式体外负压通气机便以"铁肺"的名字传遍了全世界，"铁肺"成功研制并应用于临床是机械通气史中的一个里程碑。由于"铁肺"需将患者躯体置于箱内，而且因气道管理困难，无法保证麻醉的安全性，所以外科手术患者无法接受该类型的机械通气治疗，因此在20世纪20—40年代，形成了麻醉学与外科学领域研究和应用正压通气，内科学与流行病学领域研究和应用负压通气技术的格局。1934年以后，手动间歇挤压麻醉气囊给手术患者施以正压间歇通气的方法逐渐得到广泛推广。1946年Bennett生产了第一台间歇正压呼吸机并应用于临床，该呼吸机已具备了现代呼吸机的基本结构，气控-气动压力限制呼吸机成了这一时期的主流，但该类正压呼吸机存在着不能很好地保证有效的潮气量的明显缺点。随着铁肺被广泛应用，其体外负压通气的缺点逐渐暴露出来。首先，使用铁肺治疗的呼吸衰竭患者的死亡率高达80%，铁肺的疗效较低；其次，因呼吸肌麻痹而无法排出气道分泌物，致使气道管理困难。1949年，Bennett给铁肺增添了一个由马达驱动的风箱，这样铁肺与间歇正压通气同步，不仅可以产生体外负压通气，而且也可同时通过气管切开施以正压通气。这种正压通气与体外负压通气相结合的方法，大大提高了机械通气治疗的疗效，使死亡率降低至12%。在20世纪40年代末开始的脊髓灰质炎的大流行中，经过大量反复的临床实践，Engstrom提出预设容量进行机械通气的新设计思想，研制出世界上第一台容量转换型呼吸机，使正压通气的研究达到一个新的高度。

20世纪60—70年代为机械通气研究发展较快的时期，物理学的快速发展使得呼吸机发展成为系列产品。此阶段中呼吸机技术性能十分全面，临床应用十分广泛，出现了机械通气治疗的许多新观念和新模式，例如呼气末正压（PEEP）、持续正压通气（CPAP）、间歇指令通气（IMV）和同步间歇指令通气（SIMV）、高频通气（HFV）、反比通气（IPV）以及T形管技术等。在越南战争中，许多战伤患者出现肺水肿并因呼吸衰竭而死亡，由此确立了急性呼吸窘迫综合征（ARDS）的概念，其发病机制也进一步明确。Petty等将持续正压呼吸（CPPB）瓣口与通气机呼出端相接，并命名为呼气末正压（PEEP），应用于治疗ARDS获得满意疗效。1971年，Gregory应用持续正压通气（CPAP）治疗新生儿呼吸窘迫综合征取得成功，此后PEEP与CPAP成为临床常用的通气技术。1971年Kirby等对继发于早产儿呼吸窘迫综合征的婴儿机械通气中引入间歇指令通气（IMV）这一概念，John等在成人中应用IMV作为撤离通气机的一种方法。此后IMV及其改进模式同步间歇指令通气（SIMV）已成为撤机过程中常用的方法之一。20世纪70年代，一种特殊类型的机械通气技术——体外膜肺人工循环（ECMO）引起关注。1972年，Hill首次应用ECMO技术救治创伤后急性呼吸衰竭患者，发现其完全可能取代肺的气体交换功能，是针对常规治疗无效的心肺功能极度衰竭患者进行的终极辅助和生命支持，适用于心力衰竭、严重肺衰竭和可能有心搏骤停的患者。

1980年以后，各种高新技术尤其是电子技术的发展，为多种新的大有前途的通气技术和通气模式的开发创造了条件，并有效推动和促进了通气技术及模式向更高层次发展。1990年，Greenspan首次将液体通气用于急性呼吸衰竭患者治疗并获得成功，与常规机械通气比较，液体通气具有使肺顺应性增加，所需通气压力较低，气体交换明显改善的优势。1992年，Anderson开发了压力调节容量控制通气（PRVC）模式，PRVC已具有明显的智能化色彩，该类电子计算机与机械通气相结合的技术，可使机械通气更接近生理状态。近年来，适应性支持通气模式（ASV）这类自动化、智能化通气模式也逐步研发，其是由计算机程序控制对患者每一次呼吸的肺通气功能和呼吸动力学变化进行持续监测，并根据监测结果自动计算并调整下次供气的最佳参数，避免造成患者气压伤及容量伤，同时也避免了复杂的呼吸机参数调节。

（三）纤维支气管镜发展史

200多年前，人类就开始探讨用内镜检查和治疗腔内疾病。1806年Bozzinl借助蜡烛光用铜管来治疗肛门和子宫等腔内疾病，1867年Desormeauk用酒精和松节油燃烧所发的光，制造出检查尿道的内镜。1879年爱迪生发明电灯以后，Nitze于1879年先后制成膀胱镜、食管镜和胃镜。1889年Von Hacker第一次用硬质食管镜诊断食管癌并成功地用它取出食管中的骨性异物。1897年德国科学家Killian首次用长25 cm、直径8 mm的食管镜从气管内取出骨性异物，开创了硬质内镜插入气管和支气管进行内镜操作的历史，该次操作也是历史上第一次支气管镜检查。硬质气管镜可检查气管、支气管的肿瘤、结核、炎症、出血、异物、分泌物阻塞或腔外压迫性改变，对明确病因、解除梗阻、控制炎症和止血凝血都有积极意义，但其检查范围有限，且需要在全麻下操作，临床应用较为受限，而光导纤维的发展，为将硬质不可曲的内镜变为可曲性的内镜提供了条件。纤维光导学兴起于19世纪70年代，20世纪60年代开始应用于医学领域。纤维光学的透光系统可在弯曲的条件下导光且导光性能强，受外界干扰小，装置灵活，医学上将其制成软性可弯曲的内镜，能进入硬质内镜不能达到的地方或角度。1962年，"可弯曲支气管镜之父" Shigeto Ikeda 首次运用玻璃纤维为硬质支气管镜照明，为可弯曲支气管镜（flexible bronchoscopy，FB）的研发奠定了基础。1966年Ikeda研产出史上第一台纤维支气管镜，20世纪80年代末美国Welch Allyn工厂首次将微型电荷–耦合器件（CCD）置于内镜前端，奠定了电子支气管镜的研发基础。1980年，可弯曲纤维支气管镜被传播到世界各地，成为一种常规气道检查和治疗方法，这是支气管镜发展史上的极大进步。1987年Pentex公司引进了视频支气管镜，其可通过视频处理器在监视器上跟踪图像和视频，并将其存储在胶片和数据库中。1996年研发了支气管内超声，2002年研发了一种专用的超声内镜，经气管镜超声引导针吸活检（EBUS–TBNA）随后被美国国家综合癌症网络（NCCN）和美国胸科医师学会（ACCP）肺癌指南推荐为肺癌术前评估的重要工具，为肺癌纵隔分期提供了新标准。2005年，电磁导航支气管镜（ENB）首次在美国应用，显著提高了肺外周病变诊断准确率并降低了相应并发症发生率。既往支气管镜介入治疗主要用于中央型气道，自从导航技术及超声内镜问世以来，支气管镜也用于气道周围淋巴结病变和周围型肺病变的诊断和治疗。经过100多年的发展，支气管镜由传统硬质支气管镜发展到纤维支气管镜和电子支气管镜等，近20多年来，支气管镜介入治疗技术更是快速发展，被广泛应用于呼吸系统疾病的诊断和治疗，支气管镜的发展进入全新时代。

（四）其他呼吸治疗发展史

1.特殊通气技术

（1）NO吸入疗法

20世纪80年代末，开始尝试将一氧化氮（NO）用于呼吸治疗。1980年Furchgott等最早发现乙酰胆碱能舒张平滑肌的作用取决于内皮细胞的完整性，首次提出血管内皮细胞可以产生一种促使血管舒张的因子，命名为血管内皮衍生松弛因子（EDRF）。1987年，Palmer等报告NO本质上就是由血管内皮产生的EDRF，硝基化物等血管扩张剂是通过释放NO而发挥降压作用的。自1988年开始，应用NO吸入疗法治疗成人原发性肺动脉高压、ARDS、新生儿持续性肺动脉高压（PPHN）及先天性心脏病等取得一定的疗效。

（2）Heliox通气

氦气作为最轻的惰性气体，其无色、无毒、无味、以单原子形式存在，氦气的密度相当于氧气密度的1/8，用氦气替代空气中的氮气形成一种特殊气体供临床作为新的呼吸支持方法称之为Heliox通气。1935年Barach首先发现Heliox可改善呼吸道梗阻症状。Heliox的密度是空气的1/3，气体密度降低后，其雷诺系数也降低，使呼吸道湍流的气体趋向于层流，呼吸道层流增多后，呼吸效率会明显提高。因此当吸入Heliox而不是普通的空氧混合气时，呼吸道阻力随流速发生显著变化，CO_2扩散速率增加呼吸做功降低，气体交换得到明显改善。目前常用的浓度有氦氧比为80∶20、70∶30和60∶40，氦气所占比例越高，混合气密度越低，其改善呼吸道症状的效果越好。Heliox现常用于治疗各呼吸系统疾病，包括各种病因引起的呼吸道梗阻、哮喘急性发作和毛细支气管炎等。

（3）液体通气

液体通气是用液体取代气体携带O_2和CO_2进行机械通气的技术，其原理为通过携氧液体在肺泡膜形成液–液界面，气体由分压高的一侧向分压低的一侧弥散，从而达到气体交换的目的。20世纪，Winternith等发现向肺内灌注盐水溶液可以使肺功能恢复，Neegard发现肺内灌入盐水后可以消除肺泡的气–液界面，进而降低肺泡表面张力。Kylstra则尝试将动物浸入高压氧合盐溶液，发现动物不仅可在液体里呼吸，而且实验结束后也可以恢复正常呼吸，据此提出了液体通气的概念。1966年Clark和Gollan发现全氟化碳（PFC）具有O_2和CO_2溶解度高、性质稳定、不与活体组织反应、分子间作用力小、表面张力低的特点，这为液体通气奠定了基础。液体通气技术发展之初为完全性液体通气，即整个呼吸道和肺内充满PFC，但这需要特殊的液体通气呼吸机且技术较为复杂。Fuhrman等将完全液体通气技术进行改良，提出了部分液体通气（PLV），即将少于或相当于功能残气量的PFC注入肺中，使用传统呼吸机进行常规机械通气以完成气体交换。1990年Greenspan首次将液体通气应用于临床治疗，最近10年的临床研究结果认为PLV虽然能促进肺复张、改善肺顺应性及氧合，但低氧血症、气道堵塞及对心血管系统的影响也不容忽视，目前在临床的使用尚有限，还需更多的研究和发展。

2.胸部物理治疗

物理治疗（PT）是应用躯体运动、按摩、牵引、训练、机械设备等力学因素和电、光、声、磁、冷热等其他物理因素预防和治疗伤病的一种方法。胸部物理治疗（CPT）又称支气管卫生疗法（BHT）或胸部生理疗法，是用物理方法来预防或改善气道分泌物的瘀滞，从而防止或逆转其所导致的疾病过程的治疗方法。20世纪70年代初呼吸理疗处于初级阶段，其概念范围一般指基本的翻身、拍背、吸痰等，到80年代，其功能和服务领域不断扩大，直到90年代，已发展成为医疗中不可或缺的一部分。从最简单的翻身、拍背、吸痰到体位引流、胸部叩拍、呼吸锻炼、气道内拍击等，各类胸部物理治疗技术不断发展壮大，虽无统一清晰分类，但从原理上大致分为两类：一类是引起胸廓或吸入气体振动从而起到松动痰液、降低其黏稠度、促进移动的作用；另一类则是作用于咳嗽的四个基本环节从而模仿或加强咳嗽过程，将已经移动至中心气道的分泌物咳出。大多数机械通气患者缺乏足够的呼吸肌力量，不能产生有效的咳嗽以清除气道分泌物，因此可以采用胸部物理治疗技术来协助排出气道分泌物。

3.俯卧位通气治疗

俯卧位通气治疗开始于20世纪20年代。1922年Beams等注意到在俯卧与仰卧位之间存在肺功能的差别。1976年Douglas首次报道俯卧位通气可提高急性呼吸窘迫综合征（ARDS）患者的氧合。随着对ARDS研究的深入，俯卧位通气引起人们重视，已成为救治重症ARDS患者的常规治疗手段。俯卧位通气时，不同区域肺泡大小的差别较仰卧位小，呈现相对均匀的分布。该体位解除了心脏和纵隔对背侧肺区的压迫，使得原先萎陷的背侧肺区肺泡得以复张，肺血流在俯卧位通气时背侧肺区的通气和灌注较仰卧位好，分流减少，从而改善氧合；同时由于重力作用，俯卧位可以促进患者深部痰液的引出，有利于痰液的排出。此外俯卧位通气还可以改善心脏前负荷的储备功能，从而增加患者的心输出量，改善患者循环功能。

4.呼吸康复治疗

呼吸康复于1969年首次出现在医学文献中，并被逐步接受和引起重视。2013年，欧洲呼吸学会（ERS）与美国胸科协会（ATS）发表的联合声明中，将呼吸康复定义为基于患者充分、全面评估后给予的一种个体化综合干预，包括运动训练、呼吸训练、教育、营养干预、心理支持及行为干预等，旨在提高患者的生理健康和心理健康，促进其长期增进健康的行为。对危重症患者，由于医学水平的提升，在过去的10年里，危重症患者的死亡率明显下降，然而ICU"幸存者"被送往康复机构的患者数量增加了2倍，60%~80%的"幸存者"伴有功能障碍或ICU获得性衰弱。因此未来ICU关注的重点应该是患者的生活质量，而不是死亡率。在ICU中进行康复治疗是安全、可行的，且为防止ICU获得性衰弱和躯体功能障碍的重要手段，因此，建议对ICU患者早期给予康复治疗。

二、国内外呼吸治疗发展及现状

（一）国际呼吸治疗的发展及现状

呼吸治疗起源于北美，已经拥有70多年的历史。1947年美国呼吸治疗学会（AARC）的成立标志着呼吸治疗学科的建立。1956年，美国呼吸治疗国家委员会（NBRC）的成立标志着呼吸治疗执业体制的形成。而1970年美国呼吸治疗教育鉴定委员会（JRCRET）的成立标志着美国呼吸治疗教育体制逐渐完善。因此美国是世界上最早建立呼吸治疗体制的国家，在学科建设、执业体制、教育培训和资格认证体制等方面发展较为完善。据统计，美国现有的开展呼吸治疗教育的机构超过470家，其中开展本科教育的机构约50家，硕士学位教育机构3家，其他为类似高职高专类教育院校。加拿大是提出呼吸治疗概念的第二个国家，1964年加拿大呼吸治疗学会（CSRT）成立并开始实行了国家执业资格考试，成为继美国之后发展较好的国家。2003年拉丁美洲的墨西哥、哥伦比亚、阿根廷、危地马拉、厄瓜多尔、智利、秘鲁等12个国家成立了呼吸治疗专业认证委员会（LABPCRT），开启了拉丁美洲呼吸治疗专业的新纪元。在亚洲，菲律宾是最早开展呼吸治疗专业的国家，1978年菲律宾在医院设立呼吸治疗科，2008年菲律宾已经有24所学校设立呼吸治疗学系。中美洲一些国家基本按照美国模式相继建立呼吸治疗学科，新加坡等少数国家也有呼吸治疗师参与工作。

呼吸治疗体制健全国家和地区的医院内均建立呼吸治疗科，其业务辐射至重症监护室（intensive care unit，ICU）、急诊室、普通病房、门诊、辅助科室（如气管镜室、肺功能检查室等）、康复医疗中心、社区医疗、家庭治疗、护理院等。治疗对象为心肺功能不全或异常患者，如慢性呼吸衰竭（如COPD）、急性呼吸衰竭（如ARDS）、老年患者、心肺系统发育尚未成熟的新生儿等。此外，还面向大众承担疾病预防、戒烟指导、健康宣教等工作。部分呼吸治疗师在学校、科研单位从事教学科研工作。在美国，由NBRC统一举办认证呼吸治疗师（CRT）和注册呼吸治疗师（RRT）的执业资格考试。毕业生须参加CRT考试，合格者可从事大部分专业工作，CRT和RRT都必须在工作单位所属州资格认证机构注册后方可执业。

在呼吸治疗体制健全的国家，呼吸治疗师能在书面医嘱、口头医嘱或经认可的操作规程指导下进行如下工作。①机械通气和监测：辅助医生建立人工气道，包括经鼻/口气管插管、气管切开，经过培训者可在紧急情况下独立进行气管插管；呼吸机使用前自检与调试，模式与参数的调节；呼吸生理监测和血流动力学监测；呼吸机相关并发症如呼吸机相关肺损伤、呼吸机相关肺炎的防治；机械通气撤离。②人工气道管理和气囊管理：包括气管导管位置管理，导管气囊的压力监测，人工气道的温/湿化，拔管等。③氧疗、雾化和特殊医用气体使用：根据患者需要选择合适的氧疗方式和装置，实施氧疗并进行效果评价；根据患者病情选择合适的雾化药物和装置，进行雾化、监测并评价效果；根据患者需要使用特殊医用气体（如NO）并监测其效果。④胸部物理治疗：实施体位引流，胸部振动排痰，指导性咳嗽，经鼻、口及人工气道负压吸痰，肺扩张治疗等。⑤实施相关检查技术：如气管镜检查、肺功能检查、动脉血气采集和分析、痰标本的采集等。⑥其他相关治疗和支持：如呼吸康复锻炼、危重症患者的院内/外转运、参与心肺复苏等。⑦呼吸治疗相关仪器的管理：包括呼吸机的清洁、消毒及性能测试；呼吸机管路的清洗、消毒与安装；雾化装置，加温、湿化装置，气管镜，振动排痰机，负压吸痰器，血气分析仪等的管理。⑧家庭治疗和健康宣教：指导患者及家属使用和维护家用简易呼吸机及相关氧疗仪器，确保其安全有效地使用；指导患者雾化吸入治疗、呼吸康复锻炼等；定期进行家庭随访，查看患者并处理相关问题。

（二）中国呼吸治疗的发展与现状

中国台湾地区部分医院自1973年始建呼吸治疗科，于1989年成立台湾呼吸照护学会；自1994年开始进行专业呼吸治疗人员培训，2002年实施呼吸治疗师法，呼吸治疗教育逐步转为正式教育体系。1999年长庚大学率先成立台湾地区的第一个呼吸治疗学系，后续有7所大学陆续设立呼吸治疗学系。台湾是目前亚洲组织较完备、体制较健全，学科发展较成熟的地区，2010年时，台湾取得呼吸治疗师证人数超过2 000人。随着中国内地对危重病监护和治疗技术的日益重视，很多医院特别是三级医院基本建立了ICU，特别是2003年SARS后呼吸支持技术引起了广泛重视，各ICU呼吸机数量和性能大为提高。中国内地的呼吸治疗职业起步较晚，虽在呼吸治疗专业教育上比台湾地区早，但发展较慢。浙江邵逸夫医院于1994年在美国罗马琳达大学帮助下基本按照美国模式开办了呼吸治疗科，这是中国内地最早也最具规模的呼吸治疗科室，科室集医院内呼吸治疗相关设施、人力以及各项诊治工作于一体，全面负责医院各项呼吸治疗相关工作。1997年四川大学华西医学中心（原华西医科大学）按照美国呼吸治疗专业教学模式开设了呼吸治疗专业，成为中国第一个开办此专业本科教育的高等医学院校。为满足国内呼吸治疗学科发展需求，随后中山大学、浙江大学城市学院、西安医学院、郑州铁路职业技术学院等高校陆续招收呼吸治疗专业方向的本科和专科学生，2016年开始四川大学和北京大学医学部先后设立了呼吸治疗专业方向的硕士和博士培养点。尽管院校教育开展历程逾20年，教育部于2004年就将"呼吸治疗技术"列入专业目录，但国内大多数医学院校尚未设立呼吸治疗专业，呼吸治疗行业仍缺乏规范、系统的培养模式，加之医院普遍未设置呼吸治疗专科，呼吸治疗师就业前景不明朗，生源并不充足。在国内呼吸治疗专业教育开办前和开办后，由于专业人员不足，有部分大型综合医院采用将一部分临床医护人员转型的方式来满足对这部分专业人才的需求。临床转型人员具备一定的临床工作经验，动手能力强，了解临床需求，因此很容易开展工作，但因其尚未接受呼吸治疗专业知识和技能的系统培训，专业工作内容较为局限。2020年新型冠状病毒肺炎（简称"新冠肺炎"）爆发期间，呼吸治疗师作为一线战士，为呼吸功能不全的患者提供了以各类呼吸支持治疗和气道管理为主的临床操作技术，而呼吸支持技术和气道管理是此次新冠肺炎救治最重要的生命支持手段。2020年2月，人力资源社会保障部会同市场监管总局、国家统计局公布了"呼吸治疗师"（RT）这一职业认定，极大地推动了中国呼吸治疗专业的发展。

　　目前国内ICU大部分呼吸治疗工作由医生、护士以及工程技术人员共同完成，但具体分工各有差异。大部分专职呼吸治疗师主要以ICU为工作场所，在医生指导下从事呼吸治疗的临床、科研和教学工作，并指导护士的呼吸治疗工作，开展的业务主要以机械通气和气道管理为主，有的还负责呼吸治疗仪器的管理与维护。目前仅少数大型综合性医院设立了呼吸治疗科/中心/小组，如浙江邵逸夫医院、四川大学华西医院、北京协和医院、北京医院、北京朝阳医院、厦门长庚医院、浙江大学第一附属医院、湖南省人民医院等。呼吸治疗师在临床中逐渐起到了呼吸支持治疗的主导作用，能够提高患者脱机率及治愈率，降低患者呼吸机相关并发症的发生率。虽然呼吸治疗在国内已经有了二十多年的发展，但在最根本层次的院校教育、职业资格评价和认证等方面存在困境，目前临床工作中呼吸治疗师人数少，尚未形成体系化及规范化的工作流程。近年来，随着经鼻高流量吸氧、体外肺辅助技术、肺保护性通气策略、俯卧位通气、持续气囊上滞留物吸引、新型人工气道材料设备等呼吸治疗新技术、新理论的出现和普及，呼吸治疗工作还有更大的发展空间，也需要专职呼吸治疗从业人员来提供高质量、高水平规范化呼吸治疗服务。

第三节　呼吸治疗与护理

一、呼吸专科护士与呼吸治疗护士

　　20世纪80年代末至90年代初，国内护理界提出加速中国"护理专业化"发展的目标，2016年《全国护理事业发展规划纲要（2016—2020年）》出台，明确要求发展专科护士队伍，加大专科护士培训力度，提高专科护理水平。专科护理领域护士专科化培训成为中国护理工作探索及发展的焦点。从20世纪90年代末开始，随着呼吸专业发展加快，呼吸专科护理人才培养的必要性日渐凸显，目前中国对呼吸科专业护士的培养主要以院内培训为主，部分省份尝试设立培训班进行1~3个月培训后给予呼吸专科护士资格，但总体来讲，目前的呼吸专科护士应该属于初级专科护士，具有完成呼吸专科疾病所对应的护理能力，其一般只意味着具有本专业人才的最低能力水平，并不是该学科专科领域的专家或专业性人才。

　　与呼吸专科护士不同，呼吸治疗护士一般是指参加呼吸治疗师培训班结业并获得相关协会颁发的呼吸治疗师结业证的人员。呼吸治疗师培训班的招生对象不仅包括护士，还包括医生、技师以及医学院校临床医学或护理专业择业人员。课程设置包含呼吸生理学、机械通气、呼吸功能康复锻炼、气道管理、呼吸机管理、各类疾病的呼吸治疗特点、需呼吸支持患者的安全转运、呼吸系统的检查配合、非常规呼吸支持技术（如高频通气、ECMO）等，培训时间多为6个月或更长。虽然目前部分医院呼吸治疗护士在临床工作内容上与呼吸专科护士没有明确区别，但前者对专业知识储备、临床操作技能和评判性思维能力等要求更高，其更倾向于美国专科护士体系中的高级专科护士或临床护理专家定位，如湖南省人民医院就认定呼吸治疗护士为本科以上学历、副高级以上职称，从事呼吸专科护理工作10年以上且取得呼吸治疗师培训资格认证的护理人员，其可坐诊肺康复门诊。此外呼吸治疗护士也可被认为是在我国呼吸治疗专业化发展过程中、呼吸治疗师发展过程中的产物，也是中国目前特有的护理岗位。

二、护士转岗的呼吸治疗师在国内呼吸治疗领域有重要地位

早在20世纪60年代，美国呼吸治疗中心护士的工作任务就包含指导患者正确呼吸等与呼吸治疗有关的操作。1956年，《美国吸入治疗杂志》的正式创刊标志着呼吸治疗专业建立，此后护士在呼吸系统疾病治疗中的角色逐渐发展为呼吸治疗师，呼吸治疗师体系得以完善后，呼吸专科护士角色随之消退，完成了呼吸专科护士向呼吸治疗师的转变。

呼吸治疗在我国属于新兴亚专业，中国呼吸治疗专业仍在起步阶段，呼吸治疗队伍一直处于未分化状态，呼吸治疗工作主要由在呼吸科及ICU工作的医生和护士共同承担。随着大量新诊疗技术的涌现，以及临床使用呼吸机的种类越来越多，医护人员不可能全部熟练掌握，需要专业的人员去管理、监测和维护。目前中国临床呼吸治疗从业人员分为3类：①专职呼吸治疗人员，这类人员接受过系统的高等教育或短期专门教育，毕业后专门从事临床呼吸治疗工作，其岗位定位为医技类，此类人员极为稀缺；②呼吸治疗医生，这类人员持有注册医师资格证，接受过短期呼吸治疗专业培训，从事临床医学工作的同时承担部分呼吸治疗工作，其岗位定位为医师类；③呼吸治疗护士，这类人员持有注册护士资格证，接受过短期呼吸治疗专业培训，从事临床护理工作的同时承担一部分呼吸治疗工作，其岗位定位为护理类。

由于呼吸治疗专业出身的人员极为短缺，而由医生完成这些工作成本过高、人才浪费严重，而护士若专业化训练不够，又会影响工作的开展，容易形成"医生做不全，护士做不精"的局面，因此国内大多数医院管理者倾向于选

择有一定经验的护理人员，经过相应的呼吸治疗培训，成为专业呼吸治疗师。2016年的一项全国性调查表明，中国的呼吸治疗师人数近十年来有了显著增加，主要由经过本科、大专呼吸治疗规范教育的毕业生及在职培训后的转岗护士组成，其中经过6个月左右在职培训的转岗护士成为我国呼吸治疗师的重要来源，占比43.9%，是当前临床呼吸治疗从业者中比例最大的群体。对于这类转岗护士，不同医院要求不同。以复旦大学附属中山医院为例，其对护士的准入基本条件要求：①工作年限＞4年，其中在ICU工作年限＞3年；②大专以上学历；③年龄＜35岁的优秀护士。进入选拔的护士需参与医院制定的呼吸治疗师培训课程，通过理论和技能考核，依据考核结果及临床实践综合评价，经重症医学科及护理部认证后，由护理部颁发"呼吸治疗专科护士"培训合格证书，以呼吸治疗师的身份参与临床呼吸治疗工作。复旦大学附属中山医院院内的呼吸治疗师团队成员皆由ICU护士转岗而来，通过医院内部审核认定，暂界定呼吸治疗师为"呼吸治疗专科护士"，作为向专职呼吸治疗师岗位的过渡，给目前的呼吸治疗师团队成员一个具有专业特色的合理的岗位身份，以解决目前临床亟需呼吸治疗师但岗位人员欠缺的问题。兰州大学第一医院的呼吸治疗师均由高学历的护士转岗而来，既提高了护士工作的专业性及专注度，也避免了由医生兼职呼吸治疗师带来的不稳定性。为确保工作的开展，其制定了"呼吸治疗师工作手册"，明确界定了医生、呼吸治疗师及护士的业务分工。对临床转型为呼吸治疗师的护理人员，不应满足于目前所负责完成的部分呼吸治疗工作，需进一步加强系统理论知识的学习和相关技能培训，拓展工作范围。呼吸治疗师需根据医嘱开展相关治疗工作，协助建立呼吸气道，负责呼吸机的管理、维护、保养、消毒；同时承担部分与呼吸治疗相关的护理工作，使各项工作更加专业高效。

三、呼吸治疗需要临床护理人员积极参与

中国的呼吸治疗师的主要任务为机械通气和气道管理，同时负责呼吸治疗仪器的管理与维护，职能范围从ICU、呼吸科逐渐辐射至全院的住院患者和门诊患者。近年来，也有更多的呼吸治疗师逐渐参与到体外膜肺及慢性肺病康复的管理中。据美国呼吸治疗学会的统计数据，2014年美国有专职呼吸治疗师逾17万人，呈逐年增长趋势。而目前国内从事呼吸治疗相关工作的医务人员仅约1万人（包括肺功能和睡眠监测等），与日渐上升的需求相比，人才缺口十分明显。由于目前中国并无呼吸治疗师执业资格评价和认证体系以及专业技术职务系列，从事呼吸治疗工作的医务人员只能选择其他或相近的职业认证系列，如

技师（康复治疗技术、营养和医学影像技术等方向）、护师和医师等，不利于呼吸治疗从业人员职业角色定位和发展。2012年有学者调查了来自于北京46所医院中72个ICU的呼吸治疗现状，显示只有7所ICU有呼吸治疗师，共计18人，呼吸治疗师的床位比仅为1∶35.8，而按照美国呼吸治疗学会制定的"1名呼吸治疗师照护9~11名ICU患者"的配比，目前临床呼吸治疗师（包括转岗人员和专业出身人员）的配置是很难满足需求的。基于国内的临床现状，目前很多临床呼吸治疗工作仍然需要临床护士去协助或主动完成。

由于每家医院呼吸治疗师的人力资源和工作关注点有限，临床护理人员仍然需要承担一部分呼吸治疗工作。目前比较成熟的模式是原先由医护人员完成的专业化程度较高的呼吸治疗相关工作，如呼吸机参数的调节、呼吸机调节保养与维护、呼吸力学的监测、支气管镜等则完全交由呼吸治疗师完成，应用普遍的呼吸治疗相关工作如吸痰、氧疗等则由护士完成。若需要专业培训如雾化吸入治疗、胸部物理治疗、高频振动排痰等则主要由护士协助呼吸治疗师完成或护士在呼吸治疗师的指导下完成。ECMO作为一种特殊的呼吸治疗技术和手段，目前相关监测和维护工作在绝大部分医院还是由护士在完成。因此，呼吸支持治疗在临床治疗护理上不断改进与发展，呼吸治疗团队的构建及发展也有巨大的进步空间，在今后的不断发展中，临床工作者为患者的治疗及预后应进行不断的尝试与突破，以形成更加完善的培训工作以及更加体系化的治疗团队。

（刘欢　田永明）

第二章
呼吸循环解剖与生理

第一节　呼吸系统解剖与生理

呼吸是指机体与外界之间气体交换的过程，通过摄取大气中的氧气和排出机体所产生的二氧化碳，有助于维持机体新陈代谢和其他功能活动。

一、呼吸系统的结构与功能

呼吸系统包括呼吸道、肺、胸廓和呼吸肌等。呼吸道以环状软骨下缘为界，可分为上、下呼吸道两部分，其中：鼻、咽、喉为上呼吸道，气管、支气管为下呼吸道。呼吸道是气体进出的通道，肺是气体交换的场所，胸廓和呼吸肌则是提供动力的来源。

（一）上呼吸道

上呼吸道由鼻、咽、喉组成，不仅是气体进入肺内的通道，同时还具有温化、湿化、净化气体的作用。

1. 鼻

在解剖学上，鼻由外鼻和内鼻组成，外鼻主要是骨部，由鼻骨、上颌骨的额突和额骨的鼻部组成。内鼻包括鼻中隔软骨、鼻外侧软骨、大翼软骨和小翼软骨。鼻具有加温和湿化吸入气体、嗅觉、发声等三个主要功能。鼻腔由鼻中隔分为左右两半，向后经由鼻后孔连接到咽。鼻腔内有三个突出的鼻甲，分别为上鼻甲、中鼻甲和下鼻甲。鼻甲上曲折的黏膜增加了鼻腔的表面积，使吸入气体和鼻腔黏膜能充分接触，鼻腔黏膜可产生黏液，不仅对调节吸入气体的温度与湿度具有重要作用，还有助于截留灰尘颗粒，气体通过鼻腔可清除95%~98%直径超过15 μm的微粒。

发生鼻炎时，鼻腔黏膜充血、水肿，且黏液分泌增加会导致上呼吸道阻塞。细菌感染则会加重梗阻，并产生更加黏稠的分泌物。通常情况下经鼻呼吸更为常见，相较于经口呼吸，经鼻呼吸时，经过鼻腔加温加湿到达呼吸道的气体更加温暖和湿润。临床中上呼吸道炎症的患者更有可能经口呼吸，导致口腔黏膜干燥，嗅觉和味觉降低。此外，如果需要进行氧疗，气体的加温加湿十分重要，干燥的气体会过度刺激黏膜并增加分泌物排出的难度。

2. 咽

咽分为鼻咽、口咽和喉咽。鼻咽位于软腭正上方，其通向鼻，并通过咽鼓管连接到中耳。中耳和外耳之间的压力由咽鼓管平衡，中耳和咽鼓管之间的黏膜是连续的，因此鼻咽部位的炎症或感染通常会导致中耳感染。

口咽从软腭延伸，与鼻咽相连，其通向口腔，是食物和气体的通道。口咽同时也是消化系统的一部分，直接参与吞咽活动，气管切开的患者常由于吞咽功能障碍导致咽部分泌物进入气道，造成肺部感染。口咽部的侧面可见腭扁桃体，这些扁桃体的淋巴组织区域参与组成围绕通向呼吸道和消化道入口处的淋巴环，构成了身体先天免疫反应的重要部分。

喉咽位于会厌软骨上缘至环状软骨下缘之间，向下与食管相连接，在杓状软骨后外侧和甲状软骨内侧之间的黏膜下陷形成梨状隐窝。梨状隐窝是异物容易嵌顿停留的部位，且气管插管操作不当时容易进入其中，导致严重损伤。

3. 喉

喉是呼吸与发声的重要器官，位于会厌和咽部下方，由会厌、甲状软骨、环状软骨和杓状软骨等几块软骨通过韧带连接在一起。甲状软骨受青春期雄性激素的影响在成年男性中较为明显，通常被称作喉结。环状软骨处血供较少，往往在严重喉痉挛、水肿等急救护理中，是紧急气管切开的重要解剖标志。

声带由喉黏膜折叠组成，气流振动声带可产生声音，声音的大小又受气流的影响，音调的高低则与声带的长度有关。吞咽时喉部向上运动有助于防止食物误入气管。此外，机体有强大的保护性咳嗽反射，是呼吸道的重要保护机制之一。咳嗽反射依赖于声带的快速闭合和打开。在临床实践中，常可见到行气管插管时意外引起喉痉挛，以致出现呼吸困难的情况发生。因此，在为行气管插管术的患者作准备时，护士应该仔细回顾病史，关注患者以往麻醉药物的不良反应史以及现存的呼吸问题，以防止潜在并发症的发生。

（二）下呼吸道

下呼吸道由气管和各级支气管组成，根据功能的不同，可分为传导气道和呼吸区。

1. 气管

气管与呼吸系统的其他部分一样，覆有黏膜。气道黏膜有一层含纤毛柱状上皮和杯状细胞组成的内层，每个纤毛上皮细胞包含200～300根纤毛，这些纤毛可通过连续性地摆动形成波浪运动，有效地将颗粒和病原体等向上运送。炎症时，杯状细胞数目增多，黏液分泌增加，当纤毛由于脱水、麻醉或低氧等各种原因麻痹时，黏液则在重力作用下聚集于气道末端，导致肺部实变不张。黏膜下层含有黏液腺，可分泌黏液包裹上呼吸道中未清除的灰尘颗粒并通过纤毛运动向上运输。

气管长约11 cm，从喉部延伸到胸腔中第5胸椎，是一个相当坚硬的管状结构，需要较大的外力才会受到挤压闭合。气管的透明软骨层由15～20个不完整的C形软骨环组成，这些软骨环相互堆叠，被少量的结缔组织隔开。软骨形成气管的前壁和侧壁，其后壁则由富有弹性纤维的结缔组织连接形成气道的膜部，膜部还富含有平滑肌纤维，可防止通气期间气管的塌陷。气管后壁靠近食管，可以让大量的食物很容易地沿着食管向下移动。

气管在隆突处分叉形成左主支气管和右主支气管。隆突处受到刺激容易引发咳嗽反射，因此气管内导管应位于隆突上方2～3 cm处，避免接触刺激隆突或插入单肺。临床上可以通过听诊双肺呼吸音、监测呼气末二氧化碳及胸部影像学等方法确认气管导管的位置。

尽管气管为刚性结构不易闭合，但其容易发生堵塞。如在气管外部可受到来自肿瘤或肿大淋巴结的压迫而阻塞气道；在气管内部，炎症会导致气管黏膜分泌大量黏液阻塞气道，呕吐物或异物也会导致气道机械性阻塞，甚至引起窒息。气道完全阻塞的情况下，由于气体无法进行交换和运输，往往几分钟内就可导致患者窒息死亡。

2. 支气管

左右两个主支气管常被认为是呼吸树或支气管树的首个分支，右主支气管相较于左主支气管更垂直、更短、更宽。因此，气道异物或气管导管进入过深时，则更有可能进入右主支气管。

支气管在肺门处进入肺，并再次分支成次级支气管（右主支气管分支成三支供应右肺的三个叶，左主支气管分支成两支供应左肺的两个叶，称为叶支气管）。主支气管和次级支气管管腔由软骨环维持其开放状态，以使气体能够自由通过。叶支气管进一步分支形成将气体带到支气管肺段的段支气管。随着一系列不断地分支，支气管逐渐变细、变短、变多，软骨逐渐减少，平滑肌逐渐增多，直至最终成为只包含平滑肌的终末细支气管。以上所有气道组成了传导气道，起到了引导吸入气体到达肺泡进行气体交换的作用。

随着终末细支气管继续分支成为连着几个零星肺泡的呼吸性细支气管，最终分支形成肺泡管，这些导管进一步延伸形成肺泡囊，而肺泡囊又由几个肺泡组成。这些包含肺泡可以进行气体交换的部位即为呼吸区，由于这些结构中没有软骨，都十分容易塌陷形成肺不张。

（三）肺和肺泡

1.肺

肺是具有弹性的圆锥形海绵状器官，位于胸腔内，左右各一，上端称肺尖，下端称肺底，内侧称纵隔面，外侧称肋面。肺的表面被一层薄而亮的脏层胸膜所覆盖，逐渐向纵隔和胸壁内面移行成为壁层胸膜。两层胸膜之间是负压，可使肺保持扩张状态，两层胸膜之间的潜在腔隙中，包含少量胸腔积液，可通过表面张力将胸膜固定在一起，并在呼吸运动时避免胸膜间摩擦。当胸膜发炎时，就会发生胸膜炎。胸膜炎早期的疼痛可由干燥的胸膜相互移动并产生摩擦引起，在疾病的晚期则会产生胸腔积液。当空气进入胸膜腔时就会发生气胸，导致胸膜之间的表面张力发生变化，从而形成肺不张。

肺叶支气管、神经、血管以及淋巴结从肺门或根部进入双肺。左肺在靠近心尖处略微凹陷，相较于右肺稍小。叶间隙将双肺分隔成肺叶，右肺分成上、中、下三叶，而左肺分为上、下两叶。肺叶进一步分为支气管肺段，每个节段在解剖学和功能上都不相同，临床上可以在不严重破坏其他肺段的情况下切除位于一个肺段的肿瘤。这些肺段进一步分成小叶，每个小叶被结缔组织所包围，结缔组织包含来自终末细支气管、小动脉、小静脉和淋巴管的分支。终末细支气管继续延伸形成呼吸性细支气管和通向肺泡的肺泡管。

2.肺泡

肺部大约有3亿个肺泡，它们是气体交换的场所。每个肺泡均是由鳞状上皮构成的半球状囊泡。构成肺泡壁的单层上皮细胞有两种，称为I型肺泡细胞的扁平上皮细胞和称为II型肺泡细胞的颗粒性分泌上皮细胞，前者细胞数约占后者的一半，但却覆盖了肺泡95%以上的总面积。I型肺泡细胞无增生能力，受损后由II型肺泡细胞分化而来。肺泡壁比一张薄纸还薄得多，且周围有丰富的毛细血管网，毛细血管壁也极薄，肺泡和毛细血管之间的间质也很窄，形成了通透性很大的肺泡-毛细血管膜，为肺泡与血液之间的气体交换提供了基础。

肺泡上皮中没有纤毛或产生黏液的细胞，肺泡内的呼吸膜表面覆盖着一种由Ⅱ型肺泡细胞分泌的表面活性物质。表面活性物质有助于降低肺泡内的表面张力，并防止肺泡在呼吸过程中随着气体的进出而塌陷，保持肺泡的稳定性。早产儿的肺泡更容易塌陷，这是因为早产儿不能产生足够量的表面活性物质。表面活性物质的合成制剂现在已经上市，可以通过气管内导管输送至肺部来降低新生儿呼吸窘迫综合征的发生。

肺泡液中含有较多的肺泡巨噬细胞，内含溶酶体，可吞噬并杀死细菌，尤其对革兰阳性菌较为敏感。同时肺泡巨噬细胞也能吞噬灰尘颗粒，并将其运送到淋巴系统或运输至上级支气管受黏液裹挟，最终通过纤毛运动和咳嗽反射排出体外。

（四）胸廓和呼吸肌

1. 胸廓

胸廓由12个胸椎、12对肋骨和肋软骨、1块胸骨以及关节和韧带构成，其形状近似圆锥形，在神经的支配下可以随意而又规律地进行呼吸活动。由胸廓构成的空腔即为胸腔，内有心、肺等重要器官。婴幼儿的胸廓近似圆形，随着年龄的增长逐渐变成椭圆形，成年后，胸廓的特点变为前后径较短，左右径较长。胸廓上部较小，由胸骨柄上缘、第1肋和第1胸椎体围成，与颈部相通；下部宽阔，由第12胸椎、第11和第12肋前端和肋弓、第7至第10对肋软骨以及剑突围成；膈肌则使胸腔底部封闭，与腹腔相隔。

2. 呼吸肌

胸腔容积的节律性变化可引起胸腔内压力变化，因此气体可以大量进出肺，从而形成呼吸，呼吸肌在其中起着不可忽视的作用。当膈肌、肋间肌和辅助呼吸肌（胸锁乳突肌、斜角肌）这三类不同的呼吸肌群协同工作时，胸腔就会扩张。这三类不同的呼吸肌群由大脑的呼吸中枢所控制，以有节律的方式进行收缩，目的是使通气量能够与气体交换的需求相匹配。腹部肌肉也可以在吸气时起到稳定胸腔的作用，在进行深呼气时，腹部肌群（腹直肌、外斜肌、内斜肌和腹横肌）也会参与做功。

膈肌是一层位于胸腔与腹腔之间的肌肉-纤维结构。其独特之处在于它的肌肉纤维从中央腱结构向外辐射，可分三部分：胸骨部起于剑突后面，较薄弱；肋骨部起于第6肋内面；腰部起于第2～3腰椎前面和第1腰椎横突。膈肌运动受左、右膈神经的支配，膈神经是混合神经，由第3、4、5对颈神经的前支组成。尽管两侧膈神经同时进行收缩，但是一侧膈肌的瘫痪并不会影响另一侧膈肌的运动。膈神经受刺激时可发生呃逆。

膈肌有三个裂孔：主动脉裂孔，在12胸椎前方，内有主动脉和胸导管通过；食管裂孔，在主动脉裂孔前方，内有食管和迷走神经通过；腔静脉裂孔，在食管裂孔右前方，有下腔静脉及膈神经通过。

在放松的状态下，膈肌呈一个明显向上膨隆的穹隆状。平静呼吸时，膈肌收缩，中央腱向下发生移动，使胸腔呈纵向扩张，同时，膈肌的肋部纤维从肋缘连接处纵向移动，纤维收缩时可使肋骨上升，胸部变宽。膈肌为主要的呼吸肌，其收缩时，膈穹隆下降，胸腔容积扩大，有助于吸气；其松弛时，膈穹隆上升恢复至原位，胸腔容积减小，有助于呼气。膈肌与腹肌同时收缩，则能增加腹压，协助排便、呕吐、咳嗽、打喷嚏及分娩等活动。膈肌的位置和活动范围受体位、腹部膨胀程度、腹腔脏器体积和肥胖等因素的影响。仰卧位时，膈肌的位置上移，此时平静呼吸可达到最大呼吸幅度，然而腹腔脏器位置的上抬会挤压胸腔从而使肺容积下降。在坐位或直立时，膈肌受到向下的牵拉，肺容积较仰卧位时更大。

肋间肌为肋骨之间的薄片状肌肉，每两根肋骨之间有两组肌肉，分别称为肋间内肌和肋间外肌，合称肋间肌。肋间外肌的纤维从肋骨后上方倾斜向肋骨的前下方，肋间内肌的纤维则从肋骨前上方倾斜向肋骨的后下方。肋间外肌收缩则肋骨上移，肋间内肌收缩则肋骨下移。吸气时，肋间内肌舒张、肋间外肌收缩；平静呼气时，肋间内肌不变，肋间外肌舒张；用力呼气时，肋间内肌收缩，使肋骨下移幅度变大。肋间肌受来自同一节段脊髓发出的肋间神经支配。由于膈肌的功能十分强大，一般来说，单纯的肋间肌麻痹在平静呼吸中不会产生重要影响，但在锻炼或其他需要高水平通气的情况下，肋间肌则起着重要作用。

辅助呼吸肌主要包括斜角肌和胸锁乳突肌。斜角肌位于颈部两侧，包括前斜角肌、中斜角肌和后斜角肌，三块肌肉共同组成一个不完全的圆锥面，由相应节段的颈神经所支配。斜角肌大部分被胸锁乳突肌遮盖。胸锁乳突肌位于颈部两侧，起自胸骨柄和锁骨内侧，两头融合斜向后外方，止于乳突外面及上项线外侧1/3，受副神经及第2颈神经支配。胸锁乳突肌可使胸骨抬高，增加胸腔的前后径。患者用力吸气或者存在呼吸困难时均可观察到辅助呼吸肌的收缩，特别是在慢性呼吸困难的患者中。

平静呼吸中的呼气是一个被动过程，在这个过程中，肋间肌和膈肌放松，辅助呼吸肌的作用也主要是固定第一对肋骨和胸骨柄的位置。当在运动中或者哮喘加重时，呼气成为一个主动的过程，腹直肌、腹横肌以及腹内外斜肌可见明显收缩。腹部肌肉组织的收缩使腹壁收缩，使肋骨向下，增加了腹内压力，并加速了呼气过程中膈肌向上的位移。腹部肌肉由第7~12胸神经和第1腰神经所支配。这些神经通常受到硬膜外麻醉的影响，因此硬膜外麻醉时会影响咳嗽和其他用力呼气动作。

二、肺通气

（一）肺通气的功能评价

肺的主要功能是供应氧气和清除机体中的二氧化碳，因此，肺通气和肺换气是两个相互关联、十分重要的过程。肺通气，即外界机体与肺泡之间的气体运动；肺换气，即肺泡气体与进入肺的混合静脉血之间氧气和二氧化碳的交换。

在呼吸运动中，可使用肺量计对呼吸气体容积进行定量和描记。

1.肺容积

（1）潮气量

每次呼吸时吸入或呼出的气体量为潮气量（VT）。平静呼吸时，潮气量一般为400~600 ml，潮气量与年龄、性别、体表面积、呼吸习惯、运动量和情绪等都有关系，存在较大的个体差异。潮气量与每分钟呼吸频率的乘积为每分通气量。

（2）补吸气量

平静吸气末再用力平稳吸入的最大气体量为补吸气量（IRV），正常成年人为1 500~2 000 ml。

（3）补呼气量

平静呼气末，再用力平稳呼出的最大气体量为补呼气量（ERV），正常成年人为900~1 200 ml，一般占肺活的1/4，正常人群中变异范围较大。

（4）残气量

用力呼气末还存在于肺内不能再呼出的气体量为残气量（RV）。只能用间接方法测定，正常成年人为1 000~1 500 ml。在气流阻塞性疾病中，残气量的变化幅度更加明显，是反映阻塞性通气功能障碍的常用指标。

（5）深吸气量

从平静呼气末用力平稳吸气时所能吸入的最大气体量为深吸气量（IC），一般占肺活量的3/4，也是潮气量和补吸气量之和，是衡量最大自主通气量（MVV）的一个重要指标。在大部分限制性通气功能障碍的病变中，深吸气量的减少会降低最大通气潜力。

（6）功能残气量

平静呼气末肺内残留的气体量为功能残气量（FRC），是残气量和补呼气量之和。正常成年人功能残气量相对稳定，约为2 500 ml。由于功能残气量的稀释作用，吸气时，肺内的氧分压不至突然升得太高，二氧化碳分压不至降得太低；呼气时，肺内氧分压则不会降得太低，二氧化碳不至升得太高，适当的功能残气量是保持氧分压和二氧化碳分压及呼吸力学稳定的重要基础，过大和过小都将产生不良影响。在限制性通气功能障碍患者中，功能残气量减少，在严重的气流阻塞患者中，功能残气量增大。

（7）肺活量

最大吸气后，做深慢呼吸时所能呼出的最大气体容积为肺活量（VC），表示肺最大扩张与最大回缩的幅度，是潮气量、补吸气量和补呼气量之和。肺活量有较大的个体差异，与身材大小、性别、年龄、呼吸肌强弱、肺和胸廓弹性、气道阻力等因素都有关。正常成年男性平均约为3 500 ml，女性约为2 500 ml。

肺活量可准确反映正常人和限制性肺疾病患者的肺容积大小，是判断限制性通气障碍程度的重要指标之一。通常认为肺活量低于预计值的80%为轻度限制性功能障碍，40%～80%为中度，低于40%为重度。

（8）肺总量

深吸气末肺所能容纳的最大气体量为肺总量（TLC），是肺活量和残气量之和。肺总量应是反映限制性通气功能障碍的最佳参数，但因其受性别、年龄、身材、运动锻炼情况和体位等因素影响较多，故而通常使用肺活量替代。成年男性平均为5 000 ml，女性为3 500 ml。

2. 肺通气和肺泡通气

（1）每分钟通气量

每分钟通气量（MV）是指基础代谢状态或静息状态下，每分钟所呼出的气体总量，为潮气量与每分钟呼吸频率的乘积，又称肺通气量。每分钟通气量取决于体内新陈代谢的速度，成年人在安静时为6～8 L，在剧烈运动时，可增至10 L以上。

（2）肺泡通气量

肺泡通气量（VA）是指静息状态下每分钟呼出气体中从肺泡内呼出的气体量。肺泡通气量=（潮气量-无效腔气量）×呼吸频率。肺泡通气量能确切反映有效通气的增加或减少，肺泡通气量的减少通常见于肺通气量减少或生理无效腔量增大。

3. 无效腔

无效腔指不能进行气体交换的呼吸道。包括解剖无效腔、肺泡无效腔，统称生理无效腔。

（1）解剖无效腔

解剖无效腔指从口鼻至细支气管的呼吸道容积，正常人每次吸气时总有一部分气体留在这部分，不能参与肺泡与血液之间的气体交换。正常成年人约150 ml或2 ml/kg，气管切开后可使解剖无效腔大大减少。

（2）生理无效腔

生理无效腔（VD）指未参与气体交换的呼吸道和肺泡容积，是解剖无效腔和肺泡无效腔之和，是判断肺功能损害程度的重要参数。正常人的解剖无效腔几乎与生理无效腔相等。

生理无效腔/潮气量（VD/VT）是反映呼吸效率的重要指标，正常人通常不超过30%，当呼吸变浅或肺泡无效腔增加时，为维持有效通气量，将增加每分钟通气量，增加呼吸负担。若ARDS患者VD/VT超过50%则提示患者预后较差。

4. 通气功能障碍

通气功能障碍常分为限制性和阻塞性两种基本类型，两者同时存在则称为混合性通气功能障碍。

限制性通气功能障碍是指由肺扩张或肺回缩受限引起的通气障碍。常见原因有间质性肺疾病、肺肿瘤、气胸、胸腔积液、腹腔积液、胸廓畸形等。

阻塞性通气功能障碍是指由气道阻塞引起的通气障碍。常见原因有慢性阻塞性肺疾病（COPD）、支气管哮喘、支气管扩张等。

（二）肺通气的力学

1. 呼吸系统压力

（1）胸膜腔内压

胸膜腔内压又称胸腔内压或胸内压。一般为负压，正常功能残气位时为−5 cmH$_2$O*。胸内压直接受呼吸肌活动的影响，吸气时负压增加，呼气时减少。胸腔负压有利于胸腔内大静脉扩张，有利于静脉回流。胸腔负压由肺尖到肺底逐渐减小，到肺底时接近0，可直接测定，但通常用食管内压来替代。

（2）肺泡内压

肺泡内压的值取决于胸内压与肺的弹性回缩压之差。当吸气时，胸腔负压增加，超过肺弹性回缩力，肺泡内压低于大气压，气体进入肺内，直到肺内压等于大气压。当呼气时，胸腔负压降低，低于肺弹性回缩力，肺泡内压高于大气压，气体呼出，直到肺内压等于大气压。

（3）气道内压

气道内压是大气与肺泡压力差产生的气道内压力。在吸气和呼气末，气流停止时，从肺泡到鼻、口腔、气道各处的压力相等。吸气时，压力从口、鼻到肺泡递减，呼气时递增。在呼吸运动中，气道内任意两点间的压力差，取决于

---

*：1 cmH$_2$O=0.098 kPa，下同。

其间的阻力大小、气流速度、气流形态。

（4）跨胸压

跨胸压是肺泡与胸腔外大气压的差，是扩张或压缩胸廓、肺脏的总压力。控制性机械通气时的跨胸压，即为呼吸机驱动呼吸的总压力。

（5）跨肺压

跨肺压是肺泡内压与胸内压或者肺间质内压之差，是扩张或收缩肺的压力。跨肺压的大小主要与肺顺应性有关，肺顺应性减低时跨肺压增大。

（6）跨胸壁压

跨胸壁压是胸膜腔内压与胸廓外大气压力之间的差，是扩张或压缩胸壁的压力，其大小决定于胸壁的顺应性。

（7）跨气道压

跨气道压是气道内外压力之间的差，胸腔内气道的跨气道压也是胸膜腔内压与气道内压之差，机械通气时，可通过增加呼气阻力或呼气末压力的方法来增加呼气时或呼气末的气道内压，减少跨气道压，以防止气道陷闭。

2. 肺通气的动力

气体能够进出肺是由于大气和肺泡气之间存在着压力差。在自然呼吸条件下，肺的扩张收缩所引起的肺容积的变化产生压力差，该压力差是肺通气的直接动力。然而肺本身并不具有主动扩张和收缩的能力，它的扩张收缩是由胸廓的扩大和缩小所引起的，而胸廓的扩大和缩小又是由呼吸肌的收缩和舒张所引起的。

当吸气肌收缩时，胸廓扩大，肺随之扩张，肺容积增大，肺内压暂时下降并低于大气压，空气就顺此压力梯度进入肺，形成吸气运动。反之，当吸气肌舒张或呼气肌收缩时，胸廓缩小，肺也随之缩小，肺容积减小，肺内压暂时升高并高于大气压，肺内气体顺此压力梯度从肺排出，形成呼气运动。呼吸肌收缩、舒张所引起的胸廓扩大和缩小，称为呼吸运动。肺通气的原动力是呼吸运动。

3. 肺通气的阻力

肺通气的动力与肺通气的阻力共同决定了肺通气量，当肺通气的动力能够克服肺通气的阻力时，肺通气顺利完成。通气阻力升高是通气障碍最常见的原因之一。肺通气的阻力包括弹性阻力和非弹性阻力两大类。平静呼吸时，弹性阻力是主要阻力，约占总阻力的2/3；非弹性阻力约占总阻力的1/3。肺通气的动力首要克服的是弹性阻力，其次克服的是气道阻力。

（1）弹性阻力

弹性阻力是指物体对抗外力作用所引起形变的力。弹性阻力大则物体不易

变形，弹性阻力小则物体容易变形。弹性阻力的大小常用顺应性表示，其计算公式为：顺应性=1/弹性阻力

肺顺应性是指单位压力改变时所引起的肺容积的改变，它代表了胸腔压力改变对肺容积的影响，可用来指肺在外力作用下发生改变的难易程度。肺顺应性大，表示其变形能力较强；肺顺应性小，表示其变形能力较弱。肺顺应性包括静态顺应性（Cst）和动态顺应性（Cdyn）。静态顺应性反映肺组织的弹性，动态顺应性受肺组织弹性和气道阻力的双重影响。

肺弹性阻力主要包括肺泡液-气界面的表面张力和肺组织弹性成分的弹性回缩力，两者均使肺具有回缩倾向。肺泡液-气界面的表面张力约占肺弹性阻力的2/3，肺组织弹性成分的弹性回缩力约占肺弹性阻力的1/3。因此，表面张力对肺的扩张和收缩具有重要的作用。

（2）非弹性阻力

非弹性阻力包括惯性阻力和黏性阻力。惯性阻力是气流在发动、变速、换向时因组织惯性所产生的阻止运动的力，包括气道、肺实质和胸廓的惯性阻力，往往可忽略不计。黏性阻力是气体流经呼吸道时气体分子间和气体分子与气道壁之间的摩擦阻力，以及呼吸时组织相对位移所产生的摩擦阻力。

气体流经呼吸道时气体分子间和气体分子与气道壁之间的摩擦阻力又被称为气道阻力，是非弹性阻力的主要成分，占80%～90%。非弹性阻力是在气体流动时产生的，并随流速加快而增加，故为动态阻力。正常人平静呼吸时，气道阻力占总呼吸阻力的1/3。

气道阻力受气道管径和气流速度的影响很大，气体流速快慢与气道阻力呈正比，气道管径大小的四次方或五次方与气道阻力呈反比。气道管径是影响气道阻力的主要因素，而气道管径又受以下几方面因素的影响。

①跨壁压　即呼吸道内外的压力之差，若呼吸道内压力升高，跨壁压升高，则气道管径被动扩大，阻力变小；反之，呼吸道内压力降低，跨壁压降低，则气道管径被动缩小，阻力增大。

②肺实质对呼吸道壁的外向放射状牵引　小气道的弹力纤维和胶原纤维与肺泡壁的纤维相互穿插，起到保持小气道开放的作用，当气道或肺实质受到破坏时，可减弱此牵引作用，导致气道阻力增加。

③自主神经系统对呼吸道壁平滑肌舒张和收缩活动的调节　呼吸道壁平滑肌受交感、副交感神经的双重支配，副交感神经使平滑肌收缩，气道管径变小，交感神经使平滑肌舒张，气道管径变大。

④化学因素的影响　儿茶酚胺可使呼吸道平滑肌舒张，气道管径变大；前列腺素可使之收缩，气道管径变小。

4.呼吸功

呼吸功（WOB）是指呼吸过程中呼吸肌为克服通气阻力实现肺通气所做的功。根据定义，因胸肺扩张运动无法用距离和力表示，所以用容积代替距离，压力代替作用力，即呼吸功等于潮气量和跨肺压变化的乘积，乘以呼吸频率后，得到反映单位时间内的呼吸功，单位是$kg \cdot m$。在特定的肺泡通气量下，机体会自动选择合适的呼吸频率，以最小的呼吸功完成呼吸。

生理状态下肺和胸廓扩张时所做的呼吸功称为生理呼吸功（WOBphy），平静呼吸时，呼吸功每分钟为$0.3 \sim 0.6 \, kg \cdot m$，其中2/3用来克服弹性阻力，1/3用来克服非弹性阻力。进行有创机械通气的患者，气流会通过人工气道、通气回路、湿化器、通气阀等配件，都需要额外进行做功，临床上则将这部分额外做的功称为附加呼吸功（WOBimp）。因此，有创机械通气患者的总呼吸功（WOBtot）=生理呼吸功（WOBphy）+附加呼吸功（WOBimp）。尽管机械通气在重症治疗中起到了重要作用，但呼吸机的使用增加了患者呼吸肌后负荷，增加氧耗，使呼吸肌疲劳，导致拔管延迟。尤其对于长期进行机械通气的患者而言，避免和减少呼吸附加功、加强营养治疗、采用合适的辅助通气模式十分重要。目前，呼吸功是否可以作为拔除气管导管的指标一直存在争议，但大部分学者认为可以通过监测呼吸功，调整合适的呼吸机参数，从而避免呼吸肌疲劳，维持呼吸肌的正常状态。

呼吸功的监测一方面可以指导机械通气和呼吸支持的合理应用，另一方面也可以反映呼吸机功能和通气模式对患者呼吸肌负荷的影响，并提供了一个客观可定量的指标。

三、肺循环

（一）肺循环解剖学

肺的血液循环由双重循环系统组成：肺动脉干及其分支、毛细血管与肺静脉组成的肺循环和支气管动脉与静脉组成的支气管循环。肺循环容量约为体循环的10%，用于将全身回心的混合静脉血经肺动脉输送到肺泡毛细血管，以促进气体进行交换。

由于肺循环供应肺组织血液，肺循环的血管具有管壁薄、长度短、口径粗的特点，因而肺循环是一份低阻、低压的系统。支气管循环为肺、气道和胸膜提供营养支持，支气管循环也为吸入的气体提供了持续的热量和水分来源。

肺的双重血液循环系统具有重要意义，肺循环与支气管循环之间通过动脉–动脉和静脉–静脉吻合支相互交通，两者相互调节、相互补充，当肺动脉分支阻塞时，其所支配的区域可由支气管动脉供血。另外需注意的是，并非所有的支气管循环血液都流入全身静脉系统，支气管静脉血流的一小部分与肺静脉血流混合，并形成小的生理性分流。

（二）肺血流动力学

成人肺血容量为204～314 ml/m²，是体循环的10%。平静呼吸时，肺循环各部位的压力都非常低，任何两点之间的压力差也都非常小，正常成人平均肺动脉压（PPA）在9～16 mmHg*之间，收缩期肺动脉压在18～25 mmHg之间，为体循环的1/6。

在运动过程中，即使在心排量急剧增加的情况下，肺循环压力也保持着相对低的肺动脉压。这几个特征使得肺循环能够在较低的压力下保持较高的流量：第一，肺循环系统的血管壁非常薄，动脉血管平滑肌远少于全身其他部位的对应部分，因此肺循环血管可看作体循环血管的一个高容储血库，能够容纳静息状态下5.4 L/min的血流量或运动状态下30～40 L/min的血流量；第二，总的肺血管阻力（PVR）相当低，大约小于250 dynes/（S·cm⁵），这使右心室在匹配左心室输出的同时减少了右心室所面临的压力。

肺血管阻力来源于血液流动时和血管壁之间的摩擦阻力和血液内部的摩擦阻力，与血流黏滞度、血管长度、血管弹性及血管半径等因素有关。肺血管阻力可受多种因素影响，例如缺氧、酸中毒、二尖瓣狭窄或反流、左心室衰竭、原发性肺动脉高压或肺栓塞等。肺血管阻力可以使用来自肺动脉导管的数据计算，计算公式如下：

$$PVR=[（PPA-PAOP）/CO]×79.9$$

其中，PPA是平均肺动脉压，PAOP是肺动脉阻塞压力，其被假定为反映左心房压力，CO是心输出量（L/min），79.9是从mmHg/（L·min）转换为绝对阻力单位dynes/（S·cm⁵）的系数。

（三）肺血流的分布

血流灌注的区域差异被称为 West zone。当平均肺动脉压小于或等于肺泡压时，出现West I区，此时毛细血管受压变扁，没有血流出现。在正常情况下West I区是不会存在的，因为肺动脉压足以提供血流至肺尖，但当肺动脉压力降低或肺泡压力增加时就可能出现。这部分有通气，但是没有肺血流的肺组织没有气体交换功能，称为肺泡无效腔。往下是由肺中部组成的West II区，肺动脉压力

---

*：1 mmHg=0.133 kPa，下同。

受静水压的影响增高并超过肺泡压力，但肺血流不受静脉压力的影响，还是受动脉压力和肺泡压力之间差异的影响。由于肺动脉压力随不同区域出现自上而下的升高，而肺泡压力几乎不变，因此该压差可导致肺血流量的增加，另外自上而下出现的毛细血管复流增加。在West III区即肺的下部区域，肺动脉和肺静脉压力超过肺泡压力，该区域的血流量是肺动脉和肺静脉之间压力差的函数，与高度无关。在肺的最底部，肺组织不张，肺外血管受压变窄，局部血流变少，当低肺容积时，这部分区域增大，有时称为West IV区。另外还有一些其他因素可导致肺血流分布不均，血管和毛细血管网的几何随机差异可导致肺各部分血流不均一。

四、肺换气

（一）通气–血流的关系

通气/血流比（$\dot{V}/\dot{Q}$）是每分钟肺泡通气量与每分钟肺血流量的比值，正常的气体交换除要求合适的肺泡通气量和肺血流量之外，还要求肺泡通气和肺血流均匀分布、相互匹配。在理想状态下，肺泡通气量与肺血流量应该完美匹配，静息状态下，成人每分钟肺泡通气量约为4 L，肺血流量约为5.1 L，即$\dot{V}/\dot{Q}$约为0.8，并以该值作为评价气体交换效率的指标。然而正常人直立时，肺泡通气和肺血流从肺尖到肺底均逐渐增加，这种效应主要是由重力所决定的，而肺血流从肺尖到肺底的增加速度相比于气体更快，因此正常条件下，$\dot{V}/\dot{Q}$在肺内的分布也是不均匀的。$\dot{V}/\dot{Q}$在肺尖较高，并向肺底逐渐降低，即相对而言，肺上部肺泡通气多、肺血流少，$\dot{V}/\dot{Q}>0.8$；肺中部肺泡通气和肺血流相对匹配，$\dot{V}/\dot{Q}=0.8$；肺下部肺泡通气少、肺血流多，$\dot{V}/\dot{Q}<0.8$。

任何影响气道或肺实质的疾病都会导致肺泡通气和肺血流灌注之间不平衡的增加，从而导致$\dot{V}/\dot{Q}$超过正常范围。无论是在正常肺还是在患病肺中，$\dot{V}/\dot{Q}$失调对气体交换存在以下重要影响。

1. 低$\dot{V}/\dot{Q}$和静动脉血分流样效应

当肺泡通气不足但该部位的肺血流灌注正常时，$\dot{V}/\dot{Q}<0.8$，流经肺泡的静脉血尚未得到充分的气体交换就进入肺静脉和体循环，导致动脉血氧分压（PaO_2）下降，而动脉血二氧化碳分压（$PaCO_2$）相对正常，故称为静动脉血分流样效应，假如完全没有肺泡通气，则称为静动脉血分流。

2. 高$\dot{V}/\dot{Q}$和无效腔样通气

当肺泡通气相对正常但该部位的肺血流灌注减少时，$\dot{V}/\dot{Q}>0.8$，进入肺泡的气体无法与肺血流进行充分的气体交换，生理无效腔增加，称为无效腔样通气，导致呼吸功增加，假如完全没有血流通过，则称为无效腔通气。

3. 静动脉血分流、$\dot{V}/\dot{Q}$ 失调对气体交换的影响

主要表现为低氧血症而无高碳酸血症。由于二氧化碳解离曲线呈线性，而氧解离曲线呈S形，则当 $\dot{V}/\dot{Q}$ 失调或分流时，通气较好的肺组织能排出较多的 CO_2，混合静脉血进入动脉后对于动脉氧分压的影响远大于对动脉二氧化碳分压的影响，且当急性 $\dot{V}/\dot{Q}$ 失调时，低氧将刺激通气量增加，甚至出现动脉二氧化碳分压下降的情况。

（二）弥散

氧气和二氧化碳必须穿过肺泡和血液之间的许多屏障才能进行气体交换，这个过程称为肺的弥散。这些屏障称为肺泡-毛细血管膜，包括肺泡上皮细胞及其表面的液体分子、基底膜、毛细血管内皮细胞、血浆和红细胞。影响弥散的因素主要取决于：该气体弥散系数（K）、通过弥散膜的气体量（Q）、弥散膜的表面积（S）、弥散膜两侧气体的压差（$P_1 - P_2$），联系气体通过组织界面的弥散原理Fick定律得到以下公式：

$$Q/min = K\lambda(P_1 - P_2)/d$$

其中，Q 与扩散的距离成反比，而 K 与气体的溶解度成正比，与气体分子量的平方根成反比。

在静息状态下的健康受试者中，红细胞流经肺毛细血管的时间约为0.75 s，肺毛细血管末端的血中氧分压在0.25 s就已接近肺泡内水平，足以完成气体交换。在高海拔地区、剧烈运动时，肺部血流量明显增加，红细胞通过肺毛细血管的时间会缩短至正常值的1/3左右，因此，用于氧合的时间就缩短了，但在健康受试者中，氧分压也通常无明显下降。

在病理情况下，肺泡壁和毛细血管膜通常会增厚，液体、水肿或渗出物可能使两层膜之间分离，此时会使弥散能力降低。肺毛细血管床受到破坏是弥散能力降低更为常见的原因之一，这种破坏导致剩余毛细血管中的血流速度大大增加，这可能使氧合时间不够充足。然而，即使当病情很严重时，弥散能力降低通常也仅在心输出量和血流速度明显增加时才发生。

五、气体的运输

外界大气中的氧气通过肺泡进入血液从而运输至全身组织细胞，而组织细胞中二氧化碳通过血液循环进入肺泡进而通过呼吸排出体外。前面已经提到了气体被吸入进肺部后，再经过肺泡进行气体交换。氧气和二氧化碳在血液中的运输方式有两种：一种是物理溶解，即气体分子直接溶解于血液中；另一种则

是化学结合，即气体分子与血液中某一化学物质结合。本节重点讨论氧气和二氧化碳在血液中的运输。

（一）氧气的运输

1. 物理溶解

氧气进入血液后，一部分以物理状态直接溶解于血液中，被称为溶解氧。血液中的溶解氧含量很少，每1个大气压下，每100 ml血液可物理溶解0.3 ml的氧气，仅占氧运输量的1.5%。显而易见，仅依靠物理溶解运送氧气不能满足机体的需求，但是这部分氧在临床上具有重要意义，因为只有游离氧才能被组织细胞所利用，结合氧在血液内必须转变为游离氧后才能弥散到组织中，参与机体的新陈代谢。

2. 化学结合

进入血液中的氧，除少部分的溶解氧外，绝大部分与血红蛋白（Hb）结合形成"氧合血红蛋白"（HbO_2），称之为结合氧。血液中的大多数氧气都与Hb结合，正常情况下，成人每100 ml血液含Hb约14.0 g，每克Hb可结合1.34 ml的氧，血液经过肺部毛细血管过程中，约97%的Hb与氧结合，故100 ml血液中结合氧量为18.2 ml，约占氧运输量的98.5%。

Hb的特性是：在氧分压高的地方，容易与氧作疏松结合；在氧分压低的地方，容易与氧解离。当血液循环流动到肺泡周围的毛细血管网时，由于这里氧分压高，因此绝大部分氧就扩散到红细胞内与血红蛋白进行化学结合，而形成HbO_2，然后通过体循环输送到全身各处。由于组织细胞的新陈代谢不断地消耗氧，因此组织细胞中的氧分压很低，所以当这种氧分压高的血液流经组织间的毛细血管时，血液中的氧便迅速与Hb分离，通过毛细血管壁扩散到组织细胞里。由此可知，由于Hb的作用，氧才能从氧分压相对较高的肺泡运输到氧分压相对较低的组织细胞中。血红蛋白呈暗红色，氧合血红蛋白呈鲜红色，故而静脉血颜色呈暗红色，动脉血颜色呈深红色。

Hb实际结合的氧气量为氧含量。血液中Hb所能结合的最大氧气量为氧容量，此时Hb的所结合位点均与氧分子结合。氧饱和度则是Hb实际结合氧的位点占总位点的百分比，即：

$$氧饱和度 = 氧含量/氧容量 \times 100\%$$

表示氧分压与血氧饱和度关系的曲线称为氧离曲线，其S形的形态具有重要的生理意义。在曲线的上部平坦段，即氧分压在60~100 mmHg部分，血红蛋白与氧气结合，氧分压的变化对血红蛋白的氧饱和度影响不大。而在曲线的下部陡直段，即氧分压低于60 mmHg部分，血红蛋白解离释放氧气，氧分压的轻微下降就可引起血红蛋白的氧饱和度明显下降。

影响氧解离曲线的因素有pH值、二氧化碳分压、体温、红细胞内2, 3-DPG。当pH升高、二氧化碳分压下降、体温下降、红细胞内2, 3-DPG含量下降时，氧离曲线左移，反之，氧解离曲线右移。

（二）二氧化碳的运输

1. 物理溶解

溶解的二氧化碳也遵循Henry定律，即溶解的量与其平衡分压成正比，故而在血液中的溶解度比氧气大，大约是氧气的20倍。正常成人每100 ml静脉血中二氧化碳含量约为53 ml，其中物理溶解约为3 ml，约占二氧化碳运输量的6%。

2. 化学结合

化学结合也是二氧化碳在血液中运输的主要形式，约占二氧化碳运输量的94%，二氧化碳以碳酸氢盐（$NaHCO_3$、$KHCO_3$）和氨基甲酸血红蛋白（$HbNHCOOH$）的形式存在于血液中。二氧化碳主要是和红细胞内的水结合，形成碳酸氢盐进行运输，约占二氧化碳运输量的87%。从组织扩散入血的CO_2与H_2O结合形成H_2CO_3，H_2CO_3又解离为HCO_3^-和H^+。第一步反应在血浆中速度较慢，但在红细胞内由于碳酸酐酶的催化，上述反应加快；第二步反应不需要酶的催化，解离速度就很快，因而使二氧化碳不断扩散进入血浆。由于红细胞膜对负离子容易通透，碳酸氢根除一小部分在细胞内形成碳酸氢钾外，大部分顺浓度梯度透入血浆，形成碳酸氢钠。

$$CO_2 + H_2O \Longleftrightarrow H_2CO \Longleftrightarrow H^+ + HCO_3^-$$

另外，进入红细胞内的二氧化碳还有一小部分直接与血红蛋白的自由氨基结合形成氨基甲酸血红蛋白，又称碳酸血红蛋白（$HbCO_2$），约占二氧化碳运输量的7%。$HbCO_2$形成后还可解离释放出二氧化碳，故也是可逆反应。此反应进行很快，不需要酶的参与，主要决定于血液中二氧化碳分压。$HbCO_2$形式运输二氧化碳的绝对值虽然不高，但在肺部排出的二氧化碳总量中，仍有20%～30%的二氧化碳由其释放。

（三）组织气体交换

氧气运输的主要目的之一是将氧气运输至全身被所有细胞利用，以满足机体的代谢需求。氧分压在某些组织中低于5 mmHg，毛细血管中的氧分压远高于组织，弥散方向依从由高到低的压力梯度，因此，氧气从循环系统至细胞膜的弥散是非常快的。支持代谢仅需要3 mmHg，而细胞内氧分压通常在5～60 mmHg，这确保了即使在细胞代谢时氧气消耗最大的情况下，仍然可以满足其供氧需求。

组织内不正常的低氧分压称为组织缺氧，可分为四类：①动脉内低氧分压的缺氧性低氧；②血液中携氧能力降低的贫血性低氧；③组织或机体中血流减少的循环性低氧；④组织利用氧障碍的组织性低氧。

六、呼吸的调节

呼吸是生命的重要活动之一，机体通过调节呼吸的深度和频率以维持适当的动脉氧分压和二氧化碳分压，协助适应机体代谢的需要。如运动时肺通气量增加，则向机体提供更多的氧气，同时排出更多的二氧化碳，维持内环境酸碱平衡的相对稳定。这些调节是通过神经调节和体液化学调节而实现的。

（一）神经调节

神经调节又可分为中枢神经性调节和神经反射性调节。

1. 中枢神经性调节

呼吸中枢以位于延髓背侧区域为核心，分布在大脑皮层、间脑、脑桥、延髓、脊髓等部位，正常的呼吸运动有赖于它们之间的相互协调，以及对各种传入冲动的整合。其中，延髓存在着产生节律性呼吸的基本中枢，是呼吸节律的起源，但正常呼吸节律的维持还有赖于延髓以上的中枢参与。目前认为，延髓呼吸神经元主要分布在孤束核、疑核和后疑核，轴突下行至脊髓前角有关呼吸肌的运动神经元，再发出纤维到呼吸肌。脑桥前部有脑桥呼吸组，该区域相当于臂旁内侧核和相邻的Kolliker-Fuse核，合称为PBKF核群，是呼吸调整中枢的所在部位，它可使吸气切换为呼气，进而使呼吸具有较正常的节律。其他高位中枢，如下丘脑、大脑皮层等脑组织对呼吸运动均有调节作用。

2. 神经反射性调节

节律性呼吸活动虽然起源于中枢，但来自呼吸以及血液循环等其他器官的不同感受器也可反射性地引起呼吸改变。下面讨论几种重要的呼吸反射。

（1）肺牵张反射

肺牵张反射是由肺扩张或缩小所引起的反射性呼吸变化，又称黑-伯反射，其感应器主要分布于支气管和细支气管平滑肌，可分为肺扩张反射和肺缩回反射。肺扩张反射是指吸气时，肺进行扩张，当肺内气量达一定容积时，肺牵张感受器兴奋，发放冲动沿迷走神经传入至延髓，抑制吸气中枢的活动，停止吸气而转为呼气。肺缩回反射是指呼气时，肺缩小、肺牵张感受器刺激减弱，使传入冲动减少，吸气中枢再次兴奋，使呼气停止，再次转化为吸气，开始一个新的呼吸周期。

（2）呼吸肌本体感受性反射

呼吸肌本体感受性反射是指呼吸肌本体感受器传入冲动所引起的反射性呼吸变化，呼吸肌与其他骨骼肌一样，当其受到牵拉时，呼吸肌中的本体感受器——肌梭接受刺激，可反射性引起呼吸肌收缩。呼吸肌本体感受性反射参与正常呼吸运动的调节，当运动或气道阻力增大时，可反射性地引起呼吸肌收缩增强，在克服气道阻力上起重要作用。近来的研究表明来自呼吸肌其他感受器的传入冲动也可反射性地影响呼吸。

（3）肺毛细血管旁感受器导致的呼吸反射

肺毛细血管旁感受器即J感受器，位于肺泡壁毛细血管旁的感受器，对肺的充气几乎不发生反应，当肺毛细血管充血、肺泡壁间质存在积液时兴奋，冲动经迷走神经无髓C纤维传入延髓，引起反射性呼吸暂停，继而出现浅快呼吸、血压降低、心率减慢。肺毛细血管旁感受器对于运动时呼吸增加以及对于肺充血和水肿时的呼吸急促的发生起着主要作用。

（4）防御性呼吸反射

防御性呼吸反射在整个呼吸道都存在着感受器，它们分布在黏膜上皮的迷走传入神经末梢，受到机械或化学刺激时，引起防御性呼吸反射，以清除激惹物，避免其进入肺泡。通常咳嗽反射和喷嚏反射是最常见的两种重要防御反射。咳嗽反射的感受器位于喉、气管和支气管的黏膜。当气道受到机械刺激或化学刺激时，传入冲动经迷走神经传入延髓，引起咳嗽反射，将呼吸道内的异物或分泌物排出。喷嚏反射的感受器存在于鼻黏膜，传入神经是三叉神经，反射效应是腭垂下降，舌压向软腭，而非声门关闭，呼出的气体主要从鼻腔喷出，以清除鼻腔中的刺激物。

（二）化学调节

化学感受器分为中枢性感受器和外周性感受器两大类。中枢性感受器在延髓表面的腹外侧，主要对高碳酸血症敏感；外周性感受器主要包括颈动脉体和主动脉体，主要对低氧血症敏感。这里主要从动脉血或脑脊液中的氧气、二氧化碳和H^+等化学因素的角度进行讨论。

1. 动脉血中$PaCO_2$及H^+对呼吸的影响

只有动脉血液中保持一定的$PaCO_2$，呼吸中枢才能保持正常的兴奋性。正常人$PaCO_2$兴奋呼吸中枢的阈值约为40 mmHg，$PaCO_2$低于40 mmHg时对呼吸中枢的刺激作用即减弱。吸入气中二氧化碳浓度适量增加，可使$PaCO_2$增加，使呼吸加深加快。吸入气中二氧化碳含量增加到4%时，刺激呼吸使肺通气量加倍；吸入气中二氧化碳含量增加到10%时，肺通气量可增加8～10倍，但会出现头痛、头昏等症状；如吸入气中二氧化碳含量进一步增加到40%时，则引起呼吸中枢麻痹，抑制呼吸。

$PaCO_2$对呼吸的调节作用是通过刺激颈动脉体和主动脉体的外周化学感受器以及延髓腹侧面的中枢化学感受器实现的。$PaCO_2$升高时，二氧化碳分子易透过血—脑屏障进入脑脊液，生成H_2CO_3，解离出H^+和HCO_3^-，使脑脊液H^+升高。H^+是化学感受器的刺激物。H^+刺激中枢化学感受器，再通过神经联系到达呼吸中枢，使呼吸加深加快。血液中H^+增加促使呼吸加深加快的作用，主要是通过外周化学感受器实现的，因为H^+不能通过血—脑屏障，故而脑脊液中的H^+是刺激中枢化学感受器的最有效刺激。

2. 氧气对呼吸的影响

近年来，不少研究证实，外周化学感受器和中枢化学感受器对PaO_2变化产生反应。与$PaCO_2$和H^+的升高相似，PaO_2降低也能刺激呼吸，但其对呼吸中枢的影响最不敏感，PaO_2下降至80 mmHg以下时才可能出现可察觉的通气反应增强，下降至60 mmHg以下时才可能出现明显的通气反应增强。但在慢性二氧化碳潴留的患者中，呼吸中枢逐渐适应了二氧化碳的变化，此时，低氧血症对呼吸中枢的刺激显得尤为重要。

氧气、二氧化碳和H^+三种化学因素可单独发挥作用，它们之间也存在着复杂的相互影响。

第二节　心脏解剖与生理

一、心脏解剖

心脏位于胸部，处在横膈膜正上方被称为纵隔的区域中部。正常人的心脏因身高和体重而异。心脏的尖端（心尖）指向左前下方。横膈面直接位于横膈膜上。心脏位于心包囊中，心包囊是一个双壁纤维浆液囊，分为纤维性心包膜和浆液性心包膜。纤维性心包膜包裹心脏并附着于大血管。浆液性心包膜是由两层组成的闭合囊—脏层或心外膜构成大血管和心脏的外层，壁层构成纤维性心包的内层。浆液性心包的两层含有心包液，可防止心脏与心包之间的摩擦。

心脏壁由三层组成：①心外膜；②心肌；③心内膜。心外膜是心房腔外层，由浆膜心包的内脏层形成。心肌是心脏的中间层，由三层肌肉层组成，主要见于左心室和心室间隔，并包括心外膜下层、中间同心层和心内膜下层。心脏的其余部分主要由心外膜下层和心内膜下层组成。心肌还包含重要的结构，例如可兴奋的结性组织和传导系统。心脏最内层的心内膜由内皮和内皮下结缔组织形成。

（一）腔室和瓣膜

心脏分为四个不同的腔室，它们的肌壁厚度不同。左心房（LA）和右心房（RA）分别位于左心室（LV）和右心室（RV）上方，其腔室更小，室壁更薄。心室是较大的厚壁室，其工作负荷更高。心房从静脉系统和肺接收血液，通过心脏收缩将血液排入心室，然后心室再将血液泵送到全身和肺部。心脏包含四个瓣膜，心脏的纤维骨架包含四个瓣膜的瓣环、膜间隔、主动脉瓣间隔和左、右心纤维三角肌。右纤维三角和膜间隔共同形成中央纤维体，被希氏束穿透。纤维骨架不仅可以提供心房和心室的电生理分离，还可以为心脏提供结构支撑。四个瓣膜中的每个瓣膜在维持生理稳定性方面均具有独特的作用。

（二）心脏细胞和心肌

心肌细胞包含称为肌原纤维的蛋白质束。这些肌原纤维被肌质网所包围，肌质网中含有半胱氨酸（扩张的末端）。肌节是肌原纤维的收缩单位，而T小管是位于Z线附近的细胞膜的延续，Z线将动作电位（AP）传导到细胞内部。T小管将骨骼肌和心肌内的肌膜与肌浆网连接起来。

心肌不受意识支配，属于不随意横纹肌。心肌细胞是单核的，具有由粗细蛋白质丝交替片段形成的横纹，这些蛋白质丝由称为Z线的片段锚定。心肌相较骨骼肌短，肌动蛋白和肌球蛋白是主要的结构蛋白。光学显微镜观察心肌时，较细的肌动蛋白丝呈较淡的条带，较粗的肌球蛋白丝呈较暗的条带。暗带实际上是肌动蛋白和肌球蛋白丝之间的重叠区域，亮带是肌动蛋白丝区域。较薄的肌动蛋白包含有另外两种被称为肌钙蛋白和原肌球蛋白的蛋白质，它们在收缩中起重要作用。

（三）冠状动脉和心脏静脉

心脏接受来自左冠状动脉（LCA）和右冠状动脉（RCA）的供血。左冠状动脉起源于左主动脉窦（与主动脉成锐角），为单个短主干动脉（左主干）。LCA分叉形成左前降支动脉（LAD）和左回旋支（LCx）。LAD与RCA的一个分支，即后降支（PDA）吻合。室间隔（前2/3），心尖和左右心室的前部由LAD供血。左边缘动脉是LCx的主要分支，在10%~15%的人群中，LCx与RCA吻合形成PDA。通常，LCx为左心房的后部和左心室的上部供血。

RCA起源于右主动脉窦，其主要分支包括PDA（为室间隔后1/3和AV结供血）、结动脉（为右心房和窦房结供血），以及右缘动脉（为部分右心室、左心室下壁和PDA供血）。在大多数（80%~90%）病例中，RCA为房室结（AV结）供血。最后，冠状动脉分支成为小型动脉和小动脉。这些血管终止于终末动脉，为心肌组织供液。一般而言，RCA在60%~65%的病例中占优势，因为它发出PDA分支（平衡的冠状动脉循环）。在10%~15%的病例中，PDA起源于LCx（左优势循环）。在20%~25%的病例中，RCA除了供应PDA外，还穿过后室间隔到达左边缘动脉，从而供应左心室的横膈面（右前优势）。

（四）静脉循环

心脏的静脉循环来自冠状窦、心脏前静脉和心最小静脉（thebesian vein）。冠状窦接收来自心外膜和心肌的大部分静脉回流，并在下腔静脉开口和右房室瓣之间通向右心房。冠状窦产生支流，如心脏大静脉、心脏中静脉、较小的冠状静脉和斜静脉。心大静脉引流室间隔前部和双心室前部。

心脏中间静脉引流室间隔后部和两个心室的后部的血液，较小的心脏静脉引流右心室的边缘部分的血液。心最小静脉将心内膜和心肌的最内层直接排入下腔。

（五）心脏的神经供应

供应到心脏的交感神经和副交感神经的自主神经形成心脏丛，位于主动脉弓旁。来自心脏丛的纤维伴随冠状动脉到达心脏，其中大部分终止于窦房结和房室结，供应到心房和心室心肌的神经纤维更少。一般而言，副交感神经、迷走神经纤维具有抑制作用，可降低心率和每搏输出量。交感神经作为加速神经，可增加心率和每搏输出量。传入神经经心脏加速器神经和胸内脏神经均沿交感神经通路走行，到达脊髓T_1~T_4中间外侧角。去甲肾上腺素能或交感神经系统主要参与增加心肌纤维和传导组织的心率（时间性）、收缩性（离子性）和传导速度（综合性）；参与的递质主要是去甲肾上腺素。供应窦房结的大部分神经纤维来自右侧胸交感神经节和右侧迷走神经。房室结和心室通过左侧胸交感神经节和左侧迷走神经接受其神经供应，主要是因为窦房结从胚胎右侧结构发育而来，房室结从胚胎左侧结构发育而来。

交感神经效应主要通过包括β_1、β_2的肾上腺素能受体介导产生。β_1受体主要见于窦房结和房室结，心室肌通过激活腺苷酸环化酶和增加细胞内环磷酸腺苷（cAMP）浓度来介导上述交感神经效应。β_2受体除存在于支气管平滑肌、胃肠道壁及膀胱外，主要存在于血管平滑肌中。β_2受体作用机制与β_1受体相同，即cAMP水平升高，但β_2受体能引起血管平滑肌舒张，并参与血流和体循环血压的调节。

心脏的胆碱能或副交感神经系统效应与上述相反，涉及的递质主要是乙酰胆碱。迷走神经通过心脏丛向心脏提供副交感神经纤维。副交感神经效应是通过毒蕈碱受体介导的，其作用是抑制腺苷酸环化酶，从而降低细胞内cAMP水平，导致心率、收缩性和传导速度降低。

中枢神经系统的自主神经中枢，其主要结构是延髓的血管舒缩中枢和下丘脑，它会根据周围和中枢神经系统的传入信息，调节心血管系统交感和副交感输出水平之间的平衡。人类通常会出现迷走神经张力性放电，这种放电会优先于心脏交感神经的中度张力性放电。内脏胸神经和迷走神经中的交感神经和副交感神经纤维都将经由压力感受器和化学感受器介导的传入输入以及来自中枢神经系统的传出输出运送到中枢神经系统的自主中枢。这些传入和传出神经作为压力感受器和化学感受器反射参与心血管反射的介导。

心脏自主神经系统的受体是许多用于治疗各类急慢性心血管疾病的药物靶点。

（六）心脏的传导系统

心脏传导系统由高度特殊化的细胞组成，主要参与将冲动传导至心肌的不同区域。它由3种形态和功能截然不同的细胞组成，包括P细胞（起搏细胞）、移行细胞和浦肯野细胞。这些对维持心脏有序的电活动非常重要。传导系统由窦房结、节间束、房室结、房室（His）束、左右束支和浦肯野纤维组成。

二、心脏生理

（一）循环系统：体循环和肺循环

心血管系统向组织输送氧气和营养物质，并带走废物，供肺、肝和肾等器官清除。血液系统不仅需要在正常生理状态下工作，还需在各种疾病状态下也能运作。肺循环和体循环需共同完成这一任务。肺循环是一个低阻力、高容量的血管床，而相比之下，体循环是一个相对高阻力的血管床。

来自上腔静脉（来自上肢、头部和胸壁）、下腔静脉（来自躯干、腹部器官和下腹部器官）和冠状窦（来自心肌）的未氧合血液到达右心房。右心房充满了未氧合的血液，心房压力随之增高。当右心房压力超过右心室压力时，三尖瓣打开，允许血液进入右心室。血液填充右心室后，当右心室开始收缩时，右心室压力增加，迫使三尖瓣关闭，肺动脉瓣打开，从而将血液喷射到肺动脉和肺中。

来自肺部的氧合后血液通过肺静脉到达左心房，左心房压力随之增加，当压力超过左心室时，二尖瓣打开，允许血液进入左心室。当血液充满左心室时，随着左心室开始收缩，左心室压力增加，迫使二尖瓣关闭，主动脉瓣打开，从而将血液喷入主动脉，分布至全身。

（二）心脏传导系统（兴奋序列）

心肌细胞具有自动产生脉冲的独特能力，从而产生自动节律性。通常电脉冲始于窦房结，因为它具有最快产生脉冲的能力，因此能驱动心脏。脉冲通过心房间传导纤维直接传导至右心房壁的其余部分，再传导至左心房，然后到达房室结（房室交界组织）。房室结传导脉冲有延迟，通过希氏纤维和浦肯野纤维的房室束传导通过心室心肌。然后，来自浦肯野纤维的兴奋脉冲通过特殊传导途径以外的心肌细胞，到达心内膜下表面。这种快速、同步并且协调的心室兴奋性使得两个心室协调地收缩，从而确保了血液向肺循环和体循环的有效泵送。

（三）动作电位

心室、心房和浦肯野系统具有约 - 90 mV的稳定静息膜电位，这主要由K^+电导确定。动作电位的持续时间长约300 ms，与体内其余细胞的动作电位相比，该动作电位持续时间更长。心肌细胞的动作电位是由Na^+内流增加而引起的，构成了动作电位的上升支或称为0期。随后K^+外流，形成短暂的初始复极期。Na^+电导的降低也在该初始复极阶段发挥作用，被称为动作电位1期。在1期之后是动作电位的平台期或称2期，其特征是Ca^{2+}内流，同时K^+外流。这些向外和向内的电流保持膜电位在平台期的平稳。平台期之后是动作电位的复极期或3期，这主要是由K^+外流引起的。这种K^+外流使内外K^+平衡，发生细胞膜超极化，即复极期或4期。

窦房结动作电位不同于其他的传导系统和心肌，其特征是不稳定的静息膜电位。这是由于Na^+电导增加导致Na^+内流。Na^+内流是由前面动作电位的复极触发的。此外，窦房结中动作电位的0相是Ca^{2+}内流，而不同于心肌部分是Na^+内流的结果。此外，窦房结动作电位缺乏心肌细胞动作电位的平台期或2期。房室结动作电位的上升期和窦房结一样是由于Ca^{2+}内流。传导系统中浦肯野系统传导速度最快，房室结速度最慢。

（四）心肌细胞兴奋和收缩耦合的机制

参与心肌收缩的调节有神经、激素因素和自身调节。心脏由圆柱形心脏细胞组成，对一个心脏细胞的刺激会引发对相邻细胞的刺激。一般来说，心脏细胞有两种类型：工作细胞和特殊分化的心肌细胞。特殊分化的心肌细胞基本上失去了收缩能力，专职于传导心脏脉冲。

工作细胞有两个特征：收缩性（细胞能够缩短并恢复到原始长度的能力）和延展性（细胞丝拉伸的能力）。收缩机制包含许多步骤，"兴奋-收缩耦合"即心肌细胞膜去极化兴奋使肌肉纤维收缩的过程。心肌收缩是由收缩丝肌动蛋白和肌球蛋白负责。在心肌细胞中，肌浆网和肌浆池含有高浓度的电解离子Ca^{2+}，肾小管的去极化使得Ca^{2+}从这些结构中释放出来。一般来说，每次收缩前都有一个动作电位，两次收缩之间细胞内的Ca^{2+}浓度非常低。心肌的动作电位是独特的，因为它有一个平台期，由Ca^{2+}内流（电流）维持。正是这种向内的Ca^{2+}电流触发肌浆网进一步释放Ca^{2+}。释放的Ca^{2+}量取决于Ca^{2+}内流的强度。与静息期或基础状态时相比，在动作电位期间，Ca^{2+}的浓度要高10倍。当Ca^{2+}浓度增高时，每分子中肌钙蛋白C与四个Ca^{2+}结合，还会改变肌钙蛋白的形状。这种形态上的变化暴露肌动蛋白上和肌球蛋白上的作用位点，从而使肌动蛋白和肌球蛋白丝结合形成横桥。在静息状态下，肌钙蛋白分子屏蔽了横桥。

三磷酸腺苷（ATP）在收缩过程中很重要。肌动蛋白-肌球蛋白横桥是在ATP存在下形成的，ATP随后水解。ATP水解产生的能量使得肌球蛋白头部结构变化，从而使肌动蛋白可以从肌球蛋白中分离出来（10 nm/周期）。最后，ATP需要通过分离横桥让肌细胞放松。一般来说，横桥数量的增加会导致收缩力的增加，并与细胞内Ca^{2+}浓度成正比。当细胞内的Ca^{2+}被Ca^{2+}-ATP酶泵重新排回肌浆网时，就会发生肌细胞松弛。肾上腺素、去甲肾上腺素和洋地黄等药物的给药以及交感神经刺激会增加细胞内Ca^{2+}水平，从而导致强有力的收缩。收缩力可以通过计算射血分数来量化，射血分数定义为每搏输出量与舒张末期容积（EDV）之比（射血分数=每搏输出量/EDV）。

特殊分化的心肌细胞主要负责脉冲的形成和传导。它们具有一些特质，如：①传导性（将电脉冲从一个细胞传递到另一个细胞的能力）；②兴奋性（细胞对电脉冲做出反应的能力）；③自律性（细胞自发产生和释放电脉冲的能力）。心脏细胞的去极化（电激活）、收缩和复极是由于细胞具有产生和传导电脉冲的能力。带正电荷的离子流过心脏细胞膜导致这些电脉冲的形成。心脏细胞周围的细胞外液含有带正电荷和负电荷的离子。然而，这些离子在细胞内外的含量浓度是不同的。细胞内含有高浓度的带正电荷的K^+和低浓度的带正电荷的Na^+。细胞外含有高浓度的带正电荷的Na^+和带负电荷的Cl^-，以及低浓度的K^+。细胞内离子（K^+）和细胞外离子（Na^+）的运动介导电荷的调节。离子的周期性移动改变了细胞内的电场，导致去极化和复极。离子位移部分依赖于细胞膜上的孔或通道，部分依赖于由电、机械或化学刺激调节的通道的打开和关闭。此外，浓度梯度影响细胞膜内外的离子分布。

在细胞的静息期，细胞外的电活动更积极，细胞内的电活动更消极，没有电活动发生。当细胞受到刺激时，细胞膜的渗透性发生变化，允许Na^+进入细胞。这导致细胞内部变得比外部有更多阳离子，导致去极化状态。一旦去极化完成，细胞膜允许Na^+排出，再次使细胞内部有更多阴离子，这被称为复极（细胞恢复）。

（五）自主神经系统与心脏

自主神经系统对心脏既有心脏加速作用又有心脏抑制作用，这在静息状态和应激时都会表现出来。去甲肾上腺素能或交感神经系统主要参与增加心肌纤维和传导组织的心率、收缩性和传导速度；涉及的递质主要是去甲肾上腺素。交感效应主要由肾上腺素能受体介导，包括β_1和β_2肾上腺素能受体。β_1受体主要存在于窦房结、房室结和心室肌中，通过激活腺苷酸环化酶和增加细胞中cAMP浓度来介导上述交感神经效应。除了支气管平滑肌和胃肠道壁以及膀胱外，β_2受体主要存在于血管平滑肌中。其作用机制与β_1受体相同，即增加OAMP水平，但它们引起血管平滑肌松弛，并参与血流和全身血压的调节。

心脏的胆碱能或副交感神经系统效应与上述相反，涉及的递质主要是乙酰胆碱。迷走神经通过心脏丛向心脏提供副交感神经纤维。副交感神经效应是通过毒蕈碱受体介导的，毒蕈碱受体通过抑制腺苷酸环化酶起作用，从而降低细胞内cAMP水平，导致心率、收缩性和传导速度降低。

中枢神经系统中的自主神经中枢，主要是延髓和下丘脑的血管运动中枢，调节交感神经水平和副交感神经向心血管系统输出之间的平衡，这取决于来自外周和中枢神经系统的传入输入。迷走神经通常会出现张力性放电，这种放电优先于心脏交感神经的适度张力性放电。内脏胸神经和迷走神经中的交感神经和副交感神经纤维，除了中枢神经系统的传出输出外，还通过压力感受器和化学感受器向中枢神经系统的自主中枢传递传入输入。这些传入和传出涉及心血管反射的调节，如压力感受器和化学感受器反射。

（六）心动周期

心动周期由心房和心室的收缩和舒张组成。心动周期由周期性的结构和功能变化组成，心脏平均每0.8 s进行一次，以维持血液能流经身体。该周期以心房收缩开始，在此之前，窦房结产生脉冲，并在心房中传播，对应于心电图上的P波。心房收缩有助于心室充盈，虽不是必需的，但它确实成为患病心脏的一个重要因素。心房收缩填充心室导致第四心音，这在成人中通常听不到。在这个阶段，房室瓣打开，心室放松。半月瓣关闭，防止血液从肺动脉或主动脉重新进入。等容心室收缩（当左心瓣膜关闭时心室收缩开始）跟随心房收缩，在此期间心室容积保持不变。在等容心室收缩之前，电脉冲从房室结扩散到心室心肌的其余部分，这就是心电图上的QRS复合波。当心室压力大于心房压力时，房室瓣关闭，对应于第一心音，二尖瓣在三尖瓣之前一点时间关闭。当心室中的压力超过主动脉和肺动脉中的压力时，半月瓣打开，导致快速心室喷射。这导致心室容积急剧减少，因为大部分心室血液（冲程容积）在这一阶段被排出。心房在这个阶段也开始充盈。心室收缩的结束对应于心电图上T波的开始。心室收缩快结束时，随着心室压力开始下降，心室的血液喷射速度变慢，随后是以主动脉瓣和肺动脉瓣关闭为标志的等容心室舒张。半月瓣的关闭对应于第二心音。房室瓣关闭，心室容积保持不变，心室中的压力迅速降低。当心室压力小于心房压力时，房室瓣打开，标志着心室等容舒张期的结束和心室快速充盈的开始。在心室舒张的这一阶段开始时，很快心室就被心房的血液充满。血液从心房快速流入心室导致第三心音，这种现象在儿童中是正常的，但在成人中出现就与疾病有关。在快速充盈之后，心室充盈会减少，这被称为舒张期，是心动周期中最长的时期。大多数心肌在心动周期的这个阶段接受其血液供应。

（七）冠脉循环生理

冠脉循环的主要功能是满足心脏的代谢需求。根据心肌耗氧需求，冠状动脉血流量可从基线或静止水平增加到最大值。在剧烈运动或代谢需求增大期间，冠状动脉血流量可增加4~6倍。在左心室肥大（LVH）、心肌缺血和糖尿病等情况下，冠状动脉血流的正常增加可能会减弱。冠状动脉血流超过静止水平的最大增加量被定义为冠状动脉血流储备（CFR）。心肌耗氧量的主要决定因素是心率、心肌壁张力/应力（后负荷）和心肌的正性肌力状态（收缩性）。血管张力在冠状动脉循环中也起着重要作用，主要由心肌耗氧量决定，由局部代谢因素调节，其中神经刺激和循环血管活性物质也有一定作用。

（八）冠状动脉侧支

侧支血管少且小，在阻塞性冠状动脉疾病患者中，它们可能发展成主要的血管网。一般认为，只有当闭塞性疾病或狭窄足够严重时，才会形成侧支血管或网络。当患有严重或显著闭塞性冠心病的患者出现侧支血管时，由狭窄血管供应的心肌部分似乎比没有侧支血管的患者具有更好的收缩功能。此外，有假设认为预先存在的侧支血管也可能在发生急性冠脉事件时降低心肌损伤的严重程度。一般来说，冠状动脉侧支血管能够保持静止心肌的功能和结构，然而，与正常灌注心肌相比，每条侧支血管依赖性心肌中的冠状动脉血流量减少。其中一个原因可能是侧支血管压力梯度的变化（侧支血管段的动脉压力低于主动脉压力）。

三、运动生理学

运动生理学是生理学的一个分支，研究运动如何改变身体的结构和功能。运动现在被用作各种损伤或疾病康复期间的一种疗法，并被用作一种预防策略，以延缓动脉粥样硬化性心血管疾病的发作和进展。使用跑步机或自行车测力计的运动测试通常用于心内科，以评估运动耐受性和缺血性心脏病的诊断。然而运动耐力和能力取决于多种因素，如年龄、性别、身体/精神状况、药物、疾病状况等。

运动过程中会出现多种生理变化。一般来说，心输出量的增加是由于较大的心率增加和较小的每搏输出量增加。在运动过程中，心输出量可能会增加到最大值35 L/min（基线5 L/min）。增加的心输出量大部分流向运动肌肉，一部分流向皮肤（散热）和心脏。这些器官的血流量增加是由于血管扩张，并且胃肠器官和肾脏的血流减少（继发于交感神经活性增加）。

由于骨骼肌、皮肤和心肌中的小动脉血管舒张，最终结果是总外周阻力（TPR）降低。此外，由于肌肉活动增加，静脉回流增加，进而进一步增加心输出量。运动引起的心血管和肌肉血流变化也受多种因素控制，包括但不限于这些因素：①大脑中的运动中枢；②肌肉中的局部化学变化；③肌肉中的机械感受器和化学感受器；④动脉压力感受器。

四、淋巴系统

淋巴系统由淋巴管道、淋巴组织和淋巴器官组成，是构成人体防御功能的重要系统。淋巴系统的主要功能包括过滤和破坏病原体、异物等有害成分，从小肠吸收脂肪以及维持体液平衡。淋巴管和淋巴结的淋巴窦内含有淋巴液（简称"淋巴"）。自小肠绒毛中的中央乳糜池至胸导管的淋巴管中的淋巴液因含有乳糜微颗粒呈白色，其他部位的淋巴管中的淋巴液呈无色透明。

（一）淋巴系统的组成与结构

1.淋巴管道
淋巴管道可分为毛细淋巴管、淋巴管、淋巴干和淋巴导管。

（1）毛细淋巴管

毛细淋巴管是淋巴的起始部，以盲端起于组织间隙，由单层内皮细胞组成，管腔粗细不一，无瓣膜，相互吻合成网，中枢神经、上皮组织、骨髓、软骨和脾实质等器官组织内不存在毛细淋巴管。

（2）淋巴管

淋巴管由毛细淋巴管汇合而成，管壁与静脉相似，但淋巴管的管壁较薄、瓣膜较多且发达，外形粗细不均一，成串珠样。淋巴管根据位置分为深、浅两组，深淋巴管与深部血管伴行，浅淋巴管位于皮下与浅静脉伴行，两者之间存在较多交通支。淋巴管在行程中通过一个或多个淋巴结，从而把淋巴细胞带入淋巴液。

（3）淋巴干

淋巴干由淋巴管多次汇合而成，全身淋巴干共有9条：收集头颈部淋巴的左、右颈干；收集上肢、胸壁淋巴的左、右锁骨下干；收集胸部淋巴的左、右支气管纵隔干；收集下肢、盆部及腹腔成对气管淋巴的左、右腰干，以及收集腹腔不成对器官淋巴的肠干。

（4）淋巴导管

淋巴导管包括胸导管（也称左淋巴导管）和右淋巴导管。胸导管是人体内最大最长的淋巴管，长度可达45 cm。胸导管的起始部膨大叫乳糜池，位于第11胸椎与第2腰椎之间，乳糜池接受左、右腰干和肠干淋巴的汇入。胸导管穿经膈肌的主动脉裂孔进入胸腔，再上行至颈根部，最终汇入左静脉角，沿途接受左支气管纵隔干、左颈干和左锁骨下干的汇入。右淋巴导管为一短干，收集右支气管纵隔干、右颈干和右锁骨下干的淋巴，注入右静脉角。

2. 淋巴组织

淋巴组织是含有大量淋巴细胞的网状结缔组织，可分为弥散性淋巴组织和淋巴小结，具有防御屏障的作用。淋巴小结与淋巴结的不同之处在于它们没有被包裹，广泛存在于胃肠、泌尿和生殖系统以及呼吸道黏膜的结缔组织中，因此被称为黏膜相关淋巴组织。许多淋巴小结是小而孤立的，但在咽区的扁桃体和回肠的派尔集合淋巴结中有聚集。

3. 淋巴器官

（1）淋巴结

淋巴结是灰红色的扁圆形或椭圆形小体，被致密的结缔组织包裹，存在于身体的许多部位。大多集中于颈部、肠系膜、腋及腹股沟处，按位置可分为浅淋巴结和深淋巴结。正常的淋巴结多在0.2～0.5 cm，常沿着血管成群聚集，位于身体屈侧活动较多的部位。胸、腹、盆腔的淋巴结多位于内脏门和大血管的周围。

（2）脾脏

脾脏是人体内最大的单一淋巴组织，长约12 cm，位于腹腔的左季肋区，与第9～11肋相对，其长轴与第10肋一致，正常时在肋下缘不能触及。脾呈暗红色，呈扁椭圆形，质地软而脆，在左季肋区遭受暴力打击时，容易导致脾破裂出血。脾可分为膈和脏两面，上下两缘，前后两端，膈面隆凸光滑，与膈相贴。脏面凹陷，中央处有脾门，是血管、神经和淋巴管出入的部位。脾的上缘较薄，有2～3个脾切迹。当脾肿大时，是触诊脾的标志。

脾脏被膜由一层厚而致密的纤维组织构成，内含弹性纤维和少量平滑肌。脾的被膜表面大部分覆有间皮。被膜的结缔组织伸入实质，形成相互连接的小梁，小梁相互连接成网，构成脾的支架。网内填充有一种叫作脾髓的物质，由白髓和红髓组成。白髓由密集的淋巴组织构成，主要由排列在脾动脉分支周围的淋巴细胞和巨噬细胞组成。红髓由充满血液的静脉窦和脾组织索（脾索）组成。脾索是由血细胞、巨噬细胞、淋巴细胞、浆细胞和粒细胞。

（3）胸腺

胸腺是一个小的中枢淋巴器官，被结缔组织包裹，同时结缔组织也将其分成左右不对称的两个叶，位于胸骨和主动脉之间的纵隔中。婴儿的胸腺很大，大约重70 g。青春期后，胸腺缩小，最终大部分被脂肪和结缔组织取代。成年人腺体已经大大缩小，到老年时腺体可能仅有3 g。在胸腺的表面包有结缔组织被膜，并伸入腺实质，将其分隔成若干胸腺小叶，每一小叶又分为皮质和髓质两部分：皮质在胸腺小叶的周围部，染色较深，由许多密集的淋巴细胞和网状细胞构成，其淋巴细胞体积较小，称为胸腺细胞，它能不断地进行有丝分裂和增殖；髓质在胸腺小叶的中央，由多数网状上皮细胞和少量的淋巴细胞组成，其中还可看到一种圆形或卵圆形的胸腺小体，其大小不等，是由退化的上皮细胞团集合而成。

（4）扁桃体

扁桃体位于消化道和呼吸道的交界处，是口咽部上皮下的淋巴组织团块，按其位置分别称为腭扁桃体、咽扁桃体和舌扁桃体。扁桃体由淋巴组织组成，以腭扁桃体为最大，通常所说的扁桃体即指腭扁桃体。腭扁桃体有一对，位于舌腭弓与咽腭弓之间，卵圆形，表面为复层鳞状上皮所覆盖。咽扁桃体又称腺样体，位于咽的后壁，表面为假复层纤毛柱状上皮所覆盖。舌扁桃体位于舌根和咽前壁，表面为复层扁平上皮所覆盖。扁桃体常因上呼吸道感染而变大，其对身体抵御感染十分重要。

（二）淋巴系统的生理及功能

组织间液进入淋巴管，即成为淋巴液，淋巴液是一种稀薄的水状液体，其成分与血浆相似。当血液运行到毛细血管时，血浆的大部分成分经过毛细血管滤出，进入组织间隙，形成组织间液，浸润组织。这是由于毛细血管内的压力高于间质，液体沿着压力梯度从毛细血管向下流动，进入间质，这种压力被称为流体静压。大部分液体没有被毛细血管重新吸收，而是从毛细血管中渗出，形成组织间液。每天没有被重新吸收回毛细血管的液体约占3L，最终作为淋巴液进入毛细淋巴管。而当组织间液增多时，淋巴系统可进行代偿性加强回流，防止液体在组织间隙中积聚过多。淋巴系统是否通畅可直接对组织间液的回流造成影响，如果淋巴液没有从组织中进入毛细淋巴管，将会出现水肿并导致周围组织肿胀。

毛细淋巴管与毛细血管相似，都由一层简单的内皮细胞组成。但是毛细淋巴管中的内皮细胞没有毛细血管中的那么紧密，因此蛋白质分子和组织间液很容易进入淋巴系统。毛细淋巴管起始端的内皮细胞呈叠瓦状排列在一起，并构成向管腔内开启的单向活瓣。该单向活瓣起到允许组织间液流入毛细淋巴管，但不能从毛细淋巴管中再次流出的作用。当组织间隙积聚了较多组织间液时，组织中的胶原纤维和毛细淋巴管之间的胶原细丝可将内皮细胞边缘轻微拉开，使内皮细胞之间出现较大的缝隙，组织间液中较大的分子如蛋白质分子等才能相对容易进入毛细淋巴管中。当毛细淋巴管中的压力高于组织间液中的压力时，内皮细胞则更加紧密地聚集在一起，使得淋巴液不能从毛细淋巴管返回到组织间液中。

由于蛋白质分子通常太大，不能大量通过毛细血管滤出，故而组织间液和淋巴液中的蛋白质分子比血浆中的含量更少。然而，小部分蛋白质分子还是可进入组织间隙中，但是由于血管中的蛋白质分子浓度高于组织间液中的浓度，一旦蛋白质分子进入组织间隙，其不能通过扩散回到毛细血管中，不能被血液重吸收。因此，组织间液和蛋白质分子进入淋巴管，并最终通过淋巴系统回到血管中参与循环。

淋巴液从毛细淋巴管进入淋巴管，然后通过淋巴结，之后淋巴管离开淋巴结并连接在一起形成淋巴干。在腰部、肠道、支气管纵隔、锁骨下和颈静脉区有几个贯穿全身的淋巴干，淋巴液从淋巴腺干进入两个主要通道——胸导管和右淋巴腺导管，然后淋巴液从这里进入静脉循环。来自头部左侧、颈部和胸部、左上肢和肋骨平面下全身的淋巴液流入胸导管，然后流入左内静脉和左锁骨下静脉。身体右上侧的淋巴液流入右淋巴管，然后流入右颈内静脉和右锁骨下静脉交界处的静脉参与循环。

毛细淋巴管是末端封闭的管，存在于除脾脏、中枢神经系统、骨髓和没有血液循环的区域（如眼角膜）以外的所有身体组织中。毛细淋巴管通过称为丝状体的弹性纤维附着在组织上，当丝状体由于细胞间液的积聚而被拉动时，它们增加了毛细淋巴管中细胞之间的开口，使得更多的液体可以进入其中。乳糜管是小肠中特有的毛细淋巴管，因对脂肪的通透性非常高，这使得其对营养物质尤其是脂肪的吸收起到重要作用。许多脂肪颗粒过大而无法通过小肠毛细血管吸收，则可以通过乳糜管吸收，80%～90%由肠道吸收的脂肪就是经过该途径进行吸收，然后乳糜管将脂类和脂溶性维生素A、D、E和K从消化系统输送到循环系统。乳糜淋巴液内含大量悬浮的脂肪小滴呈乳白色，称为乳糜。

当淋巴液通过淋巴结时，它被巨噬细胞过滤，巨噬细胞通过吞噬作用将淋巴液中的细菌、异物和细胞碎片进行清除。在淋巴器官之一的脾脏中，白髓内的B细胞和T细胞执行类似于淋巴结的免疫功能，而脾巨噬细胞则通过吞噬作用破坏血源性病原体；红髓内的巨噬细胞可清除破裂、磨损或有缺陷的红细胞和血小板。脾脏也是血液中淋巴细胞的来源，被认为有助于对抗感染，因而在某些血液感染的疾病中，脾脏会变大。胸腺作为淋巴器官在身体的免疫反应中也显得十分重要。其也是淋巴细胞的来源之一，对特殊淋巴细胞的成熟和发育至关重要，大量淋巴细胞在胸腺中产生并成熟，一旦它们成熟，这些淋巴细胞会离开胸腺并经血液循环至脾脏、扁桃体、淋巴结和其他淋巴组织，有助于防止微生物和其他外来物质入侵人体。

总而言之，淋巴系统是机体的一个重要的辅助系统，有以下几方面的重要功能：①淋巴管可将组织中积累的多余液体输送回血液中；②组织液中多余的蛋白质不能被血液重新吸收，淋巴系统将这些蛋白质运送回血液中；③淋巴结在身体的防御机制中起着重要的作用，淋巴结为循环产生淋巴细胞，并将淋巴液中的微生物，如细菌和有害物质进行过滤和清除；④腹腔器官中的淋巴管有助于营养物质的吸收，尤其是脂肪和脂肪酸。

（刘畅 杨福）

第三章

呼吸循环功能评估与监测

第一节　呼吸功能评估与监测

　　呼吸系统功能评估和监测的主要目的是对患者的呼吸运动、呼吸力学、呼吸容量状态、呼出气体、动脉血气等进行评估和监测，了解危重症患者通气和换气功能的动态变化，便于观察病情，及时调整患者的治疗方案，以及对呼吸治疗的有效性做出合理评价等。

一、呼吸功能的评估

（一）病史的评估

　　病史评估主要包括评估患者的现病史、既往史、家族史等情况，在疾病治疗过程中起重要作用，是检查、用药、治疗、护理、预后判断等一系列医学诊疗、保健行为的重要依据。

　　1.现病史

　　（1）咳嗽：询问咳嗽的病程、轻重程度、发作时间等。一般急性疾病的咳嗽比慢性疾病的咳嗽严重；疾病范围越大，咳嗽越重；病变发生在气管、支气管者，由于该处有丰富的神经，比发生在肺实质更为剧烈。咽炎、喉炎往往在临睡时或夜间加重。慢性气管炎、空洞性肺结核和肺脓肿等痰量较多的疾病，多在早晨醒来因排痰而咳嗽较剧。鼻咽部分泌物常引起剧烈干咳，气管病变或受压引起的咳嗽有一种敲破锣的声音，小儿百日咳有典型的吼声，支气管哮喘或左心衰竭患者夜间有阵咳，饮食引起的呛咳要怀疑食管支气管瘘的存在。既往有慢性咳嗽的吸烟者，若咳嗽性质有改变，应警惕肺癌的可能。其他还应了解是否接触到刺激性物质，是否长期吸烟，有否应用止咳药物、用法及用量。

（2）咳痰：询问痰液的量、性质、形状、颜色、稀稠度、嗅味以及是否容易咳出。支气管炎的痰量一般较多，为白色泡沫黏性痰，杂有黄色成分时表明有继发感染。呼吸道或肺组织感染性疾病患者的痰液，一般是较稠的黄绿色脓性痰。长期咳脓痰，间或小量或大量咯血，有时带腥臭味，要考虑支气管扩张。肺炎患者有时可咯"铁锈色痰"。支气管哮喘者咯少量黏稠痰，恶臭痰是由梭形杆菌、螺旋体或厌氧菌感染所产生，粉红色稀薄泡沫痰是肺水肿的特征。

（3）咯血：了解咯血的量、性状、病程、持续性还是间断性，以及伴随症状。一般反复小量咯血常是肺癌早期表现，必须认真检查。动脉出血量大于静脉血，可引起中到大量咯血。大咯血最常见于支气管扩张、空洞性肺结核等。肺实质出血由于肺组织具有弹性收缩性，出血容易凝固而停止。支气管动脉属体循环、压力较高，加以支气管腔内无阻力，血液不易凝固，极易发生大咯血。在日常工作中遇到咯血患者，首先要考虑的是肺结核、支气管肺癌、支气管炎、支气管扩张和肺脓肿。其他可考虑二尖瓣狭窄、肺囊肿、肺栓塞、先天性毛细血管扩张、血液病和紫癜等。

（4）胸痛：胸痛是容易引起注意的特征性表现，应询问胸痛的部位、性质，是持续的还是突发的，有无胸部外伤史，活动或运动后是否会加重，疼痛发生时应是平静呼吸还是深呼吸，或在咳嗽、打喷嚏时加重。一般胸膜受刺激引起的疼痛是刀割样锐痛，如突然发生局部剧烈胸痛，伴气促，很可能是自发性气胸。神经肌肉痛的特点是部位不固定。带状疱疹可引起烧灼或刀割样痛，并沿肋间神经分布。心血管疾病如心绞痛引起的胸痛发作与用力及情绪有关，呈持续性剧烈疼痛，向颈、肩部放射。食管疾病引起的为胸内深部疼痛，一般伴有进行性吞咽困难、恶心和进食疼痛。

（5）呼吸困难：是急性的还是缓慢发生。一般心源性呼吸困难发生多急骤，肺源性呼吸困难，除哮喘、气胸、肺水肿等外，多数发作较缓慢。

2.既往史

（1）呼吸系统：了解既往是否患过肺炎、胸膜炎、哮喘，以及感冒发生的频率。

（2）心血管系统：应询问有无高血压史、心肌梗死及充血性心力衰竭史。

（3）胸部手术史：是否接受过胸部手术，如肺叶切除术或胸廓改形术。还应了解是否接受过某些检查，如纤维支气管镜检查、胸腔镜检查或胸腔穿刺引流术等。

（4）胸部畸形：注意有无先天性及外伤后胸部畸形。

（5）实验室检查：询问近期是否做过胸部X线检查、肺功能检查分析、痰培养或结核菌素试验。

（6）过敏史：了解患者对哪些药物、食物、动物、灰尘或花粉有过敏现象，过敏后的症状，如咳嗽、打喷嚏、鼻塞、流涕或呼吸困难等，有否接受过脱敏治疗。

3.家族史

询问家族中有无与遗传有关的疾病，如哮喘、肺气肿、肺囊性纤维化、有无肺癌史及肺结核史；家族中有无慢性过敏性疾病，有无呼吸障碍，如经常感冒、肺炎、哮喘、肺气肿等。

（二）体格检查

1.视诊

1）胸壁

（1）胸壁压痛：正常胸壁无压痛。以手指轻压或叩击胸壁时出现压痛者见于胸壁炎症、肿瘤浸润、骨转移癌、肋软骨炎、肋间神经痛等。疑有肋骨骨折时除局部有压痛外，尚可行压胸试验。

（2）皮下气肿：正常皮下无气体。当肺、气管、胸膜受伤或病变后，气体自病变部位逸出，存积于皮下，称为皮下气肿。用手按压时气体可在皮下组织中形成握雪感和捻发感。

2）胸廓外形：正常胸廓外形两侧大致对称，呈椭圆形。成人胸廓前后径较横径短，前后径与横径的比例为1∶1.5。由于年龄、体型及发育等不同，胸廓外形差别较大，小儿和老年人前后径略小于横径或相等，故呈圆柱形。

3）病理胸廓

（1）扁平胸：胸廓扁平，前后径显著缩小，常短于横径的一半。可见于瘦长体型，也可见于慢性消耗性疾病如肺结核等。

（2）桶状胸：胸廓前后径与横径几乎相等，呈圆桶状。肋骨呈水平位，肋间隙增宽饱满，胸骨下角增大呈钝角。多见于支气管哮喘、慢性支气管炎所致严重肺气肿，也可见于老年性肺气肿及矮胖体型者。

（3）佝偻病胸：又称鸡胸，胸骨下端前突，两侧肋骨凹陷，胸廓横径缩小，犹如鸟类胸廓外形，见于佝偻病患儿。如肋骨与肋软骨交接处增厚隆起，形成串珠状，称佝偻病串珠。若胸骨下部剑突处显著内陷，则形成漏斗胸。

（4）胸廓隆起：局限性隆起见于胸壁炎症、肿瘤、心脏及大血管异常隆起。一侧胸廓隆起多伴有肋间隙增宽，若同时呼吸运动受限，气管及心脏向健侧移位，见于大量胸腔积液、气胸、液气胸、胸内巨大肿物等。

（5）胸廓凹陷：单侧或局限性凹陷，多系肺内含气量减少或肺、胸膜组织纤维化所致，可见于肺不张、肺萎缩、肺纤维化、胸膜增厚和粘连等。

（6）脊柱畸形引起的胸廓变形：脊柱畸形可表现为前凹、后凸、侧凹、后侧凸，使胸廓两侧不对称，肋间隙增宽或变窄，胸腔内器官与表面标志关系发生改变。严重脊柱畸形者可引起呼吸、循环功能障碍，胸部畸形常见于脊椎结核、发育畸形等。

4）呼吸运动：呼吸运动是借膈肌和肋间肌的收缩和张弛来使胸廓扩大和缩小，从而带动肺的扩张和收缩。正常情况下吸气为主动运动，此时胸廓增大，胸膜腔内负压增高，肺脏扩张，空气进入肺内。一般成人静息呼吸时，潮气容积约为500 ml。呼气为被动运动，此时肺脏弹力回缩，胸廓缩小，胸膜腔负压降低，肺内气体随之呼出。吸气时可见肋骨前部向上外方移动，膈肌收缩使腹部外隆。呼气时肋骨向下内方移动，膈肌松弛，腹部回缩。评估呼吸运动时要了解以下内容。

（1）呼吸运动类型：包括腹式呼吸和胸式呼吸。正常男性与儿童的呼吸多以膈肌运动为主，形成腹式呼吸。女性则以肋间肌运动为主，形成胸式呼吸。①吸气性呼吸困难：上呼吸道部分阻塞，气流进入肺内不畅，吸气时肺内腹压极度增高，从而引起胸骨上窝、锁骨上窝及肋间隙向内凹陷，称为"三凹征"。②呼气性呼吸困难：当下呼吸道部分梗阻时，气流呼出不畅，呼吸辅助肌，如背阔肌、肋间内肌等参与吸气动作，从而引起肋间隙膨隆，表现为呼气延长，呼吸费力，呼气时胸腔内压增加而颈静脉充盈，称为呼气性呼吸困难，见于下呼吸道梗阻或痉挛，如哮喘、各种原因引起的阻塞性肺气肿。③混合性呼吸困难：兼有吸气与呼气性呼吸困难者，为混合性呼吸困难，见于大量胸腔积液、自发性气胸、支气管肺炎、急性肺水肿等。

（2）膈反常运动：腹部于吸气时内陷，呼气时外凸，为反常腹壁呼吸运动，见于膈神经麻痹。

2.触诊

主要对病史及视诊中的异常发现作进一步的评估，评估内容有胸廓的扩张度、触觉语颤、胸部摩擦感、皮肤和皮下组织、气管位置。

1）胸廓扩张度：主要测量在平静呼吸及深呼吸时，胸部是否对称性向外移动。检查者将两手平放在被检查者胸廓两侧对称部位，嘱患者作深呼吸。如一侧活动减弱，另一侧活动正常或代偿性增强，见于大量胸腔积液、气胸、肺不张、大叶性肺炎等。如双侧活动减弱，可见于肺气肿、双侧胸膜炎、胸膜增厚或支气管肺炎等。

2）触觉语颤：检查者将两手手掌掌面、手掌尺侧或轻握手掌的尺侧，轻轻平放在胸壁对称部位，嘱被检查者用同样的强度重复发"一、二、三"或拉长音发"一"音。分辨双侧语音震颤的异同，注意有无双侧、单侧局部增强或减弱。触觉语颤会因人、声音的强度、胸壁的厚度及支气管与胸壁的间距而有所不同。

（1）触觉语颤减弱或消失：主要由阻碍声波由声门传至胸壁的因素引起，见于①肺泡含气过多，如肺气肿；②支气管阻塞，如阻塞性肺不张；③大量胸腔积液或气胸；④胸膜高度增厚粘连；⑤胸内巨大肿物；⑥胸壁皮下气肿。

（2）触觉语颤增强：主要见于①肺泡内含气量减少，实变的组织使语颤传导良好，如大叶性肺炎、肺梗死、非阻塞性肺不张，或胸腔积液上方受压而萎陷的肺组织；②肺组织内有较大空腔且接近胸壁时，声波在空腔内产生共鸣，使语颤传导加强，如肺结核空洞、肺脓肿空洞。

（3）胸膜摩擦感：当胸膜有炎症时，两层胸膜间因纤维蛋白沉着使接触面粗糙，当呼吸时壁层和脏层胸膜产生摩擦，触诊时有如皮革相互摩擦感觉，称胸膜摩擦感。常于胸廓的下前侧部位易触及，因该处为呼吸时胸廓活动度最大的区域。

4）皮肤及皮下组织：主要是触诊皮肤湿度、皮肤弹性、有无压痛及肿块。

5）气管位置：主要了解气管有否偏移。检查时让患者取舒适坐位或仰卧位，使颈部处于自然直立状态，检查者将示指与无名指分别置于两侧胸锁关节上，中指置于气管上，判断气管位置有否偏移。

3.叩诊

胸部叩诊是利用胸部组织器官含气量的不同，在叩击时使之发生震动而产生一种回声与抵抗感。胸部或肺部叩诊常用有间接或直接叩诊两种方法。叩诊音有清音、鼓音、浊音、实音和过清音。

（1）清音：正常肺脏的叩诊音，呈中低音调。音响强弱和音调高低与肺脏的含气量、胸壁的厚薄及邻近器官的影响而有不同。

（2）浊音：肺部叩诊至浊音时，叩诊音较短，高调而不响亮。见于肺组织含气量减少或有炎症浸润渗出实变时，如肺炎、肺不张、肺纤维化等。

（3）实音：为肺内不含气的病变，可见于病灶广泛的肺实变或胸内巨大实质性肿物，如大叶性肺炎、干酪性肺炎、肺不张的局部叩诊。

（4）鼓音：是一种音响较强、音调较高、持续时间又较长，且有回响的乐音。系叩击含有大量空气、周壁张力又较大的空腔时发生的叩诊音，如气胸、直径>4 cm的浅表肺空洞。

（5）过清音：是一种音响较强、音调较低、持续时间较长，且有一定回响的叩诊音，犹如叩击空盒一样。见于肺内含气量增加、肺泡壁弹性减退者，如慢性阻塞性肺气肿、局限性气胸。

4.听诊

气流往返于喉、气管、各级支气管及肺泡时，因内径不同和内膜表面不平滑而发生摩擦与漩涡，引起呼吸道及肺泡的振动，发出的声音经过肺组织和胸壁，在体表听到的声音为肺部呼吸音。呼吸音包括正常呼吸音、异常呼吸音、附加音、语音共振、胸膜摩擦音。可依据声音的强度、音调高低、性质及时间的长短来区分。

1）异常呼吸音

（1）异常肺泡呼吸音。①肺泡呼吸音减弱或消失：与进入肺泡内的空气流量减少、速度减慢有关，可在单侧、双侧或局部出现。常见于胸廓活动受限、支气管阻塞、胸膜疾患、腹部疾患。②肺泡呼吸音增强：可见于呼吸运动增强，通气功能加强，进入肺泡的空气流量增多，流速加快，如运动后、发热、代谢亢进、情绪紧张、缺氧的刺激、酸中毒，使健侧肺通气量代偿性增强。③呼气延长：由于下呼吸道部分阻塞、痉挛或狭窄，如炎症、肺组织弹性减弱，失去应有的紧张度。见于支气管哮喘、慢性阻塞性肺气肿。④断续性呼吸音：又称齿轮性呼吸音。由于肺脏局部有小的炎性病灶或小支气管狭窄，空气不能均匀进入肺泡而引起断续性吸气音。呼吸音分为若干均匀的节段，见于局部支气管炎症、肺结核、胸膜粘连等。患者在寒冷、疼痛、精神紧张时可听到，神经官能症者亦可听到，应予鉴别。⑤粗糙性呼吸音：支气管因黏膜轻度水肿、肥厚或渗出，以致管腔狭窄、邻近肺组织有轻度炎症时，空气吸入受阻，肺泡不能均匀伸张所形成的声音。音调较高，音响不匀且有粗糙感。见于肺炎早期、支气管周围炎。

（2）异常支气管呼吸音：在正常肺泡呼吸音区域听到管状呼吸音，即为异常支气管呼吸音。如肺实变，使音响传导良好，见于大叶性肺炎实变、肺纤维化、肺不张、肺内巨大空洞与支气管相通。

（3）异常支气管肺泡呼吸音：在正常肺泡呼吸音区域听到支气管肺泡呼吸音。其产生可能与肺实变范围较小，病变部位较深、病灶与正常肺组织掺杂存在有关，见于肺炎、结核、肺纤维化、非阻塞性肺不张。

（4）啰音：啰音是呼吸音以外的附加音，因性质不同可分为干啰音和湿啰音两种。①干啰音：产生机制是由于气管、支气管狭窄或部分狭窄，气流通过时发生漩涡，或管腔内黏稠分泌物受震动所致。②湿啰音：又称水泡音，产生机制：气流通过呼吸道内稀薄分泌物，形成的水泡破裂所产生的声音；因病变而关闭的中小支气管或肺泡因间质渗液而黏合力增强，或由于炎症使肺泡弹性减退，以至于呼气时相互黏合、萎陷而呈闭合状态；吸气时突然开放，产生爆裂样声音。

（5）语音共振：应用听诊器听取发音后，声波音响传导到胸壁的声音，又称听觉语音。其产生机制及临床意义与触觉语颤相同，但较敏感。检查时嘱被检查者以一般的声音强度重复发"一、二、三"音，同时用听诊器听取音响的强度和性质的变化。在某些病变下可发生性质的改变，根据听诊音的差异，可分为支气管语音、胸语音、羊鸣音、胸耳语音。

（6）胸膜摩擦音：胸膜发生病变时，可产生摩擦音。在胸膜炎的早期阶段，其表面充血，炎症细胞浸润，内皮细胞脱落和纤维素渗出，造成胸膜的增厚和表面粗糙，以致在呼吸运动时可听到脏层和壁层胸膜表面相互摩擦的声音。

二、呼吸功能监测

呼吸系统功能监测的主要目的是对患者的呼吸运动、呼吸容量状态、呼吸力学、呼出气体分析及动脉血气分析等方面进行评估，了解危重症患者通气与换气功能的动态变化，便于病情观察和调整治疗方案以及对呼吸治疗的有效性做出合理评价等（表3-1）。

表 3-1　常用的呼吸监测指标

指标类别	指标
一般监测指标	神志及精神状态、循环状态
呼吸形式监测	呼吸深度和频率、胸式和腹式呼吸动度、辅助呼吸肌运动、呼吸节律
动脉血气分析	动脉血气分析、经皮氧及二氧化碳监测、呼气末二氧化碳监测
组织氧合功能	混合静脉血氧分压（PvO_2）
气体交换效率	换气功能、生理无效腔与潮气量比值、肺泡-动脉血氧分压差（$A-aDO_2$）
肺容积测定	肺活量、潮气量、每分钟通气量（MV）
呼吸力学监测	顺应性、压力-容积曲线、呼吸阻力、肺阻力、气道阻力、肺泡阻力
呼吸肌功能监测	最大吸气压、最大跨肺压、膈肌肌电图

（一）呼吸运动监测

1.呼吸频率

呼吸频率（RR）是指每分钟的呼吸次数，主要反映患者的通气功能以及呼吸中枢的兴奋性，是呼吸功能监测中最简单的、最基本的监测项目。正常成人RR为10～18次/min、小儿年龄越小呼吸频率越快，成人RR＞35次/min或者RR＜6次/min都提示有呼吸功能障碍。

2.呼吸幅度

一般儿童及男性是以腹式呼吸为主，女性则以胸式呼吸为主。正常人胸式呼吸时两侧胸廓会同时起伏，呼吸幅度一致。从呼吸幅度就可以大致反映潮气量的大小。

3.呼吸节律

正常人的呼吸节律自然而均匀，观察呼吸节律的变化就可以及时发现异常呼吸的类型，从而提示病变的部位。如慢性阻塞性肺疾病患者多伴有呼气延长和哮鸣音呼吸状态；患者的呼吸频率快、潮气量小、无气道狭窄和阻塞却有呼吸急促表现，多见于肺、胸廓限制性通气障碍，急性呼吸窘迫综合征、心脏疾病和其他心肺以外疾病。

4.呼吸周期的吸呼比率

称为吸呼比，即在一个呼吸周期中，吸气时间与呼气时间的比值。正常的吸呼比为1/（1.5～2），吸呼比的变化将直接反映肺的通气与换气功能。可以通过直接目测或者使用人工呼吸机（非控制呼吸时）呼吸活瓣的运动情况进行评估，需要精确测量时则通过使用呼吸功能监测仪来进一步测定。

5.常见的异常呼吸类型

（1）哮喘性呼吸：发生在肺气肿、哮喘及其他喉部以下存在阻塞者，其呼气时间明显比吸气时间长，并且有哮鸣音。

（2）紧促式呼吸：呼吸运动浅促而且带有弹性，多见于胸膜炎、肋骨骨折、胸腔肿瘤、胸背部剧烈扭伤，以及因颈胸椎疾病而引起疼痛者。

（3）深浅不规则呼吸：在呼吸过程中常以深浅不规则的方式进行呼吸，多见于脑膜炎、周围循环衰竭，以及各种因素引起的意识丧失。

（4）叹息式呼吸：呼吸呈现叹息状，多见于过度疲劳、神经质等患者，亦可见于部分周围循环衰竭患者。

（5）蝉鸣样呼吸：因会厌部存在部分阻塞的情况，吸入空气困难而使患者在吸气时发生高音调的啼鸣声，吸气时患者的肋间以及上腹部软组织发生内陷。

（6）鼾音呼吸：呼吸期间可以闻及大水泡音，主要由上呼吸道大量分泌物潴留而引起，当空气进出气管时形成的声音。多见于昏迷或者咳嗽反射无力的患者。

（7）点头式呼吸：患者因为胸锁乳突肌收缩所致，吸气时下颏向上移动，呼气时下颌重返原位，类似于点头样，多见于生命垂危的患者。

（8）潮式呼吸：又称陈-施氏呼吸（CSBS），是一种交替出现的阵发性的急促深呼吸，以及此后出现的一段呼吸暂停，既有呼吸节律的改变，又有呼吸幅度的改变。

（9）Kussmaul呼吸：又称为酸中毒大呼吸，可见到呼吸加深加快，常见于糖尿病酮症酸中毒、尿毒症酸中毒时。

（二）呼吸容量监测

1.潮气量（VT）

潮气量（VT）是指平静呼吸时一次吸入或者呼出的气体量。VT可以通过肺功能监测仪或者肺量仪来直接测定，是呼吸容量中最为常用的测定项目之一。其正常值为8~12 ml/kg体重，平均值约为10 ml/kg，男性稍微大于女性。VT主要反映的是人体在静息状态下的通气功能，在使用人工呼吸机时还可以通过测定吸气与呼气VT的差值来反映呼吸管道的漏气状况。

2.每分钟通气量（MV或VE）

"见第二章第一节二、"内容。

3.生理无效腔（VD）

生理无效腔（VD）是解剖无效腔和肺泡无效腔的容积之和。解剖无效腔是指从口、鼻、气管、支气管到细支气管之间的呼吸道所占的空间；肺泡无效腔是指肺泡中未参与气体交换的空间。平卧时健康人的解剖无效腔和生理无效腔容积近似相等，疾病状态时生理无效腔可增大。VD/VT主要反映通气的效率，正常值为0.2~0.35，主要用于评价无效腔对患者通气功能的影响，可帮助患者寻找无效腔增加的原因。

4.肺泡通气量（VA）

"见第二章第一节二、"内容。

（三）呼气末二氧化碳监测

呼气末二氧化碳（ETCO₂）监测包括呼气末二氧化碳分压（$P_{ET}CO_2$）、呼气末二氧化碳浓度（$C_{ET}CO_2$）、呼出气体二氧化碳波形以及监测其趋势图。该监测属于无创监测，可直接反映肺通气功能状态、计算CO_2的产生量。另外，也可以反映患者的循环功能以及肺血流情况等。$P_{ET}CO_2$监测是临床常用的监测手段，在ICU、手术室、急诊科均有广泛的应用，$P_{ET}CO_2$可用于监测自主呼吸是否恢复、机械通气时参数设置是否合理、气管插管的位置是否正确以及心肺复苏是否有效等。

1. $P_{ET}CO_2$监测的目的

连续监测呼出气体二氧化碳分压（P_ECO_2）或者浓度、在机械通气治疗中有较大的实用意义。呼气末二氧化碳分压（$P_{ET}CO_2$）可直接反映肺泡气体二氧化碳分压，且与$PaCO_2$相关良好，绝对值接近。因而可根据$P_{ET}CO_2$的测定来调整机械通气参数，减少动脉血气分析次数，通过$P_{ET}CO_2$监测还可得到CO_2产生量、无效腔/潮气量比值等重要参数。

2. $P_{ET}CO_2$监测的原理

根据红外线光谱原理、质谱原理或者分光原理来测定呼气末部分气体中的CO_2分压，其中红外线光谱法是目前应用最为广泛的测定方法，主要利用CO_2能吸收波长为4.3 μm的红外线，使红外线光束量衰减，其衰减程度与CO_2浓度呈正比。

3. $P_{ET}CO_2$监测的临床意义

（1）判断通气功能：$P_{ET}CO_2$的正常值为35～45 mmHg，无明显心肺疾病的患者，其$P_{ET}CO_2$高低常和$PaCO_2$数值相近。因此，临床中可根据$P_{ET}CO_2$的监测结果来判断患者的通气功能状况，并且可以根据此结果来调节通气量，以避免通气过度或者通气不足。

（2）反映循环功能：患者低血容量、低血压、休克及心力衰竭时，随着其肺血流量的减少，$P_{ET}CO_2$也降低，呼吸心跳停止时$P_{ET}CO_2$迅速降为零，复苏后逐步回升。

（3）判断人工气道的位置与通畅情况：通过监测$P_{ET}CO_2$可以帮助判断患者气管插管是否在气管内以及判断食管-气道联合导管（ETC）的正确位置。气管插管移位误入食管时$P_{ET}CO_2$会突然降低接近于零；ETC可以随呼吸有明显$P_{ET}CO_2$变化的应为气管开口。另外，通过$P_{ET}CO_2$监测可了解气管与气管内导管的通畅情况，当发生阻塞时，$P_{ET}CO_2$与气道压力均升高。

（四）脉搏血氧饱和度监测

脉搏血氧饱和度（SpO_2）的监测是通过动脉脉搏波动分析来测定患者血液在一定氧分压下氧合血红蛋白占全部血红蛋白的百分比，属于无创监测手段。

1. SpO_2监测目的

脉搏血氧饱和度（SpO_2）是指血液中被氧合的氧合血红蛋白（HbO_2）的容量占全部可以结合的血红蛋白（Hb）容量的百分比。脉搏血氧饱和度监测是用脉搏血氧饱和度监测仪定量测定血氧饱和度，能够连续、动态地观察机体氧合情况，及时发现低氧血症，为患者的抢救、护理提供依据。

2. SpO$_2$监测方法

成人多用指夹法，小儿监测时多采用耳夹法，如果指甲较厚或者末梢循环较差时应该选用耳夹法。将感应器放置于患者手指（足趾或者耳垂等监测部位），两束光在穿透组织时被部分吸收，剩余光由光电二极管接收后将信号输入微处理机，从显示屏上可直接读到患者即刻动脉血氧饱和度和脉搏数值，并可观察到指脉波波形。在SpO$_2$监测的过程中若患者的肢端循环不良、测定部位表皮增厚或有痂壳、以及感应器未戴好等因素都会对测量的准确性造成影响。

3. SpO$_2$监测的临床意义

SpO$_2$的正常值为96%～100%，临床上SpO$_2$与SaO$_2$有显著的相关性，常用于监测呼吸暂停、发绀和缺氧的严重程度，SpO$_2$<90%时常提示有低氧血症。但CO中毒时由于碳氧血红蛋白与氧合血红蛋白的吸收光谱非常近似，可能会因正常的SpO$_2$监测结果而掩盖严重的低氧血症。因此，CO中毒时不能以SpO$_2$监测结果来判断是否存在低氧血症。SpO$_2$监测的准确性及主要影响因素：①碳氧血红蛋白和正铁血红蛋白含量病理性增高；②肢端循环不良；③测定部位表皮增厚（如灰指甲）或痂壳；④技术因素（如感应器未戴好）等。

（五）呼吸力学监测

呼吸力学监测包括与呼吸相关的压力、阻力、顺应性及呼吸做功等参数的监测，是诊断与确定呼吸治疗的重要手段。

1. 呼吸压力监测

1）经肺压：是指气道开口压与胸膜腔压之间的差值，反映了在相应的肺容量时需要克服肺的阻力大小，也是产生相应的肺容量变化消耗于肺的驱动压力。胸膜腔压力一般通过食管气囊导管法测量食管中下1/3交界处的压力。

2）经胸壁压：是指胸膜腔压与体表压力的差值，反映了在相应的容量时胸廓的阻力，也是产生相应的胸廓容量变化所需要消耗的驱动力。当呼吸肌肉完全放松时，由于体表压力为标准大气压（参照零点），胸膜腔压能反映出经胸壁压。

3）经呼吸系统压：是指在呼吸运动的过程中所需要克服的整体压力，是经肺压和经胸壁压的总和。

4）气道压：是指气道开口处的压力，在呼吸运动的动态变化过程中，常用峰压、平台压与平均气道压等指标来描述气道压力变化，是机械通气时最常用的监测指标。

（1）峰压：是指整个呼吸周期中气道内压力的最高值，通常是在吸气末进行测定，正常值为9~16 cmH$_2$O。

（2）平台压：是指吸气后屏气时的压力，正常值为5~13 cmH$_2$O。

（3）平均气道压：是指连续的数个呼吸周期中气道内压力的平均值，它反映了对循环功能的影响程度。平均气道压越高，对循环的抑制作用就越重。一般平均气道压<7 cmH$_2$O时对循环功能的影响不明显。

5）最大吸气压力：主要用来反映呼吸肌吸气力量的指标，正常女性<-50 cmH$_2$O，正常男性<-75 cmH$_2$O。

6）最大呼气压力：是用于反映呼吸肌呼气力量的指标，正常女性>80 cmH$_2$O，男性>100 cmH$_2$O。

7）呼气末正压（PEEP）：正常情况下患者的呼气末肺容量处于功能残气量时，其肺和胸壁的弹性回缩力大小相等，而力的作用方向相反。因此，呼吸系统的弹性回缩压为零，肺泡压也为零。但在病理情况下，呼气末肺容量可能高于功能残气量，使呼吸系统的静态弹性回缩压与肺泡压均升高，会产生内源性PEEP，机械通气时还可以人为地设置外源性PEEP。

8）吸气末正压：是指吸气末肺泡内压。正常值为0.49~1.27 kPa（5~13 cmH$_2$O）。维持一定的吸气末正压，有利于肺泡内氧向肺毛细血管内弥散；但吸气末正压过高，将增加肺内血液循环负荷，从而增加发生气胸的危险。

2.气道阻力监测

气道阻力（Raw）监测是指气流通过气道进出肺泡所消耗的压力，用单位流量所需的压力差来表示，通常分为：①吸气阻力：正常值为5~15 cmH$_2$O/（L·s），计算公式：吸气阻力=（峰压-平台压）/吸气末流量；②呼气阻力：正常值为3~12 cmH$_2$O/（L·s），计算公式：呼气阻力=（平台压-呼气早期压）/呼气早期流量。

Raw的测定也可用作辅助诊断COPD，了解其气道阻塞情况，动态观察病情的变化；在机械通气状态下，将Raw与静态总顺应性综合观察，有利于了解病情程度与范围。如果Raw升高，静态总顺应性下降，说明病变范围已经累及细支气管、肺泡和肺间质，必须积极治疗原发病，解除细支气管痉挛、分泌物堵塞和肺间质水肿。

3.顺应性监测

顺应性是指单位压力改变所产生的容量变化，是反映弹性回缩力大小的指标，包括胸壁顺应性、肺顺应性、呼吸系统顺应性。

（1）胸壁顺应性（CT）：成人正常CT值为1 020~2 040 ml/kPa.

（2）肺顺应性（CL）：指肺的可膨胀性，是单位压力改变（$\triangle P$）所引起的肺容积变化（$\triangle V$），即：CL=肺容积改变（$\triangle V$）/经肺压（$\triangle P$）。肺顺应性根据测量方法不同可分为：①静态顺应性（Cst），是指在呼吸周期中阻断气流的条件下测得的顺应性，正常值为100 ml/cmH$_2$O，计算公式：Cst=潮气量/（平台压−Ppeep）；②动态顺应性（Cdyn），是指在呼吸周期中不阻断气流的条件下通过寻找吸气末与呼气末的零流量点而测得的顺应性，正常值为50～800 ml/cmH$_2$O，其结果不仅与呼吸系统的弹性有关，还受气道阻力影响，故Cdyn＜Cst，计算公式：Cdyn=潮气量/（峰压−Ppeep）。

（3）呼吸系统顺应性（CLT）：$1/C_{LT}=1/C_T+1/C_L$，气管插管者可用呼吸功能监测仪测定。公式和原理如下：静态总顺应性=潮气量（VT）/[平段压−潮气末压（或呼气末正压）]

动态总顺应性=潮气量（VT）/[峰压−潮气末压（或呼气末正压）]。

（4）临床意义：顺应性是一项综合反映肺和胸壁弹性的指标，不仅对诊断、判断疗效有实用价值，而且可了解肺气肿、肺纤维化等的严重程度，故可以作为机械通气患者的呼吸监护指标之一，一般机械通气患者顺应性为0.04～0.08 L/cmH$_2$O。

4. 压力-容量环（P-V）

表示肺通气时呼吸道压力与肺容量的关系，常用于评估静态顺应性等呼吸道及肺的力学特性，了解人工呼吸时患者吸气用力程度，计算呼吸作功量及评估人工呼吸机功能。P-V曲线描记方法有多种，主要的方法包括：容量法、压力法以及流量法，为了准确测定其值，不管使用哪种方法，测定P-V曲线时均需要避免患者的主动呼吸而用肌松剂。

5. 呼吸作功量（WOB）

指空气进出呼吸道时，用于克服肺、胸壁以及腹腔内脏器的阻力而消耗的能量，根据呼吸系统的压力（P）与容量变量（$\triangle V$）变化而变化。

（六）动脉血气监测

动脉血气分析主要反映肺泡与肺循环之间的气体交换情况，是目前危重症患者常用的呼吸功能监测指标之一。

1. 相关概念

（1）动脉血氧分压（PaO$_2$）

PaO$_2$是指溶解在血浆中的氧气产生的压力。正常人的PaO$_2$为80～100 mmHg，并且值随着年龄的增加而下降。血氧分压与组织供氧呈直接相关，氧向组织释放主要取决于PaO$_2$的高低，弥散动力是二者的氧分压差。因此，在临床上主要用PaO_2衡量有无缺氧及缺氧的程度。PaO_2 60~80 mmHg提示轻度缺氧，PaO_2 40~60 mmHg提示中度缺氧，PaO_2 20~40 mmHg提示重度缺氧。此外，PaO_2还可以作为诊断呼吸衰竭的重要指标和诊断酸碱失衡的间接指标，具有重要的临床意义。

（2）动脉血氧饱和度（SaO_2）

SaO_2是指血红蛋白被氧饱和的程度，以百分比（%）来表示，即血红蛋白的氧含量与氧容量之比来乘以100%。正常值为96%~100%。血氧饱和度值和血红蛋白的多少无关，而与血红蛋白和氧的结合能力相关，比如碳氧血红蛋白、变性血红蛋白就不再具有携氧能力。

（3）动脉血氧含量（CTO_2）

CTO_2是指100 ml动脉血中的含氧量，除了溶解在动脉血中的氧量以外，还包括和血红蛋白结合的氧量。1 g血红蛋白结合氧1.34 ml。CTO_2的正常值为0.016~0.02 ml/L。CTO_2与氧分压之间存在一定的关系，但是当血氧分压超过100 mmHg时，随着氧分压的增高而血红蛋白的携氧量将不再继续增加，而呈平行的比例关系。

（4）动脉血CO_2分压（$PaCO_2$）

$PaCO_2$是指溶解在动脉血中的CO_2所产生的压力，是直接反映通气状态和酸碱平衡的重要指标，正常值为35~45 mmHg。$PaCO_2$降低表示肺泡通气过度；$PaCO_2$增高表示肺泡通气不足，患者出现高碳酸血症，诊断Ⅱ型呼吸衰竭的必备条件是$PaCO_2$增高。

（5）二氧化碳总量（$T-CO_2$）

$T-CO_2$是指存在于血浆中一切形式的CO_2的总量，其正常值为28~35 mmol/L，一般在$PaCO_2$增时$T-CO_2$增高；而血中HCO_3^-，增高时$T-CO_2$亦增高。

（6）标准碳酸氢盐（standard bicarbonate，SB）是指全血在标准条件下（温度37℃，血红蛋白的氧饱和度为100%，$PaCO_2$为40 mmHg）测得的血浆中HCO_3^-的含量。正常值为22~26 mmol/L，是反映代谢性酸碱平衡紊乱的指标，不受呼吸因素的影响。代谢性酸中毒时降低，代谢性碱中毒时升高。

（7）实际碳酸氢（actual bicarbonate，AB）是隔绝空气的标本在实际体温、$PaCO_2$与血氧饱和度条件下测得的HCO_3^-的含量。正常值为22~26 mmol/L。AB反映的血液中代谢成分的含量，也受呼吸因素的影响。AB＞SB表明有二氧化碳潴留，见于呼吸性酸中毒或代偿后的代谢性碱中毒；AB＜SB表明通气过度，见于呼吸性碱中毒或代偿后的代谢性酸中毒。

2.血气分析的目的

血气分析是呼吸监测中的一项重要措施，通过血气分析，对危重症患者的病情作出适当的临床诊断：有无低氧血症，呼吸衰竭的类型及有无酸碱失衡等；对于呼吸衰竭患者，进行机械通气治疗时，如何合理调节呼吸机起着重要指导作用。

3.血气分析的临床应用

（1）判断呼吸功能障碍的类型、严重程度以及判断患者预后。

（2）判断酸碱紊乱类型以及治疗效果。

（3）指导患者机械通气的使用（表3-2）。

（4）评估病情变化及治疗效果。

表 3-2　血气分析结果与呼吸机参数调节

血气分析结果	呼吸机参数调节
PaO_2过低	$FiO_2\uparrow$，$PEEP\uparrow$，吸气时间$\uparrow$
PaO_2过高	$FiO_2\downarrow$，$PEEP\downarrow$
$PaCO_2$过低	$VT\downarrow$，$f\downarrow$，通气量$\downarrow$，吸气压力$\downarrow$
$PaCO2$过高，PaO_2变化不明显	$VT\uparrow$，$f\uparrow$，通气量$\uparrow$，$PEEP\downarrow$，吸气压力$\uparrow$
$PaCO_2$过高，PaO_2过低	$VT\uparrow$，$f\uparrow$，通气量$\uparrow$，吸气压力$\uparrow$
$PaCO_2$过高，PaO_2正常或过高	$PEEP\downarrow$

（七）经皮氧／二氧化碳分压监测

1.监测的目的

经皮氧/二氧化碳分压监测是局部的、非侵入性的持续监测，可避免因多次采动脉血做血气分析给患者带来的不良刺激及感染的风险。

2.临床应用

（1）持续$TcPO_2$、$TcPCO_2$监测可以准确评估机体给组织供氧能力，以及PaO_2、$PaCO_2$的动态变化，多在新生儿、婴儿中应用。

（2）可作为调整呼吸机参数的参考依据。

（八）胸部X线片监测

在进行胸部疾病的诊断、鉴别诊断以及对肺部病变作连续性的评估时，胸部X线片仍是主要的评估工具之一。通过监测胸部X线片，可增加对患者疾病的发展、转归的了解，并且可以避免更多、更为复杂的诊断性和评估性检查。

（九）痰液微生物监测

呼吸道为院内感染的常见好发部位，危重症患者院内感染多为复合菌感染。因此，痰液微生物监测显得尤为重要，痰液微生物监测主张最好采用支气管镜冲洗液以及具有保护罩的标本刷来收集下呼吸道标本进行痰液培养，不仅阳性率高，且能检测出真正的病原菌，对选择敏感的抗菌药物具有帮助。

第二节　循环功能评估与监测

循环功能评估与监测可有效反映患者循环系统的功能状况，主要包括心脏、血管、血液、组织氧的供应与消耗及心脏电生理等方面的功能指标，为临床危重患者的病情观察、救治与护理工作提供重要依据。

一、循环功能的评估

（一）病史的评估

1.现病史

检查者应根据患者的主诉仔细收集相关的健康资料，必须结合循环系统的健康要求、心血管疾病的特点，突出重点、分析评估，为诊断提供依据，为临床治疗和护理提供意见。心血管疾病患者在第一阶段可以完全没有症状，而有时往往是通过心外其他系统或器官来表现有关症状的，临床上如出现下列症状，即呼吸困难、胸痛、心悸、晕厥、咯血、水肿、发绀及栓塞的有关症状，应考虑有心脏病的可能。若有皮肤干燥、肢体疼痛则考虑有周围血管病变的可能。

（1）呼吸困难。引起呼吸困难的原因主要包括四大类型：心源性、肺源性、代谢性以及精神性，四种类型各具特点。因疾病性质和程度不同导致呼吸困难的症状不同，可表现为：①劳力性呼吸困难：是左心室病变时最早、最常见的症状；②端坐呼吸：平卧时即有呼吸困难，表明左心功能减退已较为明显；③阵发性呼吸困难：常发生于急性左心衰竭或急性心律失常时。

（2）胸痛：了解胸痛的起始情况、疼痛部位、放射区域、疼痛性质、严重程度、持续时间、诱发因素、缓解因素以及是否伴有呼吸困难、出汗、眩晕或者心悸。

（3）心悸：心悸可表现为心慌、心脏振动感、心脏下沉感、撞击感、停顿感及心跳不规则等。

（4）晕厥：晕厥是由于脑部供血不足导致的突然、短暂的意识丧失，可伴惊厥、抽搐。昏眩无力或者无力维持体位是晕厥的常见前驱症状。在众多引起晕厥的病因中，周围血管性、心源性以及脑血管病变所致者最为常见。

（5）发绀：①由于动脉血氧饱和度下降所引起，此型为中心性发绀，主要见于由右向左分流的先天性心脏病，分流量>30%的左心搏出量时可出现发绀；②由于周围循环血流障碍所致，此型发绀称为周围性发绀，常见于周围血管收缩、心排血量减少或者周围血管红细胞积聚。

（6）水肿：水肿既是症状也是体征，心血管疾病所致的水肿是右心衰竭较晚期的症状，患者常先有少尿及体重增加（2~4 kg）。

（7）体重改变：高血压或者充血性心力衰竭导致体内水、钠潴留，可致患者体重增加。其特征为形体消瘦，而腹部液体积聚。

（8）咳嗽、咯血：咳嗽和咯血偶尔可以是心脏病的首发症状，以咯血作为首要表现者常见于二尖瓣狭窄及其他各种心血管疾病引起的肺淤血、血管破裂和肺梗死，肺淤血可能引起大量肺出血。

2.既往史

以下既往史与诊断、评估心血管的状况极为有关。

（1）高血压：血压的高低与心输出量、血容量及外周血管阻力有关。其中外周血管敏感性和反应性异常及血管壁结构的改变是高血压病的主要发生机制。在不同年龄、性别、种族的人群中，高血压均是导致冠心病、脑血管意外、肾功能衰竭的主要危险因素。

（2）高血脂：高胆固醇血症、低高密度脂蛋白血症是导致动脉粥样硬化的重要因素，是高血压病、冠心病、脑血管意外、脂肪肝等的主要危险因素。

（3）糖尿病：糖尿病的病理过程易侵犯心血管系统，主要靶器官是心脏、眼、肾脏、自主神经系统及周围血管。病变表现如下。①广泛的血管病变：糖尿病的血管病变可以是非特异性的，如动脉粥样硬化，也可以是特异性的，如小动脉微血管内皮增生性改变。前者累及大血管，尤其是下肢大血管，以及老年人的心脏与脑；后者累及小血管，使小动脉阻塞，也可使周围血管病变致下肢坏疽，脑血管病变致脑梗死、肾血管病变致肾小球结节性硬化等。②严重的心脏病变常见有心肌梗死、糖尿病性心肌病等。

（4）病毒感染病史：询问有无上呼吸道或肠道感染等病史。病毒性感冒等病毒感染常可累及心肌，引起病毒性心肌炎。常见引起心肌炎的病毒有：柯萨奇病毒、埃可（Echo）病毒、腺病毒、流感病毒、脊髓灰质炎病毒等，其中尤以柯萨奇B组病毒为多见。此外，某些细菌、真菌、螺旋体感染有时也可导致心肌炎，应注意仔细询问病史。

（5）风湿热：风湿热是引起风湿性心肌炎、风湿性心瓣膜病变的主要原因，应注意询问有无链球菌感染病史，如扁桃体炎、脓皮病等，有无关节炎病史或游走性关节酸痛等，因为这些是引起风湿热的主要诱因和表现。

3.家族史

还应注意询问其他系统的健康状况，必要时主要询问直系亲属中有无患有高血压病、冠心病、脑血管意外、糖尿病，以及各类心肌病病史。高血压病、糖尿病、冠心病、脑血管意外均可因脂代谢异常、动脉粥样硬化而引起，与家族性的遗传有关。在心肌病中，肥厚型心肌病半数以上的患者表现有高度的染色体显性遗传，有些患者表现为与淋巴细胞抗原系统欠缺有关。

（二）体格检查

1.视诊

（1）胸廓外形：正常胸廓外形两侧大致对称，呈椭圆形。成人胸廓前后径较横径短，前后径与横径的比例为1∶1.5。由于年龄、体型及发育等不同，胸廓外形差别较大，小儿和老年人前后径略小于横径或相等，故呈圆柱形。

（2）病理胸廓：主要包括：扁平胸、桶状胸、佝偻病胸、胸廓隆起、胸廓凹陷、脊柱畸形引起的胸廓变形（具体详见呼吸功能评估）。

（3）呼吸运动：呼吸运动是借膈肌和肋间肌的收缩和张弛来使胸廓扩大和缩小，从而带动肺的扩张和收缩。正常情况下吸气为主动运动，此时胸廓增大，胸膜腔内负压增高，肺脏扩张，空气进入肺内。一般成人静息呼吸时，潮气容积约为500 ml。呼气为被动运动，此时肺脏弹力回缩，胸廓缩小，胸膜腔负压降低，肺内气体随之呼出。吸气时可见肋骨前部向上外方移动，膈肌收缩使腹部外隆。呼气时肋骨向下内方移动，膈肌松弛，腹部回缩。

2.触诊

主要对病史及视诊中的异常发现作进一步的评估，评估内容有胸廓的扩张度、触觉语颤、胸部摩擦感、皮肤和皮下组织、气管位置。

1）胸廓扩张度：主要测量在平静呼吸及深呼吸时，胸部是否对称性向外移动。检查者将两手平放在被检查者胸廓两侧对称部位，嘱患者作深呼吸。

2）触觉语颤：①机制：触觉语颤是指被检查者发音所产生的低音调振动，经由气管、支气管传到胸壁时所引起的共鸣振动，可用手掌触及，依据其强度变化，可判断胸内病变性质；②方法：检查者将两手手掌掌面、手掌尺侧或轻握手掌的尺侧，轻轻平放在胸壁对称部位，嘱被检查者用同样的强度重复发"一、二、三"或拉长音发"一"音，分辨双侧语音震颤的异同，注意有无双侧、单侧局部增强或减弱。

触觉语颤会因人、声音的强度、胸壁的厚度及支气管与胸壁的间距而有所不同。通常前胸胸骨角附近及后胸第四胸椎脊突处声音最强，由上至下呈对称性逐渐声音减弱，但是两侧所感觉到的震颤强度应是一致的。

（1）触觉语颤减弱或消失：主要由于阻碍声波由声门传至胸壁的因素。见于：①肺泡含气过多，如肺气肿；②支气管阻塞，如阻塞性肺不张；③大量胸腔积液或气胸；④胸膜高度增厚粘连；⑤胸内巨大肿物；⑥胸壁皮下气肿。

（2）触觉语颤增强主要见于：①肺泡内含气量减少，实变的组织使语颤传导良好，如大叶性肺炎、肺梗死、非阻塞性肺不张，或因胸腔积液上方受压而萎陷的肺组织。②肺组织内有较大空腔且接近胸壁时，声波在空腔内产生共鸣，使语颤传导加强，如肺结核空洞、肺脓肿空洞。

3）胸膜摩擦感：当胸膜有炎症时，两层胸膜间因纤维蛋白沉着使接触面粗糙，当呼吸时壁层和脏层胸膜产生摩擦，触诊时有如皮革相互摩擦感觉，称胸膜摩擦感。常于胸廓的下前侧部位易触及，因该处为呼吸时胸廓活动度最大的区域。

4）皮肤及皮下组织：主要是触诊皮肤湿度、皮肤弹性、有无压痛及肿块。

5）气管位置：主要了解气管有否偏移。检查时让患者取舒适坐位或仰卧位，使颈部处于自然直立状态，检查者将食指与无名指分别置于两侧胸锁关节上，中指置于气管上，判断气管位置有否偏移。根据气管偏移的方向可以判断病变位置。如大量胸腔积液、积气、颈部肿瘤、单侧甲状腺肿大可将气管推向健侧，而肺不张、胸膜粘连，肺纤维化可将气管拉向病侧。

3.叩诊

胸部叩诊是利用胸部组织器官含气量的不同，在叩击时使之发生震动而产生一种回声与抵抗感。胸部或肺部叩诊常用有间接或直接叩诊两种方法。叩诊音有清音、鼓音、浊音、实音和过清音。

4.听诊

听诊内容包括心率、心律、心音、杂音及心包摩擦音等。

（1）心率：即每分钟心跳的次数，以第一心音为准。正常成人心率为每分钟60~100次，大多数为每分钟60~80次。女性稍快；3岁以下的小儿每分钟常在100次以上；老年人偏慢。成人窦性心律的频率每分钟超过100次（一般每分钟140~160次）或婴幼儿每分钟超过150次者，称为窦性心动过速。成人窦性心律的频率每分钟低于60次（一般每分钟在40次以上）者，称为窦性心动过缓。

（2）心律：正常成人心跳的节律是规则的，但在健康老年人或儿童可有窦性心律不齐，表现为吸气时心率增快，呼气时心率减慢。临床上最常见的心律失常有期前收缩（也称过早搏动）、心房颤动、心脏阻滞等。

（3）心音：临床上由于应用心音图检查可以精确地记录心音，已发现正常心音有4个。

按其出现的先后顺序称为第一心音（S_1）、第二心音（S_2）、第三心音（S_3）、第四心音（S_4）。正常情况下，第一、第二心音均能闻及，即可听到交替出现的两个不同性质的声音；对于儿童和青少年，亦可听到舒张早期第三心音。第四心音一般不易听到。

（4）心脏杂音：是在心音以外出现的一种具有不同频率、不同强度、持续时间较长的夹杂音，它可与心音分开或相连续或完全遮盖心音。心脏杂音产生的机制：杂音是由于血流加速或血流紊乱产生湍流，并形成湍流场（旋涡）使心壁和血管壁发生振动所致。通常可归纳成3种情况：①血流加速和血液黏稠度减低；②血流经过结构异常的通道；③血流途径异常或流向改变。

（5）心包摩擦音：心包炎时，病理变化处于纤维蛋白渗出阶段或渗液吸收阶段，心包壁层与脏层变得粗糙，在心脏舒张过程中两层发炎的心包互相摩擦，听诊到似头发在膜式听诊器上摩擦产生的声音，此音称为心包摩擦音。

二、循环系统的监测

心血管系统功能监测主要反映心血管系统的功能状况，包括心脏、血管、血液、组织氧的供应与消耗以及心脏电生理等方面的功能指标，为临床危重患者的病情观察、救治以及护理工作提供重要依据。

（一）动脉血压的数值和意义

正常人的动脉血压可因性别、年龄、体位、运动和精神状态等而不同。

1.收缩压

心室收缩时，血液从心室流入动脉，主动脉压急剧升高，在收缩期的中期达到最高值，此时的动脉血压称为收缩压（SBP）。SBP的意义在于克服各器官的临界关闭压，保证器官的供血，正常范围通常为90～140 mmHg。

2.舒张压

心室舒张时，动脉血管弹性回缩，主动脉压下降，在心室舒张末期值最低，此时的动脉血压称为舒张压（DBP）。DBP的重要性在于维持冠状动脉灌注压，保证心脏自身供血，正常范围通常为60～90 mmHg。

3.脉压

SBP与DBP的差值称为脉压，反映了一个心动周期中血压波动的幅度，正常值为30～40 mmHg。脉压大于60 mmHg称为脉压增大，常见于主动脉瓣关闭不全、高血压、动脉硬化、甲状腺功能亢进等。脉压小于20 mmHg称为脉压减低，常见于低血压、心包积液、严重二尖瓣狭窄、严重心功能不全、主动脉瓣狭窄等。

4.平均动脉压（MAP）

一个心动周期中动脉血压的平均值称为MAP，约等于DBP+1/3脉压或（SBP+2×DBP）/3。正常成年人MAP通常为60～100 mmHg，是反映器官组织灌注良好的指标之一。

（二）动脉血压监测

1.无创动脉血压监测

无创动脉血压监测因不能连续监测动脉血压及设定报警限，且可因听诊等因素而产生误差，在急危重症患者监测中并不适宜。目前，在急诊与ICU广泛应用的是自动测压法。自动测压法分为以下两种。

（1）自动间断测压法：又称自动无创伤性测压（ANIBP或NIBP），是临床应用最为广泛的一种动脉血压监测方法，主要采用振荡技术，通过充气泵定时地使袖带充气、放气来测定血压，能自动定时地显示收缩压、舒张压、平均动脉压以及脉率，且当血压超过预设的报警上限或者低于报警下限时能够自动报警。

（2）自动连续测压法：主要通过红外线、微型压力换能器或者光度测量传感器等来实现对瞬时血压的测量，可反映每个心动周期动脉血压的变化情况，但因需要与标准的NIBP法校对，因而尚未在临床得到广泛应用。

2.有创动脉血压监测

有创动脉血压监测（ABP）是动脉穿刺置管后通过压力测量仪进行实时的动脉内测压，能够准确反映每个心动周期动脉收缩压、舒张压和平均动脉压的变化数值与波形，是一种常用的有创血流动力学监测方法，其抗干扰能力较无创动脉血压监测好，测量结果可靠，尤其适于：①危重、复杂的大手术患者；②严重低血压或休克患者的手术；③需低温或控制性降压的手术患者；④体外循环心内直视手术患者；⑤需频繁采取动脉血样的患者；⑥呼吸心跳停止后复苏的患者；⑦需用血管活性药进行调控的患者。使用有创动脉血压监测无绝对禁忌证，对于易出血患者、曾接受抗凝血剂治疗的患者或刚接受溶栓治疗的患者相对禁忌。

（1）测压途径

桡动脉因其表浅、易于固定及穿刺成功率高而为首选途径，但穿刺前需做Allen试验以判断尺动脉的循环是否良好，除桡动脉外还可选择肱动脉、腋动脉、尺动脉、足背动脉或股动脉途径。

（2）并发症的防治

最常见的并发症主要为血栓形成或者栓塞，严重时可发生肢体缺血、坏死。此外，还可能出现出血、感染、动静脉瘘等。预防并发症的措施有：①穿刺置管时间不宜过长，一般不超过7天；②操作时注意严格无菌技术，使用的动脉穿刺针不宜太粗，减少动脉损伤；③定时使用肝素钠稀释液进行加压冲洗。

（三）心排血量监测

心排血量（CO）是指一侧心室每分钟射出的血液总量。正常人左右心室的射血量基本相等。CO是反映心脏泵血功能的重要指标，对评价心功能、药物治疗均具有重要意义。依据测压原理可分为以下两种。

（1）胸腔生物阻抗法（TEB）：采用生物电阻抗技术测量每个心动周期胸腔电阻抗值的变化，其改变主要与心脏、大血管血流的容积密切相关。通过公式计算可以得出CO值。该方法操作方法简单、使用安全、可长时间连续监测，但其抗干扰能力较差，易受患者呼吸、心律、血流动力学等因素影响，有时测量误差较大，很难进行鉴别，因而在一定程度上限制了其在临床的广泛应用。

（2）多普勒心排血量监测：通过多普勒超声技术测量红细胞的移动速度来计算主动脉血流，进而计算出CO，实现连续性的CO监测。根据超声探头置放位置不同可分为经食管和经气管两种途径。

（四）中心静脉压监测

中心静脉压（CVP）监测是指监测胸腔内上、下腔静脉的压力，严格地说是指腔静脉与右心房交界处的压力，反映右心收缩前负荷，主要适于各种严重创伤、休克，各类大、中手术，急性循环衰竭等危重患者的监测。

1.概述

CVP主要由右心室充盈压、静脉内壁压或静脉内血容量、静脉外壁压或静脉收缩压、静脉毛细血管压四部分组成。CVP监测对了解循环血量和右心功能具有十分重要的意义。但当患者出现左心功能不全时，单纯监测CVP则失去意义。CVP与血容量、静脉张力、右心功能等有关。正常值为5~12 cmH$_2$O（0.6~1.2 kPa）。<5 cmH$_2$O表示右心房充盈不佳或血容量不足；>12 cmH$_2$O在排除测量因素情况下则考虑右心功能不良或者血容量超负荷，胸腔压力增加等。CVP监测是有创操作，通过装满液体的管道将血管腔与外部压力换能器相连接而测得。穿刺方法主要经颈内静脉或锁骨下静脉将导管插至上腔静脉；也可经股静脉用较长导管插至下腔静脉。CVP监测是反映右心功能的间接指标，结合其他血流动力学参数综合分析，对了解循环血量和右心功能具有十分重要的临床意义。穿刺和监测CVP时的并发症主要有出血或血肿、气胸、感染、心包填塞、心律失常、气体栓塞、血栓、神经和淋巴管损伤等。

2. CVP与左心功能的关系

在左、右心协调，肺血管阻力正常的情况下，CVP在反映右心功能的同时也可以反映左心的功能。因此当CVP增幅较大，甚至确定已经发生右心功能不全时，也不宜立即限制输液，而应同时监测肺动脉楔压（PAWP）。较新的观点认为，当右心衰竭同时伴有低PAWP和低心排血量时，可以在保持输液的同时给予正性肌力药物，以维持足够的心排血量。原则上，在处理右心的问题时，要同时顾及对左心的影响，并将其放在更重要的位置上。

（五）漂浮导管血流动力学监测

Swan-Ganz气囊漂浮导管是进行肺动脉压（PAP）和肺毛细血管楔压（PCWP）测量的工具。全长110 cm，每10 cm有刻度，气囊距导管顶端约1 mm，可用0.8~1 ml的空气或二氧化碳气体充胀，充胀后的气囊直径约13 mm，导管尾部经一个开关连接一个1 ml的注射器，用以充胀或放瘪气囊。导管顶端有一腔开口，可做肺动脉压力监测，此为双腔心导管。三腔管是在距导管顶部约30 cm处，有另一腔开口，可做右心房压力监测。如在距顶部4 cm处加一热敏电阻探头，就可做心排血量的测定。

1. 适应证

包括心力衰竭、心肌梗死、心血管手术；肺栓塞、呼吸功能衰竭；严重创伤、灼伤；各种类型休克；嗜铬细胞瘤及其他内外科危重患者；患者有不稳定的血流动力学改变或肺功能严重障碍，需呼吸支持时为最佳置管时机。在临床运用的过程中Swan-Ganz导管不适于长期留置，医生需掌握置管时机，当患者病情复杂、病程较长，则可考虑反复置管。

2. 并发症

（1）心律失常：为多发生在插管术中的常见并发症，由于导管尖端接触心肌壁或心瓣膜所致，可发现室性早搏、室上性心动过速等心电图改变，将导管退出后，室性早搏很快消失。但如出现严重心律失常，如室性心动过速、室性颤动时应立即拔除心导管，给予药物治疗及急救处理。

（2）导管气囊破裂：常见于因导管气囊弹性丧失所致。气囊破裂后致使肺动脉嵌入压指标丧失，且再次的气囊充气会造成空气栓塞形成。

（3）感染及血栓性静脉炎：与无菌技术操作意识及置管时间有密切关系，时间越长，其发生率越高，患者出现高热、寒战，甚至败血症。

（4）肺栓塞：由于导管头端充胀的气囊长时间嵌入肺动脉或插管时导管在肺动脉中多次移动所致。

（5）导管堵塞或肺动脉血栓形成：有栓塞史及血液高凝状态的患者常见。

（6）肺动脉破裂：见于肺动脉高压、血管壁变性的患者，由于导管在肺动脉内反复移动、气囊过度充气所致。

（7）导管在心腔内扭曲、易弯曲：插入血管长度过长时发生。

（六）脉搏指示连续心排血量监测

脉搏指示连续心排血量（PICCO）监测是一种简便、微创、高效的技术，是对重症患者主要血流动力学参数进行监测的技术。其所用的方法结合了经肺温度稀释技术和动脉脉搏波形曲线下面积分析技术。该监测仪采用热稀释方法测量单次的心排血量（CO），并通过分析动脉压力波形曲线下面积来获得脉搏连续心排血量（PCCO）。同时可计算胸内血容量（ITBV）和血管外肺水（EVLW），ITBV是一项可重复、敏感，且比肺动脉阻塞压（PAOP）/右室舒张末期容量（RVEDV）、CVP更能准确反映心脏前负荷的指标。它具有以下一些优点：各类参数结果可直观应用于临床，无需加以解释；监测每搏心搏出量，治疗更及时；导管放置过程更简便，无需做胸部X线定位，不再难以确定血管容积基线，无需仅凭X线胸片争论是否存在肺水肿；使用更简便，结果与操作者无关；PICCO导管留置达10天；有备用电池便于患者转运。

1.使用方法

经热稀释法和PCCO的测定需要将导管置于股动脉或腋动脉，小儿只能置于股动脉。通过该导管，可连续监测动脉压力，同时监测仪通过分析动脉压力波形曲线下面积来获得PCCO。动脉导管带有特殊的温度探头，用于测定注射大动脉的温度变化。根据温度变化的情况通过热稀释法测量单次的心排血量。测量单次的心排血量可用于校正PCCO。通常需要测定3次心排血量，求其平均值来校正PCCO。

除动脉导管外，尚需一条常规的深静脉导管用于注射冰盐水，通常深静脉导管置于上腔静脉或右心房。如果仅为校正PCCO，经外周静脉注射冰盐水也可，只要动脉导管可得到可靠的温度反应曲线，但这时容量测定是不准确的。当冰盐水从股静脉注入时，仪器测定的ITBV和全心舒张末期容积（GEDV）将比实际值高75 ml（绝对值），这是因为从注射点到测定点的容量要较从上腔静脉注入高，而EVLW的值是准确的。冰盐水的注射容量取决于患者的体重及EVLW的多少。如果EVLW增多，注射容量必须增加。

2.测定参数

（1）PICCO可连续监测下列参数：动脉压（AP）、心率（HR）、PCCO及每次心脏搏动的心排血量指数（PCCI）、每搏量（SV）及指数（SVI）、外周血管阻力（SVR）及指数（SVRI）、每搏量变化（SVV）。

（2）PICCO可利用热稀释法测定以下参数：胸腔内血容量（ITBV）及指数（ITBI）、心排血量（CO）及指数（CI）、血管外肺水（EVLW）及指数（ELWI）、全心舒张末期容量（GEDV）及指数（GEI）、心功能指数（CFI）、全心射血分数（GEF）、肺血管通透性指数（PVPI）。

（3）正常值：PICCO监测的正常值见表3-3。

表 3-3　PICCO 监测的正常值

参数	正常值	单位
CI	3.0 ~ 5.0	l/min/m^2
ELWI	3.0 ~ 7.0	ml/kg
CFI	4.5 ~ 6.5	L/min
HR	60 ~ 90	b/min
CVP	2 ~ 10	mmHg
MAP	70 ~ 90	mmHg
SVRI	1 200 ~ 2 000	dyn · sec · cm^{-5} · m^2
SVI	40 ~ 60	m^2
SVV	≤10	%

（七）心电图监测

心电图（ECG）监测是各种危重患者的常规监测手段。

1.心电图监测的意义

包括：①持续观察心电活动；②持续监测心率、心律变化，监测有无心律失常；③观察心电波形变化，诊断心肌损害、心肌缺血及电解质紊乱；④监测药物对心脏的影响，并作为指导用药的依据；⑤判断起搏器的功能。

2.心电图监测的分类

（1）12导联或18导联心电图：是用心电图机进行描记而获得的即时心电图，12导联心电图包括3个标准肢体导联，即Ⅰ、Ⅱ和Ⅲ导联；3个加压肢体导联，即aVR、aVL和aVF导联；6个胸导联，即V$_1$、V$_2$、V$_3$、V$_4$、V$_5$、V$_6$导联。18

导联心电图是在12导联心电图基础上增加了6个胸导联，即V_7、V_8、V_9、V_{3R}、V_{4R}、V_{5R}导联。

（2）动态心电图：可进行24～48 h的动态心电图监测，常用于心律失常及心肌缺血患者，尤其是无症状性心肌缺血的诊断与评估。但由于心电异常只能通过回顾性分析，不能反映出即时的心电图变化，因此，不能用于危重症患者连续、实时的心电图监测。

（3）心电示波监测：是通过心电监护仪连续、动态反映心电图的变化，对及时发现心电图异常起非常重要的作用，是ICU最常用的心电图监测方法，由多台床旁心电监护仪、计算机、打印机及心电图分析仪等构成心电监护系统。

3.标准心电导联电极置放位置

（1）标准肢体导联：属于双电极导联，I导联为左上肢（+），右上肢（−）；II导联为左下肢（+），右上肢（−）；III导联为左下肢（+），左上肢（−）。

（2）加压肢体导联：属于单极导联，aVR、aVL与aNF导联探查电极分别置于右腕部、左腕部以及左足部。

（3）胸导联：属于单极导联，导联V_1电极置放于胸骨右缘第4肋间，V_2置放于胸骨左缘第4肋间，V_4置放于左侧锁骨中线与第5肋间相交处，V_3导联电极位于V_2与V_4的中点，V_5位于左腋前线与V_4同一水平，V_6位于左腋中线与V_4、V_5同一水平，V_7位于左腋后线与第5肋间相交处。V_8位于左肩胛线与第5肋间相交处，V_9位于第5肋间同水平脊柱左缘，V_{4R}位于右锁骨中线与第5肋间相交处，V_{3R}在V_1与V_{4R}的中点，V_{5R}位于右腋后线与第5肋间相交处。

4.正常心电图波形及临床意义

心脏在机械收缩之前，总是先有心肌细胞的电激动，产生有规律的除极、复极等电位变化，心电图上所看到的就是由一系列波组形成的连续曲线，每一个波组代表一个心动周期，典型的心电图由下列各波和波段构成。

（1）P波：由心房除极产生，是每一波组中的第一波反映了左、右心房的除极过程。前半部分代表右心房，后半部分代表左心房。正常的P波呈钝圆形，可有轻微切迹，宽度为0.06～0.11 s，振幅不超过0.25 mV。P波的振幅和宽度超过上述范围即为异常，常表示心房肥大。

（2）P–R间期：即由P波起点到QRS波群起点间的时间，代表心房开始除极到心室开始除极的时间。一般成人P–R间期为0.12～0.20 s。P–R间期延长常表示心电激动通过房室交界区的时间延长，常见于房室传导阻滞。P–R间期可随心率与年龄而变化，年龄越大或心率越慢，P–R间期越长。

（3）QRS波群：代表左、右两心室除极和早期复极过程的电位和时间变化。典型的QRS波群包括三个紧密相连的波，第一个向下的波称为Q波，继Q波后的一个高尖的直立波称为R波，R波后向下的波称为S波。正常成人QRS波群时间为0.06～0.10 s，儿童为0.04～0.08 s。QRS波群的振幅主要参考R波，不同导联R波的振幅有所不同，胸导联V_1～V_6的R波逐渐增高，S波逐渐减小。Q波时间一般不超过0.04 s，振幅不超过同导联R波的1/4。

（4）S-T段：QRS波群的终点至T波起点的线段称为S-T段，代表心室复极早期的电位和时间变化。正常心电图的S-T段接近等电位线，任一导联向下偏移都不超过0.05 mV，向上偏移不超过0.1 mV（但在V_1～V_3导联S-T段上移0.2～0.3 mV仍属正常）。超过正常范围的S-T段下移常见于心肌缺血或劳损，而S-T段上移超过正常范围多见于急性心肌梗死、急性心包炎等。

（5）T波：反映心室复极后期的电位变化。正常情况下，T波方向常和QRS波群的主波方向一致。在以R波为主的导联中，T波的振幅不应低于同导联R波的1/10。在QRS波群主波向上的导联中，T波低平或倒置，常见于心肌缺血、低血钾等。

（6）Q-T间期：从QRS波群起点至T波终点的时间称为Q-T间期，反映心室除极与心室复极的总时间。正常范围为0.32～0.44 s。Q-T间期延长见于心动过缓、心脏肥大、心力衰竭、低血钙、低血钾、Q-T间期延长综合征、药物作用等。Q-T间期缩短见于高血钙、洋地黄作用、应用肾上腺素等。

（7）U波：位于T波之后，方向与T波一致，其发生机制未完全明确，通常认为是心室肌的"激后电位"。U波的振幅很小，一般不超过同导联T波的1/2，在胸导联特别是V_3较清楚。U波易受药物和电解质的影响。U波明显增高常见于血钾过低、服用奎尼丁等。U波倒置见于冠心病或运动测验时；U波增大时常伴有心室肌应激性增高，易诱发室性心律失常。

5.常见心律失常

1）窦性心律失常

（1）窦性心动过缓（sinus bradycardia）：窦性心律的心率低于60次/min，P波形态及P-R间期正常，称为定性心动过缓。窦性心动过缓在ICU中常见于窦房结疾病、中枢神经系统疾病伴颅内压增高、甲状腺功能低下等代谢性疾病及某些药物和电解质的影响。

（2）窦性心动过速（sinus tachycardia）：窦性心律的心率高于100次/min，通常为100～150次/min，P波形态和P-R间期正常。窦性心动过速的发生与交感神经兴奋性增高或迷走神经张力降低有关，常见于发热、兴奋、激动、疼痛、贫血，某些药物（如阿托品、肾上腺素、异丙肾上腺素等）也可引起。

2）期前收缩：是指在窦房结发生激动前，心脏的异位点发出了过早的激动，引起了心脏的一次收缩。期前收缩后常有一较长间歇称为代偿间期。

（1）房性期前收缩。异位起搏点在心房内，其心电图表现为：①提前出现的P′波，其形态与窦性P波不同；②P′–R间期≥0.12 s；③QRS波群和T波形态多正常；④代偿间期不完全，即期前收缩前后两个窦性R–R间期之和小于正常R–R间期的2倍。

（2）房室交界性期前收缩。异位起搏点在房室交界区，其心电图表现为：①提前出现的QRS波群与窦性者基本相同；②逆行P′波可出现于QRS波群之前、后或埋于QRS波群之中；③P′–R间期＜0.12 s或R–P′间期＜0.20 s；④有完全代偿间期，即期前收缩前后两个窦性R–R间期之和等于正常R–R间期的2倍。

（3）室性期前收缩。异位起搏点位于心室内，其心电图表现为：①提前出现宽大畸形的QRS波群，ORS时限≥0.12 s；②其前无相关P波；③常伴S–T段继发性变，S–T段偏移及T波与QRS波主波方向相反；④有全代偿间期。

3）异位性心动过速

（1）阵发性室上性心动过速。心电图表现为：①出现连续3个或3个以上的房性或房室交界性期前收缩，频率达160～220次/min，节律规则；②QRS波群形态正常；③P波不易辨认；④S–T段压低，T波倒置。

（2）阵发性室性心动过速。心电图表现为：①出现连续3个或3个以上的室性期前收缩，频率达140～220次/min，节律基本整齐；②QRS波群宽大畸形，时间≥0.12 s；③ST–T方向与QRS波群主波方向相反；④可有心室夺获或室性融合波。

4）扑动与颤动：是比较严重的心律失常，二者病因相似，持续性房扑比较少见，而心室扑动一般迅速转为心室颤动。

（1）心房颤动：是临床最常见的持续性心律失常，常见于风湿性心脏病（特别是二尖瓣狭窄）、冠心病、高血压性心脏病、心肌病等。心电图表现为：①窦性P波（及等位线）消失，代之以一系列大小、形态、间隔不规则的颤动波（f波），心房频率为350～600次/min；②QRS波群及ST–T形态多正常，但R–R间隔绝对不等。

（2）心室颤动：简称室颤，是最严重的心律失常，心脏收缩呈蠕动状态，心排血量为零，是引起猝死的最常见原因。心电图表现为P–QRS–T波群基本形态均消失，代之以形态、频率、振幅完全极不规则的心室颤动波，频率为150～300次/min。

（3）心房扑动：简称房扑，是一种快速异位心律失常，发生于心房内的，冲动频率较房性心动过速更快的心律失常，心电图表现为P波消失，出现大小、形态、间距基本相同的F波。心率通常150次/min左右。F波频率为250～350次/min。

（4）心室扑动：简称室扑，是一种严重的室性异位心律。心电图表现为：QRS波群和T波难以辨认，代之以较为规则、振幅高大的正弦波群，每分钟150～300次（平均约200次）。心室扑动与心率较快的室性心动过速难以区别，室扑通常为室颤的前奏。

5）房室传导阻滞：是指激动从心房传到心室的过程异常迟缓，或有部分激动或全部激动不能通过房室传导组织到达心室而引起的心律失常。

（1）一度房室传导阻滞：每一个心房激动均能传到心室，但房室传导有延迟，阻滞部位多位于房室结。心电图表现为：①P-R间期延长，成人超过0.20秒，儿童超过0.18 s；②每个P波后均有正常的QRS波群。

（2）二度房室传导阻滞：部分心房激动不能传至心室，引起心室漏搏，阻滞部位在房室结或房室束。可分为以下两型：①I型：P-R间期进行性延长，直至P波后脱落一个QRS波群，以后又周而复始进行；②Ⅱ型：PR间期固定，但部分P波后无QRS波群。

（3）三度房室传导阻滞：所有的心房激动均不能传到心室，即完全性房室传导阻滞，阻滞部位可在房室结、希氏束或左、右束支。心电图表现为：①P波与QRS波群互不相关，P-P之间和R-R之间有各自固定的规律；②心房率快于心室率，心室率一般缓慢而规则，心室率为40～60次/min。

（唐志红）

第四章
人工气道建立与维护

第一节 人工气道的建立

人工气道是指将气管导管经口、鼻或气管切开处插入呼吸道内建立的气体通道，其目的在于增加气道内氧气浓度，改善缺氧状态或保护气道。人工气道不仅用于机械通气，也用于气道分泌物的引流，其是保证气道通畅的有效手段，在危重病患者抢救中发挥着重要作用。人工气道建立后在一定程度上损伤了机体正常的生理解剖功能，因此对该类患者如何最大程度减少人工气道带来的危害，尽可能恢复患者自然气道功能，是气道维护中所面临的主要任务。充分准备、严密监测、及时处理，是保障人工气道快速有效建立及患者安全的重要措施。

一、口咽通气道

口咽通气道（OPA）为一种非气管导管性通气管道，为中空管道（图4-1），包括翼缘、牙垫部分、咽弯曲度三部分，呈弯曲状，其弯曲度与舌及软腭相似，将其置入后可形成一个通道，主要用于保持呼吸道通畅，促进分泌物吸出，是最简单、有效且经济的维持气道开放的辅助用具。口咽通气道可防止因舌和咽部软组织松弛而致的上呼吸道阻塞，主要用于有自主呼吸的昏迷患者，面罩通气时亦可使用。口咽通气道对于清醒

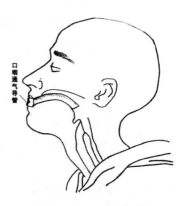

图4-1 口咽通气道

患者易引起恶心、呕吐、呛咳、喉痉挛或支气管痉挛等反射，一般不推荐清醒或有呕吐反射的患者使用。

（一）口咽通气道安置方法

1.选择长度适合的口咽通气道，将通气道一端置于患者耳垂部，口腔关闭后，通气道另一端正好位于口角处（相当于从患者门齿到患者一侧耳垂或者下颌角的距离）。口咽通气道应有足够宽度，以能接触上颌和下颌的2～3颗牙齿为最佳。

2.放置口咽通气道时，协助患者取仰卧位，用仰头抬颌法开放气道，尽量使患者口、咽、喉部位于一条直线，保持口咽通气道凸面向下，顶端朝向上腭置入口腔，以免舌体被推入喉部。注意动作轻柔，避免损伤患者。

3.口咽通气道通过软腭后，旋转180°使通气道顶端朝向喉部，向下推送直至口咽通气道翼缘到达唇部。

4.置入口咽通气道以后，将患者舌根轻轻向上提拉。

5.固定通气道，必要时清理口腔分泌物。

（二）注意事项及护理

1.口咽通气道的正确置入位置应该是舌体被托起而通气道又未滑入喉部后方。口咽通气道有多种型号，大小、外形不等，使用时应根据患者的具体情况选择合适型号。

2.患者意识恢复后应将口咽通气道取出或换用鼻咽通气道，否则会导致呕吐甚至误吸等并发症。

3.操作轻柔，若操作过程中遇阻力，应调整通气道方向或型号，避免暴力操作损伤患者。

4.注意保持通气道通畅，避免分泌物阻塞，一旦阻塞，应及时更换。

5.若口咽通气道不能维持气道通畅，或患者病情发生变化，应及时处理，如气管插管、气管切开等。

二、鼻咽通气道

鼻咽通气道（NPA）是一个类似于气管插管的软管道，常为中空圆管（图4-2），由塑料或软橡胶制成，型号和长度各异。鼻咽通气道尾端有一翼缘或可移去的圆盘，以防止其脱入鼻腔，弯曲的形状大致与鼻咽部矢状面相近，其头端斜面位于左侧，利于进入气道，减少对黏膜的损伤，将其置入后可形成一个通道，主要用于保持呼吸道通畅，便于吸出分泌物，是非常重要的维持气道开放且易于固定的辅助用具。鼻咽通气道适用于舌后坠所致的轻度至中度上呼吸道梗阻的患者，可解除上呼吸道梗阻，保证导管内供氧，利于咽后壁积存分泌物的清除及口腔护理。因其对咽喉部的刺激性较口咽通气道小，清醒或有呕吐反射的患者也能较好地耐受。

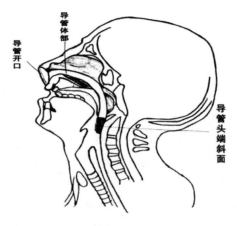

图4-2　鼻咽通气道

（一）鼻咽通气道安置方法

1.检查患者的鼻腔，确定其通畅度及是否有鼻息肉或鼻中隔偏移等疾病，询问患者有无出血性疾病或使用抗凝药物。必要时清除鼻腔内的分泌物，保持鼻腔通畅利于插入。

2.选择合适型号的鼻咽通气道，其长度估计方法为从鼻尖至下颌角的距离。安置时局部使用麻黄碱或肾上腺素稀释液收缩鼻腔黏膜并用利多卡因局部麻醉，使用润滑剂润滑鼻咽通气道。

3.选择较通畅一侧鼻腔置入鼻咽通气道，直至到达鼻咽部，并调整深度达到最佳通气。

（二）注意事项及护理

1.选择合适型号的鼻咽通气道，比较鼻咽通气道外径和患者鼻孔内腔，使用尽可能大又易于通过鼻孔的导管。

2.操作轻柔，若操作过程中遇阻力，应调整通气道方向或型号，避免暴力操作损伤患者。

3.注意保持通气道通畅，避免分泌物阻塞，一旦阻塞，应及时更换。

4.若鼻咽通气道不能维持气道通畅，或患者病情发生变化，应及时处理，如气管插管、气管切开等。

三、球囊-面罩通气

球囊–面罩通气（BMV）又称简易呼吸器通气，是指通过鼻罩/面罩与患者连接进行的正压通气，以达到改善通气功能，提高氧合，减少呼吸做功，缓解呼吸肌疲劳的作用。BMV无需建立人工气道，使用方便，更符合生理需求。BMV主要用于需要短期通气的急救现场，其适应证包括：①各种原因所致的呼吸衰竭或呼吸停止的抢救及麻醉期间的呼吸管理。②机械通气患者做特殊检查或进出手术室等情况；③呼吸机故障、停电等特殊情况时，临时辅助通气。BMV包括单人操作法和双人操作法，双人操作比单人操作通气效果更佳。

（一）单人操作法（EC手法）

操作者位于患者头部后方，将患者头部去枕、取头后仰体位，托牢患者下颌使其朝上，使患者气道通畅。将面罩扣紧于患者口鼻处，用一只手的拇指和食指呈"C形"按压住患者面罩；同手中指和无名指放在患者下颌下缘，同手小指放在下颌角后面，用于固定，整体呈"E形"，使患者下颌向前上方托起，头部伸展，气道畅通，保持面罩密闭无漏气。用另外一只手单手对掌均匀地挤压球囊，将气体送入患者肺中，待球囊重新膨胀以后再开始下一次挤压，挤压吸呼比为1∶（1.5～2），氧流量为8～10 L/min，通气量以见到患者胸廓起伏为准，成人为400～600 ml（图4-3）。

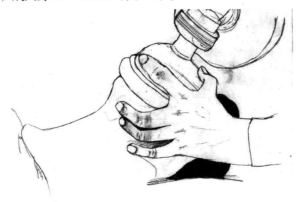

图4-3　球囊–面罩通气术单人EC手法

（二）双人操作法（双EC手法）

双人操作法为一人固定或者按压面罩，另一人挤压球囊。固定面罩者位于患者头部后方，分别用双手的拇指和食指呈"C形"按压住患者面罩，双手中指和无名指放在患者下颌下缘，双手小指放在下颌角后面，将患者下颌向前上方托起，伸展患者头部，以畅通气道，整体呈"E形"，保持面罩密闭无漏气。挤压球囊时通气量以见到患者胸廓起伏为准，一般成人为400~600 ml（图4-4）。

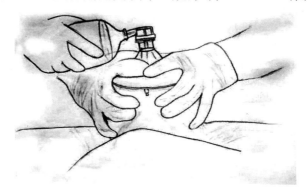

图4-4　球囊-面罩通气术双人EC手法

四、气管插管

气管插管是指将特制的气管导管，通过口腔或鼻腔插入气管内的一种病理状态或操作过程，主要用于机械通气、氧疗和清除呼吸道分泌物。气管导管带有气囊，能有效封闭气道，既可连接患者和呼吸机保障有效通气，又可防止患者误吸。按气管插管的路径不同，可分为经鼻和经口两种。经鼻气管插管操作难度大，所用导管细、阻力大，分泌物吸引有一定困难，易引起鼻窦炎；经口气管插管效果肯定，操作简便、易掌握，管径较大，便于分泌物引流及气管镜检查等，鼻窦炎发生少，但维持时间短，口腔护理困难。二者优缺点详见表4-1。

表4-1　经口气管插管与经鼻气管插管优缺点比较

插管方式	经口气管插管	经鼻气管插管
优点	所需设备更少（仅需一个喉镜） 创伤及出血少 鼻窦炎及VAP发生率更低 成功率高（不依赖患者自主呼吸能力） 管腔较大，气道阻力小，吸痰方便	导管易于固定且相对固定 无咬闭导管风险 可在卧位或坐位下实施 导管刺激小，耐受性好，自我拔管风险更低 易行口腔护理，不影响进食
缺点	喉镜及导管刺激，自我拔管风险 牙齿及颈椎损伤风险 固定导管困难 口腔清洁困难，进食受限 咬闭导管风险 体位必须保持仰卧位	发生出血、鼻窦炎及VAP的风险 导管直径更小，气道阻力增加，不易吸痰 容易损伤鼻中隔、黏膜、鼻甲

目前临床上大多使用喉镜引导下经口气管插管，操作简便，有助于医务人员在更短时间内更准确、安全地置入气管导管，是快速建立可靠人工气道的方法，在危重患者抢救、复苏以及治疗中发挥着重要作用，已成为最经典、最常用的插管方法。

气管插管术的适应证包括：①呼吸、心跳骤停，紧急行心肺脑复苏的患者；②呼吸功能衰竭，需要进行有创机械通气的患者；③呼吸道分泌物不能自行咳出，需要靠外力清除或者吸出气管内痰液者。

（一）气管插管方法

1.明确插管指征

评估患者是否存在困难气道及插管困难，例如喉头水肿、急性咽峡炎、气管黏膜下血肿等相对禁忌证，根据患者的病情危急程度，选择合适的人工气道建立方式。

2.插管前准备

（1）用物准备：负压吸引器及吸痰管，气管插管包，无菌手套，喉镜柄和镜片（注意检查其光源是否充足），开口器，导管芯，5 ml注射器，气囊测压表，听诊器、氧气、面罩、带PEEP阀的呼吸囊，监护仪，血管活性药物，镇痛镇静药物，抢救用药及仪器，胶布、牙垫等固定导管用物，润滑剂，呼吸机及管路等。

（2）将床调整到合适高度，使用辅助用具进行胃肠减压，有活动义齿者需取下义齿，检查有无松动牙齿；选择合适的喉镜片并与镜柄连接，检查喉镜、监护仪等各种设备是否工作正常，持续生命体征监测，建立静脉通道。

（3）气管导管准备：选择型号合适的导管放入管芯，塑形，润滑导管尖端，检查气囊是否完好，有无漏气等；成年男性一般选用7.5~8.0 mm，女性一般选用7.0~7.5 mm的导管；置入深度成年男性为距门齿22~24 cm，成年女性为距门齿20~22 cm。同时还应准备大一号和小一号的气管导管备用，原则上尽可能插入较大型号的导管以利于气道管理。

（4）患者准备：向患者和（或）家属解释气管插管目的，征得同意并签署知情同意书；评估患者插管的难易程度，如肥胖、颈短患者插管不易，须做好困难气管插管准备；为防止插管过程中反流误吸，最好禁食、禁饮0.5 h以上，留置胃管患者停止鼻饲，并用胃肠减压抽空胃内容物。患者仰卧位，操作者站于患者头侧，移开覆盖的被子或衣物，暴露胸部以便观察，垫高患者肩部，使口、咽、喉轴接近一条直线，以便喉镜下显露声门，若怀疑患者有颈椎损伤应仔细检查排除；取出患者义齿，清除口鼻腔分泌物，开放气道，立即通过球囊面罩辅助通气预氧合（吸氧浓度100%，以增加氧贮备），如效果较差，可放置口咽通气道或鼻咽通气道。根据患者情况，给予镇痛镇静药物诱导麻醉，特殊情况下，可使用肌松剂。若应用镇静或肌松剂抑制患者自主呼吸，则以简易呼吸器辅助通气。

3. 不同方法气管插管的操作步骤

1）经口气管插管（图4-5）

（1）左手持喉镜，右手用"双手指交叉法"使患者口张开，沿患者右侧口角置入喉镜，避开门齿，避免口唇在镜片和牙齿之间夹伤，同时把舌推向左侧，沿咽腔前部弧度置入。

（2）置入喉镜片后，将镜片移至中线。若使用弯镜片，镜片前进即可见会厌及会厌谷，将镜片尖端置入会厌谷，沿其长轴向前上方提手柄以显露声门。若使用直镜片，镜片尖端应越过会厌谷，压住会厌并上提镜柄显露声门。

（3）右手呈"执笔式"持气管导管，从右侧口角插入口腔直至通过声带。将导管气囊近端置于声带下方，拔除管芯，注意导管尖端到患者切牙的距离，导管尖端至上切牙的距离在成年女性为20～22 cm，男性为22～24 cm，插入太深易导致插入支气管，插入太浅则可能导致气囊不能封闭导管周围气管，且易导致意外拔管。一般来说，导管开口位于声门的下方、隆突的上方即可。

（4）确定导管位置：由于气管导管误入食管可导致致命后果，因此插入气管导管后必须确认气管导管位置是否正确（是否在气道内，深度是否合适）。听诊双肺及上腹部，导管位置正确时，可闻及双肺呼吸音对称，而上腹部无气过水声；如仅在一侧听见呼吸音，表明导管插入过深，需调整导管位置至双侧可听到呼吸音为止。呼末CO_2浓度测定是确定导管在气管内位置的标准方法，气管插管时，呼末CO_2在反复呼吸中保持恒定，也可使用CO_2试纸。连接呼吸机后观察呼吸机呼气流速波形也是简易准确的方法。除此之外，观察呼气导管内水气、听导管末端有无气流声，都是简易确定导管位置是否正确的方法。通过插管后的胸片基本也能确定导管位置，也可使用纤维支气管镜直接通过气管导管观察导管下隆突及支气管软骨环等来确定导管位置并调整深度。

（5）导管到达恰当位置后，气囊充气至刚好封闭气囊与气管间隙即可，指南建议使用气囊测压表测量气囊压力，压力应维持在25～30 cmH$_2$O，然后用胶布、寸带妥善固定人工通气。严密观察，清理用物。

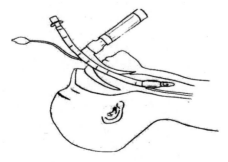

图4-5　经口气管插管法

2）经鼻气管插管

（1）使用药物收缩鼻黏膜血管并局部麻醉。

（2）判断鼻腔通畅度，如两侧鼻腔均通畅，常选右侧。

（3）润滑导管，与面部垂直，沿硬腭平行方向推进导管。当导管进入鼻咽部时，若遇到阻力，可将导管稍退出后，将患者颈部后仰再推进导管进入咽部。

（4）后续步骤同"经口气管插管"。

3）纤维支气管镜引导气管插管

纤维支气管镜插管可用于经口和经鼻气管插管。当预计存在困难插管时，如已知或怀疑颈椎病变、头颈肿瘤、病态肥胖、有通气或插管困难病史时，应考虑首先选用纤维支气管镜插管。纤维支气管镜插管最好在患者清醒条件下实施，因为此时咽喉部肌肉保持气道开放，可以为纤维支气管镜提供很好的视野。经口纤维支气管镜插管步骤如下。

（1）应用抗胆碱药可减少口腔分泌物，防止镜头视野受分泌物影响。使用局部麻醉药对上气道实施表面麻醉，并清洁气道分泌物，为纤维支气管镜提供良好的视野。

（2）将润滑的纤维支气管镜套入气管导管中，吸引端口与吸引装置连接，保持纤维支气管镜位于中线，亦可防止纤维支气管镜被患者咬坏，且提供宽阔的视野。

（3）将插入的纤维支气管镜尖端向前弯曲，置于喉咽部，并将其向会厌推进。为避免进入梨状窝，纤维支气管镜在前进过程中应始终保持在中线位置。如果视野模糊，可退至视野清楚处或取出纤维支气管镜，擦拭镜头后再沿中线插入。

（4）当纤维支气管镜前进至会厌下方，即可见声门，沿中线前进直至可看见气管环，然后固定纤维支气管镜，将套在纤维支气管镜上的气管导管送进气管，位置合适后，退出纤维支气管镜。

（5）后续步骤同"经口气管插管"。

经鼻纤维支气管镜插管与经口纤维支气管镜插管相似，一种方法是先将纤维支气管镜经鼻孔插入气管，再沿纤维支气管镜推送气管导管进入气管。另一种方法开始时类似普通经鼻气管插管，先将气管导管送至鼻咽部，然后在气管导管内插入纤维支气管镜并送至气管内，最后将气管导管送至气管内。

（二）气管插管操作的注意事项

1.插管前评估患者气道是否通畅，特别是昏迷患者，往往存在舌根后坠阻塞气道，需采用手法开放气道；若口咽部分泌物较多，也易造成气道阻塞，需充分吸出后再行气管插管。

2.插管过程中出现不适、躁动以及有效通气不足等情况均可造成患者缺氧、氧合下降，可以适当应用镇静剂，减少患者痛苦，降低患者氧耗；若插管后氧合不升反降，则可能插入食管，需拔出待氧合改善后再重新插入；需注意的是，氧合下降的处理原则是停止插管操作，设法提高氧合后再分析原因对症处理。

3.插管过程中可能出现血压下降，常与正压通气后或应用镇静剂和（或）肌松剂有关，可以适当补充液体或者使用升压药物以升高血压；心率增快、血压升高，常与患者躁动、镇静不足有关，可适当给予镇痛镇静。

4.气管插管操作过程中需严密监测患者的生命体征，如果患者出现心律失常、心脏骤停等紧急情况应立即给予抢救。

5.气管置管操作不成功，应暂停气管插管，立即给予面罩加压通气。

6.妥善固定气管插管导管，固定带松紧以能伸入1～2横指宽度的活动范围为宜，避免过紧或者过松，严防管道移位脱出。

7.合理安置牙垫，防止牙齿和口腔黏膜磨损。

8.防止牙齿脱落误吸。气管插管前应去除患者义齿和已松动的牙齿，对于无法去除的松动牙齿可使用缝线栓系，并将线的末端用胶布固定在面颊，以免发生牙齿脱落，滑入气道，引起患者窒息而危及生命。做好记录和每班交接，定期检查患者牙齿松动情况。

9.气管插管前检查气囊有无漏气，插管后气囊压力应维持在25～30 cmH$_2$O，定期监测。

10.及时与清醒患者进行沟通，告知患者气管插管的目的以及注意事项，并指导患者一些简单的非语言沟通方法，消除患者因气管插管所带来的不适和紧张情绪。

五、气管切开

气管切开（Tracheotomy）是指颈段气管开放，并放入气管导管的一种病理状态或手术过程。其主要作用包括解除喉源性呼吸困难、避免呼吸道分泌物潴留、进行机械通气。与气管插管比较，气管切开可以改善口腔清洁和口腔卫生，利于经口进食，减轻患者的不适，减少镇静镇痛剂用量，减少无效腔量，降低气道阻力，减少呼吸做功，缩短带机时间，提高停机成功率，因此在恰当时机进行气管切开对机械通气患者是有益的。

气管切开术的适应证包括：①上气道梗阻，尤其是长期或永久性的梗阻，如双侧声带麻痹、颈部手术史等；②预期需要较长时间机械通气治疗；③下呼吸道分泌物增多，长期自主气道廓清能力差的患者，或者吞咽反射障碍、喉反射受抑制者，为保证患者安全，防止分泌物及食物误吸入气管；④减少通气无效腔，便于停机；⑤因咽喉部疾病致狭窄或阻塞无法行气管插管的患者；⑥头颈部大手术或严重创伤、烧伤需要行预防性气管切开，以保证呼吸道通畅。对于预期需要较长时期机械通气的患者可在7～10天内进行气管切开，而对于中枢神经系统疾病致昏迷的患者，因其短期内难以恢复分泌物自主廓清能力，可以在更早时间，甚至是24 h内即进行气管切开。

气管切开可以维持气道通畅，减少气道的阻力，保证患者的有效通气量，但其操作比较复杂、费时，在紧急状况下不建议使用。气管切开分为传统手术切开和经皮气管切开，相比传统手术切开，经皮气管切开以其操作简便、组织损伤小的优点受到越来越多的临床医生青睐，但由于中国大多数ICU仍以传统手术切开为主，故分别介绍两种切开方法。

（一）传统气管切开术

1.术前准备

（1）人员准备

向患者和（或）家属解释气管切开的目的，征得同意并签署知情同意书；停止鼻饲至少0.5 h；充分清除口鼻腔及气囊上滞留物，适当提高气囊压力以防止手术过程中反流误吸；取去枕平卧位，双肩下垫一小枕，头后仰以充分暴露颈部；调整呼吸机管路位置，以便手术操作；适当提高吸入氧浓度以增加氧储备。

两名术者穿手术衣后分别站于患者两侧；助手（呼吸治疗师或者护士）站于患者头侧以便固定患者头部（保持正中位），协助调整气管插管位置及切开后拔出气管插管（若患者已行气管插管）。

（2）用物准备

气管切开包、无菌手术衣、无菌手套、缝线、无菌铺巾、皮肤消毒物、无菌纱布、无影灯、合适型号的气管切开导管、备用大一号和小一号的气管套管、寸带、无菌纱布、2%利多卡因、凡士林纱条、常用抢救药品及设备、监护设备、呼吸球囊、呼吸机、开口纱、负压吸引器、吸痰管、注射器、气囊测压表、听诊器等。

2.定位切开位置于颈前正中，第2～4气管环处（一般为胸骨上窝2～3横指），常规消毒铺巾，2%利多卡因局部麻醉。对于昏迷、危重或窒息患者，在患者已经没有知觉的紧急情况下可不予麻醉。

3.清点准备器械，准备切皮刀（圆刀片），检查气管切开导管气囊。

4.术者用左手拇指、中指固定喉部，食指按喉结以定中线。自环状软骨下缘至胸骨上切迹稍上做颈前正中切口，可选用垂直切口和水平切口，沿颈前正中切开皮肤以及皮下组织约3 cm。

5.钝性分离气管前组织。分离气管前软组织用止血钳自白线处分离两侧胸骨舌骨肌及胸骨甲状肌，并将肌肉均匀地拉向两侧，显露气管。用血管钳沿前正中线逐层分离，并用小钩配合暴露，直至气管充分暴露。注意分离过程中始终保持气管居中，且经常用手指触及气管位置，以免损伤邻近重要组织。

6.确认气管

①视诊：分离气管前筋膜后可见到白色的气管环；②触诊：手指可触及有弹性的气管环；③穿刺：用空针穿刺可抽到气体。

7.切开气管。确定气管后，一般于第2～4气管环处，用尖刀片在气管前正中位切开一切口。注意刀刃不宜插入太深，以免损伤气管后壁及食管壁。

8.插入气管套管。以弯钳或气管切口扩张器，撑开气管切口，插入大小合适、带有管芯的气管套管；插入外管后，迅速取出管芯，套入内管，吸净气道内分泌物，并检查有无活动性出血；暂用手指固定套管；再次确定导管位置，气囊充气，辅助通气。有气管插管者可拔除气管插管导管，清理口腔。

9.以绳子死结固定气管。切开导管于颈部。切口一般不予缝合，以免引起皮下气肿；开口纱垫于伤口与套管之间（气管套管底板下），以保护切口；清理器械及用物。

10.手术中协助与监测

（1）固定患者头部以保证颈部稳定，同时防止气管插管脱出。

（2）监测患者生命体征，适当调节呼吸机参数以维持氧合。

（3）当手术医生分离切口至气管软骨环处时，解除气管插管固定，将气囊完全放气，并缓慢地将气管插管退出4～5 cm；待医生确定气管切开套管插入气道后，再将气管插管拔出。

（4）用注射器给气切套管气囊充气，并维持适当气囊压力。

（5）充分吸出气道分泌物，判断套管位置并固定，连接呼吸机辅助通气。

（6）观察并记录术后气切伤口渗血情况，出血量多时应及时通知手术医生。

（7）观察气切伤口周围有无皮下气肿、感染等并发症。

11.术后注意事项。注意患者术后呼吸情况，有无皮下气肿、气胸、出血、纵隔气肿等，若出现并发症及时做相应处理。

（二）经皮气管切开术

1.术前准备与传统气管切开术基本相同。特别注意的是，经皮气管切开术还需要准备专门的经皮气管切开套包以及扩张钳。

2.将气管插管撤至导管尖端位于声带下。

3.定位于第2～3气管环处，2%利多卡因局部麻醉。一般选择横切口，在定位点做一约3 cm的切口，切开皮肤以及皮下组织。

4.将气管穿刺针斜面朝向尾部，垂直于气管，经气管环间隙刺入气管前壁，直到可以抽出大量气体。操作时可在注射器中保留少许液体，以便观察有无气泡冒出。

5.一只手固定气管穿刺针，另一只手将气管穿刺针套管送入气管内，拔除针芯，再次确认套管内能抽出大量气体并通畅。送套管时，可稍斜向尾端。

6.把尖端呈J形的导丝经套管插入气管，送导丝时，J形弯曲方向朝向尾端，以保证导丝向气管远端方向送入。

7.扩皮器扩皮：扩皮钳闭合状态顺导丝到达气管前，打开扩皮钳扩张气管前组织，并保持扩皮钳打开状态到退出；再将扩皮钳尖端闭合状态顺导丝送入气道内，打开扩皮钳扩张气管，并保持打开状态退出。整个过程中，保持导丝一定张力，避免导丝打折弯曲、脱出。

8.将经皮气管切开导管在导丝引导下送入气管内，撤出导丝以及管芯。吸净气道内分泌物，并检查有无活动性出血。再次确定导管位置，气囊充气，辅助通气。对于有气管插管者可拔除气管插管导管，清理口腔。

9.绳子倒八字法固定气管，切开导管于颈部。开口纱垫于伤口与套管之间（气管套管底板下），以保护切口。清理器械及用物。

（三）气管切开的注意事项

1.严格遵守无菌操作的原则，严禁污染无菌操作区。

2.通过气管插管吸引气道使用的一次性吸痰管，禁止再吸引气管切开切口或通过气管切开套管吸引气道。

3.保持患者呼吸道通畅，及时给予气道温化、湿化。

4.严密监测患者的生命体征，如果出现心律失常、心脏骤停等紧急情况应立即给予抢救。

5.气囊压力应维持在25～30 cmH$_2$O，定期监测。

6.保证套管在气管处于居中位，颈部较粗短者，使用加长型气管套管，妥善固定，防止套管牵拉移位造成套管脱出。

7.保持颈部切口敷料清洁、干燥固定，切开24 h内应严密监测切口的渗血情况，适当增加气囊的充气量，适时清理呼吸道分泌物，保持呼吸道通畅；遵医嘱给予适度镇痛镇静，防止呛咳。

8.气切口周围皮肤肿胀可达颜面及胸部，若按压患者肿胀处有握雪感和捻发感，提示患者出现皮下气肿，应及时报告医生给予处理。

9.在患者床旁或近距离处准备再次插管和气管切开术的设备，以备患者发生早期意外拔管后紧急使用。

六、人工气道的固定

人工气道建立后，需即刻判断人工气道位置是否适宜，若合适应妥善固定，以防人工气道移位或脱出。固定方法有胶布固定法、绳带固定法和胶布绳带联合固定法等。临床上可根据各类人工气道的特点选用针对性的人工气道固定方法。

（一）胶布固定法

剪一根10 cm长、2.5 cm宽的胶布，从正中剪开一部分，剪到大约2/3处（约6.66 cm长），将宽的一端贴在鼻翼上，另一端两条细长的分别环绕于气管插管导管的外露部分。将剪开的胶布左侧一段在鼻孔和气管导管接触部位先环绕两周，再无张力地粘贴在患者左侧面颊处（即粘贴在对侧、右侧），剪开的右侧段同法环绕两周再粘贴于患者右侧面颊（即粘贴在对侧、左侧）。妥善固定好胶布，避免粘贴患者口唇。此方法适用于经鼻气管插管的患者，操作简便，耐受性相对较好，但由于患者鼻翼部油脂腺发达，油脂分泌旺盛，胶布容易被浸湿而黏性降低，发生脱落（图4-6）。

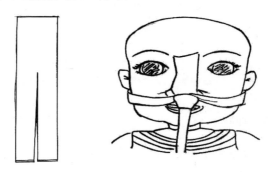

图4-6　胶布固定法用于固定经鼻气管插管

目前也有专门用于经鼻气管插管导管固定的特殊胶布（图4-7）。

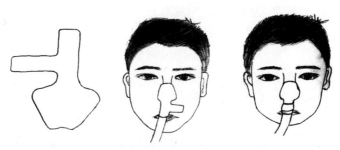

图4-7　特殊胶布用于固定经鼻气管插管

（二）绳带固定法

1.传统绳带固定法

将两根绳带，一长一短，分别系于气管切开套管两侧，将长的一端绕过患者颈后，在颈部的左侧或者右侧打死结或手术结，以防套管脱出；避免过紧或者过松，以能容纳1横指宽度的空隙为宜。使用胶布粘贴于患者颈部易导致患者发生撕脱伤而出现皮肤破损，而皮肤对绳带的耐受性相较于胶布更好。另外，胶布的黏性容易受患者温度和外界湿度的影响，患者出汗或者皮肤表面油性分泌物过多，都可导致胶布被浸湿而发生松脱，从而导致套管移位或者套管脱出。因此，绳带固定法相较于胶布固定法更适用于气管切开术的患者（图4-8）。

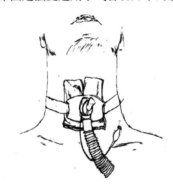

图4-8 传统绳带固定法用于固定气管切开

2.改良绳带固定法

使用止血带（即静脉穿刺用的"压脉带"）套在绳带系带外面固定气管切开套管，松紧适宜，以能容纳1横指宽度的空隙为宜。由于传统绳带固定法系带反复勒压与摩擦颈部皮肤，常常会导致患者局部皮肤发红，甚至出现局部皮肤糜烂。改良绳带固定法在一定程度上降低了皮肤发红、糜烂的发生率，适用于气管切开术的患者。详见图4-9。

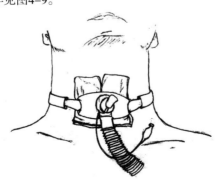

图4-9 改良绳带固定法用于固定气管切开

（三）胶布绳带联合固定法

取普通白布纹绸带胶布两段，长约5 cm，绳带两根，长约80 cm。首先将胶布有胶面相对约1 cm长度，并相互粘贴。将制作好的双面胶布缠绕粘贴于气管插管上，缠好后裸露面为有胶面。再取一绳带于气管插管缠胶布处打一套结（经口气管插管套结位于管道上面，经鼻气管插管套结位于管道下面），两端拉紧，使之牢固粘贴于气管插管上，将

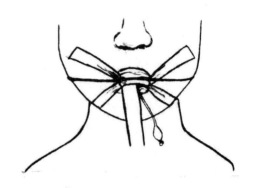

图4-10　胶布绳带联合固定法用于固定经口气管插管

绳带一端绕过一侧耳廓上方，经枕后与另一端在患者左侧或者右侧耳廓上方打一外科结。取另一绳带两端分别通过耳廓上方绳带下，返折回头顶，打一蝴蝶结。调节好松紧度，使经面部固定带能伸进1横指为宜。详见图4-10。

（四）不同固定方法的选择

采用胶布固定法时，用胶布将气管插管固定于患者面颊部，胶布的黏性容易受患者温度和外界湿度的影响。如患者出汗或面部油性分泌物过多，都可导致胶布被浸湿而发生松脱，从而影响气管导管固定效果；对于皮肤脆弱、易过敏的患者，胶布粘贴还容易导致患者发生皮肤过敏反应。胶布绳带联合固定法则避免了胶布与患者皮肤的直接接触，并且缠绕于气管插管上的双面胶将绳带牢固黏附于气管插管上，大大减少了进行各种护理操作以及协助患者翻身活动时固定带松脱或者发生移位的可能，有效地降低了气管插管的脱出概率。加用1根于头顶打结的固定带，减缓了第1根固定带对患者耳廓的压力，避免了耳廓发生压力性损伤，而来自于不同方向的牵拉力，使得导管固定更为稳妥。临床上可根据患者气道类型、患者情况来选择合适有效的固定方法。

（五）人工气道固定的注意事项

1.人工气道固定时需评估患者意识、病情、配合程度、是否需要镇痛镇静或约束。

2.固定前需评估患者牙齿有无异常，松动牙齿需用丝线固定，防止发生脱落。

3.人工气道固定操作需双人配合，协助者需妥善固定好患者头部以及气管插管导管，避免管道发生脱出和移位。

4.胶布固定时，宜采用无张力粘贴技术，取下胶布时动作应小心、轻柔，避免出现医用黏胶性皮肤损伤。

5.操作过程中应注意保护气管插管气囊的充气囊，避免将其夹在气管插管与牙垫之间，防止气囊打折受压。

6.固定胶布应根据胶布污损情况、松脱程度确定其更换频率，每日更换1~2次，并及时评估固定效果，防止非计划性拔管。

7.若对象为小儿，因患儿皮肤娇嫩，要常规使用水胶体保护患儿两侧脸颊皮肤，不主张使用牙垫固定气管导管，以防患儿发生压力性损伤、皮肤破损。

第二节　气囊管理

呼吸机相关性肺炎（VAP）是机械通气患者常见且严重的并发症之一，也是导致医院内感染死亡的最主要原因。气囊上滞留物（也称作声门下滞留物）的渗漏是导致机械通气患者发生VAP的主要因素之一，因此，进行有效的气囊管理至关重要。

气囊上滞留物产生的原因：①人工气道的建立破坏了正常的吞咽功能和咳嗽反射，导致食物和分泌物滞留于气囊；②经口气管插管的患者口腔处于开放状态，自洁能力下降，口腔清洁困难，导致大量细菌在口咽腔内不断生长、繁殖；③留置胃管的危重症患者的食管括约肌收缩功能减弱，增加了胃食道反流的发生率。

一、气囊的作用

建立人工气道是为了进行机械辅助通气，气囊最基本的作用是保持患者声门以下的气道封闭，进而保障正压通气的有效完成；人工气道的建立使患者的吞咽能力受限，导致口咽部分泌物以及胃食道反流物通过声门进入下呼吸道，造成感染或误吸，故气囊可以防止患者发生反流误吸。

二、气囊分类

1.硬质气囊气管导管　至今已很少使用。

2.低容量高压力气囊　采用顺应性较好的聚乙烯材料制作的气管导管，气囊的容积和顺应性均较小，充气后压力可迅速增高，形状呈球形，与气道壁呈线性接触，对局部气管壁施加较大压迫，容易造成局部气道黏膜缺血坏死导致损伤，现已很少使用。

3.圆柱形高容量低压力气囊　气囊充气后形状与气管解剖结构相吻合，呈圆柱状，与气道壁呈面的接触，气管压力分布面积更大，对气道壁的压迫相对于低容量高压力气囊更小，目前在临床上被广泛运用。

4.圆锥形气囊导管　圆锥形气囊直径从近端至远端（靠近肺部）逐渐减小，气囊的直径和锥形的角度能与不同型号的气管导管直径相匹配，从而很好地密闭气道，能有效地预防早发型呼吸机相关性肺炎的发生。

5.可即时监测压力式双腔气管导管　为近两年新起的一种新型气管导管，因其可以即时显示充气套囊内压力，减少了插管期间气道并发症的发生。

6.等压气囊　为海绵体，与外界大气相通，可以自动调节气囊充盈程度，对气道壁无压迫。价格较昂贵。

三、气囊对患者的影响

机械通气的患者建立人工气道后形成了一个特殊的气道解剖结构，即气囊上声门下间隙。气囊可封闭气管导管与气管壁之间的间隙，保障机械通气的顺利进行，避免漏气。健康成年人气管黏膜动脉压约为30 mmHg，毛细血管静脉端压力约为18 mmHg。若气囊压力高于40 cmH$_2$O，易造成气道黏膜损伤，严重者甚至可出现气管食管瘘；长时间机械通气的过程中，若气囊压力不足，患者气囊上的滞留物伴随着患者体位的改变、咳嗽等仍可沿着气囊与气道壁挤压形成的皱褶通道下移，若患者肺部防御机制较弱，不能及时地清除下移的气囊上滞留物以及病原菌，就可能会引起呼吸机相关性肺炎。

中华医学会重症医学分会推荐气囊内压力应维持在25～30 cmH$_2$O之间，可阻隔气囊上声门下间隙分泌物，并减少气道黏膜损伤。研究表明，对机械通气的患者及时地进行气囊上冲洗以及正确地充气，可有效地减少气囊上滞留物的含菌量，预防呼吸机相关性肺炎的发生。对于进行气管插管的患者，由于气管导管的存在影响其咳嗽和吞咽反射，因此气囊需要始终维持在充气状态以防止患者发生反流误吸。对于气管切开无需机械通气的患者，若自主保护能力好，可以将气囊完全放气或者更换为无气囊的套管。

四、气囊充气技术

气囊如果充气量过大，气囊压力过高（＞30 cmH$_2$O），即使应用了高容量低压力气囊导管，气道黏膜也会因为气囊压迫时间过长影响周围的血液循环，导致气道黏膜局部缺血性损伤甚至出现坏死，严重时可发生气管食管瘘。反之，如果气囊充气量不足，将导致患者出现漏气、误吸等。因此，维持一个合适的气囊压力至关重要。临床上气囊的充气方法有以下三种。

（一）固定注气法和指触法

用注射器固定充气后，凭操作者经验用手指感觉导管外指示气囊的充盈度，以判断气囊内压力，但气囊易受材质、形状、容量、顺应性等影响，准确性极低，很难达到期望的气囊压力，目前临床上已较少使用。

（二）最小闭合技术和最小漏气技术

最小闭合技术是根据气囊充气防止漏气的原理，在气囊内注入最小量的气体以达到最佳的气道闭合效果。最小漏气技术是在上述气囊最小闭合技术基础上再向气囊内注入少量气体，直到患者吸气时听不到漏气声为止。临床上不宜常规采用最小闭合技术给予气囊充气。如果没有气囊测压表，在无法测量气囊压力的情况下，可临时采用最小闭合技术充气。

（三）测压表充气技术

利用专用的气囊测压表测定气囊内压力，可以精确监测气囊压，方法可靠，操作简单，目前临床上比较常用。详见图4-12。电子测压表是一种便携式电子气囊压力监测装置，可以将气囊压力信号转化为电信号，用于持续或者间断的气囊压力监测，根据气囊测压表显示的气囊压力值，往气囊内注气，并维持气囊压力在25～30 cmH$_2$O。

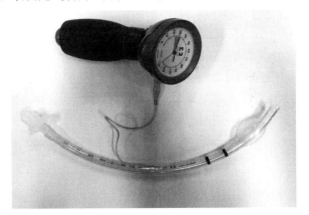

图4-12　测量气囊压力的仪器

五、气囊压力管理

气囊压力管理是指在患者机械通气期间，通过人工监测或者仪器测定，保持固定气管导管的气囊气压维持在理想范围内（25～30 cmH$_2$O），防止机械通气时气囊漏气，保证有效通气量，避免口腔分泌物、胃内容物反流气道，防止气囊压力过高而损伤气道黏膜。

气囊压力管理的规范过程包括：①向清醒患者讲解操作的目的及意义；②检查气囊测压表的完好性；③将气囊压力监测表连接于气管导管或气切套管气囊充气口处，测定气囊压力，挤捏球囊使压力值调整至25～30 cmH$_2$O；④若出现气囊漏气、肺部疾病致吸气峰压或 PEEP 水平改变，需重新确认气囊压力，一般无需定期放气、充气；⑤定时监测气囊压力，可采用自动充气泵维持或每6～8 h重新手动测压维持；⑥每班次至少检查一次气囊压力。

第三节　气管内吸引

机械通气是抢救和治疗急危重症患者的重要手段，进行机械通气的患者由于建立人工气道、使用镇静药物、咳嗽反射受损等，排痰能力减弱、痰液分泌增加，必须通过人工气道内分泌物的吸引（简称气管内吸引）来维持患者人工气道的通畅，防止气道阻塞以及肺部感染，改善通气功能，保证氧疗的有效性。

一、气管内吸引的原则

气管内吸引是一种具有潜在风险的操作，不应将其作为常规操作，应在有临床指征时才进行；不应"定时吸痰"，而应根据患者临床实际情况做到"适时吸痰""按需吸痰"。若患者有咳痰能力，护士应鼓励患者尽量把分泌物自行咳出，避免吸引造成气道黏膜损伤。

二、气管内吸引的指征

1.在气管导管内能看见明显分泌物。

2.气管、支气管处有明显痰鸣音。

3.患者频繁或者持续地呛咳，出现人机对抗。

4.容量控制通气时，呼吸机出现高压报警或者压力控制通气时呼吸机出现低潮气量报警。

5.观察到血氧饱和度（SpO$_2$）降低，可疑为气道分泌物引起。

6.患者突然出现发绀、呼吸困难等。

7.X线胸片检查显示患者出现痰液潴留症状。

三、气管内吸引的方式

气管内吸引包括开放式气管内吸引和密闭式气管内吸引两种方式。开放式气管内吸引是指吸痰时，将患者的人工气道与呼吸机回路断开，使用一次性吸痰管直接插入人工气道内吸引，将患者呼吸道的分泌物吸出，吸痰完毕后再将人工气道与呼吸机回路重新连接的方法；密闭式气管内吸引是指利用具有外层透明保护薄膜的封闭式吸痰管，进行气管内吸引，保证在吸引的过程中，患者的人工气道与外界相对隔离的吸引技术。

开放式吸痰时需暂时分离人工气道与呼吸机，吸痰管与气道同时暴露在大气中，痰液喷溅，可污染医护人员的衣物、双手、环境及物品等，若医护人员操作无菌技术不严谨且消毒隔离不到位，会增加交叉感染与肺部感染的风险。此外开放式吸痰需暂时中断通气，肺内短时通气呈微弱或静止状态，同时吸走肺内部分气体，使缺氧与肺泡萎陷程度加重，导致暂时通气/血流比失衡，可诱发低氧血症。密闭式吸痰采用透明柔软的保护套袖包裹吸痰管，吸痰时无须中断通气，利于保持呼吸末正压通气，防止出现肺泡萎陷，且气道不会与外界接触，避免外界致病菌的入侵，降低空气传染与交叉感染风险，目前临床上有条件者推荐使用密闭式气管内吸引技术。

四、气管内吸引的压力

在做气管内负压吸引时，应严格控制负压的大小，使其既能有效地吸取气道内的分泌物，又不会对气道黏膜造成损伤。通常情况下，为了减少副作用，建议在气管内吸引时使用尽可能小的负压，一般为80～150 mmHg。对于痰液比较黏稠的患者，可适当增加负压，但不应超过200 mmHg，以达到清除痰液，保持患者呼吸道通畅的目的。

五、吸痰管的选择

1.对于成人，吸痰管的直径不能超过气管导管内径的1/2；对于儿童，吸痰管的直径应小于气管导管内径的1/2～2/3；对于婴儿，应小于气管导管内径的70%。

2.应当选用对气道黏膜刺激及损伤最小的吸引管。

3.建议使用封闭式吸痰管进行气道内吸引。

4.封闭式吸痰管无需每日更换，当怀疑污染或出现可见污染物时应及时更换，每次使用后应及时冲洗。

六、气管内吸引的深浅

根据美国呼吸治疗协会（AARC）的相关指南和临床实践研究，吸痰深度可划分为浅部吸痰、深部吸痰、改良深部吸痰三种。浅部吸痰指吸引管插入一定预设深度，通常为人工气道长度加上辅助装置的长度；深部吸痰指吸引管插入人工气道直至遇到阻力，再回抽吸引管1 cm；改良深部吸痰即吸痰管头端插至气管插管或气切套管长度后再插1~2 cm。

浅部吸痰对气道损伤小，对血流动力学影响小，黏膜出血、低氧血症等不良反应少。即在保证吸痰效果一致的前提下，浅部吸痰能降低机体的应激反应，因婴幼儿和儿童各器官发育不成熟，耐受性差，故浅部吸痰适合婴幼儿和儿童。由于浅部吸痰只能吸尽人工气道内的分泌物，不能彻底吸出气管深部的痰液，若患者肺部感染严重、咳嗽反射差、气道分泌物多，痰液不能及时有效地排到大气道，则不能有效清除痰液。

深部吸痰时吸痰管和气道接触面积广，清除痰液的量较浅部吸痰更多；同时深部吸痰可以刺激患者的咳嗽反射，使患者将较小气管内的痰液排至大气管，有利于痰液清除，从而达到增加通气、改善换气的目的。每次吸痰清除的分泌物越多，吸痰的间隔时间越长，患者因吸痰造成的缺氧时间越短，吸痰操作伴发的不良反应也会相应减少。但深部吸痰也可能会造成气管黏膜的损伤，增加感染机会，引起低氧血症，造成血压和颅内压增高，且因刺激明显也会给患者造成更大的痛苦和心理压力。

改良深部吸痰较浅部吸痰、深部吸痰的吸痰深度更可取，既达到了深部吸痰的效果，又减少了吸痰管对气管黏膜造成的损伤；减少了刺激性咳嗽、痰痂堵塞及肺部感染。研究表明，改良深部吸痰与深部吸痰效果无明显差异，而其并发症及对气道黏膜的损伤与浅部吸痰无差别。在临床工作中需结合实际情况选择吸引的深浅。

七、吸引前后充分氧合

在吸痰操作前后短时给患者吸入高浓度的氧，可以减少吸痰过程中氧合降低以及由低氧导致的相关并发症。有相关研究报道在患者吸痰前给予短时内高浓度的氧，可使吸痰过程中低氧风险降低32%；吸痰前后均给氧，可使低氧风险降低49%；联合肺复张可使低氧风险降低55%。目前指南推荐吸痰前后应常规给予纯氧吸入30~60 s。对于急性呼吸窘迫综合征/急性肺损伤患者，吸痰前后采用呼吸机做肺复张操作，可减少吸痰过程中氧合降低的程度和肺塌陷发生的概率。

第四节 声门下吸引

声门下吸引（SSD）又称声门下滞留物吸引、气囊上滞留物引流，是指使用附加于气管套管内的引流管通过负压吸引对声门下、气囊上的滞留物进行负压引流的一项操作技术。SSD可清除气管插管或气管切开患者的声门下积液，防止滞留物沿气囊周围下行进入下呼吸道，从而可减少口咽部、胃肠道致病菌逆行吸入的机会，降低呼吸机相关性肺炎的发生率。

一、声门下吸引的适宜对象

使用带有声门下分泌物吸引管的气管导管且预计有创通气时间超过48 h的患者。

二、声门下吸引的压力调节

理论上负压压力越大吸引量会越多，但负压强度过大易造成声门下气道黏膜损伤，出现呛咳反应，患者不良刺激大；负压过小则吸引不彻底，分泌物易残留在声门下间隙。建议持续声门下吸引使用20 mmHg的负压，间歇声门下吸引使用100~150 mmHg的负压。

三、声门下吸引的导管选择

1. 不常规推荐使用镀银气管插管。
2. 长期机械通气患者宜采用聚氨酯制成的圆锥形气管插管。

四、声门下吸引的方式

包括持续声门下吸引和间歇声门下吸引两种方式，研究显示两者均能降低呼吸机相关性肺炎的发生。持续声门下吸引可保证分泌物被及时地抽吸出来，能防止气囊上分泌物滞留，但不良反应较多，容易导致患者气道黏膜干燥、损伤、出血，影响局部血液循环；间歇声门下吸引对气道黏膜刺激小，但不能保证吸引量，容易导致导管堵管。采用间歇声门下冲洗结合持续声门下吸引可有效降低声门下吸引导管堵塞的发生率。临床可根据声门下分泌物吸引的量和黏稠度来选择不同的吸引方式，有研究报道：引流量稀薄且＞50 ml/d可选择持续声门下吸引，分泌物黏稠或痰液引流量＜50 ml/d可选择间歇声门下吸引。

五、声门下吸引的管理规范

1.吸引前后应密切评估患者生命体征、血氧饱和度、配合程度等。

2.评估气管导管深度及固定松紧度。

3.严格执行查对制度和遵守无菌原则，严格执行手卫生。

4.评估患者吸痰指征，按需、适时进行气管内吸痰，及时清除口咽、鼻咽部分泌物。

5.操作前后，使用气囊监测仪监测气囊压力，保证其始终维持在 $25 \sim 30$ cmH$_2$O。

6.建议采用自动充气泵维持气囊压力，若无该装置则每隔6~8 h手动测量和记录气囊压力，确保气囊压力适宜，避免气道黏膜损伤。

7.间歇声门下吸引时间间隔：每2 h进行声门下吸引，临床可根据患者声门下吸引引流量、颜色及性状适当延长或缩短吸引的间隔时间。

8.操作过程中密切观察患者病情变化，生命体征有无波动，当出现明显变化时应立即停止操作。

9.保持吸引管通畅，每次吸引过程中观察并记录引流液的颜色、性质和量，如无分泌物吸引出，可向吸引腔内注入2 ml空气，以检查导管是否通畅，注意吸引管有无贴气管壁。

第五节 人工气道紧急事件管理

人工气道紧急事件管理主要包括非计划性拔管、气道梗阻（痰栓、肉芽组织、导管末端气囊疝形成）、插管误入支气管等。

一、非计划性拔管

非计划性拔管（UEX）是指气管插管患者未经医护人员同意自行将插管拔除或导管意外滑脱。非试划性拔管是ICU机械通气患者常见的并发症之一，也是威胁机械通气患者生命安全的一个重要因素。一旦发生非计划性拔管，不仅增加患者的住院时间，还会导致患者出现缺氧、窒息，甚至死亡等严重不良后果。

（一）原因

1.舒适度的改变，置管后气管导管对患者咽喉壁黏膜的刺激以及局部的压迫，使其疼痛难忍而拔管。

2.患者处于浅昏迷状态或者麻醉苏醒前期意识不清，极易发生拔管行为。

3.患者意识不清、躁动且无约束措施。

4.沟通障碍，患者不理解、不配合、无法忍受不适。

5.患者穿衣服、吃饭等活动时不小心滑脱。

6.缺乏有效的保护性约束措施。

7.管道固定不稳妥，连接处连接不紧密，例如气管插管的固定胶布被口水浸湿、胶布太细或固定太松等。

8.给患者翻身、移动患者时，活动幅度过大、动作过猛，导致管道受牵拉滑脱。

9.医护操作失当，做其他操作时不慎将管道拉出。

10.对患者健康宣教不足、沟通不够，患者没有认识到管道的重要性。

（二）预防

1. 对于新入患者，在2 h内，应对其进行非计划性拔管评分，根据风险等级提供针对性护理措施。

2.对于意识不清、躁动患者评估其是否需要进行保护性约束，必要时使用约束带适当约束其双上肢。

3.导管末端（裸露在空气中部分）长度应适宜并进行妥善固定。

4.向患者说明置管的目的以及重要性，告知患者保护导管的方法，脱衣或自行活动时一定要特别小心，防止导管脱出。

5.给患者翻身、移动患者时应注意将导管妥善固定。

6.增强沟通，建立文字、图表、手势等沟通卡片。对欲讲话，但又无法进行表达的患者，可选用文字、图表、手势等非语言沟通方法进行交流，以满足患者基本生理、心理需要，缓解其不适。

7.合理使用镇静药物，《中华医学会重症医学分会机械通气临床应用指南》指出对于危重症患者气管插管成功后，应使用小剂量镇静药物，减少患者意外拔管的概率。在患者原发疾病和诱发因素基本得以控制、生命体征趋向平稳或已经平稳时，责任护士应每天依据患者镇静状态的评估结果，遵循医嘱及时调整患者镇静深度，监测镇静患者的唤醒反应。

8.当气管插管患者无法忍受插管带来的痛苦，意欲拔管时，向患者说明拔管的危险性，并设专人严加看护，动态评估其镇静镇痛效果，必要时对其施行保护性约束；检查导管置管的位置、深度、导管距门齿的距离、导管粗细、固定方法是否合适，如不合适要设法进行纠正；评估是否有吸痰指征；评估是否为人机对抗。

9.为防止患者意外拔管，最有效的措施就是遵照拔管指征尽早拔管。

（三）紧急处置

1.气管导管意外拔管处理

对于已经发生意外拔管的患者，应及时清除口咽部分泌物，保持患者呼吸道通畅并吸氧。立即报告主管或值班医生，同时密切观察患者的生命体征、氧饱和度、意识状况及循环等情况，予球囊-面罩辅助通气，氧饱和度低于95%的患者应给予6~8 L/min氧气吸入，适时吸痰。备好抢救物品，推气管插管车、抢救车至患者床旁，准备好患者体位，迅速做好再次插管准备。医生评估决定是否重新进行气管插管。若必须再次插管机械通气，护士应在床旁协助配合医生重新插管，注意导管固定牢固；调节呼吸机参数；稳定患者情绪，做好安抚工作；判断患者躁动的原因，根据具体情况适当进行保护性约束，做好患者约束部位末梢循环评估。

2.气管切开管道脱出处理

气管切开48 h内气管切开套管意外脱出的患者，气管切开窦道尚未形成，脱出后窦口将关闭，很难将套管重新再插入，且重新插入会极大增加患者气管切口出血概率，由此可引起患者呼吸道梗阻以及严重缺氧，对于气管切开患者应在其床旁常规备气管切开包。气管切开管一旦脱出，应立即予球囊-面罩辅助通气、给氧，保持呼吸道通畅是急救处理的关键措施；通知医生；协助医生紧急重新打开关闭的窦口，在直视下插入气管切开管。若仍无法解除患者呼吸困难症状，应立即经鼻或口行气管插管。

（四）风险管理

1.应实施三级护理管理和监控，有效预防和管理非计划性拔管。

2.应及时识别患者非计划性拔管风险，提前采取干预措施，减少非计划性拔管风险事件的发生，保障患者安全。

3.建立非计划性拔管风险评估表，对行气管插管、气管切开的患者进行重点预防。

4.有效实施非计划性拔管风险评估结果判定、管理，建立有效文书档案。

5.建立非计划性拔管紧急处理预案。患者发生非计划拔管后，应立即按不同管道类别采取相应措施并通知医生。

6.非计划性拔管风险的质量管理与持续质量改进。各级护理人员应定期、不定期地对非计划性拔管风险评估及落实情况进行监控，对发现的问题及时改正；非计划性拔管事件发生后，应按照护理不良事件进行上报，填写"非计划性拔管事件报告单"，对有严重后果的事件进行原因分析，提出对策并改进，追踪改进后的成效。

二、气道梗阻

（一）原因

1.导管堵塞

如肿物压迫气管、气管周围病变的牵引或脊柱严重弯曲畸形等，易使气管变形或移位，导致气管壁阻塞导管斜口；套囊壁薄厚不均，重启后可膨胀畸形，使斜口阻塞或将斜口压向气管壁；导管内附着干枯黏痰、血块、胃内容物及其他异物等均可导致气管导管急性梗阻。

2.其他原因

（1）气道因素：如气道高反应、气道阻力明显增高、哮喘发作等；

（2）呼吸管路因素：如呼吸机管路打折、扭曲，集水杯内集水过满或集水杯位置过高集水不能流入集水杯，汇集在管路中阻塞通路。

（二）预防

1.做好基础护理。对于建立人工气道的患者需严密观察，准确记录插管的途径、插管的深度、套囊的充气量，妥善固定气管导管。避免导管随呼吸运动上下滑动和意外拔管。鼓励患者咳嗽，做好胸部物理治疗。患者每次翻身前，检查集水瓶内是否有集水、各引流管放置是否妥当，避免各有创导管牵拉。翻身后妥善固定呼吸机管路，避免打折、扭曲，使集水瓶位置放在最低位，防止冷凝水反流致误吸。

2.加强气道湿化及温化。通过观察患者呼吸系统功能是否稳定，呼吸道通畅程度，痰液的量和性状等方面综合判断湿化效果，避免形成痰痂造成气道梗阻。

3.适时吸痰，保证气道通畅。

4.严密监护。建立人工气道的患者在机械通气过程中，如突然出现烦躁不安、面色和口唇发绀、三凹征、血氧饱和度进行性下降，心率和血压明显改变、呼吸机持续高压报警和窒息报警，以及对患者进行吸痰操作时吸痰管不能顺利插入人工气道等，需提高警惕，及时汇报给主管医生，共同采取必要措施，防止患者出现人工气道梗阻的情况。

（三）紧急处置

1.临床表现

①患者表现：烦躁不安，面色苍白、口唇发绀、三凹征等；②呼吸机表

现：潮气量通气不足或气道压高压报警等；③监护仪表现：心率快、血压高、氧合降低等。

2. 紧急处置

①首先检查患者人工气道的位置以及是否发生打折、扭曲、冷凝水过多等；②试验性插入吸痰管试探梗阻部位；③尝试吸引气道；④气囊放气或移动导管；⑤可使用纤维支气管镜直视下检查导管发生梗阻的原因；⑥积极对症处理气道高反应、气道阻力明显增高、哮喘发作等情况；⑦如果以上方法均无效，并且排除患者发生张力性气胸的情况下，必要时可考虑拔除气管并予以球囊-面罩辅助通气以维持供氧，根据实际情况重新插管或气管切开。值得特别提及的是，对于困难气道或紧急情况下（插管失败不能维持通气的患者），可采用气道急救技术，如经皮环甲膜穿刺造口术、环甲膜切开术、气管造口术等。

（四）风险管理

1.应实施三级护理管理和监控，有效预防和管理人为因素引起的人工气道急性梗阻。

2.应及时识别有人工气道急性梗阻高危风险的患者，提前采取干预措施，减少风险事件的发生，对甲状腺或颈部术后的患者，常规准备气管切开包，保障患者安全。

3.建立人工气道急性梗阻风险管理紧急处理预案。在机械通气过程中，患者出现人工气道梗阻表现时，应立即通知医生并采取相应措施。

4.人工气道急性梗阻的质量管理与持续质量改进。各级护理人员应定期、不定期地对人工气道管理的情况进行监控，对发现的问题及时改正；人工气道急性梗阻发生后，应立即上报，进行原因分析，提出对策并改进，完善相关处理流程，追踪改进后的成效。

三、插管误入支气管

（一）原因

1.当患者头过度弯曲、向一侧偏移或者向下移动时，均可改变气管导管插管的位置，可导致气管插管滑入一侧支气管变成支气管插管。

2.因右支气管与气管所成夹角较小，插管过深易进入右支气管导致支气管插管。

（二）预防

1.插管误入支气管没有单一的完全准确的判断方法，一旦判断错误会造成严重后果，因此在确定充分的氧合和通气之前，应保持高度警惕。目前判断插管位置的方法有：插管后听诊患者双肺是否有均匀通气，观察患者两侧胸廓起伏是否对称以及胸部X线检查、胸部CT检查、呼气末CO_2分压或呼气混合气体监测等，必要时可使用纤维支气管镜进行判断。如仅在一侧听见呼吸音，表明气管插管插入单侧支气管（外伤患者只能听见一侧呼吸音提示气胸）。在每侧腋窝上部听诊呼吸音，常可减少因对侧呼吸音传导而造成的判断失误。

2.可用胶布和寸带进行双重固定，防止导管移位或脱落。

（三）紧急处理

一旦判断插管误入主支气管或支气管，则表明导管插入过深进入一侧主支气管或支气管，需立即调整导管位置，必要时退出重新插管直至双侧均可听到呼吸音对称为止。观察患者呼吸道梗阻症状有无好转，密切监测患者的生命体征、氧饱和度、意识状况及循环等情况，改善患者缺氧状况。

第六节　人工气道的拔除

人工气道的拔除通常是指对临床上需要使用呼吸机进行机械通气的气管插管或者气管切开患者，进行气管插管导管或气管切开套管拔除的操作。当机械通气患者的病因好转以后，应尽快开始脱机筛查试验，通过筛查试验的患者，应进行自主呼吸试验（SBT），若患者能够耐受，则可以确定脱机成功，于床旁准备拔除气管插管。对未通过SBT的患者，应调节呼吸机模式，选用不导致呼吸肌疲劳的机械通气方式，并查找患者SBT失败的原因，进行针对性处理。除非证实患者因有明确的不可逆转的疾病（如高位脊髓损伤或者晚期的肌萎缩性脊髓侧索硬化）导致脱机失败超过3个月，则为长期机械通气。对于长期机械通气的患者宜采用逐步降低机械通气水平以及逐步延长患者自主呼吸时间的脱机策略，以锻炼患者的呼吸肌。一般在通气支持条件降低到一半时，可考虑转换到SBT步骤。

拔除气管插管导管或者气管切开套管操作虽比较简单，但临床上必须考虑患者拔管的时机、方法，防止拔管后患者出现误吸、喉痉挛、气管损伤和通气不足等不良后果。

一、气管插管

（一）拔管指征

1.患者放置人工气道的病因好转或者祛除。

2.患者神志清楚，呼之能应，握拳有力，最好能遵指示完成指令性动作。

3.患者血流动力学稳定，血容量正常，无心律失常。

4.患者具备气道保护能力并且恢复自主呼吸，潮气量≥6 ml/kg，呼吸频率≤25次/min，$PaCO_2$≤45 mmHg，脉搏血氧饱和度在正常范围，不需要高水平的正压通气即可维持正常的动脉血氧。

5.患者咳嗽反射、吞咽反射、咽喉反射均恢复正常。

6.急性人工气道梗阻不能马上解除则必须立即拔除气管插管。必须重新插管或者运用其他气道重建技术保证患者有效的气体交换，维持氧气供应。

（二）拔管流程

拔管没有绝对的禁忌证。

1.拔管前充分吸引气道及口腔分泌物。

先将患者气管内、口部、鼻部、咽喉部存留的分泌物充分吸引干净，确保导管周围的分泌物在气囊放气以后不至于反流入气管内，保持患者呼吸道通畅。气管内吸引的时间一般每次不宜超过15 s，否则可导致患者低氧血症。有研究表明，如果胸部听诊患者气管内或肺部没有听见痰鸣音，一般不必常规行气管导管内吸痰，以免将细菌带入气管，造成感染。

2.在给气囊放气的同时给予正压，使患者气囊上方堆积的分泌物从气道移出，到达患者口咽部。

3.再次吸引患者口咽部分泌物。

4.把气囊完全放气以后在气管插管周围能听到漏气声。

5.现在主张最好在患者深吸气时移除气管导管，以减少缺氧、肺萎陷等的发生。

6.根据需要给予患者吸氧。

7.其他特殊情况：饱食患者应谨防其拔管后发生误吸。若患者已经发生了误吸，必须等待患者完全清醒后，在采取侧卧头低体位下拔管。进行颜面、鼻腔、口腔手术的患者，术后若存在张口困难或呼吸道肿胀，也应等待患者完全清醒后再考虑拔管。对于颈部手术，尤其是甲状腺切除术后有喉返神经损伤或者气管萎陷可能的患者，拔管前应先置入喉镜，在直视下将气管导管慢慢退出声门，一旦患者出现呼吸困难，应立即重新插入气管导管。

8.健康宣教：拔管前应向患者进行常规健康宣教，使其了解拔管的必要性及安全性，消除患者的紧张、恐惧，同时注意疏导患者的不良情绪，积极与患者沟通、交流，耐心解答患者的疑问，可向患者分享临床上的成功案例，从而提高其治疗配合度。

（三）拔管后护理常规

1.严密观察拔管后患者呼吸道是否通畅，血氧饱和度是否维持在正常范围；患者皮肤、黏膜色泽是否红润，有无苍白；生命体征（体温、脉搏、呼吸、血压）是否平稳，有无出现大范围波动。拔管后1 h内应查患者动脉血气，并定时监测血气变化。

2.拔管后视患者需要提供鼻塞或面罩吸氧，以维持氧供。

3.拔管后30 min内，密切观察患者有无出现喉头水肿、声音嘶哑、气道黏膜损伤等现象。

4.鼓励患者主动咳嗽、咳痰，适时翻身拍背，协助患者床上活动，并辅以超声雾化吸入，促进患者排痰，预防肺部并发症。

5.拔管后即做口腔护理，4~6 h后视患者病情，逐渐开始饮水、进食。

6.根据临床观察和动脉血气分析等各种检查，决定患者是否需要重新进行机械通气。

7.心理护理。

二、气管切开

（一）拔管指征

1.患者放置人工气道的原发病因好转或者祛除。

2.患者具备气道保护能力并且自主呼吸逐渐恢复。

3.患者能够维持足够的通气量及血氧分压，血流动力学稳定。

（二）拔管流程

1.拔管前需要评估患者的吞咽能力及气道保护能力。

2.在床旁可使用食用性色素进行简单的吞咽测试。①把气管切开套管的气囊抽空，嘱咐患者吞咽少量含有食用色素染色的冰片或水；②进行气道内吸引，观察其分泌物是否含有颜色；③如果染色存在，则试验阳性，表示患者没有很好的气道保护功能，还不能进行拔管，但有时也存在假阴性结果。

3.拔除气管切开套管的步骤同气管插管拔除的方法相似。不同之处是气管切开套管的拔管时间一般在气管切开术后1周以后，且拔管前要先试堵管1~3天，根据患者具体疾病情况逐步从半堵管、3/4堵管到全堵管，若患者未发生呼吸困难，SBT通过即可考虑拔管。实施堵管后的48 h内护士需要密切关注患者的各项生命体征、神志和意识以及咳嗽等情况，如果患者出现不适，要及时暂停堵管。

4.拔管后，用胶布拉紧伤口两侧的皮肤，使其封闭。气管切开伤口处应覆盖无菌、密闭的纱布，视患者情况进行更换。如气管切开伤口不愈合，则考虑缝合。拔管后床旁仍需配备气管切开包，以便患者病情变化时急救处理。

（三）拔管后护理常规

1.严密观察拔管后患者呼吸道是否通畅，血氧饱和度是否维持在正常范围；患者皮肤、黏膜色泽是否红润，有无苍白；患者生命体征（体温、脉搏、呼吸、血压）是否平稳，有无出现大范围波动。拔管后1 h内应查患者动脉血气，并定时监测血气变化。

2.拔管后视患者病情需要提供鼻塞或面罩吸氧，以维持氧供。

3.鼓励患者进行深呼吸训练，主动咳嗽、咳痰，适时翻身拍背，协助患者床上活动，并辅以超声雾化吸入，促进患者排痰，预防肺部并发症。防止患者再次发生呼吸困难。

4.拔管后，在患者气管切开伤口处应外敷无菌、密闭的纱布，每日或隔日换药一次，视患者情况进行动态更换。

5.心理护理。

（陈弟洪、刁丽）

第五章
机械通气治疗与护理

第一节 概 述

机械通气（MV）是在患者呼吸功能障碍时，呼吸机辅助或替代患者呼吸做功，改善或维持通气、换气功能，缓解呼吸肌疲劳，纠正低氧血症和高碳酸血症及其导致的病理生理改变和代谢紊乱的一种呼吸支持技术，包括有创机械通气、无创正压机械通气等，为原发病治疗赢得时机。有创机械通气是指应用有创的方法，如气管插管、气管切开等方式通过呼吸机进行通气。无创正压机械通气（NIPPV）是指通过鼻罩、面罩或接口器等方式连接患者，无需气管插管或切开的正压机械通气。神经调节通气辅助（NAVA）是通过监测膈肌电活动（Edi）来反映患者呼吸驱动和膈肌电活动，并根据Edi信号的强度，呼吸机实时提供一定比例的通气支持。呼吸机具有不同呼吸模式，临床医师／呼吸治疗师可根据患者病理生理状况选择合适模式和参数，医学理论的发展及循证医学数据的增加使呼吸机的临床应用更加趋于有明确的针对性和规范性。

第二节 有创机械通气

一、有创机械通气适应证和禁忌证

（一）有创机械通气适应证

1.心肺复苏。各种原因导致急性呼吸心跳骤停，应迅速建立人工气道进行机械通气。

2.呼吸衰竭。各种原因导致的I型呼吸衰竭、II型呼吸衰竭。各种原因导致呼吸做功能力下降如脑干损伤，通气阻力增加如COPD，换气功能下降如严重肺实质或肺间质损伤，急性肺水肿等，经保守治疗无效后应尽早行机械通气。

3.单侧肺通气。适用于胸外科手术患者，或双肺病变不均一患者。

（二）有创机械通气禁忌证

有创机械通气无绝对禁忌证。其相对禁忌证包括：大咯血者；多发肋骨骨折、气胸、纵隔气肿未引流者；张力性肺大疱、肺囊肿、低血容量性休克未补充血容量者；气管–食管瘘，在未经适当处理前，应慎重通气。

二、有创机械通气常用模式

1.机械控制通气（CMV）。潮气量、吸气时间及呼吸频率完全由呼吸机产生并控制，最大限度减少患者的自主呼吸负荷。使用不当可出现废用性呼吸肌萎缩，有自主呼吸时易发生人机对抗。主要适用于没有自主呼吸、呼吸中枢抑制、神经肌肉疾病，或呼吸肌疲劳患者以及麻醉过程中等。

2.机械辅助通气（AMV）。呼吸机对患者的自主吸气动作产生反应并施与同步性通气支持，潮气量、吸气流速（或通气压力、吸气时间）由呼吸机控制，呼吸频率由患者控制，可理解为控制通气同步化。

3.辅助–控制通气（A/CV）。患者触发送气，且以CMV的预设频率作为备用频率。自主呼吸能力强，超过预设频率为辅助通气；若自主呼吸能力弱或无自主呼吸，实际频率等于预设频率，为控制通气。可保证每次通气的容量（或压力）。A/C模式是目前临床上最常用的通气模式之一。

4.同步间歇指令通气（SIMV）。自主呼吸与控制通气相结合的通气方式，按呼吸机预设要求同步提供指令通气，在两次指令通气周期之间允许患者自主呼吸，患者自主呼吸时给予一定的压力支持。呼吸机设定一定时间的触发窗，一般为呼吸周期时间的后25%。在自主呼吸的时候，呼吸机根据预设的参数给予患者通气支持，若无自主触发，呼吸机按照间歇指令通气。该模式保证患者通气量，锻炼患者部分的呼吸肌肌力，促进脱机，主要应用于撤离或做呼吸锻炼的机械通气的过程中。

5.压力支持通气（PSV）。在自主呼吸时，患者吸气开始，呼吸机给予恒定压力辅助患者吸气，以克服气道阻力和胸肺弹性阻力。患者呼吸形式、吸气时间由患者自身决定。支持压力调节不当或胸肺顺应性发生改变等，可出现通气过度或通气不足。主要应用于机械通气撤离过程中。

6.压力调节容量控制通气（PRVC）。在确保预设潮气量基础上，呼吸机自动连续测定呼吸系统顺应性和压力/容积关系，反馈性调节下一次通气的吸气压力水平。保证较恒定的潮气量，吸气流速为减速波型。预设压力切换水平不能太低，否则达不到预设潮气量。

7.双水平正压通气（BiLevel）。允许患者在两个不同压力水平上进行自主呼吸，患者在通气周期的任何时刻都能进行不受限制的自主呼气。患者在机械通气过程中保留自主呼吸，患者通气量由机械辅助通气量和患者自主呼吸所产生的通气量两部分组成，可以减少患者对机械通气的依赖程度。

此外还有适应性支持通气（ASV）指令分钟通气（MMV）、反比通气（IRV）、容积支持通气（VSV）等模式。

三、机械通气参数设置

1.潮气量。潮气量设置以理想体重为标准，而不是以实际体重为标准，一般设置为6~8 ml／kg。原则上维持潮气量在压力-容积曲线的陡直段，气道平台压不超过30 cmH$_2$O，避免肺泡过度膨胀所致呼吸机相关性肺损伤。

2.呼气末正压（PEEP）。PEEP对于ARDS患者的作用是预防呼气末肺泡动态陷闭所致肺剪切性损伤。对于COPD患者，PEEP可预防呼气末小气道动态陷闭所致内源性PEEP、肺动态性过度充气。对于ARDS患者常使用最佳顺应性法、最佳氧合法、跨肺压法等进行PEEP滴定。可以根据ARDSnet PEEP-FiO$_2$表来调节PEEP，ARDSNet推荐高PEEP和低PEEP法（详见表5-1）。对于COPD患者 PEEP一般设置为内源性PEEP的75%。

表 5-1 低 PEEP 和高 PEEP FiO$_2$-PEEP 表

设置方法	参数调节												
低水平PEEP													
FiO$_2$	0.3	0.4	0.4	0.5	0.5	0.6	0.7	0.7	0.7	0.8	0.9	0.9	0.9	1.0
PEEP	5	5	8	8	10	10	10	12	14	14	14	16	18	18~24

高水平PEEP									
FiO$_2$	0.3	0.3	0.4	0.4	0.5	0.5	0.5~0.8	0.8	0.9	1.0
PEEP	12	14	14	16	16	18	20	22	22	22~24

3.呼吸频率。控制通气成人频率一般为12~20次/min。一般来说，潮气量与吸气流速决定吸气时间，而呼吸频率则与呼气时间有关，呼吸频率越快、呼气时间越短，反之亦然。为了获得较低的平均气道压，避免气体陷闭和内源性PEEP，尤其是对于阻塞性肺疾病的患者，给予足够的呼气时间是必要的。

4.吸气时间或吸/呼比。正常成人自主呼吸时吸呼比一般为1：2～1：1.5，吸气时间一般为0.8~1.2 s。

5.吸气流速。在容量通气模式时，需要设置吸气流速。吸气流速大小需与患者吸气需求匹配，否则会影响患者呼吸功及人机协调性。吸气流速一般设置为40~60 L/min；应用控制型通气模式时，预设吸气流速可低于40 L/min。

6.流速波形。临床上最常用流速波形为方波和减速波。减速波更符合ARDS患者病理生理需求，气体分布更佳，人机协调性更好。

7.触发灵敏度。吸气触发方式分为压力触发和流量触发，压力触发灵敏度一般设置为-0.5～-2 cmH_2O，流量触发灵敏度一般设置为1～3 L/min。应用PSV通气模式时需设置呼气触发灵敏度，一般设置为呼气峰流速的25%，根据患者吸呼气切换同步性作适当调整。

8.吸入氧浓度（FiO_2）。原则以尽可能低的FiO_2，达到目前氧合功能SaO_2>90%。

四、有创机械通气的上机与撤离

（一）上机

一旦达到有创机械通气的适应证即可上机。机械通气撤离（简称撤机）是逐渐降低机械通气支持水平，恢复患者自主呼吸，最终脱离呼吸机的过程，一旦导致机械通气的原发病因得到改善或纠正，应尽早进行撤机。

（二）撤机

1.撤机可行性筛查标准

（1）导致机械通气的病因好转或祛除；

（2）适当的气体交换能力：FiO_2≤40%，SO_2>90%或PaO_2/FiO_2≥150 mmHg，PEEP≥8 mmHg；

（3）血流动力学稳定：无心肌缺血动态变化，HR<140次/min，收缩压90~160 mmHg，已停用或少量应用血管活性药物；

（4）有自主呼吸能力；

（5）适当的意识状态：镇静或无镇静时，有适当的意识水平或患者的神经系统功能状况稳定；

（6）代谢功能稳定；

（7）适当的咳嗽能力，没有过多的气道分泌物。

2.撤机方法。常用方法主要包括直接停机和应用SIMV逐渐降低机械通气支持水平。目前机械通气指南推荐应用自主呼吸试验（SBT）进行撤机。多项研究显示SBT可明显缩短撤机时间和机械通气时间，显著减少机械通气相关并发症的发生率和医疗费用。SBT方法包括：T管试验；低水平CPAP（5 cmH$_2$O，FiO$_2$不变）；低水平PSV（PEEP为5 cmH$_2$O，PS5~8 cmH$_2$O，FiO$_2$不变）。

3.SBT结果评价。SBT成功的客观标准：①SaO$_2$≥90%或PaO$_2$≥60 mmHg（FiO$_2$≤40%~50%），PaO$_2$/FiO$_2$>150 mmHg；②PaCO$_2$升高<10 mmHg或pH减低≤0.10；③RR≤35次/min；④HR≤140次/min，较基础值增加≤20%；⑤90 mmHg≤收缩压≤160 mmHg或较基础血压的改变<20%。主观标准：①没有呼吸做功增加的临床表现，如胸腹矛盾运动、辅助呼吸肌过度运动；②没有呼吸窘迫体征，如大汗，焦虑，烦躁。反之SBT失败。若SBT失败，应立即终止试验，给予足够的呼吸支持水平，保证呼吸肌充分休息，并积极寻找失败原因。

4.拔除气管插管条件。①足够的自主呼吸能力（SBT成功）；②上气道通畅；③足够的气道保护能力，需要判断患者的意识状态、咳嗽能力、气道分泌物量，甚至吞咽功能等。

拔除人工气道后应密切观察生命体征，注意有无呼吸肌疲劳表现、有无发绀及呼吸音的变化，判断有无喉头水肿和气道梗阻表现，必要时应用无创通气支持、再次建立人工气道。

五、有创机械通气常见报警及处理

恰当的报警设置对机械通气患者起到非常重要的安全保障作用。呼吸机的电源、气源脱落，呼吸机电子、气动故障等报警设置由厂商已设定，临床需要设置的通气参数报警设置包括气道高压报警、低压报警、呼吸频率过高或过低报警、容量（潮气量、分钟通气量）过高或过低报警、窒息报警等。如不了解呼吸机报警原因而盲目消除报警（不恰当调整报警线），可造成严重后果。处理报警原则：首先判断是否危及患者生命，若危及患者生命，立即断开呼吸机，使用简易呼吸器连接高浓度氧进行人工辅助通气；同时积极查找报警原因，若报警原因不能去除，更换呼吸机，标注故障呼吸机进入检修流程。

1.报警线的设置

（1）高压报警设置：通常较实际气道峰压Ppeak高5~10 cmH$_2$O，上限一般不超过40 cmH$_2$O。

（2）低压报警，一般设置为较吸气峰压低5~10 cmH$_2$O。

（3）呼吸频率报警设置：高限，成人一般设置为35次/min；低限，8次/min，儿童设置为高于或低于预设频率20%～30%。

（4）潮气量报警设置：上限为10 ml/kg或高于目标潮气量20%～30%，下限设置为4 ml/kg或低于目标潮气量20%～30%。

（5）每分钟通气量报警设置：上、下界限一般分别设置在预设每分钟通气量的20%～30%。

（6）窒息时间15~20 s。

2.报警原因

1）常见高压报警原因

（1）气道阻塞，如气道痰液、痰栓阻塞气道或人工气道；处理方法：吸痰、更换人工气道或加强湿化等；

（2）人工气道移位、打折，处理：及时发现，保障人工气道通畅性、维持正确位置、妥善固定；

（3）支气管痉挛，如听诊闻及哮鸣音、呼气流速降低；处理：解痉平喘抗炎；

（4）气胸，如肺大疱，肺部病变严重、通气支持力度高，肺发育不良的患者应警惕；处理：人机断开，及时行胸腔闭式引流，维持基本通气氧合目标情况下，适度降低呼吸机支持力；

5）肺顺应性降低，如ARDS患者病情恶化、肺栓塞等；处理：针对病因进行积极处理，同时滴定呼吸机参数维持基本通气氧合目标，避免呼吸机相关性肺损伤；

（6）人机对抗，处理：查找人机对抗原因，滴定优化通气参数，必要时镇痛镇静、甚至应用肌松剂治疗等；

（7）呼吸机管道打折、积水等，处理：保持呼吸管路通畅和积水杯处于最低位，及时清理呼吸管路积水等。

2）常见低压报警原因

（1）人工气道滑出脱落，气囊（CUFF）漏气；

（2）呼吸机管路脱开，积水杯连接不当致漏气；

（3）参数设置不当，如潮气量过低等；

（4）患者自主呼吸过强等。

3）分钟通气量低限报警常见原因

（1）人工气道异常，如脱出、打折、堵塞等；

（2）呼吸机管路异常，如漏气、脱落等；

（3）参数设置过低，如压力支持过低；

（4）呼吸机故障；

（5）患者病情变化，如气道痉挛、气胸、胸腔积液、肺顺应性降低等。

4）窒息报警

窒息报警常见原因：在自主性通气模式条件下，镇静过深、参数设置不当、中枢病变致呼吸驱动异常等致呼吸暂停，或呼吸机机械故障致检测异常。处理方法：减少镇静药物，合理设置通气模式和通气参数、呼吸机故障时更换呼吸机或呼吸配件，尤其注意应在自主性通气模式条件下，恰当设置后备通气模式、参数、窒息时间。

六、有创机械通气患者的护理

对于有创机械通气的患者，应密切观察呼吸机各项参数变化、工作是否正常，患者意识、瞳孔、呼吸频率、呼吸形式及胸廓活动度。保持呼吸道通畅，按需吸痰，动态观察患者分泌物性状及量，及时报告医师。关注各管道放置是否妥当，积水杯最低位，防止管路打折、积水，防止气管导管脱出。更改参数及呼吸锻炼应在医生指导下进行，根据病情调整参数。动态监测患者生命体征、血气分析等，加强患者心理护理，了解患者需求，做好解释工作。

第三节 无创正压机械通气

无创正压机械通气（NIPPV）主要目的是：改善通气、换气功能；降低呼吸肌做功，缓解呼吸肌疲劳；改善功能残气量；维持上气道通畅。

一、无创正压机械通气适应证和禁忌证

（一）无创正压机械通气适应证

1.NIPPV主要适合于轻中度呼吸衰竭的早期救治，没有紧急气管插管指征、生命体征相对稳定和没有NIPPV禁忌证的患者，也可以用于有创-无创通气序贯治疗，辅助撤机，但对于明确有创通气指征者，除非是患者拒绝插管，否则不宜常规应用NIPPV替代气管插管。

2.在急性呼吸衰竭中，其应用指征参考如下。①疾病类型和病情的可逆性评价适合使用NIPPV。②有需要辅助通气的指标：中至重度的呼吸困难，表现为呼吸急促（COPD患者的呼吸频率>24次/min，充血性心力衰竭患者的呼吸频率>30次/min）；动用辅助呼吸肌或胸腹矛盾运动；血气分析指标异常[pH值<7.35，$PaCO_2$>45 mmHg，或氧合指数<200 mmHg（氧合指数=PaO_2/FiO_2）]。③排除有应用NIPPV禁忌证。

（二）无创正压机械通气禁忌证

1.绝对禁忌证。①心跳呼吸停止；②自主呼吸微弱。

2.相对禁忌证。①昏迷，误吸可能性高；②气道分泌物多、排痰障碍；③

血流动力学不稳定；④严重上消化道出血；⑤近期上腹部手术后（尤其是需要严格胃肠减压者）；⑥未经引流的气胸或纵隔气肿；⑦上气道阻塞；⑧面部创伤/术后／畸形；⑨患者不合作。

二、无创正压机械通气常用模式及参数设置

（一）通气模式

目前常用的通气模式有以下几种：S/T模式、CPAP模式、AVAPS模式以及PCV模式。

1.S/T模式，即自主性/时间控制通气模式。呼气相正压EPAP主要作用是：扩张陷闭肺泡或对抗小气道动态陷闭，呼气相气流持续冲刷面罩，防止CO_2重吸收。吸气相给予吸气正压IPAP，减少患者吸气做功，维持目标潮气量，降低二氧化碳分压。IPAP与EPAP的差值为驱动压，其大小与潮气量相关。此外还需设定背景频率f。当患者存在自主呼吸时，患者在IPAP和EPAP辅助下进行自主性通气（类似PSV）。当患者自主呼吸比较微弱或无自主呼吸时，呼吸机按设置参数和频率进行通气。初始参数设置：IPAP为8~10 cmH_2O，EPAP为3~5 cmH_2O，频率8~10次/min。根据患者通气状态，逐步调整参数，每次调整2~3 cmH_2O，逐步达到目标压力及潮气量。

2.CPAP模式，即持续气道正压模式。呼吸机给予持续气道正压，允许患者在此压力水平上进行自主呼吸。设置参数包括持续气道正压（CPAP）、氧浓度。患者需要有足够强的自主呼吸能力，一般用于心源性肺水肿、睡眠呼吸暂停患者。CPAP一般设置为4~12 cmH_2O。

3.AVAPS模式，即平均容量保障压力支持通气模式。呼吸机在一定压力范围，自动滴定吸气相压力和呼气相压力，以达到预设的潮气量。

4. PCV模式，即压力控制模式。由呼吸机（时控）或患者（自主）触发，呼吸机按预设的压力、吸气时间进行通气。

（二）参数设置

参数初始设置通常给予比较低的压力支持水平，根据患者病情和耐受情况逐渐增加吸气压力，以保证辅助通气的效果。具体方法：从低压力水平（吸气压：6~8 cmH_2O；呼气压：4 cmH_2O）开始，经过5~20 min逐渐增加到合适压力支持水平。另外需根据病情合理设置报警参数，一般推荐高压报警限（Hip）为30 cmH_2O，低压报警限（Lop）为3 cmH_2O，窒息时间（Apnea）20 s，呼吸频率高限（Hirate）40次/min，呼吸频率低限（Lorate）8次/min。在NIPPV治疗过程中还应根据患者病情的变化随时调整通气参数，最终以达到缓

解呼吸困难、减慢呼吸频率、增加潮气量和改善动脉血气为目标。NIPPV常用通气参数参考值见表5-2。

表 5-2　NIPPV 常用通气参数参考值

参数	参考值
潮气量	6 ~ 10 ml/kg
呼吸频率	10 ~ 30次/min
吸气时间	0.8 ~ 1.2 s
吸气压力	8 ~ 20 cmH_2O
呼气压力	4 ~ 12 cmH_2O
压力上升时间	根据患者呼吸状态而定（呼吸急促压力上升时间短）

三、无创正压机械通气的上机与撤离

（一）患者选择

1.慢性阻塞性肺疾病急性加重。NIPPV可作为AECOPD通气治疗的首选方式，对于符合NIPPV适应证且没有禁忌证的AECOPD患者，应尽早使用NIPPV，可以降低患者的插管率和病死率。对于有意识障碍的AECOPD患者，由于缺乏有效的气道保护能力，不推荐常规使用NIPPV，但是意识障碍是由CO_2潴留引起，NIPPV能有效清除CO_2，也可在密切监测条件下谨慎使用NIPPV。

2.急性心源性肺水肿。NIPPV应用于急性心源性肺水肿患者，能缓解呼吸困难，提供氧合，降低气管插管率及病死率。其改善机制可能是改善肺通气／血流比值，减轻心脏前、后负荷（尤其是前负荷），进而改善患者心脏功能。CPAP 和 BIPAP（S/T）均是NIPPV 在急性心源性肺水肿患者通气支持中的常用模式，这两种模式在这类患者中的治疗效果无差异，但对于合并II型呼吸衰竭建议使用BIPAP（S/T）模式，合并呼吸性碱中毒的患者建议使用CPAP模式。

3.免疫功能受损合并呼吸衰竭。免疫功能受损患者如恶性肿瘤、器官移植等若合并呼吸衰竭患者，早期使用NIPPV可减少插管率，防止相关并发症，同时能降低病死率。

4.有创-无创序贯通气治疗。长时间有创通气可能引起一系列并发症，包括呼吸肌无力及废用性萎缩、VAP等，尽可能缩短插管时间可以减少机械通气相关并发症。对于接受有创通气的II型呼吸衰竭患者，应用NIPPV辅助撤机，可以改善通气换气功能，减少呼吸做功，维持稳定的气体交换，促进该类患者快速撤机。2000年王辰提出以"肺部感染控制窗"为COPD有创-无创切换参考点。

5.急性呼吸窘迫综合征（ARDS）。目前仅轻、中度ARDS使用NIPPV有一定效果，重度ARDS不主张应用NIPPV。ARDS使用NIPPV过程中，如果患者呼吸做功、氧合不能有效改善，NIPPV失败风险显著增加。ARDS患者应用NIPPV时，应密切监测疗效，一旦无效，应尽早终止无创通气，改为有创通气治疗。

6.支气管哮喘急性发作。哮喘急性发作期，NIPPV的应用目前尚存在争议，没有禁忌证的情况下可尝试使用，但使用过程中必须严密监测，避免病情加重时延误有创通气治疗时机。

7.胸部创伤。胸部创伤导致多发性肋骨骨折（连枷胸）和肺挫伤，均可导致呼吸困难和低氧血症，连枷胸对机体影响主要是导致胸壁稳定性下降，胸壁反常呼吸运动，气道内正压可以减轻吸气过程中胸膜腔负压变化幅度，维持胸壁稳定，有利于减轻反常呼吸，可以改善气促症状与氧合功能。

8.睡眠呼吸暂停综合征（OSAS）。NIPPV可维持上气道通畅，对于OSAS伴缺氧患者可应用NIPPV以改善通气、换气功能。

9.拒绝气管插管呼吸衰竭。对于拒绝气管插管呼吸衰竭患者，在充分告知NIPPV的益处与不良风险情况下，可尝试使用NIPPV。

（二）无创正压机械通气呼吸机操作流程

1.呼吸机选择。应选用专用NIPPV呼吸机，漏气补偿功能比较好，不建议应用有创呼吸机代替无创呼吸机。

2.人机连接界面选择。目前最常用的连接方式是鼻罩和鼻面罩。选择合适的人机连接界面是使用NIPPV呼吸机成功的重要因素之一，应根据患者脸型及病情需求而定。选择鼻罩，可减少幽闭恐惧症及误吸的发生，但患者张口呼吸可引起大量泄漏，导致口咽干涩及通气效果下降，也会影响人机同步。鼻面罩通气密闭性较好，但不利于排痰、医患沟通交流。鼻面罩和鼻罩最常见的并发症是面部皮肤压力性损伤，尤其是鼻部及额头皮肤。通常轻症患者可先试用鼻罩；呼吸衰竭较严重（尤其是呼吸困难严重时张口呼吸）、无法配合无创通气患者，应选用鼻面罩。

3.患者沟通。使用NIPPV呼吸机需要患者配合：上机前需向患者讲述治疗的目的以及连接和拆除方法，治疗过程中可能出现的不适（如气流较大、鼻腔干燥）；指导患者有规律地放松呼吸；鼓励患者，消除患者恐惧，提高依从性，也有利于提高患者的应急能力。

（三）无创正压机械通气患者监测

1.生命体征监测，包括心率、血压、神志、血氧饱和度（SpO_2）等；

2.呼吸系统症状和体征，包括呼吸困难程度、呼吸形式、胸廓和呼吸肌活动、呼吸频率、呼吸音、人机同步性等；

3.通气参数，包括潮气量、频率、吸气压力和呼气压力、吸气时间、漏气量等；

4.定期动脉血气分析；

5.监测湿化效果；

6.不良反应，包括呼吸困难加重、不耐受、恐惧、口咽干燥、胃胀气、误吸、鼻面罩压迫鼻梁造成皮肤损伤、排痰障碍、睡眠性上气道阻塞等。

所有患者在NIPPV治疗2 h后应对临床病情及血气分析再次进行评估，后续监测频率取决于病情严重程度和变化情况。

（四）疗效判断

NIPPV疗效判断需要综合临床表现和动脉血气指标。判断标准如下。①临床表现：呼吸困难症状改善、辅助呼吸肌运动减轻、反常呼吸消失、呼吸频率减慢、血氧饱和度增加及心率减慢等；②血气分析：$PaCO_2$、pH值和PaO_2改善。起始治疗2 h后临床表现和血气指标改善，提示初始治疗有效，建议继续无创通气治疗。否则应尽快调整治疗方案或改气管插管进行有创通气治疗，避免延误治疗时机。

（五）NIPPV 撤离

NIPPV撤离主要根据患者临床症状及病情是否稳定，指南推荐撤机标准：呼吸频率<24次/min，心率<100次/min，pH值>7.35，吸入氧浓度<50%时SaO_2>90%。撤离方法有：①逐渐降低压力支持水平（每次2~3 cmH_2O）；②逐渐减少通气时间（先减少白天通气时间，再减少夜间通气时间）；③以上两者联合应用。

四、无创正压机械通气的常见报警及处理

1.低压报警。常见于管路脱落、鼻罩或鼻面罩漏气量过大、压力传感线脱落。

2.低潮气量报警。管路漏气、鼻罩或鼻面罩漏气量过大、参数设置不当、患者肺顺应性差、气道阻力高或自主呼吸微弱等。

3.高潮气量报警。参数设置过高、患者呼吸驱动过强等。

4.低氧报警。氧源管未连接氧气。

5.压力传感线报警。压力传感线脱落、压力传感线内积水。

五、无创正压机械通气患者的护理

（一）NIPPV 的并发症

1.温化湿化不充分。如患者口咽干燥，以及痰黏稠、不易咳出等。多见于温

化湿化治疗不规范、通气量较大、张口呼吸和痰液较多的患者。应采用主动加热湿化装置，避免漏气、患者间歇喝水，注意液体出入量平衡，鼓励患者排痰，甚至人工辅助排痰。

2.面部压伤。选用形状和大小合适的鼻面罩，摆好位置，调整固定带合适的张力，间歇松开鼻面罩让患者休息，应用防压疮垫等措施有利于减少面部压伤。

3.幽闭恐惧。部分患者戴鼻罩尤其是鼻面罩，常有恐惧心理，导致紧张或不接受NIPPV治疗。合适的教育和解释通常能减轻或消除恐惧。这类患者首选鼻罩通气，呼吸衰竭比较严重的患者，选择鼻面罩通气，待病情改善后更换为鼻罩，这样均有利于提高患者依从性。

4.漏气。漏气可以导致触发困难、人机不同步和气流过大等，使患者不耐受，影响治疗效果，是NIPPV常见问题。解决问题的关键在于：密切监护，选择合适的鼻面罩，经常检查是否存在漏气并及时调整鼻面罩位置、固定带张力；应用鼻罩时鼓励患者闭口经鼻呼吸或使用下颌托协助口腔封闭，可以避免明显漏气。一般允许60 L / min以下的漏气量。

5.胃胀气。多见于张口呼吸和通气压力较高的患者。保证疗效的前提下尽量使通气压力不超过25 cmH_2O，必要时留置胃管行胃肠减压和加用胃动力药。

6.误吸。反流、误吸的高风险患者应避免使用NIPPV。在NIPPV治疗时，应避免饱餐后使用，头高位或半卧位，使用促进胃动力药物有助于减少误吸。

（二）NIPPV 使用过程中的常见问题及处理方法

1. $PaCO_2$持续增高

（1）应注意检查面罩或管路是否存在严重漏气；

（2）管路连接是否正确，呼气装置是否畅通；

（3）死腔增大；

（4）EPAP过低（低于4 cmH_2O），呼气相流速不够，管路和面罩CO_2冲刷不尽，适度增加EPAP水平；

（5）监测潮气量过低；

（6）呼吸频率过慢，或呼气时间过短，适度下调呼吸频率、缩短吸气时间，使得呼气时间延长；

（7）分泌物多阻塞气道；

（8）病情严重或原发病恶化，NIPPV治疗无效，应及时更换为插管有创通气。

2. PaO_2持续降低

（1）应注意检查面罩或管路是否存在严重漏气；

（2）适当增加EPAP；

（3）潮气量不足，同步增加IPAP和EPAP水平；

（4）监测呼吸频率低，每分钟通气量低，处理同PaCO2持续增高；

（5）适度提高给氧浓度；

（6）病情严重或原发病恶化，NIPPV治疗无效，应及时更换为插管有创通气。

第四节　神经调节通气辅助机械通气

与传统模式通过气道流速或压力的改变来触发送气相比，神经调节通气辅助（NAVA）通气时吸气直接受患者呼吸中枢驱动影响，通过Edi反馈给呼吸机从而达到触发送气，最大限度地提高人机同步性。NAVA提供了更合适的支持水平，其作用贯穿于整个通气过程：吸气触发、吸气过程通气支持、吸呼切换。

一、NAVA模式的适应证及禁忌证

（一）NAVA 模式的适应证

1.使用传统通气模式存在明显人机不同步的患者；

2.准备脱机或者脱机困难的患者；

3.存在明显呼吸肌疲劳的呼吸衰竭患者；

4.婴幼儿及呼吸中枢发育尚不完善的患者。

（二）NAVA 的禁忌证

1.呼吸中枢严重抑制；

2.高位截瘫；

3.严重神经传导障碍；

4.不宜放置胃管的情况（包括近期上呼吸道手术、食道手术、食道出血、颅底骨折的患者）。

二、NAVA通气模式的参数设置

1.吸气触发方式。静息状态下，膈肌存在一定电活动，称为Edi最小值。NAVA主要以 Edi在最小值基础上增加多少（ΔEdi，而非绝对数值）作为触发灵敏度（见图5-1），也就是说呼吸机在膈肌开始收缩时给予通气辅助。一般将触发灵敏度设置在 0.5 μV，既防止因背景噪音干扰而导致的假触发，又保证微弱的神经冲动也能有效触发呼吸机送气。另外，NAVA还保留流量触发方式，神经触发与流量触发相结合，并按照先到先触发的原则送气，使其工作方式更为安全。

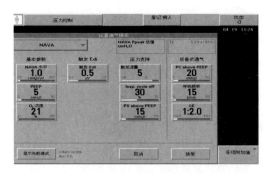

图5-1　NAVA呼吸机参数调节界面

2.NAVA水平。NAVA 水平是将Edi信号转化为压力辅助水平的比例系数，Ppeak = NAVA 水平 ×（Edi 峰值 - Edi低值）+ PEEP，常规设置在 $0.5 \sim 3.0$ cmH$_2$O/ μV范围，可根据情况调节。NAVA 水平设置常规有以下两种方法。①预览法：在传统的以气道压力为目标的机械通气模式（如PSV）下，通过呼吸机提供的"NAVA预览"工具模拟NAVA通气（见图5-1），调节 NAVA 水平使其压力–时间曲线与PSV的压力良好契合，以保证转换为NAVA模式后仍可保持此前PSV通气时的潮气量。②滴定法：将 NAVA水平从低水平逐步递增并观察气道压的变化，随着NAVA水平的增加，气道压力不断上升，当气道压力的增速突然趋缓或达到平台时，对应的NAVA水平即为合适的NAVA支持水平。

3.呼吸模式转换。在通气过程中，如果因电极位置移动或过度镇静–肌松等原因导致Edi信号小时，在1/2的窒息通气时间呼吸机自动转换为PSV，重新获取Edi信号后，呼吸机自动转换为NAVA。如果整个预设窒息通气时间内既没有神经触发又没有流量触发，呼吸机自动转换为PCV。

4.吸呼气转换。当Edi开始下降，相当于吸气运动神经元放电结束，中枢神经吸气活动转换至呼气活动时，呼吸机转换为呼气。对于Edi正常或高信号强度，当Edi降至峰值70%时切换为呼气相，对于Edi低信号强度，则在峰值的40%时转换为呼气。此外还有压力转换方式，压力超过预计辅助压力4 cmH$_2$O时转换为呼气。

三、NAVA通气模式临床意义及护理

NAVA通气模式能显著改善人机同步性。与压力支持通气比较（PSV），NAVA通气能够避免过度通气，缩短触发延迟时间及吸呼切换延迟时间，减少无效触发次数。NAVA通气能够减少呼吸机相关性肺损伤、全身炎症反应及心肾功能受损。由于NAVA整个呼吸周期的启动、维持及切换均由Edi来完成，因此，膈肌电信号监测在实现NAVA通气中具有重要意义。

1.NAVA通气模式能指导机械通气患者撤机。撤机失败的患者常因呼吸负荷增加或膈肌收缩功能下降，引起呼吸中枢驱动增加，导致撤机失败。由于Edi

能够较好地反映呼吸中枢驱动，因此可根据Edi变化指导撤机。在撤机过程中，通过Edi水平确定最佳的压力支持水平，维持恰当的自主呼吸。目前有观点提出，当NAVA支持水平为0.5 cmH$_2$O/μV时可考虑撤机。

2.在婴幼儿及动物的研究中发现可以利用Edi指导PEEP选择。吸气时Edi增高，称为位相性Edi（Phasic Edi）；呼气时Edi消失，若在呼气时Edi仍然存在，则称为紧张性Edi（Tonic Edi）。紧张性Edi的产生通常与肺泡塌陷、肺水肿引起的迷走神经反射激活有关。Edi的动态变化选择PEEP水平，当紧张性Edi最低时的PEEP水平，即为Edi决定的PEEP水平。Edi指导呼气末正压（PEEP）的选择成人中的应用还需进一步研究。

3. Edi能够反映呼吸中枢驱动，由于Edi和膈神经冲动直接相关，监测Edi可以了解呼吸中枢驱动。跨膈压（Pdi）是指膈肌收缩时膈肌胸腹侧的压力差，能够反映呼吸中枢驱动。

4. Edi可用于评价膈肌功能，颤搐性跨膈压（TwPdi）是经皮单次颤搐性超强电刺激双侧膈神经诱发膈肌收缩所产生的跨膈压，是评价膈肌力量和诊断膈肌疲劳最有效的方法。研究表明Edi随Pdi的改变而改变，TwPdi与Edi之间具有较好的相关性，其相关系数达0.8。因此，若膈神经传导正常，Edi可用于评价膈肌功能。

5.膈肌电活动能够反映呼吸中枢驱动，因此其亦可用于中枢型睡眠呼吸暂停综合征（CSA）与阻塞性睡眠呼吸暂停综合征（OSA）的鉴别诊断。OSA是由于患者上呼吸道被咽喉部软组织堵塞而出现呼吸暂停，但此时呼吸中枢仍不断发出呼吸冲动，因此仍可监测到膈肌电活动。而CSA是由于患者呼吸中枢驱动停止所致，因此不能监测到膈肌电活动。

6.指导调整镇静药物剂量致恰当镇静深度，目前机械通气患者镇痛镇静评估主要依赖患者的主观反应。Edi信号可以指导临床医生调整呼吸支持参数和确定恰当的镇静深度，尽可能量减少镇静药物应用，从而可能缩短机械通气时间。

NAVA利用神经信号控制呼吸机送气，允许患者控制呼吸频率、吸气时间、潮气量与辅助压力，在中枢反馈调节机制下，即可实现根据患者通气需求给予最佳机械通气辅助。目前研究结果显示，NAVA可明显改善人机协调性、减轻膈肌负荷、避免肺过度膨胀和呼吸机支持力度过高，尚需进一步临床研究以验证其作用价值。NAVA机械通气的护理与有创机械通气是一致的。

第五节　机械通气患者转运

危重症患者常因辅助检查、转科以及寻求进一步诊断或治疗而进行院内或院际转运，危重症患者转运是ICU的重要工作内容之一，转运途中患者发生并发症的风险显著增加，甚至死亡。转运前的评估与沟通、转运过程中的监测与实施、转运后的交接对预防并发症至关重要。

一、转运前准备

（一）转运前风险评估及知情同意

危重患者病理生理变化大，转运时因治疗环境和器官功能支持设备（如呼吸机、输液泵）改变、护理级别降低等因素使转运过程中存在诸多潜在危险，其中以低氧和血流动力学不稳定最为常见。转运目的是为了使患者获得更好的诊治措施，但转运存在风险，因此，转运前应该充分评估转运获益及风险。如果风险大于获益，则应重新评估转运必要性。一般情况下，在积极处理后血流动力学仍不稳定、不能维持有效气道通畅性、通气及氧合功能的患者不宜转运。但需立即外科手术干预的急症（如大出血、腹主动脉瘤破裂等），视病情与条件仍可积极转运。转运前应将转运的必要性和潜在风险告知家属，获取家属知情同意并签字。紧急情况下，为抢救患者生命，在法定代理人或被授权人无法及时签字的情况下（例如挽救生命的紧急转运），可由医疗机构负责人或者授权负责人签字。

（二）转运人员

机械通气患者转运应由接受过专业训练，具备重症患者转运能力的医务人员实施，并根据转运具体情况选择恰当转运人员。转运人员应包括重症医师和呼吸治疗师，并根据病情需要配备护理人员等。转运人员应接受基本生命支持、高级生命支持、人工气道建立、机械通气、休克救治、心律失常识别与处理等专业培训，能熟练操作转运设备、监护仪及输液泵等。必须指定1名人员作为转运过程负责人，转运过程中的所有决策均应由该负责人员决定。患者到达接收科室/医院后，应与接收人员进行全面交接。如患者未移交（如行CT检查等），转运人员需要一直陪护患者直至返回病房。

（三）转运设备

所有转运设备都必须能够通过转运途中电梯、门廊等通道，转运人员须确保所有转运设备正常转运并满足转运要求，所有电子设备都应具备电池驱动并保证充足电量。转运设备包括：

1. 便携式监护仪、微量注射泵、便携式电动吸痰机等，转运人员应携带手机、对讲机等通信设备，以应对转运过程中出现突发事件时与病房取得联系；

2. 转运呼吸机，带有呼气末正压阀门的简易呼吸球囊，麻醉面罩等；

3. 足够的氧气钢瓶（满足转运全程所需氧并富余30 min以上）；

4. 常规治疗药物，如镇痛镇静药物、血管活性药物等；

5. 准备常用抢救药物，如肾上腺素、多巴胺、抗心律失常药物等；

6.符合转运的转运床；

7.远距离转运需使用专业转运救护车，救护车应装备附加蓄电池，发电机应适用所有配电系统的供电，且功率应满足抢救监护型救护车的功率要求，医疗舱中应安装插座不少于3个。

（四）转运前评估

一旦决定转运，参与转运的医务人员应尽快熟悉该患者的诊治过程，评估病情整体情况。积极进行转运前复苏、稳定患者病情是降低转运途中不良事件发生率最行之有效的预防措施。

1.评估患者气道安全性，机械通气患者出发前应标定气管插管深度并妥善固定，给予适当镇痛、镇静。转运前应充分吸引痰液及口腔分泌液。

2.转运呼吸机参数设置应与此前的呼吸支持参数一致，观察患者能否耐受并维持稳定。如果转运呼吸机不能达到转运前的通气条件，应在转运前对患者试行替代参数通气，观察5~10 min，评估患者能否耐受，是否维持恰当的通气及氧合[指脉血氧饱和度（SaO_2）≥90%]。

3.转运前应保持两条通畅的静脉通路。低血容量患者难以耐受转运，转运前必须控制活动性出血，纠正导致低血容量的病因，进行有效的液体复苏，必要时使用血管活性药物维持患者循环功能稳定。待血流动力学基本稳定[收缩压（SBP）≥90 mm Hg，平均动脉压（MAP）≥60 mm Hg]后方可转运。

4.转运前针对原发疾病进行处理：创伤患者在转运过程中应使用颈托等保持脊柱稳定，长骨骨折应行夹板固定；因高热惊厥、癫痫可严重影响呼吸循环，转运前必须控制其发作并预防复发；颅内高压患者需经适当处理使颅内压降至正常水平后方能转运；肠梗阻和机械通气患者需要安置鼻胃管；如果有胸腔闭式引流，在转运全程中引流瓶/袋必须保持在患者身体平面下方。

二、转运过程的实施及监护

转运人员应分工明确。转运过程中监护仪面向医护人员，密切监测患者心率、血压、SpO_2、呼吸频率、呼吸机波形、气道压力及潮气量等，监测呼吸机报警，及时判断和排除故障；同时应观察患者自主呼吸频率、节律和呼吸机是否同步，通气量是否恰当等，如有异常及时处理。频繁躁动者，可适当应用镇痛、镇静剂。转运过程中应密切观察管路位置是否发生变化，液体通路是否通畅，避免牵拉或打折；引流瓶或引流袋应保持在患者身体平面下方，必要时可短暂夹闭引流管；中心静脉管路应暴露在转运者的视野中以方便随时检查。转运途中应将患者妥善固定，防止意外事件发生，特别注意防止气管插管移位或脱出、静脉通道堵塞和滑脱等。部分特殊患者可能需要监测颅内压。

三、转运交接

转运结束后，转运人员应与接收科室/医院负责接收医务人员进行正式交接以落实治疗的连续性，交接内容包括患者病史、重要体征、实验室检查、治疗经过，以及转运过程中有意义的临床事件，交接后应书面签字确认。

四、转运途中突发事件处理

1.气管插管脱出。立即手法开放患者气道，将简易呼吸器连接氧气经面罩加压进行简易呼吸器辅助呼吸，密切监测患者生命体征，保证患者安全的同时，迅速前往最近病房紧急行气管插管术。

2.低氧。保持呼吸道通畅，清除患者分泌物，适当调节通气参数。

3.恶性心律失常与心跳骤停。立即予以患者CPR，推注肾上腺素，维持患者循环，寻找最近配有抢救车的病房进行进一步抢救，复苏成功后返回ICU予以高级生命支持。

4.引流管脱出。立即密切监测患者生命体征，观察患者有无循环波动，若胸腔闭式引流脱出，立即用纱布覆盖伤口，避免发生气胸，同时返回ICU病房重新置管并继续观察。

5.循环波动。立即检查血管活性药物通路是否通畅，若遇管路打折，应先断开再重新连接，避免大剂量血管活性药物突然进入患者身体导致循环剧烈波动。

6.仪器故障

（1）呼吸机报警：应立即判断报警原因，若无法立即排除故障，应立刻断开呼吸机与气管插管连接，迅速将简易呼吸器连接至气管插管，在保证患者安全情况下返回病房，连接呼吸机，待平稳后再行转运。

（2）监护仪故障：应立即关注患者循环，判断颈动脉搏动情况，同时随行人员应立即协助连接备用监护仪。

（3）注射泵故障：应立即更换，同时关闭泵入血管活性药物三通，防止药物推入患者体内。

（4）ECMO故障：应立刻采用手摇柄启动血泵，在保持适当转速与流量的情况下迅速前往最近病房作进一步处理。

五、特殊重症传染性疾病患者转运

传染性疾病重症患者转运除遵守上述一般原则外，还必须遵守传染性疾病相关法规及原则。

第六节 呼吸机维护与保养

呼吸机的维护与保养是指专业人员对呼吸机各部件进行清洁、消毒、调试和校正，排除故障，确保呼吸机正常工作；及时发现和有效解决问题，延长呼吸机使用寿命。目前国内一般由临床护士和专业技术人员承担此职责。

一、专业人员素质要求

1.详细阅读呼吸机说明书，熟悉呼吸机结构、性能，掌握各零部件。目前大部分呼吸机属于部分拆卸式呼吸机管道，主机外吸气和呼气管道均为可拆卸式，而主机内气路管道不能拆卸。对部件拆卸、安装不清楚之处，应及时向有经验的专业人员请教或与维修厂家技术人员联系，不能粗暴、盲目操作，以免精密零部件损坏。现代呼吸机主机明显小型化、电子化和自动化，难以维修；有一定防护措施，不需要经常维修；应用一段时间后需请厂家技术人员进行维护。

2.将维修公司或厂家联系方式写在呼吸机上，以便其他人发现问题时能及时联系、维修。

3.熟悉呼吸机消毒要求，合理管理呼吸机，保证呼吸机各部件消毒后备用。

4.正确处理呼吸机管路冷凝水，及时倒弃冷凝水，操作时应禁止将引流液倒流入患者呼吸道。医务人员在操作前后应洗手，以减少交叉感染机会。

5.能正确判断和排除呼吸机故障，便于呼吸机正常使用。

6.做好记录，将各种维修、更换、校正记录详细备案，如记录维修部位、时间，更换零部件的名称、时间、数量等，以便查核。

二、呼吸机维护与保养

呼吸机某些部件，如传感器前细菌过滤器、某些类型主机的空气过滤片和呼吸机管道等消耗品属于一次性使用物品，在日常使用中应按要求及时更换。细菌过滤器应每日更换，呼吸机管路应每周更换，若有明显污染，可提前更换。一般呼吸机的消耗品，如氧电池、皮囊、活瓣等应根据说明书定期检查和更换。

呼吸机维护能及时消除呼吸机隐患、避免设备损坏，确保呼吸机处于正常工作状态，从而提高抢救成功率，同时能够延长呼吸机使用寿命。

1.气源部分。空气压缩泵和供氧装置正常减压以保障气源压力平衡和安全，其维护的要求如下。①空气压缩泵：临床护士做好其外壳、空气过滤网的日常清洁；其维护要点主要是降低机械损耗，一般应用5 000 h需要进行一次大保养，此工作应由精通机械的专业技术人员负责。②供氧装置：中心管道供氧应注意观察其压力是否与空气压缩泵要求匹配。简易判断方法是将中心供氧压力通过主机气源输入压力表或通过气源报警来观察；密切观察气源的工作压力，保证空气和氧气压力平衡。

2.主机部分。呼吸机主机功能维护是综合性工作，呼吸机外表面（包括界面、键盘、万向臂架、电源线、高压气源管路等）用湿润纱布擦拭即可（每日一次）。污染严重时、呼吸机用毕消毒时，须用75%医用酒精擦拭。触摸屏式操作面板，用湿润纱布擦拭即可（每日一次），切勿使液体进入。

3.加温湿化器部分。定期更换和补充湿化器内液体，注意湿化液用蒸馏水，不能用生理盐水，以避免液体形成结晶物，影响或损坏其加温湿化功能。注意检查调温器性能，保护温控传感器，密切观察温度报警等情况。

4.呼气阀及流量传感器。应按照说明书进行清洗、消毒；无雾化功能呼吸机建议不要使用雾化，若因病情需要雾化则可在呼气端加湿热交换过滤器，以减少对呼气流量传感器损害。

三、呼吸机重要功能和工作状态检测

呼吸机保养和维护的最终目的是保障呼吸机性能完好、工作状态正常。在呼吸机使用前和使用后均应进行呼吸机功能和工作状态检测，认真调试及校正相关参数、检查工作状态。呼吸机使用前检查更为重要，可事先连接模拟肺检查，经判断确认呼吸机各项性能完好、参数准确无误后，再与患者人工气道连接，确保在呼吸机应用前发现问题，避免因呼吸机故障而延误患者救治。

1.气密性检测。呼吸机气路密闭性是呼吸机正常工作的基础，有效的密闭性可保障呼吸机正常触发、送气和呼吸气转换，保障提供足够潮气量和机械通气安全与效果。一般可通过检查呼吸机的气路系统是否漏气来检测其气密性，即打开电源后，连接模拟肺，使呼吸机处于工作状态，通过以下方法来检测气密性。

2.报警系统检测。一般呼吸机均配有压力、通气量（或潮气量）、窒息等报警装置。可通过模拟呼吸机工作状态检测，如调节潮气量；模拟呼吸道阻力增加和呼吸道堵塞；调节呼吸机各种报警上、下限，通过呼吸机声、光报警检测报警系统性能是否完好。

3.核心工作系统检测。呼吸机通气模式、参数、氧浓度、触发灵敏度等检测，需用专用仪器，如肺量计、气道压力表、氧浓度仪等校验；必要时通过临床专职人员佩带连接装置，如通过经面罩机械通气方式检测呼吸机同步性。

4.呼吸机监测系统检测。主要确保呼吸机准确监测各项参数如呼吸频率、潮气量等。

（周永方　景小容）

第六章
呼吸机相关并发症的预防护理

第一节　概　述

　　机械通气是危重症患者常用的一种呼吸功能支持技术，它的广泛应用挽救了大量呼吸衰竭患者的生命，但由于机械通气是非生理性的辅助通气，在救命的同时也会给患者带来不同程度的损害。机械通气患者常因各种因素导致呼吸机相关并发症发生，这些并发症严重影响患者的治疗与预后，甚至导致患者死亡。机械通气患者常见并发症包括呼吸机相关性肺炎（VAP）、呼吸机相关性肺损伤（VALI）、血流动力学紊乱等。目前，呼吸机相关并发症是困扰有创机械通气治疗的主要问题之一，其不仅会延长患者的住院时间，增加医疗费用，也影响了危重患者的抢救成功率。因此充分认识其产生机制与危险因素，并及时采取预防和护理措施就显得极为重要。

第二节　呼吸机相关性肺炎

一、基本概念

　　肺炎是指病原微生物进入远端气道和肺实质所引起的炎症反应。医院获得性肺炎（HAP）是指患者入院时不存在，也不是感染潜伏期，而是入院48 h后发生的，由细菌、真菌、支原体、病毒或原虫等病原体引起的各种类型的肺实质炎症。呼吸机相关性肺炎是HAP的一种亚型，其指气管插管或气管切开患者接受机械通气48 h后发生的肺部感染，包括撤机、拔管后48 h内出现的肺部感染。根据其发生时间，可分为早发性VAP和晚发性VAP，其中早发性VAP是指机械通气时间≤4天发生的VAP，病原菌多为敏感菌；晚发性VAP是指机械通气时间≥15天发生的VAP，病原菌多为多重耐药细菌。

VAP的发生率占医院获得性肺炎全部类型发生率的1/2，约有9%~27%的机械通气患者会发生VAP。国外报道呼吸机相关性肺炎发病率为6%~52%，病死率为14.0%~78.9%。在中国呼吸机相关性肺炎发病率为4.91%~26.95%，病死率为25%~50%。

二、VAP的发生机制

VAP最重要的感染途径是患者口咽部或胃内菌群的定植并吸入到肺。人体在声门水平以上的呼吸道和消化道存在大量细菌，而下呼吸道几乎始终保持无菌状态。在建立人工气道后，患者的防御机制发生障碍，足够数量的致病菌到达患者的下呼吸道并破坏患者的自身防御机制，导致VAP的发生。

人工气道建立后，发生VAP的主要原因包括以下几点。①支气管纤毛柱状上皮运动是呼吸道重要的非特异性防御功能，能阻碍和清除来自空气与环境、鼻咽部寄居菌、胃肠道反流与误吸中的致病菌，是预防VAP的重要防御机制。建立人工气道后，破坏了呼吸道正常结构，损害了呼吸道防御功能，并且使用呼吸机会消耗呼吸道内水分，使呼吸道黏膜干燥、纤毛运动受阻，导致咳嗽反射下降，呼吸道黏液清除能力减弱、气管上皮细胞受损，使病原菌直接进入下呼吸道，进而引起肺炎。②不恰当的呼吸治疗方式，如经吸痰管带入、经雾化吸入等造成病原菌的直接种植。③呼吸机消毒不彻底，不洁的呼吸机管道凝水污染，医务人员无菌操作不严，手部清洁不到位等。④接受呼吸机治疗的患者，治疗期间长期大量应用广谱抗生素、激素和制酸剂等，易发生菌群失调和肠道病原菌易位，使多种病原菌混合感染和真菌二重感染机会增多。⑤体位影响：临床机械通气时多取仰卧位，仰卧位易引起内容物反流、误吸。⑥其他因素：临近部位的感染播散到肺实质，如胸腔感染；由远处的感染灶通过血行播散等。

三、VAP的诊断与治疗

VAP的诊断依据是胸片和分泌物病原学检查。

（一）临床诊断

呼吸机相关性肺炎的临床表现及病情严重程度不同，诊断困难，争议较大，从典型肺炎到重症肺炎伴脓毒症、感染性休克均可发生，目前尚无临床诊断的"金标准"。VAP的相关临床表现满足的条件越多，临床诊断的准确性越高。

易感宿主肺部影像学检查发现新的或进展性的浸润影、实变影或磨玻璃影并伴有发热，体温＞38℃，气道有脓性分泌物，外周血白细胞计数增加，氧合功能下降等临床表现便可判断为呼吸机相关性肺炎。影像学是诊断VAP的重要基本手段，应常规行X线胸片，尽可能行胸部CT检查。肺超声也有助于判别肺组织通气改变情况，与肺栓塞及肺不张等疾病进行鉴别。在临床中，可根据患者情况选取一种或多种影像学检查技术，以达到早发现，早治疗的目的。

（二）病原学诊断

在临床诊断的基础上满足以下任一项，便可以确定致病菌：①合格的下呼吸道分泌物（中性粒细胞数＞25个/低倍镜视野，上皮细胞数＜10个/低倍镜视野，中性粒细胞数：上皮细胞数＞2.5∶1）、肺组织、经支气管镜防污染毛刷、支气管肺泡灌洗液或无菌体液培养出病原菌，且符合临床表现；②细胞病理学、肺组织标本病理学或直接镜检见到真菌并有组织损害的相关证据；③非典型病原体（肺炎支原体、肺炎衣原体、嗜肺军团菌等）或病毒的血清IgM抗体由阴转阳或急性期以及恢复期双份血清特异性IgG抗体滴度变化≥4倍，有呼吸道病毒流行病学接触史，呼吸道分泌物的相应病毒抗原、核酸检测或病毒培养呈阳性。

VAP的临床表现和影像学由于缺乏特异性，需要与其他发热伴肺部阴影疾病相鉴别。

（三）临床诊疗思路

1.影像学检查发现新的或进展性的浸润影、实变影或磨玻璃影加上三种临床表现（发热、白细胞增多或白细胞减少、脓性分泌物）中的两种以上，与其他发热伴有肺部阴影的疾病进行初步鉴别，并评估病情的严重程度。

2.采集呼吸道分泌物和血液标本进行检测，立即开始经验性抗感染治疗，抗菌药物的选择应根据发生多重耐药菌病原体感染的危险因素、最近是否接受抗菌药物治疗、医院或病区的常居菌群、存在基础疾病以及细菌培养结果等综合决策。一般推荐广谱抗生素或多药物联合治疗，再根据细菌培养结果及时调整治疗方案。

3. 48~72 h后对实验室检测结果和初始抗菌治疗反应进行再评估，按不同情况分别处理：①临床病情改善，病原菌培养获得有意义的阳性结果时，可改为目标治疗（降阶梯）；②临床病情稳定、无脓毒症或病原菌培养阴性时，试停抗菌药物进行观察；③72 h临床病情无改善时，应仔细评估是否有感染并发症、其他诊断或者其他部位的感染，从而调整抗菌药物治疗方案；④临床病情无改善且病原菌培养阴性时，需要进一步完善病原学和非感染性病因的检查。

4.动态监测病情，观察感染相关生物标志物结果的变化，评估不同情况的处理结果，并确定后续抗菌治疗的疗程。

（四）治疗

1.一般治疗

①补液：给予适当补液，维持水、电解质和酸碱平衡，补液有利于排痰和减少并发症；发热和呼吸急促使不显性失水增加，已建立人工气道和机械通气者呼吸道的干燥可通过加强湿化器的湿化功能来补充。②伴胸痛者可用少量止痛药。③发热：如体温不超过38℃又无并发症，一般不用解热药；高热者应给予降温，以免诱发和加剧心力衰竭或急性冠状动脉功能不全。④平喘和祛痰药物有利于解除支气管痉挛和痰液的稀释排出，但应禁用强效镇咳药。

2.抗菌药物的选择

抗菌药使用分2个阶段：病原菌尚不明时的经验性选用和致病菌明确后的目标性选用。

（1）经验性治疗：VAP一经临床确诊即需给予抗菌药物治疗。在VAP病原菌中，革兰阴性杆菌占60%以上，选用抗生素的抗菌谱需主要针对革兰阴性杆菌。选用抗菌药物的强度和抗菌谱的范围应根据肺炎的轻重程度(轻度、中度或重度)和有无危险因素而定。

（2）目标性治疗：在病原学检查明确VAP的致病微生物后，即可调整和选用针对致病原更有效的抗菌药物。

四、VAP的预防与护理

（一）VAP 的预防

VAP的预防方法总体来讲是尽可能减少和控制各种危险因素。遵循医院感染控制的相关基本要求和原则，提高医务工作者感染控制的意识教育，增强手卫生的依从性，严格无菌操作，保障医疗器具消毒灭菌，合理应用抗菌药物，落实目标性监测等。

1.建立综合预防体系

医院应根据自身特点和临床指南，在专家指导下建立综合预防体系，制订具有可操作性的预防策略和措施。由专门部门负责策略的实施和宣教，以提高相应预防措施的依从性和效果，落实目标性监测。建立综合预防体系核心内容包括：①将控制医院获得性感染定为医院管理的重要项目；②制订具有可操作性的策略和措施；③建立监测制度；④成立负责机构；⑤定期公布感染的发生情况；⑥定期评估和公布执行情况和效果；⑦定期宣教；⑧定期改进控制策略。

2.与器械相关的预防措施

（1）吸痰装置：吸痰装置分为开放式吸痰管和封闭式吸痰管。封闭式吸痰管无需断开呼吸回路，其能够在吸痰操作时保持通气效果、给氧和呼气末正压，减少下呼吸道与外界的接触，减少交叉感染，目前临床上推荐使用。但现有研究结果尚不能证实封闭式吸痰管在VAP预防和控制上的有效性，且每天更换与每周更换密闭式吸痰管对VAP的发生率也无明显影响。因此目前建议无需每天更换密闭式吸痰管，在受到污染或者吸痰管破损时应及时更换。每次吸痰后用无菌盐水冲洗吸痰管。

（2）呼吸管路及附加设备：呼吸机管道中形成的冷凝液，是菌落形成的重要部位，在临床中既要避免其反流到湿化罐，使含菌气体吸至下呼吸道，也要避免其直接流入下呼吸道，引起VAP，因此需要保持冷凝液收集瓶处于管道最低位置，并及时倾倒冷凝水。在选择湿化液时，应使用灭菌用水，每24 h更换。呼吸机管道一人一用，长期使用机械通气的患者，不建议每周更换呼吸机管道及附加设备，但在有污渍或有故障时应及时更换。

3.与操作相关的预防措施

1）手卫生：手卫生是预防VAP最简单有效的措施。手卫生包括洗手、手消毒，目的在于减少一过性菌落定植。医院获得性感染可由一过性菌落通过交叉传播产生，但很容易通过手部清洁清除，因此医护人员进行严格的手卫生可预防致病菌的交叉传播。

2）患者体位：半卧位是一项低危险、低费用的 VAP预防手段。研究表明，半卧位可减少患者胃内容物反流和误吸，减少VAP发生率。若无禁忌证，推荐所有机械通气患者使用半卧位，半卧位的要求是把床头抬高30°~45°，在临床工作中，由于需要考虑到患者耐受性、骶尾部压力性损伤发生风险等，一般抬高30° 为宜。

3）肠内营养：早期肠内营养可以促进肠道蠕动、刺激胃肠激素分泌、改善肠道血流灌注，有助于维持肠黏膜结构和屏障功能的完整性，减少致病菌定植和细菌移位，但胃肠营养容易导致胃食管反流，引起误吸，增加VAP发生危险。为预防VAP，机械通气患者进行肠内营养时，常可采用以下策略：①经鼻肠管营养；②应用胃动力的药物；③给予酸化的胃肠营养物；④间断喂养和小残留量喂养，增加胃酸分泌；⑤胃造口术；⑥限制镇静剂和抗胆碱能药物的使用。

4）人工气道

（1）气管插管方式：首选经口插管。经鼻插管阻碍鼻窦内分泌物的排出，时间过长容易导致院内获得性鼻窦炎，鼻窦炎产生的分泌物易沿着气管导管下移，使VAP发生的危险增高，且经鼻插管管腔较细，弯曲度大，不利于痰液引流。因此若无禁忌证，临床上推荐采用经口气管插管。

（2）气管导管材质：导管留置一段时间后，细菌容易定植在气管导管表面，在其内、外表面会形成病原菌定植的生物被膜，抗生素无法渗透其中，从而增强耐药性。研究证实，表面镀银的气管导管可降低呼吸道菌丛密度，预防生物被膜形成，预防VAP的发生。

（3）气管切开的时机：有关气管切开的时机问题，尚存在争论。一般情况下，当患者气管插管时间大于10~14天，预计短期内不能拔管时，应行气管切开。相比于气管插管，气管切开保留有患者吞咽功能，可降低误吸的风险；此外气管切开导管管径较粗，便于支气管镜和吸痰管进入，有利于清理呼吸道分泌物，预防VAP的发生。

（4）气囊压力的设置：含有大量细菌的口咽部分泌物、胃内反流物容易积聚在人工气道患者的气囊上形成滞留物。当人工气道气囊压力 <25 cmH$_2$O 时，可能有病原菌吸入的危险；当气囊压力 >30 cmH$_2$O 时，容易压迫黏膜毛细血管和淋巴管，导致出现黏膜缺血，因此气囊压力的设置应有防止声门下分泌物吸入和减少气管黏膜损伤的双重考虑。目前普遍认为，气囊压力应维持在25~30 cmH$_2$O的水平为宜。

5）声门下吸引（SSD）：气囊上方的分泌物是人工气道患者误吸物的主要来源，分泌物积聚在声门和气囊之间，增加病原菌定植和吸入下呼吸道的危险。因此有条件者应选用装有声门下分泌物吸引管的气管导管，并根据分泌物积聚情况及时进行吸引。

6）减少使用有创通气

建立人工气道，应用机械通气是发生VAP最重要的危险因素，因此应掌握气管插管和气管切开的适应证，对需要呼吸机治疗的患者应该优先考虑无创通气治疗，再考虑有创机械通气。在使用有创通气时应定期评估使用的必要性，尽早停用，减少有创机械通气时间。

7）转动治疗

患者长期卧床制动，处于仰卧位容易导致肺不张和呼吸道分泌物清除障碍，增加VAP发生的概率。转动治疗是使用翻身叩击床，持续转动，更换患者体位，并实施背部叩击，协助患者排出分泌物的方法。研究显示，转动治疗可降低VAP发生率，但清醒患者常不能耐受转动治疗，因此使用时需注意观察患者的耐受程度和反应。

4.药物预防

雾化吸入或静脉应用抗菌药物：雾化吸入可使呼吸道局部达到较高的抗菌药物浓度，但循证医学研究结果不支持机械通气患者常规雾化吸入或静脉使用抗菌药物预防VAP。

选择性消化道去污染（SDD）/选择性口咽部去污染（SOD）：SDD通过清除患者消化道内可能引起激发感染的潜在病原体达到预防严重呼吸道感染或血流感染的目的。SOD主要清除口咽部的潜在病原体。

5.集束化方案

目前研究认为机械通气患者接受集束化方案可以明显减少机械通气时长和住院天数，降低VAP的发病率。集束化方案主要包括：①抬高床头；②每日唤醒并评估是否能脱机拔管；③预防应激性溃疡；④预防深静脉血栓。随着研究的进展，更多循证措施逐步被列入集束化方案中。

（二）VAP 的护理

1.环境：室温保持在24±1.5℃，湿度50%~70%，定时消毒空气并及时通风，尽量减少探视。

2.体位：平卧位或体位过低易致胃内容物反流误吸，而体位过高容易让患者难以接受。因此应尽量保持床头抬高30°~45°。

3.营养：机械通气患者在病情允许下，应尽早进行肠内营养，以提高患者免疫力。鼻饲前回抽胃内容物，观察是否有胃潴留，鼻饲后30 min内禁止吸痰，预防误吸。预防应激性溃疡时，避免使用质子泵抑制剂，尽量用不增加胃液pH值的药物（如：硫糖铝），必要时酸化食物。适时应用促进胃动力的药物，减少误吸。不能进行肠内营养患者，应进行低热量24 h持续肠外营养支持，改善机体营养状况，提高机械通气患者免疫力。

4.院感管理：手卫生、消毒隔离、穿隔离衣、戴手套能降低医院获得性感染的发病率。对于严重免疫功能抑制患者，应进行保护性隔离；对有多重耐药菌感染或定植者，接触患者时需严格执行隔离措施以防交叉感染。

5.液体管控：保持每日液体入量2 500~3 000 ml。建立人工气道后，呼吸道纤毛运动功能减弱，造成分泌物排出不畅。因此，进行呼吸道湿化非常重要，而呼吸道湿化必须以全身不失水为前提，如果机体液体入量不足，即使呼吸道进行湿化，呼吸道的水分会进入失水的组织中，呼吸道仍处于失水状态，因此机械通气患者必须补充足够的液体入量。

6.口腔护理：氯已定溶液可预防牙菌斑上的细菌生长，减少口腔定植。因此可根据患者情况，选择合适的口腔护理液。每日进行口腔护理4次，若口腔分泌物较多且黏稠，可增加清洗次数，口腔护理时需注意观察口腔健康情况。

7.气道护理：机械通气患者应加强湿化，保持呼吸道内湿润，并适时吸引呼吸道分泌物；预期机械通气时间较长的患者应使用有声门下分泌物吸引的气管导管，适时吸引囊上积液；呼吸机冷凝液收集瓶置于管道最低位置，保持直立并及时清理；雾化器的灭菌水每24 h更换，并调节吸入气体温度控制在32~35℃；对于气切患者，需每6~8 h消毒切口周围并更换气切纱布，如气切处被痰液或血液污染，需立即更换。

8.高热护理：每4 h监测体温一次，观察患者面色、脉搏、血压、呼吸及出汗情况等；及时补充水分，必要时经静脉补充液体。

9.患者观察：①生命体征：持续观察患者血压、呼吸、血氧饱和度、呼吸音等，观察有无出现呼吸急促、呼吸困难、发绀等，如发生病情变化立即通知医生进行处理；②意识：患者是否有神志模糊、昏睡和烦躁等，若意识障碍程度加重应考虑呼吸机支持是否适当或患者病情是否出现变化；③监测体温：VAP患者大多有发热，应定时监测体温，高热患者在体温>38.5℃时，抽取血培养及物理和（或）药物降温；④血气分析：及时了解患者通气状态、电解质和酸碱平衡情况；⑤呼吸状态：密切关注呼吸机各项监测指标和气道压力，常见吸气峰压增高的因素主要为呼吸道分泌物多且黏稠、气道异物堵塞等；⑥其他：监测患者尿量、肾功能、循环功能等变化。

10.物理治疗和早期活动：根据患者病情每1~3 h翻身一次，并配合拍背和振动排痰等，促进肺部分泌物排出。VAP患者病情稳定后应尽早鼓励并协助其活动，改善肺功能状况。

11.心理护理：VAP患者由于长期机械通气，不能言语、活动受限、病情危重等因素，易产生心理压力及依赖。护理工作中需及时评估患者的心理状态，及时与患者及家属沟通，介绍病情和治疗方案，增强患者安全感。

第三节　呼吸机相关性肺损伤

一、基本概念

呼吸机相关性肺损伤（VALI）是指机械通气对正常肺组织的损伤或使病变肺组织的损伤进一步加重的情况。其是机械通气引起的跨肺压、剪切力增大导致的直接机械性损伤、继发性生物学损伤和氧中毒共同作用的结果。

早在20世纪60年代的研究中就发现，长期或高压力的机械通气过程中，患者可呈现进行性肺顺应性下降、弥漫性肺不张、肺水肿等状况，进而导致肺氧合和通气功能恶化，由此研究者提出了"呼吸机肺的概念"。80年代末的动物实验证实机械通气本身的确可导致类似ARDS的急性肺损伤。90年代以来，学者们对机械通气相关肺损伤的发生机制和防治策略进行深入研究，认识到它是导致机械通气治疗失败的重要原因之一。

机械通气患者中，VALI发生率为4%~15%。由于目前对原有肺部病变加重和机械通气相关肺损伤鉴别较困难，对其发生率的统计可能有低估。

二、VALI的发生机制和危险因素

（一）VALI的发生机制

1.气压伤

机械通气使肺泡内皮与肺上皮细胞发生变形，两者均会受到机械损伤，肺泡的过度扩张可导致周围血管和肺泡间隙压力梯度明显增大，使血管周围肺泡基底部破裂，形成间质气肿；因纵隔内平均压力较周围肺间质低，气体可沿支气管血管鞘进入纵隔，形成纵隔气肿；随着纵隔内气体积聚，压力增高，气体沿着其周边间隙进入皮下组织、心包、腹膜后和腹腔，形成皮下气肿、心包和腹膜后积气；若脏层胸膜破裂，气体可直接进入胸腔，形成气胸。

2.容积伤

由吸气末肺容积过大或肺泡过度扩张引起的肺泡损伤，主要与大潮气量通气有关。大潮气量通气可导致弥漫性肺损伤，对正常肺组织可导致肺水肿。其机制包括肺毛细血管内皮与肺泡上皮通透性增高和肺泡液清除率减退两方面。

3.肺切变力伤

其又称肺剪切力伤，指肺泡加速度扩张和回缩、周期性开放和塌陷以及顺应性不同的肺组织相对运动等产生的高切变力引起的肺损伤。

4.生物伤

其是由于肺过度牵张刺激大量细胞因子、趋化因子和其他炎性介质的分泌，而导致的肺的炎症性损伤。肺生物伤与其他类型不同，后者属于机械性损伤，是发生过度扩张或破裂所致，表现为肺泡或脏层胸膜破裂，肺泡毛细血管内皮细胞间隙增大，通透性增高。而生物伤是由炎症细胞、细胞因子和炎症介质参与引起的VILI，表现与内毒素诱发的急性肺损伤有相似之处。除去外因，患者内因也很重要，患者肺的原有结构和功能改变，如原有肺损伤（如ARDS）、肺大疱、肺气肿、坏死性肺炎等也对通气引起的肺损伤也有很大影响。

（二）VALI的危险因素

1.呼吸机相关因素

（1）气道压：包括吸气峰压（PIP）、平台压（Pplat）、平均气道压（Paw）和呼气末正压（PEEP）。近年研究表明，PIP＞40 cmH$_2$0（3.92 kPa），气胸发生率显著增加，机械通气期间可能平台压比吸气峰压能更好反映机械通气吸气时肺泡所承受的最大压力，因为气压伤大多发生于肺泡，故在监测气压伤危险时，Pplat是比PIP更好的指标。

（2）通气容量：潮气量过大，导致肺泡过度扩张。

（3）通气方式：高流量、高通气频率、短吸气时间可诱发微血管损伤。

（4）吸氧浓度：高浓度氧可减少肺表面活性物质的形成，增加VALI的易感性。

2.患者因素

（1）肺和胸壁结构的发育不全，肺表面活性物质缺乏。

（2）炎性细胞的大量浸润释放各种有害介质和毒性产物，降低患者的防御能力，增加VALI的易感性。

（3）基础肺疾病： 急性肺损伤和急性呼吸窘迫综合征是 VALI的危险因素。

三、VALI的诊断与治疗

（一）肺泡外气体

可表现为肺间质气肿、纵隔气肿、皮下气肿及气胸。在机械通气时出现难以解释的呼吸困难，尤其突然发生病情变化，并出现较严重人机对抗时应注意肺气漏的发生，通过细致查体常能发现其表现，如皮下气肿可扪及皮肤"握雪感"或"捻发感"，气胸时可发现胸廓膨隆，听诊呼吸音减弱或消失，叩诊过清音等。

1.肺间质气肿

在肺泡外气体中，肺间质气肿通常出现最早，发生率也最高，大部分出现在肺组织结构较正常的非坠积区域，处理不及时会形成纵隔气肿和张力性气胸等。当有少量肺间质气肿时，心肺功能可无明显影响，而广泛性肺间质气肿可挤压大量肺间血管导致肺内分流和肺循环阻力增加，严重可导致肺水肿和急性右心衰竭。肺间质气肿可通过胸部X线早期发现，其表现为肺前中部、心脏周围、膈肌上方的斑点状透亮影，也可表现为朝向肺门的放射状条形透亮带或者血管周围低密度晕轮。严重肺气肿或并发皮下气肿时，因普通胸片检查不易发现，需CT检查方能确诊。

2.纵隔气肿、皮下气肿

呼吸机的使用、气管切开、气管壁损伤均可引起纵隔气肿和皮下气肿。皮下气肿最可靠的诊断依据是皮肤触诊有"握雪感"， 其次是局部皮肤膨隆，可向四处蔓延，如引起颈项、头面部皮肤肿胀，甚至当气体继续向下蔓延时，可引起胸背部、腹壁，甚至阴囊的皮下气肿。X线检查时，可发现相应的皮下组织内出现线条状阴影，在线条状阴影的内侧有不规则透光区。发现皮下气肿时，应及时排除气胸可能。纵隔气肿主要诊断依据是胸部X线，如纵隔阴影增宽，其内可见不规则分布的气体阴影。当皮下和纵隔气肿严重时，还可出现相应的呼吸道受压或纵隔血管受压所致的循环系统症状，如呼吸道压力增高、颈静脉怒张、血压下降、心律失常等。

3.气胸

气胸是最严重的机械通气并发症，肺功能正常的患者机械通气时气胸的发生率为3%~5%。使用呼吸机导致的气胸，多为闭合性，胸内压高或低取决于肺组织破裂口的类型。破裂口为单向活瓣型，气体进入胸腔后，不能再由破裂口出来，胸内压进行性升高，为张力性气胸，是最严重的气压伤；破裂口不为单向活瓣型，气体进入胸腔后，一部分还可以经由破裂口逸出，胸内压就不会进行性增高，倘若与大气压相等，为等张性气胸；倘若低于大气压，为低压性气胸。气胸发生时通常有胸痛、烦躁和大汗淋漓、缺氧和发绀等临床表现，典型表现是：患侧胸廓膨隆，肋间隙增宽，听诊呼吸音减弱或消失，叩诊过清音，气管向健侧移位。胸部X线检查是诊断气胸最可靠的方法和依据：常规立位摄片时胸腔内气体多集中在肺尖部，易于发现；而危重患者多数是床边仰卧位或半卧位片，其X线影像的变化较为复杂，为诊断或排除气胸时，需设法让患者取半卧位后拍片，否则气胸可能会被漏诊或误诊。

4.肺泡外气体的治疗和处理

①皮下和纵隔气肿一旦发生，应针对引起皮下和纵隔气肿的原因进行处理。若主要原因是气胸，应及时建立胸腔闭式引流，去除主要气体来源，皮下和纵隔气肿可自行消散。若主要原因是气管切开后的气囊漏气或皮肤切口缝合过紧，则可以更换气囊管，避免气体由气道内外逸。若原因是气管切开切口过低，只能等待气体的自行吸收和消散或设法避免气体继续逸向纵隔的软组织内。若是由于气管黏膜压迫、坏死所致的穿孔造成，应当更换较长一点儿的导管或套管，让管腔的尖端超出穿孔处，气体就不会再由此进入纵隔，也不会再引起皮下和纵隔气肿。②气胸确诊后需立即采取措施，为避免因胸内压增高，肺组织受压加重，一般应视情况停止呼吸机治疗；不能停止呼吸机治疗的患者，可以采取胸腔穿刺抽气或胸腔闭式引流进行排气减压。

（二）急性肺组织损伤

表现类似于弥漫性急性肺损伤或ARDS的肺部病理、形态及影像学特征，患者突然出现烦躁、呼吸困难及低氧血症，气道压力进行性升高，肺顺应性下降。这些症状与原发病加重或者治疗效果不佳之间难以鉴别。

（三）慢性肺损伤

主要见于长期慢性肺过度通气的患者，肺泡毛细血管膜广泛损害后出现肺间质纤维化，严重时影像学上出现"白肺"改变。发生呼吸机相关肺损伤时会导致原有肺部病变加重、氧合障碍加重、呼吸机参数难以下调甚至需上调，长时间持续可引起肺纤维化、慢性肺病等，会导致脱机困难甚至治疗失败，乃至引起多脏器功能障碍或衰竭。

（四）系统性气栓塞

因急性危重病而行机械通气者若同时或先后发生多个脏器栓塞症状难以解释时，也可能（虽不能证实）与系统性气体栓塞相关。其中脑栓塞和冠状动脉栓塞可引起明显的临床症状。

VALI的表现虽然多样，但它们往往具有共同的临床特征，且相互关联。VALI多见于有急性（如ARDS）或慢性（如重度肺气肿）肺疾病的患者，多发生在使用较大潮气量（大于12 ml/kg）或高吸气峰压（大于40 cmH$_2$O）、高平台压（大于30 cmH$_2$O）时。临床患者突然出现烦躁、呼吸困难、血压下降，气道压进行性升高（定容通气时）和肺顺应性进行性下降时应考虑到VALI发生的可能性。

四、VALI的预防与护理

预防VALI主要采用"肺保护通气策略"。"肺保护通气策略"核心是维持肺泡开放状态、维持呼气末肺容积水平、PEEP滴定与手法肺复张、避免吸气末肺容积过高、根据理想体重设置潮气量等。

1.限制气道压

高气道压是VALI发生的主要因素之一。容量控制通气模式不能提供气道峰压的控制，使用时需要严密监测气道压力以避免机械性损伤。压力控制通气模式允许控制吸气时气道峰压和吸气时间，因此愈来愈多的应用在ALI或ARDS等患者中，作为肺保护性通气模式。但由于潮气量没有保证，所以要严密监测每分钟通气量和气体的交换情况以保证有足够的潮气量。

2.小潮气量的肺保护性通气策略

传统观念认为机械通气的潮气量为8~10 ml/kg预测体重，潮气量过小，可能促进发生肺不张，而较大的潮气量，可以增加通气量，改善氧合。但现在有证据表明，采用小潮气量（4~8 ml/kg）或限制平台压（不超过30~35 cmH$_2$O）的策略可明显降低ARDS患者病死率。全身麻醉中用较大潮气量进行机械通气的初衷是为了避免术中低氧血症、术中术后的肺不张、二氧化碳蓄积等，但随后的观察发现用较大潮气量对肺进行通气产生的过度拉伸以及平台压的增加能导致VALI。也有研究表明，在对术前没有肺部疾病患者的试验中，小潮气量联合PEEP的机械通气模式可以抑制肺部炎症介质的产生，大潮气量机械通气则对肺损害的可能性增加。对于手术中需要短期机械通气的患者，小潮气量的肺保护性通气策略也显示出有利效果。

3.允许性高碳酸血症（PHC）

在对潮气量和平台压进行限制后，每分钟通气量降低，PaCO$_2$随之升高，PaCO$_2$升高可增加肺泡表面活性物质，降低炎症因子的产生和氧自由基的形成，抑制炎症瀑布反应，因此有了允许性高碳酸血症策略。所谓"允许性高碳酸血症"是指机械通气期间，为了治疗的目的和防止机械通气并发症，即为避免气压–容量伤，故意限制气道压或潮气量，允许 PaCO$_2$逐渐增高至大于50 mmHg，但不一定必须伴随发生酸血症。高碳酸血症是一种非生理状态，从机制上讲，不仅导致肺水肿清除受阻，而且抑制肺泡细胞迁移和细胞膜的修复，清醒患者不易耐受，需使用镇静剂。高碳酸血症对人体生理的不利影响主要涉及心、脑血管系统，如引起心脏血管功能障碍、增高颅内压等。由于CO$_2$升高对机体的作用主要与pH值有关，因此在实施允许性高碳酸血症策略时应注意PaCO$_2$上升速度不应太快，使肾脏有时间逐渐发挥其代偿作用。一般认为pH值维持在7.20~7.25是可以接受的，若低于此值，可适当补碱。

4.呼气末正压（PEEP）的选择和肺复张操作（RM）

小潮气量机械通气对肺有保护作用，而VALI的另一机制就是气道或膨胀不全的肺泡周期性的开放和关闭，即"肺萎陷伤"。PEEP的保护性效应就是预防膨胀不全的终末气道和肺泡的反复开放和塌陷。PEEP的设定过低，可能导致肺萎陷伤，并加重肺水肿；过高的PEEP导致肺过度膨胀，增加呼吸系统的平均气道压，影响静脉回流，增加循环系统的并发症等。适宜的PEEP（例如高于肺泡闭合压水平的PEEP）不仅可以使肺泡维持在开放状态、降低肺损伤的不均一性，而且可以使肺泡水肿重新分布至肺间质，降低分流。小潮气量结合适当水平PEEP的通气模式，以及压力限制模式是当今肺保护性通气策略的主要进步。

肺复张操作是指持续增加肺内压，以达到使尽可能多的萎陷肺单位复张的目的。肺复张可以通过暂时性的增加跨肺压，从而使塌陷、不张的肺单位开放，已被认为是肺保护性通气策略的常用方法。肺复张的好处有：①减少分流，改善氧合，降低FiO$_2$至安全范围；②减小肺泡因潮气性反复开–关引起不利作用，避免VALI；③减轻生物伤；④减少或阻止肺间质的液体向肺泡内的渗透，减轻肺水肿。肺复张主要方法包括：持续充气、自主呼吸及其相关通气模式、高频振荡通气、俯卧位通气等。其基本做法都是应用一较高的吸气压（或平均气道压）和PEEP使萎陷的肺组织开放，但是，现在执行RM的手法仍没得到统一和规范。RM在操作过程中，由于增加了吸气峰压和PEEP，患者可发生低血压和低氧血症，并有发生气压伤的潜在危险。因此应密切观察血压和心血管功能，必要时给予补液和血管活性药物以维持血流动力学的稳定。

5.吸入较低氧浓度

传统观念认为吸入纯氧有以下几个好处：①治疗和预防低氧血症；②在单肺通气时的血流更容易进入通气侧肺；③减少了创伤性感染；④减少了术后恶心呕吐；⑤改善外周的氧合。但目前有证据表明吸入较低的氧浓度可以预防氧的损害和术后肺损伤。为了保证满意的血氧和限制肺损伤，吸入氧浓度（50%~70%）可能是较好的选择。在实施时，应该在确保机体正常氧合的基础上，尽量降低吸入氧浓度。

6.规范化镇痛镇静策略

机械通气不能耐受时，患者常出现人机对抗，心率和呼吸频率加快以及气道压力增高。人机不同步会导致患者氧合差、增加呼吸做功，并且增加VALI发生率。因此规范化镇痛镇静可以纠正异常的呼吸模式，改善人机对抗从而减轻VALI。

7.限制性液体管理策略

限制性液体管理策略是通过控制液体出入量减轻肺水肿进而减轻VALI，但这一管理策略需密切监测患者各项生命体征，并根据患者具体情况制订相应液体管理策略。在采用限制性液体管理措施时应密切注意监测动脉血气、每小时液体出入量、中心静脉压、血常规、血电解质等，同时应动态监测心电图、肝肾功能等。

8.生物伤防治策略

不适当的机械通气，导致了炎症反应的级联放大，从而诱发生物伤，主要表现为支气管肺泡盥洗液中高水平促炎介质上调以及肺中性粒细胞渗透为特征的炎性反应。VALI早期会出现机械性损伤，随后以细胞因子、炎性细胞介导的生物伤为主。生物伤防治是指希望能够从分子水平上阻断VALI相关细胞对机械力的应激反应，从而阻断相关炎性因子的表达。临床上常用的药物主要包括：①改善血管通透性的药物：如牵张敏感性阳离子通道阻滞剂、β-肾上腺素受体阻滞剂或一些磷酸激酶抑制剂；②促炎-抗炎平衡制剂：如抗肿瘤坏死因子-α

抗体制剂或人巨噬细胞炎性蛋白（MIP）-2激活制剂；③激素和代谢系统制剂：肾素-血管紧张素系统拮抗剂、他汀类药物。

9.其他预防VALI的策略

①研究表明可溶性补体激活产物（SC5b-9）既可以作为VALI早期生物标记物，也可以作为干预VALI的一种手段；②也有研究表明信号通路对VALI有预防治疗作用，其主要覆盖介导免疫、组织损伤、炎症反应等；③一些药物对预防和治疗VALI也有一定作用，如吸入氢气、活化蛋白C外源性表面活性剂等；④脂肪间充质干细胞自体移植疗法可通过增加上皮钠通道蛋白基因表达和钠钾ATP酶活性恢复肺内液体平衡，促进角化生长因子分泌及抗炎特性来清除肺水肿，从而减少机械通气引起的肺损伤。

10.气胸患者的管理

①协助医生在无菌操作下行胸腔闭式引流术，并保持胸腔闭式引流瓶管道的密闭和无菌；②保持患者半卧位，以利于呼吸和引流；③适时挤压管道，保持引流通畅，避免引流管受压、折曲、阻塞、滑脱；④水封瓶液面应低于引流管胸腔出口平面60 cm；⑤运送患者时应用双钳夹管，下床活动时引流瓶的位置应该低于膝关节，保持密封；⑥观察引流液的量、颜色、性状、水柱波动范围并准确记录；⑦若引流管从胸腔滑脱，应该立即用手捏闭伤口处皮肤，消毒后用凡士林纱布封闭伤口；⑧拔管后观察患者有无胸憋、呼吸困难、切口漏气、渗液、出血、皮下气肿等症状。

第四节　呼吸机其他相关性并发症的护理

呼吸机其他相关性并发症包括氧中毒、呼吸性碱中毒、血流动力学紊乱、人工气道相关并发症等。

一、氧中毒

1.基本概念

氧中毒是指机体在吸入较高浓度和压力的氧气一定时间后，导致机体某些器官的功能与结构发生病理变化而表现的病症。主要分为三个类型：肺型氧中毒、脑型氧中毒，眼型氧中毒。动脉血气分析提示不同程度的低氧血症，具体改变与ARDS相同。①肺型氧中毒为临床最为常见的类型，其表现主要为鼻黏膜充血、发痒、口干、咽痛、咳嗽、胸骨后疼痛，X线检查可见肺纹理明显增加，进而可见片状阴影；肺活量及肺顺应性下降。②脑型氧中毒又称惊厥型氧中毒，当脑组织内氧张力达到一定程度才会引起此类氧中毒，初期可有恶心呕吐、眩晕、出汗、流涎、幻听、幻视等症状，最突出的临床表现是惊厥发作。③眼型氧中毒主要表现为晶体后纤维组织增生，造成视网膜血管收缩；继而还可引起血管上皮损害，造成眼底出血、渗出；严重者可因视网膜剥离、晶体后白斑形成等导致患者失明。氧中毒引起的眼部病变，与视网膜动脉血氧水平有关。

2.诊断与治疗

了解吸氧史及吸氧浓度和时长，根据上述临床表现、病变部位、病变性质及不同结果进行诊断。氧中毒的临床处理比较困难，因为氧中毒的主要病理生理改变是低氧血症，低氧血症的纠正又离不开氧气，氧中毒的患者再吸氧更加重氧中毒。氧中毒患者低氧血症产生的相当一部分因素是弥散障碍。由弥散障碍引起的低氧血症，主要治疗方法是提高FiO_2。因此，一旦发生氧中毒，临床治疗相当困难，预防氧中毒很重要。呼吸机治疗过程中，一般认为：吸氧浓度$FiO_2 < 50\%$持续长时间，不会引起氧中毒；而$FiO_2 > 60\%$具有氧毒性；$FiO_2 > 80\%$应尽量避免。氧中毒是引起ARDS的病因之一，由氧中毒引起的肺部损害和呼吸功能衰竭，属于ARDS。

3.预防与护理

①呼吸机管理：避免$FiO_2 > 60\%$，控制高浓度吸氧的时间；②密切关注病情，观察患者生命体征、呼吸道症状及眼部病变，关注患者血气分析结果；③饮食护理：保证患者的营养状况；④心理护理。

二、呼吸性碱中毒

1.基本概念

呼吸性碱中毒指由肺通气过度引起的患者血液中动脉血二氧化碳分压（$PaCO_2$）低于30 mmHg和pH值大于7.45，碳酸氢根离子（HCO_3^-）代偿性下降为特征的低碳酸血症。患者常有肺过度换气相关的基础病的表现，常伴有呼吸急促、心率加快、手足和口周麻木及针刺感等表现。分为急性呼吸性碱中毒和慢性呼吸性碱中毒两类。急性呼吸性碱中毒常见于呼吸机使用不当引起的过度通气，是机械通气患者最常见的酸碱平衡失调。

2.诊断与治疗

由于肺通气过度使血浆H_2CO_3浓度或$PaCO_2$原发性减少，而导致pH值升高（>7.45）及动脉血二氧化碳分压（$PaCO_2$）低于30 mmHg。急性呼吸性碱中毒$PaCO_2$每下降10 mmHg（1.3 kPa），H_2CO_3浓度下降约2 mmol/L；慢性呼吸性碱中毒H_2CO_3浓度下降4~5 mmol/L。根据病史、上述临床表现及血气分析，可以得出急性或慢性呼吸性碱中毒的诊断。呼吸性碱中毒治疗一般如下：①参数设置不当，导致"预设"或"输出"通气量过大者，只要降低通气量即可，其中以降低呼吸频率为主；②预设通气量不大，但呼吸机选择、通气模式和参数的选择和调节不当，导致人机配合不良，患者代偿性呼吸增强、增快，实际通气量增加，发生呼吸性碱中毒时，可改用PSV等自主性模式或适当使用镇静剂、肌松剂；③患者呼吸驱动显著增强，如ARDS、肺水肿、哮喘发作，机械通气不能有效抑制患者的呼吸，出现呼吸性碱中毒，一般不需要处理，必要时应用镇静剂、肌松剂。

3.预防与护理

①呼吸机管理：关注患者通气状况，合理调节呼吸机参数；②镇痛镇静：适当镇痛镇静，改善人机配合；③积极处理原发疾病；④关注患者血气分析结果；⑤环境护理：为患者提供适宜的环境；⑥心理护理。

三、血流动力学紊乱

1.基本概念

机械通气时，呼吸机正压通气增加胸腔内压，导致回心血量减少，使右心室充盈减少，肺泡压力升高超过肺静脉压时，肺血管阻力增加，使右心室后负荷增加、心排血量降低。过高的通气压力及肺过度通气对心脏产生持续和严重的挤压，类似心包填塞的作用，使左右心室顺应性降低、冠状动脉持续受压、心肌血供不足、心肌收缩力减弱。以上综合作用及机体的代偿反应会不同程度地体现出来，严重者可有明显的心率增快、低血压等循环功能障碍，影响肺气体交换及氧合。

（1）血压下降：呼吸机正压通气对循环系统产生的最严重的影响是血压下降，多发生在机械通气2 h内。一旦发现低血压，应积极寻找主要原因。机械通气患者发生低血压主要原因有：低血容量、静脉回流障碍、心功能不全和药物的影响，其中低血容量是最常见的原因。血容量正常时，呼吸机的正压，即使有可能使回心血量减少，但也不足以使心排出量减少和血压下降；但当有不足时，呼吸机的正压，就可能使回心血量减少，继之引起心排出量减少和血压下降。胸、肺组织顺应性正常时，这种影响可能更大，反之影响不一定明显。此外，吸气压力高低和维持的时间长短，直接影响着血流动力学的改变。

2）心律失常：呼吸机会加重心脏负担，引起心肌缺氧和缺血，间接诱发心律失常。机械通气时，护士为患者吸痰也易使患者发生心律失常，其原因可能是吸痰动作对患者气道的刺激或吸痰管在气管内停留时间过长，导致PaO_2下降。因此对有心肌缺氧、缺血及心功能不全等心脏疾病的患者，由于其耐受人工气道建立过程的能力远低于心功能正常的患者，建议使用无创通气，危重患者在机械通气过程中，应严密和连续监测其心律。

3.治疗

①采用确保通气的最低气道压力；②降低平均胸内压（减少吸气时间，降低呼气阻力，吸呼比在1：2以上，减少无效腔）；③补充血容量，根据临床情况补液和应用胶体物质，保证足够的血容量，必要时可应用血管活性药物如多巴胺。

4.预防与护理

①严格遵守无菌操作规程，如吸痰操作；②密切监测生命体征，根据情况及时调整通气参数，保证有效的血容量；③合理应用抗生素及血管活性药物。

四、与人工气道相关的并发症

（一）气管套管移位

1.基本概念

建立人工气道后，套管系带固定不牢或过松，呼吸机管道牵拉，患者烦躁、不合作等均可使气管套管脱出，临床表现为呼吸机呼出气量低限报警。

2.预防与护理

①密切观察患者病情变化，注意其头部位置。②注意系紧套管带，打上外科结，其松紧度以能进一指为宜。③定时检查双肺呼吸音，必要时使用纤维支气管镜进行插管位置的判断。④一旦脱出不必过于惊慌，根据患者自主呼吸情况采取相应措施：有自主呼吸的患者发生套管脱出，首先要安慰患者加强患者自主呼吸，辅以面罩吸氧，然后重新置管；无自主呼吸的患者若气管切开时间较长，已形成窦道，则应立即挤压胸廓，做人工通气，改善缺氧，同时想办法重新置管；若窦道未形成，则先试行重新置管，操作时间不宜过长，一旦不成功，立即经口气管插管。

（二）人工气道堵塞

1.基本概念

呼吸机使用过程中，分泌物、导管或套管滑脱、气囊滑脱或脱垂、皮下气肿、误吸等均可导致人工气道堵塞。

2.诊断与治疗

上呼吸道堵塞主要是根据呼吸困难、缺氧、发绀的严重程度，还有机械通气压力监测报警来诊断。气道堵塞逐渐产生或加重，如痰栓或痰痂的堵塞，从压力监测中可发现气道压逐渐上升；倘若气道堵塞发生突然，如分泌物堵塞等，压力监测报警蜂鸣，还可能发现大量分泌物外涌；倘若是导管或套管滑脱、被压扁等，除了上述迹象外，更重要的依据是导管或套管中没有呼出气的气流。人工气道堵塞后果严重，处理要果断、及时。分泌物或痰栓堵塞时，借助冲、洗、拍、打、吸引、湿化等处理；导管、套管、气囊等原因造成的阻塞，唯一处理办法是及时更换导管和套管；皮下气肿压迫造成的阻塞，及时排气减压是最主要和直接的方法。

3.预防与护理

①适时吸痰，保持气道通畅。②给予气道合理的湿化与温化。③出现堵塞时可先用2%碳酸氢钠液作痰液稀释剂，边做气管导管内冲洗边吸引，如不成功，则协助医生重新插管。

（三）气管–食管瘘

1.基本概念

气管–食管瘘是指气管与食管之间相通，呼吸道的气体可以经由该瘘口进入胃肠道，胃肠道的消化液和食物也可经由该瘘口进入呼吸道，是十分危险的并发症。气管–食管瘘多发生在建立人工气道时，常见有两种情况：一是气管切开时食管的直接损伤，如气管切开时过深，误伤气管后壁，波及食管；二是人工气道的留置或气囊的压迫，造成气管后壁黏膜的溃烂坏死，并有可能波及食管，造成食管前壁黏膜的坏死。气管–食管瘘时可从呼吸道内吸出与消化液相同的分泌物，患者即使在气囊充盈良好或不漏气的情况下进食或饮水时也常有呛咳。

2.诊断与治疗

主要靠食管X线造影确诊，如食管X线碘油、泛影普安造影等，这时能发现碘油、泛影普安从食管瘘口处外溢，可以积蓄在与气管的邻接部位，也可进入气道。只要食管X线造影发现上述表现，气管食管瘘即可确诊。有以下处理方式。①食管损伤部位修补，多见于气管切开损伤的即刻或是后期的食管修补。②采取一定的应激手段和措施，避免呼吸道误吸和堵塞，比如留置胃管，有胃肠压力增高的还应及时进行胃肠减压，防止胃液反流至呼吸道，导致窒息和感染；胃肠压力正常者，留置胃管的目的不是胃肠减压，而是经由胃管给予流质饮食，避免经口饮食发生的误吸。

3.预防与护理

①气管切开时，位置不能太深；②留置人工气道时，应定时放气囊，并定时调整患者的头颈部位置，避免气囊或导管、套管长期在某个部位压迫，造成该部位气管黏膜的缺血和坏死。

（四）喉损伤

1.基本概念

喉损伤主要表现为喉部水肿，多发生在拔管数小时至一天，产生原因与导管和喉部黏膜机械性摩擦、损伤有关。临床表现一般为声音嘶哑、发音困难，严重时可因喉痉挛出现呼吸困难和缺氧。喉损伤还可能表现为喉损伤后的溃疡、坏死、肉芽肿形成，最终出现喉部狭窄。此外，气管切开时，可以因喉返神经受损造成发音困难。

2.诊断与治疗

有明确外伤史或进行喉部介入检查、喉部插管史，配合X线、CT、间接喉镜检查即可明确诊断。处理后轻者多在24 h内消退，重者短时间内无法缓解时需立即行气管切开。

3.预防与护理

①操作轻柔。②人工气道留置时间不宜过长，尤其是气管插管；留置时间稍长时，可在拔除导管前遵医嘱全身或局部应用小剂量激素。③拔管后应严密观察，随时警惕喉部水肿和痉挛出现，以便及时处理。

（五）气管黏膜坏死、出血

1.基本概念

气管黏膜坏死、出血一般为人工气道导管或套管直接压迫和气囊充气过度，压迫气管壁所致。严重时可因溃疡、出血和坏死造成局部气管环破坏、软化、穿孔，可造成纵隔、皮下气肿以及气管–食管瘘，严重患者因坏死后瘢痕形成，造成气管狭窄。

2.预防与护理

①长时间持续使用呼吸机者，最好能选用充气用高容量，低压或等压气囊，使管壁承受压力最小，并能很好地封住气道；②气囊定时放气和患者头颈部位体位定时调整，减少局部压迫和缺血。

（刘燕）

第七章

气道湿化、雾化治疗与护理

第一节　概　述

一、热湿交换与气道湿化

（一）热湿交换生理学机制

对吸入和呼出气体进行热湿交换是人体上呼吸道和鼻部的主要功能。鼻在吸气时加热和加湿气体，并从呼出的气体中冷却和回收水分。鼻是通过黏液腺、杯状细胞的分泌物、细胞壁的渗出液和呼出气体的冷凝，保持鼻黏膜的湿润。鼻黏膜血管丰富，可主动调节鼻内温度变化，并作为促进有效传热的活性成分。鼻吸气过程中，气体与黏膜接触，冷却黏膜表面，产生水蒸气。在呼气过程中，呼出的气体通过对流将热量传回较冷的气管和鼻黏膜，黏膜表面发生凝结和水分再吸收。

吸入气体进入呼吸道及肺部后逐渐加温加湿，达到肺泡所需要的温湿度，即体温与压力饱和度（BTPS）条件（37℃；大气压；100%相对湿度，44 mg/L绝对湿度）。该点通常位于隆突下约5 cm处，称为等温饱和界面（ISB）（图

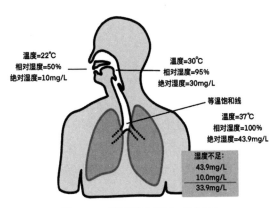

温度=22℃
相对湿度=50%
绝对湿度=10mg/L

温度=30℃
相对湿度=95%
绝对湿度=30mg/L

等温饱和线
温度=37℃
相对湿度=100%
绝对湿度=43.9mg/L

湿度不足：
43.9mg/L
10.0mg/L
33.9mg/L

图7-1　呼吸道气体加温加湿

7-1）。高于ISB时，吸气时温度和湿度降低，呼气时温度和湿度升高。在ISB以下，温度和相对湿度保持恒定。口腔在热湿交换方面不如鼻有效，因为黏膜表面积的比例低，而且口咽和下咽内衬的鳞状上皮血管较少。当一个人在正常室温下经口腔吸入时，咽温比经鼻呼吸时约低3℃，相对湿度低20%。在呼气过程中，呼气的相对湿度在张口呼吸和鼻呼吸之间变化不大，但口腔在回收热量和水方面的效率要低得多。

许多因素可使ISB向肺部更深移位，如经口吸气，吸入干冷气体，经人工气道呼吸，每分钟通气量高于正常时，ISB发生远端移位时，需额外吸收的气道表面湿、热以满足肺的热和湿度要求，可能对气道上皮完整性产生负面影响，因此上述情况也成为温湿化治疗的指征。

（二）气道湿化作用及湿化装置原理

气道湿化的目的是在保证气道通畅的同时，保持气道的充分湿化。适当水平的温度和湿度有助于确保黏膜-纤毛运输系统的正常功能。吸入流量大于4L/min的干燥医用气体可立即导致上呼吸道热量和水分损失，如果时间延长，可导致气道黏膜损伤。气道暴露于相对寒冷、干燥的空气中，纤毛运动功能受损，气道反应性增高，黏液分泌增加，肺分泌物变得浓缩（由于脱水而增厚）。气道湿化的主要作用包括：①加湿干燥医用气体；②改善呼吸道产生的湿度不足；③预防冷空气引起支气管痉挛。经气管插管（ETT）呼吸干燥气体可在数分钟内对气管上皮造成损伤。然而，只要吸入湿度至少是BTPS条件的60%，正常肺就不会发生损伤。各递送部位的气体温湿度标准水平推荐见表7-1。

表 7-1　各递送部位气体温湿度标准水平推荐

递送部位	温度范围（℃）	相对湿度（%）	绝对湿度（mg/L）
鼻/口	20～22	50	10
下咽部	29～32	95	28～34
气管	32～35	100	36～40

湿化装置是向气体中添加分子水的设备，这一过程是通过水从表面蒸发而发生的。影响加湿器的性能质量与四个因素有关，分别是温度、表面积、接触时间、热质量。这些因素在加湿设备的设计中被不同程度地利用。①温度：温度是影响加湿器性能的重要因素，气体温度越高，其所能容纳的水蒸气越多（容量增加）；②表面积：水和气体之间的接触面积越大，越有可能发生蒸发；③接触时间：气体与水接触的时间越长，蒸发的机会就越大；④热质量：水或湿化器核心元件的质量越大，其保持和传递热量的能力越大。临床常用湿化装置分为主动加热湿化器（HH）和被动加热湿化器（HME）等。

（三）湿化选择

1.湿化方式选择

对于一个特定的患者，选择要使用的湿化设备应该基于患者的肺部疾病、呼吸机设置、使用时间、漏气、体温等。成人ICU患者选择加湿设备的原则如图7-2所示。

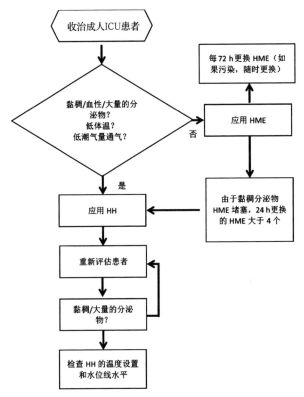

图7-2　成人ICU患者加湿设备选择原则

2.气道湿化液选择

（1）蒸馏水：是临床上最常见的湿化液。

（2）0.45%的氯化钠溶液：0.45%的氯化钠溶液湿化效果优于0.9%氯化钠溶液。因为0.9%氯化钠溶液进入支气管内水分蒸发快，钠离子沉积在肺泡支气管形成高渗状态，引起支气管水肿，不利于气体交换；而0.45%的氯化钠溶液吸入后，在气道内浓缩，使之接近生理盐水，对气道无刺激作用，也保持了呼吸道纤毛运动活跃，不易引起痰痂、痰栓。

（3）0.9%氯化钠溶液：高渗引起水肿，不利于气体交换。不推荐常规气道内滴注。

（4）1.25%碳酸氢钠：作为湿化液，其碱性具有皂化功能，可使痰痂软化，痰液变稀薄，湿化效果优于单独使用0.45%的氯化钠溶液。

3.湿化效果评价

（1）湿化满意：痰液稀薄，能顺利吸引或咳出。导管内无痰栓，听诊无干鸣音和大量痰鸣音，呼吸通畅，患者安静。

（2）湿化过度：痰液过度稀薄，需不断吸引，甚至可自行喷出，听诊痰鸣音多，患者频繁咳嗽，烦躁不安。

（3）湿化不足：痰液黏稠不易吸出或咳出，听诊有干啰音，导管内有痰痂、血痂，严重者可出现吸气性呼吸困难，血氧饱和度下降。

二、雾化吸入

（一）雾化的作用

在临床环境中，使用雾化器、吸入器生成医用气雾剂。气雾剂可用于向呼吸道输送薄雾的水溶液或向肺、咽喉或鼻给药，以获得局部和全身效应。气雾剂治疗的目的是将治疗剂量的选定药物递送至所需的作用部位（鼻、咽喉、气道或外周气道）。与其他给药方式相比，气雾剂给药可使肺部局部药物浓度升高，而全身药物浓度降低，改善治疗作用和更少的全身副作用。

雾化吸入是利用射流原理将水滴撞击成微小颗粒，悬浮于吸入气流中一起进入气道达到湿化目的。产生的气溶胶越多，湿度越大，在同样气流下，雾化器产生气溶胶的量和平均直径的大小，因雾化器的种类不同而各异。有效雾化颗粒直径在0.5～10 μm，其中3～5 μm是最适宜的雾化颗粒直径。各雾化颗粒直径大小与其在气道内的沉积部位的关系见表7-2。

表7-2　各雾化颗粒直径大小与其在气道内的沉积部位的关系

雾化颗粒直径/μm	雾化颗粒在气道内的沉积部位
>100	不能进入气道
>15	口腔
10～15	口咽部
5～10	上气道
2～5	传导气管
1～2	肺泡
<1	不能沉积直径被呼出

1.临床作用

（1）湿化气道，洁净气道。常用于呼吸道干涩、痰液黏稠、气道不畅者以及气管切开术后的常规治疗等，帮助稀释痰液，湿化洁净气道。

（2）预防和控制呼吸道感染，消除炎症，减轻呼吸道黏膜水肿，稀释痰液，帮助祛痰。常用于咽喉炎、支气管扩张、肺炎、肺脓肿、肺结核、胸部手术前后的患者。

（3）解除支气管痉挛，保持呼吸道通畅。改善通气功能，常用于支气管哮喘的患者。

（4）治疗肺癌。间歇吸入抗癌药物治疗肺癌。

（5）诱导排痰。通过吸入药物引起反射性咳嗽或刺激气道黏膜从而促进痰液分泌的增加，达到诱导排痰效果。

（6）麻醉。通过呼吸道将麻醉药以蒸汽或气体状态吸入肺内，经微血管进入血液以产生麻醉效果。

2.优点

（1）药物直达呼吸道病变部位，局部药物浓度高，药物的有效成分在呼吸道沉积时间长，而在周围血液的浓度低。

（2）起效快，时间短，药物直达靶器官，适用于危重症患者抢救工作。

（3）所需药物剂量小，明显减少药物毒作用和不良反应。

（4）同药物注射方式相比，极大减少患者频繁注射的痛苦，且雾化可同时吸入多种药物，使用方便，儿童治疗配合度高。

（5）湿化气道，稀释痰液，可以普遍应用于各种呼吸道疾病。

（二）雾化器的分类及对比

目前临床上常用的雾化器主要有喷射雾化器（氧气雾化器和压缩雾化器）、超声雾化器、振动筛孔雾化器等。各种雾化器将药物转变为气溶胶的工作原理各不相同。喷射雾化器是利用压缩空气或氧气经过小孔喷射时的高速气流将药液冲击形成雾状；超声雾化器是应用超声波振荡声能使药液表面微粒脱落液体表面变成细微的气雾；振动筛孔雾化器采用超声振动薄膜运动使药物通过膜上的纳米小孔挤出形成雾化颗粒。不同雾化吸入装置优缺点见表7-3。

表 7-3　不同雾化吸入装置优缺点

类型	优点	缺点
喷射雾化器	结构简单，经久耐用，临床应用广泛；叠加震荡波的鼻-鼻窦喷射雾化器可使药物震荡扩散，有效沉积鼻窦腔，还可湿化鼻窦黏膜，即使儿童也同样适用	有噪音；需有压缩气体或电源驱动；鼻-鼻窦喷射雾化器在治疗时需关闭软腭，屏住呼吸，较难掌握，因此患者掌握吸入方法之前，应有医务人员进行指导

续表

类型	优点	缺点
超声雾化器	释雾量大，安静无噪音	需有电源； 易发生药物变性； 易吸入过量水分； 易影响水溶液不同的悬浊液浓度
振动筛孔雾化器	安静无噪音，小巧轻巧，可用电池驱动	需有电源； 耐久性尚未确认，可供选择的设备种类较少

机械通气时，雾化器的连接方式可能影响气溶胶输送率。无创通气：接受雾化吸入时管路和面罩应尽可能地密闭，雾化器宜置于呼吸阀与面罩之间。有创通气：雾化器直接连接在Y型管或人工气道处，会造成呼气时气溶胶的损耗，应将其连接在呼吸机吸气管路远离人工气道处。气管切开患者脱机后需要使用小容量雾化器吸入时，宜使用T管连接。雾化同时使用简易呼吸器辅助通气，可增加进入下呼吸道的药量。

第二节　水气接触加湿

水气接触加湿包括气泡湿化器和掠过式湿化器两种（见图7-3）。

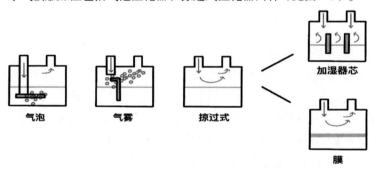

图7-3　水气接触加湿的主要类型

一、原理和结构

气泡湿化器扩散水下气流成小气泡。使用泡沫或网状扩散器产生的气泡比开放管腔更小，允许气体/水相互作用的表面积更大。未加热的气泡加湿器通常与氧气（O_2）输送系统一起使用，以将气体中的水蒸气含量提高到环境水平。未加热的气泡湿化器可以提供约15 mg/L～20 mg/L之间的绝对湿度水平。在室温下，10 mg/L的绝对湿度相当于约80%的相对湿度。随着气体流量的增加，储存器冷却，接触时间减少，限制了流速大于10 L/min时的有效性。加热储液器可增加湿度，但不建议这样做，因为冷却会产生阻塞小孔径输送管的凝结物。随着气流的增加，气泡加湿器可以产生气溶胶。虽然肉眼看不见，但这些水滴悬浮液可将加湿器储液器中的致病菌传播给患者。由于任何产生气溶胶的器械都有传播感染的高风险，因此在使用这些系统时必须遵循严格的感染控制程序。

掠过式湿化器的原理是将气流直接从水面上掠过以获得湿化。共有三种类型的掠过式湿化器：简单的储水箱型、管芯型和膜型。与气泡式湿化器相比，掠过式湿化器有很多优点：①吸入气体不需要从湿化罐的水面下通过，从而产生比级联式湿化器更低的气道阻力；②与气泡式装置不同，在高气体流速时也可以维持饱和度；③不产生气溶胶，将传播微生物的风险降低到最小。

掠过式湿化器最简单之处湿化罐使气体直接从一定容积的加热的水的表面通过，气液接触面积有限。通常与有创机械通气的加热液体一起使用，室温液体可以与无创通气支持（经鼻持续气道正压通气或双水平通气）一起使用。

管芯式湿化器是利用一个多圈的铝筒形成的管芯、吸水的滤纸来提高气液接触面积，利用吸收性材料增加干燥空气与加热水连接的表面积。管芯依靠重力使末端在湿化罐中直立放置，其周围环绕着加热元件。在毛细管作用下，湿化罐中的水不断被吸上来，使滤纸保持饱和状态。干燥的气体进入湿化罐，流动在滤芯周围，被加温加湿，当它们从湿化罐出来时已是带有饱和水蒸气的气体。不产生气泡，因此不产生气溶胶。

膜式湿化器的原理是利用一层疏水膜将气体和水分隔开，水蒸气可以很容易地通过这层膜，而液态水和病原体不能通过。它与管芯加湿器一样，不会产生气泡。在使用中检查膜型湿化器，则湿化器腔室中不会看到液态水。

二、使用方法

气泡式湿化器，通常为不加热低流量氧疗，是急重诊室氧疗最常用的湿化方式。使用导管接通氧源头，使氧气从导管输出并从水下导管通过筛孔，形成细小气泡，增大氧气与水的接触面积，达到湿化目的。正常室温下低流量给氧（1.5～5.0 L/min）时，可使干燥的气体加湿到40%的相对湿度，绝对湿度15～20 mg/L。湿化效果取决于湿化器的设计结构和氧流量。

掠过式湿化器属于加热湿化器，气体直接与含水的表面接触。①简单储水型：气体与一定量水或液态的表面直接接触，但气液接触表面积有限。典型的例子是机械通气时所用的湿化器。②管芯型：使用吸水性材料增加气液接触表面积，加热元件可在管芯下方或周围，利用毛细管作用进行湿化。③膜型：利用疏水性膜将气液分开，水蒸气可以通过疏水膜，而液态水不能。三种湿化器均有干燥气体入口和气体出口两个通道，气体入口使用导管接医用气体源，气体出口用导管连接患者吸氧装置。

三、湿化标准与要求

见表7-4。

表 7-4　湿化标准

呼吸系统进气部位	具体湿化方法	吸入空气时的湿化标准
鼻咽部	低流量鼻导管湿化（插至鼻前庭）经鼻罩湿化	温度22℃，相对湿度100%
口咽部	低流量鼻导管湿化（插至鼻咽部）经面罩湿化	温度29℃~32℃，相对湿度100%
气管内	气管插管湿化（人工机械通气）	湿度32℃~34℃，相对湿度95%~100%
	气管切开湿化（人工机械通气）	
	气管造口套管（人工机械通气）	

备注：每次吸入时间为15~20 min。

第三节　加热蒸汽加温加湿

加热湿化器工作原理是将无菌蒸馏水加热，产生水蒸气，与吸入气体混合，达到对吸入气体进行加温、加湿的目的。这类湿化器容量较大，并可通过大口径进出气口与呼吸机气路连接。这一节所要介绍的加热蒸汽加温加湿装置，是将加热装置和湿化罐合为一体的，采用在水容器中直接放置加热盘或加热杆的方式加热，通过的气流要潜入水下，然后再出来，带走水蒸气和热量（见图7-4）。

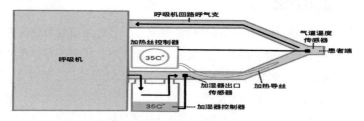

图7-4　加热蒸汽加温加湿

一、原理和结构

加热湿化器可通过调节底座上的加热挡位来调节湿化罐内的水温，以产生不同温度和湿度的气体，但气体经过加热湿化后还需经过管路传送，实际到达患者端气体的温度受管路所处的环境温度、通风条件以及通气量等多因素影响，具体如何调节加热装置的加热程度以使吸入气体的温度达到37℃，应对温湿化后的吸入气体在气道开口端进行监测，根据监测结果反馈调节。值得注意的是，由于患者病情实时变化，吸入气体的实际温度也会不断变化，因此，加热挡位调定后不是一成不变的，应注意经常查看气道开口端温度并及时调整。一般情况下，需要将罐内的温度至少提高到50℃才能保证送入气道的气体温度在37℃，此时在管路中就会形成大量的冷凝水，导致管路阻力增高，也容易发生"假触发"，这些冷凝水反流入气道造成呼吸机相关性肺炎（VAP）。一些湿化器在此方面作出了改进，在吸气和（或）呼气回路里放置一条1 m长的加热丝，并在湿化罐出口处和呼吸机Y形接头吸气端各放置一个温度传感器，通过调节加热丝的相对加热程度来改变相对湿度，解决了上述湿化器易在管道内积水的问题；通过实时监测吸入气温度，湿化器主机内置电脑自动反馈调节湿化罐水温，从而保证吸入气端温度达到预设值，因此这种加热湿化器也被称作"伺服型加热湿化器"。由于机械通气时通常会在人工气道和呼吸机Y形接头之间连接一段螺纹管，气体经过螺纹管时温度会下降，因此，需要适当提高Y形管处温度达到39℃～40℃。若直接将人工气道与Y形接头相连，则只需调节Y形接头处温度达37℃即可。理论上，这种加热湿化器的工作不受环境温度影响，但研究仍发现环境温度会影响加热导丝的工作效率，机械通气参数等也会对加热湿化的效果产生影响。

二、使用方法

保持呼吸机湿化器内的湿化液水平途径，安装加温湿化器后给水仓注水，在呼吸机的控制面板调整湿化器的刻度。在开始呼吸机治疗前，可以使用预热功能预热湿化器中的水。定时检查湿化罐内湿化液量，及时添加，维持在合适水平。注意各温度探头的连接，集水罐位置，经常检查并及时倾倒。当应用管路加热丝时，注意患者有无湿化不足的表现。

第四节　高流量呼吸湿化治疗

高流量呼吸湿化治疗，是指通过高流量专用鼻塞或其他患者接口，持续为患者提供可以调控并相对恒定的吸氧浓度（21%～100%），温度（31℃～37℃）和湿度的高流量（2～70 L/min）吸入气体的治疗方式。其可提供近体温的情况下100%的相对湿度, 具加热作用, 可预防热量从身上流失, 对新生儿尤其重要。治疗时需持续监测患者气道温度, 最好也同时监测近气道的相对湿度, 但目前临床上并无较好的方式（见图7-5）。

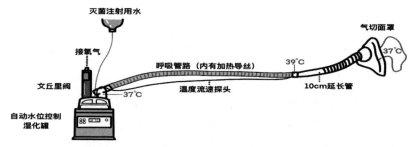

图 7-5 高流量呼吸湿化治疗

一、原理和结构

储存器内的水位, 可用开放式手动加水系统、经由一个袋子的手动加水密闭系统或一自动填充系统来维持水槽内的水位。因为开放式加水系统可能产生水溢出和储存瓶被污染的情形, 且可能会导致湿化器内水温度变化过大, 故密闭式加水系统比较好。自动加水系统包括：空气锁定系统、平行灌注系统、浮球系统、夹箍系统。

二、使用方法

患者端气体温度不应超过40℃；当患者端传感线脱落或温度不足40℃时, 应有声光报警；当患者端传感线脱落或缺失, 或者患者端温度超过40℃时, 加热器的电源应自动中断；输送气体的温度, 应该控制在±3℃；患者端的温度, 不应高于设定温度2℃；加热器的热机时间应低于15 min；水位高度应清楚可见；湿化器需能经得起100 cmH_2O的压力；湿化器不能太热而无法触摸；湿化器内部顺应性应尽可能低且使用时保持稳定；湿化器的管路不能有连接错误；湿化器的加水方式应是污染最小的加水方式；尽量不要让加水系统造成湿化器水位过高。

三、操作要求

1. 上机前应说明治疗目的取得患者配合, 建议卧位或头高位（＞20°）。

2. 选择合适型号的鼻塞, 建议选取小于鼻孔内径50%的鼻导管。

3. 严密监测生命体征、呼吸形式运动及血气分析的变化, 及时调整。

4. 张口呼吸患者需嘱其配合闭口呼吸, 不能配合者且不伴有二氧化碳潴留，可应用转接头将鼻塞转变为鼻/面罩方式进行氧疗。

5.舌后坠伴经鼻高流量氧疗（HFNC）效果不佳者，给予口咽通气道打开上气道，后将HFNC鼻塞与口咽通气道开口处连通，如不能改善，可考虑无创通气其他呼吸支持方式。

6.避免湿化过度或湿化不足，密切观察气道分泌物性状变化，按需吸痰，防止痰堵窒息等紧急事件的发生。

7.注意管路积水现象并及时处理，警惕误入气道引起呛咳和误吸，保持患者鼻塞位置的高度高于机器和管路水平，一旦报警，应及时处理管路冷凝水。

8.如出现患者无法耐受的异常高温，应停机检测，避免灼伤气道。

9.建议成人最低流量最好不小于15 L/min。

10.注意调节鼻塞固定带松紧，避免固定带过紧引起颜面部皮肤损伤。

11.使用过程中如有机器报警，及时查看并处理，直至报警消除。

12.使用过程中出现任何机器故障报错，应及时更换并记录报错代码提供厂家售后，严禁报错机器继续使用。

13.主要适用于轻中度Ⅰ型呼吸衰竭患者，对Ⅱ型呼吸衰竭患者应用一定要慎重。

第五节　人工鼻

热湿交换器（HME）是一种被动湿化器，也被描述为"人工鼻"（见图7-6），是仿生骆驼鼻子制作而成的，由数层吸水和亲水材料制成的细孔网纱构成，使用时连接在人工气道与Y形接头之间。HME捕获呼出的热量和水分，并在下一次吸气期间将高达70%的热量和湿度返回给患者。

传统上，HME的使用仅限于通过气管插管或气管切开为接受通气支持的患者提供湿化。现在，HME已成功用于满足带气管切开导管的自主呼吸患者的短期湿化需求。

图7-6　人工鼻

一、原理和结构

将呼出气中的水分和热量吸收，以对吸入气体进行加热湿化，减少呼吸道水分的丢失，故也称作热湿交换器，若其还具备过滤的功能，则称为热湿交换滤器。此外，HME根据其保水程度不同还分为疏水型和亲水型，前者很难达到最低湿化要求，后者基本可达到湿化要求，称为吸湿型热湿交换器。当其具备过滤功能时，又称为HHMF。HME有三种基本类型：简易冷凝器加湿器、吸湿性冷凝器加湿器、疏水性冷凝器加湿器。

1.简易冷凝器加湿器。HME包含具有高热导率的冷凝器元件，通常由金属纱布、波纹金属或平行金属管组成。吸入的空气冷却冷凝器元件，呼出的水蒸气直接凝结在其表面并使其复温。在下一次吸气时，当其通过冷凝器元件时，冷却、干燥的空气被加热和湿润。简单的冷凝器加湿器只能重新捕获患者呼出水分的大约50%。

2.吸湿性冷凝器加湿器。HME通过以下方式提供更高的效率。

（1）使用低热导率的冷凝元件（例如纸、羊毛或泡沫）。

（2）用吸湿性盐（钙或氯化锂）浸渍该材料。通过使用具有低热导率的元件，吸湿性热湿交换器可以比简单的冷凝器系统保留更多的热量，而吸湿性盐有助于从呼出的气体中捕获额外的水分。吸入气体中较低的水蒸气压直接从吸湿性盐中释放水分子，无需冷却，通常可达到约70%的效率（呼出40 mg/L，返回27 mg/L）。

3.疏水性冷凝器加湿器。HME使用具有较大表面积和低热导率的防水元件。在呼气过程中，由于传导冷凝潜热，冷凝器温度升至约25℃。吸气时，冷却气体和蒸发可将冷凝器温度降低至10℃。这种较大的温度变化导致保留更多的水用于湿化下一次呼吸。这种设备效率与吸湿性冷凝器HME相当（约70%）。然而，一些提供细菌过滤的疏水性HME可能会降低肺炎风险，但不适合呼吸系统储备有限或容易发生气道阻塞的患者，因为它们可能会增加人工气道阻塞。应使用至少30 mg H_2O/L的HME，可降低人工气道阻塞发生率。

二、特点

HME在临床上已应用多年，且为一次性消耗品，没有滋生细菌的危险和清洗消毒的麻烦；也没有电和热的危险，与主动加热湿化器相比，HME的特点常见于以下几个方面：

1.对VAP的影响。HME不额外提供热量和水分，管路内形成的积水少，可减少积回流入气道的风险，又可过滤微生物，因此具有降低VAP发生的潜能。一些研究报道 HME可减少管路污染的发生率，但只有一项早期研究发现HME可降低VAP的发生；而同期的另一个研究却发现应用两种湿化器，管路微生物的定植率相似。近年来的多个RCT表明，相比主动加热湿化器，HME并不能降低VAP的发生率；另外，相比每日更换，5～7天更换一个并不影响VAP发生率，且可以减少费用；但当HME被气道分泌物污染时，则需立即更换。

2.湿化效率。HME不能提供较好的湿度以及温度，气道分泌物较为黏稠，因此HME不适用于脱水、呼吸道分泌物黏稠的患者，也不适用于每分钟通气量较大的患者。气体在HME停留时间短，HME的热湿交换的效率降低，造成气道分泌物黏稠甚至气道阻塞。荟萃分析显示，与主动加温湿化器相比，应用HME发生气道阻塞的危险性增高3.84倍。为克服这一缺点，近年来开始尝试应用一种新型的主动加温加湿的HME（AHME）于临床，它通过额外装置对HME进行加热湿化而提高其效率。研究发现，其可达到与主动加热湿化器相似的湿化效果。

3.无效腔。HME的无效腔量一般为10～90 ml，无效腔可减少有效通气，造成呼吸功增大，$PaCO_2$增高从而引起每分钟通气量增大。这对于潮气量较小的患者（如婴幼儿、应用保护性通气策略的ARDS患者）将造成严重影响，也不利于患者撤机，特别是呼吸困难患者。

4.气道阻力。HME具有一定的阻力，会增大呼吸阻碍，不适用于困难撤机的患者；当有黏稠分泌物进入并积留其中时，将造成阻力明显增大甚至阻塞，因此分泌物污染时即需更换。

5.其他HME。多具有过滤功能，能过滤气溶胶，因此作雾化吸入时必须取下；HME 也不能与主动加热湿化器一起使用。因此，HME适用于急诊、麻醉、转运和ICU短期通气的患者；对结核、SARS等呼吸道传染病的患者使用可减少对病房环境的空气污染，减轻消毒的工作量，但须注意选用带过滤功能的HME。

三、使用方法

人工鼻目前使用广泛。包括有创通气患者应用、机械通气患者脱机锻炼中的应用、高压氧治疗中的应用。

对有创通气患者的应用研究中，有研究发现，应用人工鼻组与未使用组的痰培养指标比较差异有统计学意义，人工鼻对机械通气患者呼吸道感染的预防上有一定效果。另有研究表明，人工鼻吸氧组的每日气道护理所需时间和肺部感染率都少于微量泵湿化气道吸氧组。

在机械通气患者脱机锻炼的应用中，对40例呼吸衰竭后气管插管或气管切开脱机锻炼的患者进行研究，结果显示采用人工鼻湿化组 PaO_2 和 SaO_2 明显升高，心率减慢，呼吸频率减慢。

在高压氧治疗应用中的观察结果显示，气管切开用人工鼻组和非气管切开用常规面罩组相比，前者吸入氧气的温湿度持续增加，人工鼻应用于人工气道患者在高压氧治疗中便于气道管理，易保证良好的治疗效果。

第六节　氧气雾化

氧气雾化吸入（oxygen nebulization）是借助高速气流，破坏药液表面张力使药液形成雾状，随吸气进入呼吸道的方法。氧气雾化吸入器是完成氧气雾化吸入的设备，由压缩气源和雾化器两部分组成，是临床上最常用的气溶胶发生装置之一（见图7-7）。在符合临床应用指征的情况下方可以高压氧气作为驱动气源。

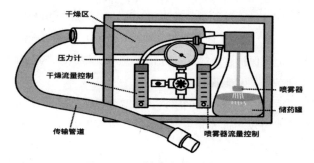

图7-7　压缩氧气雾化装置

一、原理和结构

（一）作用原理

氧气雾化器也称射流雾化器，借助高速气流通过毛细管并在管口产生负压，将药液由邻近的小管吸出；所吸出的药液又被毛细血管口高速的气流撞击成细小的雾滴，形成气雾喷出。氧气雾化器根据文丘里原理，高压氧气在加速喷出时，喷嘴附件产生负压，通过虹吸作用将储药槽里的药液经过吸水管引至喷嘴处与高速气流混合，共同冲撞隔板，产生气溶胶颗粒。通常在气溶胶输出通路上设计有转弯和隔片结构，截留大的药物颗粒返回储药池内，而细小的雾化药物微粒随气流输出。产生的气溶胶颗粒的直径和释雾量取决于雾化器的内部结构和设计，也受压缩氧气的压力和流量影响。

（二）结构

由储药瓶、吸嘴、T形接头、输气管、喷嘴等部分组成。

（三）目的

1.改善通气功能，解除支气管痉挛。

2.预防、控制呼吸道感染。

3.稀释痰液，减轻咳嗽。

二、使用方法

1.每次使用2～8 ml的雾化液，如雾化药液不足2 ml，可加入适量的稀释液（依据药物说明书选用生理盐水或注射用水等）。将指定剂量的雾化溶液注入清洁消毒好的雾化器中，盖好雾化器。

2.将雾化器连接到压缩空气、雾化泵或氧气接口，接上电源，打开压缩气空气、雾化泵或氧气开关，必要时调节氧气流量为5～8 L/min，观察雾化器有无均匀的气雾输出。嘱患者保持正常自然呼吸，每1～3 min鼓励患者做一次深吸气到肺总量时屏气4～5 s，让患者用口包住口含咬嘴或将面罩盖在患者口鼻上。持续雾化时间控制在15 min左右，观察患者雾化吸入后的效果及有无副作用。

3.雾化结束后，取下雾化装置，关闭雾化器、气源或氧源，协助患者漱口，予拍背，鼓励患者咳嗽咳痰，做好用物处理。

三、注意事项

氧气雾化器驱动气体流量一般调至5~8 L/min较为适宜，且气流速度调节应由慢到快，雾化量由小到大。流量过小时，雾量小，影响药物的吸入。流量调高至看到明显的气雾输出时，注意检查管道是否有漏气；流量过大有可能导致雾化器连接口爆脱。在吸入治疗过程中，需密切观察患者的呼吸、血氧饱和度、脉搏和一般状态的变化。对缺氧患者可在吸入过程中给予氧气吸入，提高吸入氧浓度。如吸入过程中出现胸闷、气短、呼吸困难等不适时，则应暂停吸入治疗，并分析原因，对症处理，如适当减少雾量，或缩短吸入时间，给予氧气吸入等。

以氧气作为气源进行治疗，患者吸入氧分压可迅速提高，对于没有明显CO_2潴留的患者，其不会带来氧浓度增高相关的不良反应；对于部分哮喘患者，氧气驱动雾化吸入 β_2 受体激动剂，对通气/灌注比值改变而出现的低氧血症可有预防作用；对于有严重CO_2潴留的慢性阻塞性肺疾病患者，由于其呼吸兴奋主要依赖于低氧刺激呼吸中枢，过高的吸入氧浓度使低氧对呼吸中枢的刺激减弱，可引起自主呼吸抑制和加重CO_2潴留，因此需要引起警惕。

四、高流量氧气输送系统

因喷射喷雾器设定较高氧浓度分数（Fraction of inspiration O_2，FiO_2）时，患者获得的总流量会减少，患者会吸入周围的空气，使FiO_2比设定低。可使用较大入孔的喷雾器，使驱动气流 > 15 L/min；连接两个喷雾器，即有两倍流量到患者；或外加一个空气或氧气流量表，提供气流到喷雾器。

最好的高流量系统为高流量加热湿化系统，较喷雾系统好，可在高流量时，传送准确的FiO_2，其提供的流量可超过患者的吸气需求，亦可控制FiO_2、湿度和温度。

第七节　压缩空气雾化

压缩式雾化吸入术是利用压缩空气将药液变成细微的气雾（直径3 nm以下），随着患者呼吸，将药液直接吸入呼吸道的一种治疗方法（见图7-8）。

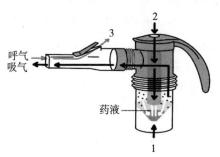

图7-8　压缩空气雾化吸入装置

一、原理和结构

（一）原理

空气压缩雾化器是通过压缩空气为驱动源来产生及传输气雾的。空气压缩机通电后输出的电能将空气压缩，压缩空气作用于容器内的药液，使药液表面张力破坏而形成细微雾滴，通过口含器随使用者的呼吸进入呼吸道。最常用的驱动源是气体压缩机和由医院中心供气系统或钢瓶提供的经过压缩的氧气或医用气体。一般来说，使用空气压缩雾化器进行吸入治疗时所产生的气雾微粒比超声雾化器的小，不存在药剂温度升高的危险性，对药溶液及药悬浮液都可雾化。

（二）结构

1.空气压缩机通电后可将空气压缩。其面板上有电源开关过滤器及导管接口。

2.喷雾器的下端有空气导管接口与压缩机相连，上端可安装进气活瓣（如使用面罩则不需安装），中间部分为药皿，用以盛药液。

3.口含器带有呼气活瓣。

二、使用方法

首先取出雾化器，把空气导管的一端插到雾化器的出气孔，另外一端插到雾化杯的底部。然后放入1～8 ml的需要雾化的药液，再将面罩或者是咬嘴装到雾化杯里面，最后就是打开电源，开始雾化治疗，使用结束之后要注意雾化器的清洁和维护。

空气压缩雾化器的优点：压缩机的噪音（供气）体积小；耐用，使用寿命长；能雾化所有药物溶液（包括止咳合剂）；药物充分沉积在肺部（平静呼吸时）；在口腔和咽喉部分沉积，药物副作用发生率低；雾粒大小分布良好；哮喘发作时非常有效，尤其适用于儿童和老人；呼吸时没有环境污染。

三、注意事项

1.空气压缩雾化器使用时要放在平坦、光滑且稳定的平面上，勿放置在地毯或粗糙的表面上，以免堵塞通风口。

2.空气压缩雾化器在使用时，导管一端连接压缩机、一端连接雾化器，一定要连接牢固。

3.吸气时按住间断控制按钮，慢慢吸入药雾；呼气时松开间断控制按钮，直接通过口含器将空气呼出。

4.使用时药杯须保持直立，倾斜勿超过45°；连续使用雾化器时，中间需间隔30 min。

5.当过滤片颜色发生改变或已平均使用60天时，须更换新过滤片。

第八节 超声雾化

超声雾化吸入术是应用超声波声能，将药液变成细微的气雾，由呼吸道吸入，达到治疗目的。其特点是雾量大小可调节，雾滴小而均匀（直径在5 nm以下），药液随着深而慢的吸气被吸入终末支气管及肺泡；又因雾化器电子部分能产热，对雾化液有加温作用，使患者吸入温度适宜的气雾。超声雾化器由超声波发生器和雾化缸两部分组成（见图7-9）。

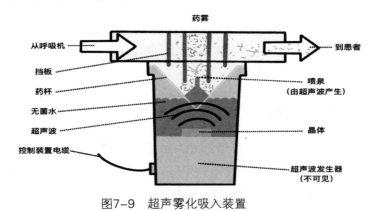

图7-9 超声雾化吸入装置

一、原理和结构

（一）原理

超声波发生器产生的高频电流经过安装在雾化缸里的超声换能器使其将高频电流转换为相同频率的声波，通过雾化缸底部的超声薄膜，从而使超声波直接作用于雾化缸中的液体。当超声波从缸底经传导到达药液表面时，液气界面即药液表面与空气交界处，在受到垂直于分界面的超声波的作用后，使药液表面形成张力波，当表面张力波能量达到一定值时，液体雾粒会克服表面张力的作用而出。在医用超声雾化器将药液分裂成微粒后，再由送风装置产生的气流将雾粒送出，形成药雾。药雾经送雾管输送给患者，超声雾化器释放出的药物颗粒直径大小与超声频率呈负相关，频率越高，颗粒越小。释雾量则与超声波振幅（功率）呈正相关，强度越大，释雾量越大。

（二）结构

1.超声波发生器通电后输出高频电能。雾化器面板有电源开关、雾化开关、雾量调节旋钮。

2.水槽与晶体换能器水槽盛蒸馏水。水槽下方有一晶体换能器，接发生器输出的高频电能，将其转化为超声能。

3.雾化罐与透声膜雾化罐（杯）盛药液。雾化罐底部的半透明膜为透声膜。声能透过此膜与罐内药液作用，产生雾滴喷出。

4.螺纹管和口含嘴（或面罩）Y1-14螺纹管和口含嘴由于构造特点，超声雾化吸入器的清洗消毒较困难，临床使用时应特别注意防止交叉感染。

二、使用方法

大容量超声雾化器的使用步骤为：①将超声雾化器主机与各部件连接；②在水槽内加入冷蒸馏水或灭菌用水，至浮标浮起，液面高度约3 cm，要求浸没雾化缸底部的透声膜（治疗过程中注意槽内水位，水位变浅时及时添加）；③将药液稀释至20～50 ml后加于雾化缸内，检查无漏水后，雾化缸放入水槽内，盖紧水槽盖；④患者取合适体位，接通电源，预热3 min后打开雾化机开关，见指示灯亮且有气雾溢出后，按需要调节雾量；⑤雾化吸入时间依据所需药物剂量而定，一般快速雾化（药量3 ml/min）需4~5 min，缓慢雾化（药量1 ml/min）需7~8 min，一次治疗吸入药液一般10 ml；⑥雾化吸入后，取下面罩，擦干面部。一般而言，超声雾化器的释雾量高于喷射雾化器，一般为1～2 L/min，故常用于需要输出雾量大的诊疗工作。需要指出的是，超声雾化器剧烈振荡可使雾化容器内的药液加温，可能影响药物，如含蛋白质或肽类化合物的稳定性。此外不同液体的物理特性（如水溶性和脂溶性）不同，对于这些液体混合物（如糖皮质激素与水的混悬液），其输出的气雾中水分和药物的比例会发生变化而影响效果，药雾浓度较低，而残留在储液槽中的药液浓度较高。

优点和缺点：超声雾化器的输出雾量较大且易过度湿化气道，吸入气体氧浓度降低。超声波可能使某些药物失活或浓缩而不能适用于全部药物。近年随着其他雾化器的推广普及，超声雾化器在临床的应用有所减少。

三、注意事项

1.使用前，先检查机器各部有无松动、脱落等异常情况。机器和雾化罐编号要一致。

2.水槽底部的晶体换能器和雾化罐底部的透声膜薄而质脆，易破碎，应轻按，不能用力过猛。

3.水槽和雾化罐切忌加温水或热水。

4.特殊情况需连续使用，中间需间歇30 min。

5.在使用过程中，如发现水槽内水温超过50℃，可调换冷蒸馏水，换水时要关闭机器。

6.如发现雾化罐内液体过少，影响正常雾化时，应继续增加药量，但不必关机，只要从盖上小孔向内注入即可。一般每次使用时间为15天，每次使用完毕，将雾化罐和口含嘴浸泡于消毒溶液内60 min。

第九节　振动筛孔雾化器

振动筛孔雾化器是利用瓷片的高频振动的能量使药液从膜上的筛孔溢出产生气溶装置（见图7-10）。根据内部结构差异，可分为主动型振动筛孔雾化器和被动型振动筛孔雾化器。

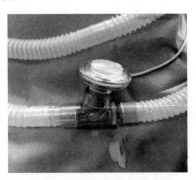

图7-10　振动筛孔雾化器

一、原理和结构

主动型振动筛孔雾化器由一个有1 000多个漏斗形微孔的圆形板（筛孔板）和围绕着筛孔板的压电陶瓷片组成。电力驱动压电陶瓷片以大约130 kHz的频率振动，带动微孔板的振动，使微孔板在约1 pm范围内上下移动，这种振动的能量使药液通过筛孔溢出形成雾化颗粒，产生的气雾通过管道输出。被动型振动筛孔雾化器结合了超声雾化的特点，将电压换能器与超声振动片连接，但超声振动片因为药物的阻隔与筛孔板分离。超声振动膜剧烈振动，使药液通过固定直径的细小筛孔挤出，形成细小雾化颗粒释放出来，振动筛孔雾化器产生的颗粒大小取决于筛孔的直径，雾粒直径稳定，筛孔越小、颗粒越小。该装置减少了超声波振动液体产热的影响，对吸入药物的影响较小，是目前雾化效率最高的雾化器。

二、使用方法

1.将指定剂量的雾化溶液注入清洁消毒好的雾化器的储液槽中。如为需要分装的药物需用清洁的针筒或吸管吸取，移入雾化器中，总液体容量为28 ml。

2.盖好雾化器。

3.接上吸入面罩或吸嘴。

4.打开电源开关，气雾出现时开始雾化吸入治疗。治疗过程与喷射雾化吸入治疗相似。与喷射雾化器和超声雾化器不同之处：振动筛孔雾化器的储药罐可位于呼吸管路上方，且与之相对隔绝，因此降低了雾化吸入装置被管路污染的可能性，并且可以在雾化过程中随时增加药物剂量，同时也更适用于机械通气中的雾化吸入治疗。

三、注意事项

振动筛孔雾化器具有输出雾粒比较均匀、噪声小、小巧轻便、携带方便、可调节输出雾量及可使用直流电驱动等优点，适用场所更广，包括家庭使用。此外，各种振动筛孔雾化器的残留药量为0.1~0.4 ml，远远低于其他各型雾化器0.8~15 ml的残留药量。

被动型振动筛孔雾化器驱动力有限，使用时需手持装置，如果加用延长管道进行雾化吸入治疗，将会显著降低药雾颗粒的输出效能。不同企业生产的雾化器的驱动力筛网材质和微孔直径存在差异，对混悬液进行雾化吸入治疗时，混悬液中的药物颗粒有可能导致微孔筛网堵塞，影响治疗效果。此外，目前的振动筛孔雾化器的价格相对昂贵。

第十节　常用雾化吸入药物

雾化吸入治疗最大的优点就是能够将药物直接送达气道或肺脏，相较全身用药所需剂量较小，药物起效时间短，副作用相对较少，因此在临床上有广泛应用。除了选择正确的药物种类外，药物本身的一些理化性质和相关因素也会影响到雾化吸入治疗的效能。

吸入药物的药代动力学、药效动力学：脂溶性药物能溶于生物膜类脂质中，且较易吸收，其吸收率与药物的脂/水分配系数相关联。而水溶性药物是通过生物膜的膜孔来吸收的，其吸收率与分子大小呈负相关，小分子药物吸收率高，大分子药物则难以吸收。药物吸入人体后可以通过呼吸道和消化道两条途径进入血液循环。吸入后首先抵达肺，沉积在气道，并被肺组织吸收发挥作用，一部分药物最终进入循环系统。另有部分药物由于吸入时不自主吞咽或雾化结束后未漱口而进入肠道吸收，通过肝脏首次代谢后剩余的药物进入血液循环。因此，药物的选择应兼顾雾化吸入治疗的目的，如果气溶胶吸入是为了使药物在肺内局部发挥治疗作用，可选用局部生物活性高的药物；如果药物吸入后是为了在全身发挥作用，则可选用呼吸道黏膜吸收较好且局部代谢率低的药物。此外，雾化吸入药物的作用还与其局部生物活性、肺部滞留时间、半衰期与代谢率等相关。另外需要注意的是，不同年龄患者的生理解剖特点和吸药方式不同，其吸入体内药物的药代动力学和药效动力学也有所不同。一般而言，儿童年龄越小，潮气量和吸气流量越低，肺部沉积的绝对药量也越少；同时，儿童对一些药物（如吸入型糖皮质激素）的清除率也高于成人。因此年幼儿无法单纯按千克体重精确计算雾化吸入药物的用量。

药物本身颗粒形态会影响雾化颗粒直径，如前所述，气雾微粒直径在 $1 \sim 5 \ \mu m$ 时雾化疗效最佳。吸入药物本身的颗粒大小和形态，可直接影响雾化微粒的直径和形态。以吸入型糖皮质激素为例，布地奈德药物颗粒是直径为 $2 \sim 3 \ \mu m$ 类圆形颗粒。一项体外研究中，采用不同品牌雾化器时，布地奈德雾化时 $<5 \ \mu m$ 颗粒占比均高于丙酸倍氯米松。提示两种药物本身颗粒形态影响了雾化颗粒的直径，也会成为影响雾化吸入效能的一个重要因素。

目前常用的雾化吸入药物主要有吸入型糖皮质激素、支气管舒张剂、抗菌药物、祛痰药等。下面将具体介绍各类药物的药理作用特点及其临床安全性。

一、吸入型糖皮质激素

吸入型糖皮质激素（ICS）是目前最强的气道局部抗炎药物，它通过对炎症反应所必需的细胞和分子产生影响而发挥抗炎作用。

（一）作用机制

糖皮质激素（GS）具有很强的抗炎作用，对炎症介质、炎症细胞和炎症反应有多途径的抑制作用：一方面使炎症介质与细胞因子的合成减少，另一方面可诱导抗炎性蛋白质合成增加。GS的抗炎作用基本机制可分为经典途径（基因途径）和非经典途径（非基因途径）。

经典途径是指GS作为脂溶性分子通过细胞膜进入细胞，与胞质内的糖皮质激素受体（GCR）结合，形成活化的GS-GCR复合物。随之，激活的GCR复合物易位进入细胞核内，与特异性DNA位点即靶基因启动子序列的Gs反应成分或负性GS反应成分相结合，启动基因转录，相应地引起转录增加或减少，改变介质相关蛋白的水平，进而对炎症反应所必需的细胞和分子产生影响而发挥抗炎作用。此外，GS通过抑制核转录因子飞B（NFkB）激活蛋白-1（AP-1）等，降低它们对多种炎症因子转录的上调作用进而减少促炎因子的合成。经典途径属于延迟反应，一般需要数小时起效。

（二）常用药物

目前国内已上市的ICS有布地奈德（BUD）、丙酸倍氯米松（BDP）和丙酸氟替卡松（FP）三种。

布地奈德：体外局部实验显示，布地奈德的相对效价强度大于丙酸倍氯米松。布地奈德在保留较高亲脂性的同时，具有适当的亲水性，使之在数分钟内即可迅速溶解并通过气道上皮表面的黏液层快速发挥局部抗炎作用（30 min~1 h内），尤其适合急性期时与短效 β_2 受体激动剂（SABA）联用。

丙酸倍氯米松：水溶性较低，导致其在支气管黏膜的黏液层的透过时间比较缓慢，在急性期应用时起效相对较慢。

丙酸氟替卡松：水溶性较低，导致其在支气管黏膜的黏液层透过时间缓慢，因此此在急性发作期中应用的起效时间相对缓慢。

（三）ICS 安全性和有效性评价

雾化吸入ICS的不良反应发生率低，安全性好。不良反应的发生与药物的药代药效动力学、吸入装置及患者的依从性等因素有关。临床报道的不良反应包括口腔真菌感染、声音嘶哑、咽痛不适和刺激性咳嗽等，但停药后可自行消失，通过吸药后漱口等预防措施可以降低不良反应的发生率。当出现口腔念珠菌感染时，暂时停药数天（至观察到口咽炎消除），采用碳酸氢钠漱口和局部抗真菌治疗通常可缓解，多数无需全身应用抗真菌药物。ICS的剂量因病情需要可以增加（尤其是急性期的治疗），但即使增加数倍，相对于全身糖皮质激素的应用量而言也是小而安全的。在病情缓解后，逐渐转换为长期维持治疗，需要按照诊治指南评估病情和选择适当的长期维持治疗剂量，减少不良反应。研究表明，与安慰剂相比，ICS长期维持治疗所致全身不良反应（生长迟缓、肾上腺抑制、白内障、骨密度下降和骨折）的风险未见升高，即使采用ICS治疗7~11年后，哮喘儿童仍可达到正常的成人身高。

雾化吸入过程中要防止药物进入眼睛，使用面罩吸药时，在吸药前不能涂抹油性面膏，吸药后立即清洗脸部，以减少经皮肤吸收的药量。此外，在采用喷射雾化时，应尽可能使用口器吸入（年幼者应使用面罩吸入器），如使用面罩则以密闭式面罩优于开放式面罩，远离面部的开放式面罩会减少吸入肺内的药雾微粒量。呼吸节律对药雾微粒吸入量亦有影响：儿童哭吵时吸气短促，药雾微粒主要以惯性运动方式留存在口咽部，而且烦躁不安也使面罩不易固定，因此最好在安静状态下吸入。

二、支气管舒张剂

支气管舒张剂是能够松弛支气管平滑肌、扩张支气管、减轻气道阻力并缓解气流受限的一类药物。支气管舒张剂主要包括选择性 β_2 受体激动剂和M胆碱受体阻断剂。对于一些新的支气管舒张剂（如选择性磷酸二酯酶抑制剂、K通道激活剂血管活性肠多肽类似物等），正在探索其临床疗效、安全性和临床地位。其他的一些有支气管舒张作用的药物，例如硫酸镁，也有临床应用研究报道。目前临床常用的雾化吸入支气管舒张剂为短效 β_2 受体激动剂（SABA）和短效胆碱能受体阻断剂（SAMA）两类。

（一）选择性 β_2 受体激动剂

β_2 肾上腺素能受体广泛分布于呼吸系统的支气管平滑肌纤毛上皮细胞、肥大细胞、杯状细胞和肺泡上皮 II 型细胞表面。SABA舒张支气管的机制为：①SABA选择性激活气道平滑肌细胞表面的 β_2 肾上腺素能受体，激活苷酸环化酶提高细胞内环磷酸腺苷（cAMP）的浓度，使平滑肌细胞膜电位稳定，胞质内蛋白激酶A活化，肌质球蛋白磷酸化，降低细胞内 Ca^{2+} 浓度，以达到松弛气道平滑肌的作用；②SABA与 β_2 受体结合后，通过肥大细胞膜保护作用抑制肥大细胞脱颗粒，减少组胺和白三烯等炎症递质的释放，从而减轻气道黏膜充血水肿，缓解气道痉挛。研究表明，β_2 肾上腺素能受体的密度随气道级数的增大而增加，在远端气道尤其是肺泡水平呈现较高比例的分布。因此，β_2 受体激动剂扩张支气管的作用对于治疗哮喘、慢性阻塞性肺疾病尤为重要。

临床常用的SABA，代表性药物有沙丁胺醇（salbutamol）和特布他林（terbutaline），其分子可通过单纯扩散和易化扩散穿透细胞膜，迅速到达气道黏膜下的平滑肌细胞表面作用于 β 受体。药物共同特点是起效迅速、维持时间短。①沙丁胺醇吸入后数分钟起效，作用维持时间较短，作用最强时间在 1～15 h，作用持续时间为3~4 h。成人：以注射用生理盐水将0.5～1.0 ml本品（含 25～50 mg沙丁胺醇）稀释至24 ml，置于雾化器中雾化吸入治疗；12岁以下儿童：最小起始剂量为0.5 ml雾化溶液（含2～5 mg沙丁胺醇），以注射用生理盐水稀释至20～25 ml；年长儿童根据病情需要可增加至每次用5.0 mg的沙丁胺醇。每天重复4次。②特布他林吸入后数分钟起效，作用维持时间相对沙丁胺醇较长，作用最强时间约在1 h，作用持续时间为4~6 h。成人及20 kg以上儿童推荐剂量为50 mg/次，可给药3次/天；20 kg以下儿童推荐25 mg/次，最多4次/天。

临床上，对于稳定期患者，SABA通常建议按需间歇使用，不宜长期、单药使用。对于急性加重期患者,建议规律使用。SABA与ICS具有协同作用,是治疗急性喘息的主要药物之一。SABA与ICS联合雾化吸入时:一方面SABA可以加强 ICS的受体敏感性,使得ICS快速通过非基因途径与受体结合,减少局部微血管渗漏及炎性介质的释放,控制气道非特异性炎症;另一方面ICS可以促进气道细胞膜上 β_2 受体的合成,增强SABA舒张气道平滑肌及抑制气道高反应性的作用,进而缓解支气管痉挛。通过 SABA与ICS的协同作用,最终达到较好的抗炎解痉效果。

(二)M 胆碱受体阻断剂

胆碱能M受体是毒蕈碱型胆碱受体的简称,广泛存在于迷走神经节、节后纤维的突触前膜和支配的效应器细胞上。当乙酰胆碱与M受体结合后,可产生一系列迷走神经末梢兴奋的效应,主要有心脏抑制、平滑肌收缩(包括支气管、胃肠平滑肌、膀胱逼尿肌和瞳孔括约肌等)以及腺体分泌增加等反应。呼吸系统的M受体主要有3种亚型:①M1受体分布于胆碱能神经节, M1受体激动可促进胆碱能递质传递,引起迷走神经兴奋和胆碱能反射,进而引起支气管收缩效应;②M2受体主要分布于胆碱能神经节后纤维及交感神经末梢的突触前膜,M2受体激动反馈性地抑制胆碱能神经释放乙酰胆碱,使支气管舒张;③M3受体主要分布于气道平滑肌、黏膜下腺体、杯状细胞、血管内皮细胞和气道上皮细胞,M3受体激动可引起气道平滑肌收缩和腺体分泌。胆碱能受体拮抗剂可以选择性地抑制M1和M3受体,通过竞争性拮抗内源性乙酰胆碱对毒蕈碱受体(M胆碱受体)的作用,从而松弛气道平滑肌、舒张支气管,抑制气道腺体的黏液分泌。

在M受体的亚型中,M3受体是引起气道收缩的主要亚型,且M3受体在人体大气道的分布较密集,支气管抗胆碱能药物的支气管舒张作用弱于 β_2 受体激动剂,对中央气道的作用强于对周围气道的作用。

临床常用的SAMA:异丙托溴铵(ipratropium bromide),该药为非选择性胆碱M受体拮抗剂,可同时阻断M1、M2 和M3受体。异丙托溴铵的起效时间较SABA慢,吸入后15~30 min起效,支气管舒张效应达峰时间为1~1.5 h,维持时间 4~6 h(表7-5)。临床上一般不单一使用SAMA治疗急性喘息,多与SABA联合雾化吸入,常用于中、重度急性喘息发作时的治疗。全球哮喘防治倡议(GINA)建议SAMA可以考虑在SABA 使用后无缓解的重症发作患者中使用,但须注意该药说明书尚无对12岁以下儿童使用的说明。

另外,临床上还有SABA和SAMA的复方制剂,如吸入用复方异丙托溴铵溶液。其药品规格为:异丙托溴铵0.5 mg+硫酸沙丁胺醇2.5 mg。需要特别注意的是,复方异丙托溴铵不能与 其他药品混在同一雾化器中使用。

表7-5　常用雾化吸入短效支气管舒张剂药理特性比较

药物	起效时间（min）	达峰时间（h）	维持时间（h）	β₂受体选择性	M受体选择性	反复用药耐受性
特布他林	3～5	1.0～1.5	4～6	+++	－	+
沙丁胺醇	3～5	1.0～1.5	3～4	+++	－	+
异丙托溴铵	15～30	1.0～1.5	4～6	－	+	－

（三）不良反应

几种常用的雾化吸入型支气管舒张剂均为短效药物，其不良反应相对少见和较轻微，各药物说明书中标识的不良反应归纳为（见表7-6）：SABA的不良反应主要表现为头痛、震颤、心动过速等；SAMA的不良反应主要表现为头晕、头痛、咳嗽、吸入相关性支气管痉挛、口干、呕吐等。

表7-6　几种雾化吸入型支气管舒张剂常见不良反应

常用药物	常见不良反应发生率
硫酸特布他林雾化液	头痛：>1%；震颤：>1%；心动过速：>1%
硫酸沙丁胺醇	头痛：1%～10%；震颤：1%～10%；心动过速：1%～10%
SAMA	
异丙托溴铵雾化吸入溶液	头晕、头痛：1%～10%；咳嗽、吸入相关支气溶液管痉挛：1%～10%；口干、呕吐：1%～10%
复方异丙托溴铵雾化溶液	与上述β₂受体激动剂药物和抗胆碱能药溶液物相同

三、抗菌药物

雾化吸入抗菌药物具有吸入后肺部浓度高、全身不良反应小的特点。对于当前细菌耐药日趋严重的医疗难题，尤其是对于单一静脉输注抗菌药物无效的患者，辅以雾化吸入提供了新的治疗手段。2016年7月，美国感染病学会联合美国胸科学会共同发布了医院获得性肺炎和呼吸机相关性肺炎的诊疗指南，推荐由仅对氨基糖苷类或多黏菌素敏感的革兰氏阴性杆菌感染引起的呼吸机相关性肺炎或不能耐受静脉输注的患者给予抗菌药物雾化吸入治疗。目前美国FDA批准上市的雾化吸入剂型抗生素包括氨曲南溶液、黏菌素溶液和妥布霉素溶液。

但是，中国目前尚无供雾化吸入的抗菌药物制剂，临床大多将静脉抗菌药物制剂替代雾化制剂使用。临床上常用于雾化吸入的抗菌药物有氨基糖苷类的阿米卡星、庆大霉素、妥布霉素，β-内酰胺类的氨曲南、头孢他啶，多黏菌素及抗真菌药物两性霉素等。但是这种用法存在较大安全隐患，如：静脉注射用氨曲南含有精氨酸，将其雾化吸入可降低患者肺功能；许多静脉抗菌药物制剂含防腐剂，如酚、亚硝酸盐等，吸入给药会刺激呼吸道，甚至诱发哮喘发作；此外，抗生素雾化吸入时有可能引起耐药菌株增加、真菌感染和菌群失调，因此在具体药物未做雾化吸入的客观评价之前要慎用。2016年发布的《雾化吸入疗法在呼吸疾病中的应用专家共识》不推荐将静脉抗菌药物制剂用于雾化吸入。

四、祛痰药

气道黏液高分泌是多种慢性气道炎症性疾病，如慢性阻塞性肺疾病、支气管哮喘、肺囊性纤维化等共同而重要的临床表现和病理特征之一。过度分泌的黏液滞留于气道，致使黏液难以排出而潴留于气道内形成黏液栓，加重了业已狭窄气道的阻塞和病原菌的定植，导致持续的感染和难以控制的低氧症状，甚至导致病情的恶化。合理处理气道黏液高分泌的途径有多种，除了非药物祛痰技术之外，药物祛痰治疗已成为治疗慢性气道炎症性疾病的重要内容。

（一）气道黏液高分泌机制

气道黏液是呼吸系统防御屏障的重要组成部分，起着加温、湿润、保护气道的作用。正常气道黏液成分为97%的水和3%的固态物质（包括黏蛋白、脂质、无机盐、细胞碎片等），其中重要成分是黏蛋白。黏蛋白是一种高分子质量、高度糖苷化的线性寡肽序列，具有黏性、弹性和吸水性，还具有抗病毒和抗炎作用，并能与其他黏液成分如IgA、防御素类相互作用。生理状态下气道黏液腺体分泌适当黏度的液体，以维持气道黏膜的湿润及正常的黏液纤毛清除功能。研究发现，有4种促分泌剂，即乙酰胆碱、前列腺素、人中性粒细胞弹性蛋白酶和腺苷三磷酸，可通过不同的途径刺激黏液分泌。在吸烟、炎症反应、氧化应激、蛋白酶失衡、胆碱能神经功能紊乱等多种病理生理机制作用下，支气管上皮杯状细胞化生和黏膜下支气管腺体增生与肥大，引起分泌高反应性，过度分泌高黏性、高弹性且不易被清除的黏液，使纤毛运动超负荷，黏液纤毛清除功能受损，导致黏液潴留或黏液栓形成，进一步造成感染加重、气道阻塞、气流受阻，肺功能进行性下降。

（二）临床常用雾化吸入祛痰药

N-乙酰半胱氨酸（NAC）：是较早应用于临床的一类祛痰药，属黏液溶解剂，对黏稠的脓性及非脓性痰液均有良好效果。NAC是左旋精氨酸的衍生物，分子中特有的活性巯基基团可打断黏蛋白分子复合物间的双硫键，从而降低痰液的黏滞性。NAC还可促进纤毛运动，提高黏液纤毛清除能力，增加肺表面活性物质的分泌和活性，降低细菌在呼吸道的黏附力，减少滞留时间，从而促进痰液的清除。NAC还具备抗氧化作用，其巯基和羟自由基、过氧化氢以及次氯酸相互作用，可发挥直接清除氧自由基的作用；同时，NAC是抗氧化剂谷胱甘肽的前体物质，可补充细胞内储备，从而发挥间接抗氧化作用。此外近年研究表明，N-乙酰半胱氨酸可以抑制细菌生物被膜生成，破坏已生成的生物被膜，与抗生素联用发挥协同抗菌作用。目前上市的乙酰半胱氨酸有口服片剂、静脉针剂和雾化吸入剂，主要用于痰液黏稠的呼吸系统疾病，如急性支气管炎、慢性支气管炎急性发作、支气管扩张症等。不良反应轻微，偶尔发生恶心和呕吐，极少出现皮疹和支气管痉挛等过敏反应。患有支气管哮喘的患者在治疗期间应密切观察病情，如有支气管痉挛发生应立即终止治疗。需要注意的是，乙酰半胱氨酸吸入剂不宜与金属、橡皮、氧化剂等长时间接触。

（杨　帆　刘天贶）

第八章

重症患者氧疗与护理

第一节　概　述

氧气是维持生命最重要的能源和人体健康最根本的要素之一，分子质量为32 g，在大气中约占20.95%。人体内的氧储备极少，健康成人体内存氧量仅1.0~1.5 L，仅够3~4 min消耗。成人在安静状态下每分钟的耗氧量约为250 ml，工作时每分钟约需氧400 ml，剧烈体力劳动或运动时，所需氧量是正常的20倍以上，因此必须有不断的氧气供应，才能维持正常的生命活动。正常人是通过肺通气和气体交换将氧气摄入体内；通过血液循环将氧气输送到各个组织；通过代谢活动，组织耗氧，产生能量来维持正常生命活动。如果其中任何一个环节发生障碍均可导致机体缺氧。缺氧会导致机体出现代谢异常和生理紊乱，严重者可导致重要脏器组织损害和功能障碍甚至细胞死亡，危及生命。人类于18世纪80年代发现氧气的存在后，便逐渐认识到氧气在生命活动中的重要作用，并将其慢慢应用于各种临床疾病治疗中。迄今为止，氧疗已有200多年的历史，经过多年的临床实践，氧气的治疗作用已受到广大临床工作者的认可。

一、基本概念

氧气疗法，简称氧疗，是各种原因引起的低氧血症患者常规和必不可少的治疗，具有纠正缺氧、缓解呼吸困难、保护重要脏器功能、促进疾病痊愈的重要作用。其原理是通过增加吸入氧气浓度（FiO_2），提高肺泡氧分压（PAO_2），加大肺泡毛细血管膜两侧氧分压差，促进氧的弥散，提高动脉血氧分压（PaO_2）和血氧饱和度（SaO_2），增加向组织的供氧能力，改善乃至纠正组织缺氧。

低氧血症是指血液中的动脉血氧分压（PaO_2）降低。大多数的学者将标准大气压下$PaO_2 < 60\,mmHg$或经皮血氧饱和度（SpO_2）$< 90\%$，作为低氧血症的标准。

缺氧是指由于组织的氧利用不足或缺乏足够的氧而导致能量不足，造成机体代谢和生理紊乱，甚至发生组织损害和功能障碍的一种病理生理状态。缺氧主要涉及组织的氧利用能力和组织氧输送量两个方面。组织对氧的利用能力与组织细胞所处的状态有关，而组织氧输送则由以下公式决定：

$$组织供氧量 = QT \times Hb \times SaO_2 \times 1.34^*$$

QT为心排出量，Hb为血红蛋白量，SaO_2为动脉血氧饱和度。由此可见，氧输送到组织涉及循环、血液和呼吸三个系统。

低氧血症常常与缺氧同时存在，即缺氧同时有动脉PaO_2的下降。如通气障碍、气体弥散障碍、通气/血流比例失调及动静脉分流等原因引起的缺氧常与低氧血症同时存在。但循环功能不全、细胞代谢障碍、需氧量增加等原因引起的缺氧常常无明显的低氧血症，即有缺氧，但动脉血PaO_2正常。

二、氧疗基础

通常情况下，氧疗用于低氧血症导致的缺氧。氧疗的总体目标为降低心肺做功的同时维持足够的组织氧合。氧疗的临床目标为：①纠正已经存在或可疑的急性低氧血症；②减轻慢性低氧血症相关症状；③减轻低氧血症对心肺系统造成的负担。

（一）低氧血症和缺氧的原因

1.低氧血症的原因。低氧血症产生的原因主要是通气障碍和换气障碍，导致低氧血症的常见原因如下（表8–1）。

（1）吸氧浓度或氧分压下降：如高原、通气不良的环境等。

（2）通气障碍：包括阻塞性通气障碍和限制性通气障碍，两者均会导致肺泡通气量下降，从而导致PaO_2的下降，同时伴随高碳酸血症。诸多疾病均可引起通气障碍，主要有COPD、支气管哮喘、膈肌运动障碍、神经–肌肉病变、呼吸中枢抑制或受损、麻醉药或安眠药中毒等疾病。

（3）气体弥散障碍：氧气经气道进入肺泡后，必须先通过呼吸膜，才能与血红蛋白结合。当呼吸膜面积减少或呼吸膜增厚时，氧的弥散会受到影响，导致弥散量减少。人体的双肺呼吸膜弥散的总面积在正常成人有50~100 m^2，

---

*：由于物理溶解的氧量极少，可以忽略，所以未在公式中反映。

由于气体交换时间非常短，大约只占血流时间的1/2，只有当呼吸膜面积大量减少或厚度显著增加时，才会出现低氧血症，因此单纯弥散膜增厚导致的低氧血症并不常见。引起呼吸膜面积减少或呼吸膜增厚的疾病有阻塞性肺气肿、肺不张、肺水肿、肺实变、肺间质纤维化等。

（4）通气/血流（$\dot{V}/\dot{Q}$）失调：肺泡与血液间的气体交换的效率，不仅取决于呼吸膜的面积和厚度，更取决于肺泡通气量和肺血流量之间的恰当比例。在静息状态下，正常成人的$\dot{V}/\dot{Q}$为0.8，这样的比例使气体交换的效率更适宜。若$\dot{V}/\dot{Q}$失调将导致低氧血症。临床引起$\dot{V}/\dot{Q}$失调的疾病有阻塞性肺气肿、支气管哮喘、肺间质纤维化、细支气管炎、肺不张、肺炎、肺血栓栓塞等。$\dot{V}/\dot{Q}$失调是低氧血症的最常见原因。

（5）静-动脉分流：静脉血未经氧合即流入体循环动脉血中，称之为静-动脉分流，这种分流可发生在生理情况下，则称为生理分流。正常人的心脏和肺也存在这样的分流，但分流仅占心输出量的2%~3%，不会引起低氧血症。但在某些先天性心脏病、休克等病理状态下，分流量增加，从而导致低氧血症。呼吸系统疾病方面，临床上常因肺实变、肺水肿、肺不张、ARDS等疾病而导致肺内分流，从而导致顽固性低氧血症。

表8-1　低氧血症的原因及对氧疗的反应

原因	临床举例	对氧疗的反应
摄氧减少或氧分压不足	高原居住、乘坐飞机	PaO_2增加
肺泡通气不足	慢性阻塞性肺疾病（COPD）	初始反应PaO_2，后期反应取决于氧疗后是否抑制呼吸
通气/血流比例失调	阻塞性气道疾病、ARDS	PaO_2迅速升高，有时欠满意
动-静脉分流	心房间隔缺损，肺动-静脉瘘	取决于分流量的大小
弥散障碍	间质性肺炎	PaO_2迅速升高

2.缺氧的原因

缺氧按照其原因可分为4类：低张性缺氧、血液性缺氧、循环性缺氧和组织性缺氧（表8-2）。

（1）低张性缺氧：肺泡毛细血管膜的氧气弥散减少。常见原因为：①吸入氧气浓度降低，如高原、高空条件下以及矿井等环境；②外呼吸功能障碍，临床最常见的缺氧原因，通气或换气功能障碍均可引起；③静脉血分流入动脉，多见于右向左分流的先天性心脏病、肺动-静脉瘘以及休克时肺内动静脉解剖分流开放等情况。

（2）血液性缺氧：血红蛋白本身的原因所致的氧结合或释放量减少所致的组织缺氧，又称贫血性缺氧。常见的原因有以下几种。①贫血或出血：引起血红蛋白（Hb）数量减少。②一氧化碳（CO）中毒：Hb与CO结合形成碳氧Hb（HbCO），从而失去运氧功能。CO中毒与O_2竞争结合Hb，同时阻碍O_2与Hb的解离，使氧离曲线左移，造成组织严重缺氧。③高铁血红蛋白血症：高铁血红蛋白血症Hb分子中的二价铁在氧化剂的作用下可氧化成三价铁，形成高铁Hb，高铁Hb中的三价铁因与羟基牢固结合而丧失携氧能力，加上Hb分子的四个二价铁中有一部分氧化为三价铁后还能使剩余的Fe^{2+}与氧的亲和力增高，导致氧离曲线左移，使组织缺氧。常见于亚硝酸盐中毒、肠源性青紫病。④血红蛋白与氧的亲和力增加：常见于碱中毒、体温过低、大量库存血输血及多种血红蛋白病。

（3）循环性缺氧：由于血液循环障碍，供给组织的血液减少而引起的缺氧。一般分为缺血性缺氧和淤血性缺氧。缺血性缺氧是由于动脉供血不足所致；淤血性缺氧是由于静脉回流受阻所致。常见原因为：①血管的狭窄或阻塞：可见于血管的栓塞、受压、血管的病变，如动脉粥样硬化或脉管炎与血栓形成等；②心力衰竭：由于心输出量减少和静脉血回流受阻，而引起组织淤血和缺氧；③休克：由于微循环缺血、淤血和微血栓的形成，动脉血灌流急剧减少，而引起缺氧。

（4）组织性缺氧：组织细胞利用氧障碍所致缺氧。常见的原因有以下几种。①组织中毒：如氰化物、硫化物、鱼藤酮等以及某些药物使用过量导致组织中毒性缺氧。各种氰化物（如HCN、KCN、NaCN、NH_4CN等）可通过消化道、呼吸道或皮肤进入体内，迅速与氧化型细胞色素氧化酶的三价铁结合为氰化高铁细胞色素氧化酶，使之不能还原成还原型细胞色素氧化酶，以致呼吸链中断，组织不能利用氧。②细胞损伤：如大量放射线照射、细菌毒素作用等可损伤线粒体，引起氧的利用障碍。③呼吸酶合成障碍：某些维生素如核黄素、尼克酰胺和尼克酸等是呼吸链中许多脱氢酶辅酶的成分，当这些维生素严重缺乏时，可能导致氧的利用障碍。

表 8-2　缺氧的原因

原因分类	临床举例	实验室检查		
		PaO_2	PvO_2	QT
低张性缺氧	见表8-1	↓	N，↓	N，↑，↓
血液性缺氧	贫血、血红蛋白异常	N	N，↓	N，↑
循环性缺氧	心力衰竭、休克	N，↓	↓	↓
组织性缺氧	氰化物中毒	N，↑	N，↑	N

注：PaO_2，动脉血氧分压；PvO_2，静脉血氧分压；QT，心排出量；N，正常；↑，上升；↓，下降。

（二）低氧血症和缺氧的评估

1.低氧血症的评估

（1）正常：PaO_2在80~100 mmHg。

（2）轻度低氧血症：动脉血PaO_2在60~80 mmHg。

（3）中度低氧血症：动脉血PaO_2在40~60 mmHg。

（4）重度低氧血症：动脉血PaO_2<40 mmHg。

（5）肺的呼吸功能受正常老化的影响，因此氧分压会随着年龄的增加而出现降低。①正常PO_2的下限为每10岁下降4 mmHg，但PaO_2<60 mmHg通常被认为是低氧血症。②肺泡动脉血氧分压差随着年龄的变化逐渐增加。③可接受的老年人的动脉血氧分压下限可以通过公式估算：PaO_2=100.1–（0.323×年龄）mmHg。

2.缺氧的评估。当前尚没有直接评估组织缺氧方法。正常情况下通过动脉血携带正常容积的氧含量、正常的酸碱状态和充分的组织灌注来维持组织充分氧供。临床上发生中度以上的低氧血症时，PaO_2已显著降低（<60 mmHg）。急性患者当PaO_2<50 mmHg，即常推断已有组织缺氧的存在。而对于慢性低氧血症患者已有代偿能力，如红细胞增多、氧合血红蛋白解离曲线右移或组织摄氧能力增高，即使PaO_2<50 mmHg，也不一定有组织缺氧存在。此外，临床上的循环型、血红蛋白型或组织型缺氧虽有严重组织缺氧存在，PaO_2也可能正常或轻度异常。总之，低氧血症患者不一定缺氧，缺氧患者也不一定有低氧血症。

（三）低氧血症和缺氧的临床表现

1.低氧血症的临床表现

（1）中枢神经系统：如果PaO_2降至60 mmHg，会出现注意力不集中、智力和视力度减退；PaO_2降至40~50 mmHg，会引起头痛、定向与记忆力障碍、精神错乱、嗜睡；PaO_2<30 mmHg，神志丧失乃至昏迷；PaO_2<20 mmHg，只需数分钟即可造成神经细胞不可逆损伤。

（2）心血管系统：如果PaO_2降低、$PaCO_2$分压升高，会引起反射性心率加快，从而造成心脏活动受抑制和血管扩张、血压下降和心律失常等严重后果。

（3）呼吸系统：PaO_2<60 mmHg时，作用于颈动脉体和主动脉体化学感受器可反射性兴奋呼吸中枢、增强呼吸运动，甚至呼吸窘迫；PaO_2<30 mmHg时，低氧血症对呼吸中枢的抑制作用强于兴奋作用。

（4）其他：慢性低氧血症患者可能会出现肺动脉高压、骨骼肌功能障碍和继发性红细胞增多症等并发症。

2.缺氧的临床表现

（1）中枢神经系统：由于缺氧，大脑会出现乏氧，患者可能出现头晕、头痛、恶心、呕吐，谵妄、抽搐甚至昏迷。

（2）呼吸系统：缺氧会刺激呼吸中枢，导致呼吸加深加快，患者会出现呼吸困难、胸闷、气短等相关临床症状。

（3）心血管系统：缺氧会导致心率增快，部分患者可能会诱发心悸、胸闷，如果有心血管疾病或心衰的患者，可能会诱发原有疾病的恶化。

（4）消化系统：缺氧会导致胃肠道的血氧分压降低，引起胃肠道缺血、缺氧，患者会出现胃肠道症状，比如恶心、呕吐、腹泻、腹胀等。

三、氧疗的临床应用

（一）氧疗的需求评估

确定患者是否需要氧疗有三种基本方法。

1.使用动脉血气监测等实验室手段检测低氧血症。血气分析通常需动脉穿刺采血。常用的穿刺部位是桡动脉、足背动脉或股动脉。动脉血气监测能准确地反映血中氧与二氧化碳的值，为我们决定是否采用氧疗、氧疗过程中的控制调节以及何时撤除氧疗提供了重要依据。

2.基于具体的临床问题或状况来评估患者对氧疗的需求。低氧血症相关疾病，如术后、CO或氰化物中毒、休克、肺栓塞、外伤、急性心肌梗死或心肺复苏期间的患者。

3.低氧血症可能导致呼吸急促、心动过速、发绀等临床症状，医生需对患者进行仔细的床旁评估来确定其对氧疗的需求。评估时可与动脉血气结果相结合进行进一步确认。

（二）氧疗的应用原则

1.氧疗的处方原则。氧疗应用过程中应将氧气作为一种特殊的药物来使用，开具氧疗处方或医嘱。

2.氧疗的降阶梯原则。对于病因未明的严重低氧血症患者，应贯彻降阶梯原则，根据病情选择从高浓度至低浓度的氧疗方式。

3.氧疗的目标导向原则。根据不同疾病选择合理的氧疗目标。有CO_2潴留风险的患者，SpO_2推荐目标为88%~93%，对于无CO_2潴留风险的患者SpO_2推荐目标为94%~98%。

（三）氧疗的适应证和禁忌证

1.氧疗的适应证

（1）低氧血症

一般情况下，低氧血症均属于氧疗的适应证。但由于机体具有一定的代偿和适应机制，因此氧疗应限于中等程度以上的缺氧和有临床表现的患者。目前公认的氧疗标准为$PaO_2<60$ mmHg或$SaO_2<90\%$。根据氧合血红蛋白解离曲线分析：当$PaO_2=60$ mmHg时，SaO_2约为90%，正处于"S"形氧离曲线的转折部；而$PaO_2<60$ mmHg以下，曲线则呈陡直形状，PaO_2稍有降低就可引起SaO_2较大幅度的下降。

临床上呼吸衰竭一般分为I型（如急性肺损伤、ARDS早期）和Ⅱ型（如COPD、肺心病）。前者仅有$PaO_2<60$ mmHg，后者除有$PaO_2<60$ mmHg外，还有$PaCO_2>50$ mmHg。①I型呼吸衰竭可给予高浓度的氧来迅速提高PaO_2，而不必担心CO_2潴留的发生。氧疗一开始就可调节FiO_2接近0.4，以后根据动脉血气分析结果调整吸氧浓度。I型呼吸衰竭PaO_2的目标值为60~80 mmHg。②Ⅱ型呼吸衰竭给氧后由于PaO_2升高会有呼吸中枢受到抑制的危险，应采取控制性氧疗。其具体方法是：①最初吸氧浓度为24%~26%，以后根据PaO_2、$PaCO_2$以及患者神志情况进行调节，若PaO_2轻度升高，$PaCO_2$升高不超过10 mmHg，患者神志仍清楚，可适当提高氧浓度，但不超过35%；②24 h持续给氧；③氧疗时间较长，一般不少于3~4周，并可根据病情采用长程氧疗。Ⅱ型呼吸衰竭PaO_2的目标值为50~60 mmHg，且$PaCO_2$的上升<20 mmHg即可达到氧疗的基本要求。

（2）血氧正常的缺氧

通常发生组织缺氧而没有明显低氧血症的情况有：心排出量降低、急性心肌梗死、贫血、CO中毒、氰化物中毒、严重创伤和麻醉后的恢复。在这些情况下，PaO_2对判断是否需要氧疗及氧疗后缺氧是否改善并不是恰当的指标。临床上对于这些疾病，通常认为不管PaO_2是否需要氧疗，一般均给予氧疗。但在一些如深静脉血栓形成，组织器官存在严重分流等情况下，氧疗效果往往不肯定。总之，对于该种类型的缺氧，氧疗只是作为一个短期的支持过渡手段，组织缺氧更需要对因处理。

2.氧疗的禁忌证。当存在适应证时，一般无特殊禁忌证。临床上某些氧疗用具可能有禁忌，如鼻腔阻塞的小儿和新生儿应慎用鼻导管和鼻咽管。

（四）氧疗的并发症及防治

1.早产儿视网膜病变（ROP）。ROP又称作晶状体后纤维增生，是一种异常的眼部疾病，是由于血液中O_2水平过高导致视网膜血管收缩，从而导致血管坏死，继而出现新生血管出血、增殖等一系列的改变，最终导致视网膜脱离和失明。

（1）主要发生在早产儿（孕周＜34周）并伴有视网膜血管发育不全，ROP发生率与出生体重和胎龄成反比。

（2）氧气暴露增加（SpO_2在96%~99%）是形成ROP发病机制的诸多因素之一。

（3）ROP的防治：①氧疗须监测动脉血气以及SpO_2；②建议为早产儿设定SpO_2报警的高限≤96%，这样会降低发生ROP的风险；③PaO_2维持在65~90 mmHg；④缩短暴露于高浓度氧环境（FiO_2＞0.50）的时间；⑤在进行医疗操作时（如吸痰、气管插管）使用空氧混合器，确保FiO_2在指定的水平；⑥建议对早产儿早期频繁地进行眼科检查，尤其是体重＜1 500 g的早产儿。

2.氧中毒

（1）氧中毒机制：氧对细胞的生物学效应具双重作用，组织细胞有氧代谢产生足够的能量才能维持正常生理功能，氧分压降低至一定程度必然影响细胞的有氧代谢，并可能损害细胞的代谢和功能；相反过高的氧分压同样会损伤细胞。氧中毒是因弥散到细胞内的氧分子在还原过程中产生过量的O_2自由基引起。O_2自由基是细胞代谢的副产物，如果不加控制，这些自由基会严重损害或杀死细胞。通常情况下，过氧化物歧化酶等特殊酶会在O_2自由基造成严重损害之前使其失活，抗氧化剂如维生素E、维生素C和β-胡萝卜素也可以抵御O_2自由基，这些防御通常足以保护暴露在空气中的细胞。然而，在高PO_2的情况下，自由基会淹没抗氧化系统并导致细胞损伤，细胞损伤引发免疫反应，并引起中性粒细胞和巨噬细胞的组织浸润，这些清除细胞释放炎症介质，加重最初的损伤。同时，中性粒细胞和血小板可能会释放更多的自由基，从而延续这一过程。通常情况下，健康人在常压下可长期耐受小于40%的氧浓度，而不发生肺损伤；中等浓度的氧疗可能会发生肺损伤，高浓度氧疗易发生肺损伤，吸入60%的氧在1~2天内便可发生肺损伤，如果吸入100%的纯氧，则在6 h后即可发生肺损伤。

（2）氧中毒临床表现：常将氧中毒分为肺型氧中毒、脑型氧中毒和眼型氧中毒。①肺型氧中毒：胸骨不适，出现疼痛感，并伴有强度咳嗽，呼气或吸气困难，容易胸闷且症状较重，肺部突发充血、水肿、出血等炎性病变，和肺不张、肺积水等疾病。②脑型氧中毒：容易突发出汗、恶心、呕吐、眩晕、疲惫、虚脱、心悸等症状，发作阵发性癫痫，出现面部抽搐、全身痉挛，感觉、情绪异常，出现幻听幻视、肢体麻木、易烦易燥，病情严重者还会陷入昏迷，丧失意志，且有时伴有大小便失禁等。③眼型氧中毒：眼睛红肿，眼底渗血，视网膜血管因眼睛晶体纤维组织增生而收缩，造成视网膜萎缩，甚至脱落等，病情严重者可能失明。

（3）氧中毒防治。①合理氧气治疗，使用只限于维持足够氧合的FiO_2，尽可能让暴露于纯氧的时间小于24 h，以维持$PaO_2>60$ mmHg的最小FiO_2为原则进行治疗。②在氧疗过程中，要定时进行动脉血气监测，特别是对于高FiO_2的患者。一旦出现病情恶化，要注意鉴别是原发疾病病情变化还是氧中毒的表现。③需要高FiO_2的患者应尽早进行机械通气：一方面可以改善换气，降低对高FiO_2的需求；另一方面可以通过加用适当的呼气末正压通气（PEEP）来保护肺组织、减轻氧中毒。④如果确定为氧中毒，应立即降低FiO_2，并给予对症治疗。

3.抑制通气。给氧后COPD患者通气驱动降低的原因，可能是由于高的氧浓度解除了低氧对通气驱动的刺激作用。这些患者对高碳酸血症的反应是迟钝的，而主要的通气驱动是由缺氧完成的（通过外周感受器）。升高的血氧水平能抑制外周感受器，从而降低通气驱动和升高血CO_2水平。高水平的血氧还能使正常的$\dot{V}/\dot{Q}$失衡，造成生理无效腔和$PaCO_2$增加。

4.吸收性肺膨胀不全。当FiO_2超过0.50，就有吸收性肺膨胀不全的危险。通常，肺泡和血液中存在着较丰富的氮气。吸入高浓度氧能降低体内氮气的浓度，这时静脉血中的气体分压也迅速下降。此时，任何大气压水平的体腔气体均快速地进入静脉。可利用这一原理来清除陷闭在体腔内的气体。比如，给予患者高浓度的氧以帮助患者清除陷闭在腹腔和胸腔的气体。但这一现象还能造成肺泡的塌陷，尤其是在阻塞的肺泡区域。在这种情况下，氧气迅速地被吸收入血。如果这时没有气体的补充，则总的气体分压迅速下降，直至塌陷。因为塌陷的肺泡只有灌注没有通气，所以吸收性肺膨胀不全能增加生理分流和氧合的恶化。

在麻醉、外伤或中枢神经功能障碍的患者，其潮气量较小，吸收性肺膨胀不全的危险性就更为显著，通气较差的肺泡在氧吸收大于补充时，显得很不稳定。这表现为肺泡的逐渐缩小，甚至完全陷闭。这种情况甚至会在没有氧疗的患者身上出现。但在清醒的患者这或许并不成为威胁，因为患者能通过叹气使肺复张。

（五）氧疗的维持与撤离

氧疗的目的在于提高FiO_2，纠正低氧血症，保证足够的组织氧合，使心肺功能负担最小化。稳定的恢复期患者，SpO_2在目标区间高限稳定一段时间后（通常4~8 h）可逐渐降低吸入氧气浓度。若心率、呼吸频率和SpO_2稳定，可根据情况复查血气，逐渐降低吸入氧气浓度直至停止氧疗。终止氧疗后，应继续监测吸入空气时的SpO_2至少5 min。若SpO_2仍处于目标范围内，可每1 h评估一次。若停止氧疗后出现低氧，则应当寻找恶化的原因，若氧合仍不能维持，应重新评估并选择合理的氧疗方法。若患者原发疾病改善，且SpO_2在目标范围，可根据具体情况继续当前氧疗方式，直至停止氧疗。某些患者可能在停止氧疗后，于轻微体力活动时出现间歇性的低氧，可考虑允许患者在体力活动增加时接受氧疗。

四、氧疗的分类

氧疗分类可以根据吸氧浓度可控度和输送系统设计分成两大类。本章节中主要按氧疗输送系统设计分类进行介绍。

1.按吸氧浓度可控度通常分为2类：①非控制性氧疗：指对吸入气中的氧浓度没有精确控制的吸氧方法，常用于通气功能正常或有轻度抑制的低氧血症患者及有发生低氧血症高风险的患者；②控制性氧疗：指通过严格控制吸入氧浓度来提高血氧饱和度的氧气吸入方法。

2.按氧疗输送系统设计通常分为3类：低流量氧疗系统、储氧系统和高流量氧疗系统（见表8-3）。氧疗输送系统的设计主要取决于两个因素：①系统能够提供多少氧气（FiO_2或FiO_2变化范围）；②系统能否根据患者需求进行FiO_2调整。就FiO_2范围而言，氧疗输送系统提供的氧浓度大致分为低（<35%）、中等（35%~60%）或高（>60%），某些系统还可以提供整个浓度范围的氧（21%~100%）。

一个系统提供的FiO_2是变化还是恒定的，主要取决于它提供给患者吸入氧气的多少。如果该系统能够提供患者所有的吸入气体，FiO_2则保持恒定不变，即使在患者对氧的需要改变的情况下。另一方面，如果系统只提供一部分吸入的气体，患者必须从周围空气中吸取剩余的气体，在这种情况下，患者呼吸得越多，输送的氧气就被稀释得越多，FiO_2就越低；如果患者使用这种系统呼吸较少，则较少的空气会稀释O_2，而FiO_2会增加。这时，FiO_2就由系统外吸入气体量决定，FiO_2也就处于不断变化中。

表 8-3 氧疗输送系统的分类

氧疗系统分类	氧疗工具
低流量氧疗系统	鼻套管（鼻塞）
	鼻导管
	经气管导管
储氧系统	储氧导管
	储氧面罩
	非重复呼吸环路
高流量氧疗系统	空气引入系统（文丘里面罩、空气引入雾化器）
	混合系统
	经鼻高流量

第二节　低流量氧疗系统

低流量氧疗系统一般应用于轻度低氧血症、气道检查或治疗及麻醉或手术后短期氧气治疗的患者。其设计简单、操作性强、舒适度高、氧气需求少、成本低，临床应用广泛。

一、低流量氧疗系统的特点

1.典型的低流量系统以8 L/min或更低的流量直接向气道提供补充O_2。这种装置的输出气流速度低于患者的吸气流速。

2.由于健康成人的吸气流量超过8 L/min，低流量装置提供的O_2总是被空气稀释，结果会导致输出的氧浓度不恒定。通常情况下，计算吸氧浓度的公式为：$FiO_2=21+4 \times$吸入氧流量（L/min）。任何低流量装置输出的氧浓度都是可变的，故无法根据公式对其精确计算，在实际临床工作中，还需结合患者情况进行相应的调整。

二、低流量系统氧疗工具

低流量系统氧疗工具主要包括鼻套管（鼻塞）、鼻导管和经气管导管（表8-4）。

表8-4　不同低流量氧疗设备比较

氧疗设备	流量	FiO_2变化范围	优缺点	适应证
鼻套管（鼻塞）	1/4~8 L/min（成人）≤2 L/min（婴儿）	22%~40%	优点：简单、方便、价廉和耐受性良好；对患者咳嗽、进食和谈话无影响；能用于成人、儿童和婴儿。缺点：容易脱落，供氧体积分数不稳定，受潮气量、呼吸频率等多种因素影响；长时间或5 L/min湿化不足，耐受性变差，会引起干燥、出血；鼻息肉或鼻中隔偏曲会导致气流阻塞	病情稳定、需要低吸氧浓度的患者；需要长期治疗的家庭护理患者
鼻导管	1/4~8 L/min	22%~45%	优点：简单、方便和价廉；能用于成人、儿童和婴儿。缺点：难以插入；高流量能产生反冲压；需定期更换；鼻息肉或鼻中隔偏曲会影响放置；有诱发呕吐和误吸的风险	支气管镜检查患者、婴儿的长期氧疗

续表

氧疗设备	流量	FiO$_2$变化范围	优缺点	适应证
经气管导管	1/4~4 L/min	22%~35%	优点：消除了对鼻腔和皮肤的刺激，提高患者的活动范围以及氧疗的依从性。 缺点：易出现分泌物干燥阻塞导管末端，偶会出现局部皮下气肿、局部皮肤感染、出血及肺部感染等并发症	需要增加活动能力或不接受经鼻吸氧的家庭护理或门诊患者

（一）鼻套管（鼻塞）

鼻套管（鼻塞）属于临床最常用的吸氧装置。它是一种一次性塑料装置，有一个或两个大约1 cm长的腔状塞子可伸入患者鼻腔，使用时将氧气端连接在氧流量表上；具有简单、方便和舒适的特点，对患者咳嗽、进食和谈话无影响。在大多数情况下，只有当输入流量大于4 L/min时才连接湿化器。当氧流量大于6~8 L/min时，患者会出现不适，包括鼻腔干燥和出血，这时就需要额外的湿化。对于婴幼儿，使用的流量一定要控制在2 L/min内。

（二）鼻导管

鼻导管常用于支气管镜检查等特殊操作中的短期O$_2$治疗。它是一根顶端有小孔的软塑料/橡胶或硅胶管，使用时将导管插入鼻腔，并将其放置于悬雍垂的后上方。如果在插入过程中遇到阻力较大，不可用力插入，此时需更换到另一鼻腔，一旦插管到位，可以将导管固定在鼻梁上。如果不能目测插管的位置，可以进行盲插，插入深度大约为鼻子到耳垂的距离。如果导管放置太深，会增加患者发生误吸的风险，所以在放置过程中要仔细听是否有尖锐的气流声音，了解插管位置是否合适。同时，鼻导管会影响分泌物的产生和清除，因此，鼻导管应至少每8 h更换一次，并在对侧鼻孔放置新导管。鼻导管不适用于新生儿，对于大多数颌面部创伤、颅底骨折、鼻塞和有凝血问题的患者也应避免使用鼻导管。由于这些局限性，鼻导管目前在临床应用较少。

（三）经气管导管

Heimlich在1982年首次把给氧导管经气管直接插入进行氧疗。经气管导管氧疗是通过带有小孔的导管进行O$_2$输送，医生通过纤维支气管镜或经环甲膜穿刺套管将供氧导管直接插入第二和第三气管环之间的气管中，深度为末端达隆突上约2 cm处，并固定导管尾端防止滑脱。经气管导管氧疗可提高患者的活动范围以及氧疗的依从性，氧需要量要比鼻塞给氧减少35%~50%，一些患者只需要0.25 L/min的流量就能达到足够的氧合，供氧不随呼吸方式而改变。

　　经气管导管氧疗仅适用于满足以下一项或多项条件的患者：①标准氧疗工具无法提供充足的氧含量；②对其他氧疗工具耐受性差；③因使用鼻塞而出现并发症；④出于舒适或美观的原因更喜欢经气管导管氧疗；⑤需要增加活动度。另外，当经鼻持续气道正压通气不耐受或需要O_2和经鼻持续气道正压通气联合治疗时，经气管导管氧疗也可以作为一些睡眠呼吸暂停患者的替代治疗方案。经气管导管氧疗多用于长期家庭氧疗的患者，其成功主要取决于有效的患者教育和持续的自我护理以及专业的随访。

三、低流量氧疗的护理

（一）氧疗安全

　　1.严格遵守操作规程，注意用氧安全，切实做好四防（防火、防震、防热、防油）。周围严禁烟火和易燃品，氧气表及螺旋口勿涂油，也不可用带油的手拧螺旋。

　　2.定时检测氧压表和氧气吸入器，确保设备使用的安全性和有效性。

　　3.使用氧气应先调至流量后使用，停氧时应先取下导管再关闭氧气开关。以免一旦关错开关，大量氧气突然冲入呼吸道损伤肺部组织。

（二）一般护理

　　1.正确选择吸氧浓度。合适的FiO_2可以有效纠正低氧血症，又能避免引起CO_2潴留和氧中毒等不良反应。总体上以$PaO_2 \geqslant 60$ mmHg或$SaO_2 \geqslant 90\%$为原则，在此基础上尽量降低FiO_2。如前述慢性高碳酸血症性呼吸衰竭的FiO_2一般不超过30%，急性高碳酸血症可稍高，但也无需超过60%，否则需机械通气治疗。单纯低氧血症患者宜选择中等浓度氧疗，避免长时间高浓度氧疗。

　　2.湿化。氧气的湿化有助于保护气管与支气管黏膜，防止分泌物的干结。呼吸道内保持37℃的温度和95%~100%的湿度是黏液纤毛系统正常清除功能的必要条件。目前常用的方法是将氧气先经过湿化瓶，然后再吸入。湿化瓶中积水不应超过湿化瓶的2/3，每天定时更换湿化瓶，并做好时间更换标识。

　　3.持续鼻塞给氧的患者，每日清洁鼻孔2次，并及时清除鼻腔分泌物，防止管道堵塞。使用过程中，要经常检查鼻塞是否被分泌物堵塞，如堵塞，需及时更换。

　　4.鼻导管放置过程中应注意插入深度，一般以鼻子到耳垂的距离为宜，插入过程中，操作者要密切观察患者的反应，避免造成患者误吸。鼻导管应至少每8 h更换一次，并在对侧鼻孔放置新导管。

5.对经气管导管吸氧的患者，需告知导管的重要性，嘱每日用生理盐水冲洗导管2~3次，防止分泌物干燥阻塞导管末端，以减少支气管痉挛、局部皮下气肿、局部皮肤感染、出血及肺部感染等并发症的发生；勿在导管插入部位使用抗生素或其他软膏；导管应每3个月更换一次。

（三）病情观察

1.氧疗常用监测方法

（1）动脉血气监测：血气分析通常需动脉穿刺采血。常用的穿刺部位是桡动脉、足背动脉或股动脉。动脉血气监测能准确地反映血中氧与二氧化碳的值，为决定是否采用氧疗、氧疗过程中的控制调节以及何时撤除氧疗提供了重要依据。

（2）脉血氧计：是以无创方式连续地经皮监测动脉血氧饱和度的方法。其原理是采用光谱和体积描记原理，发光二极管发射两种特定波长的光，选择性的被氧合血红蛋白以及去氧血红蛋白吸收。光传感器安放在耳垂或手指尖端，尤其适用于呼吸衰竭时严重缺氧患者的氧疗监测。

（3）经皮氧分压测定（$TcPO_2$）：$TcPO_2$是局部非侵入性检测方法，可以通过与测定位点相连的电极测量从毛细血管透过表皮弥散出来的氧气含量。它可以实时、持续地反映机体向组织的供氧能力。$TcPO_2$取决于呼吸系统功能、血液运输氧气功能和循环系统功能。因为皮肤处于机体氧供系统的末端，所以机体输送氧气的任何环节出现损伤，都能立刻从经皮氧分压的变化反映出来。但其测定结果明显受皮肤性质的影响，新生儿或婴幼儿的测定结果较准确，而成人的测定结果变异较大。此外，各种影响皮肤性质及微循环的因素，均可影响其测值。

2.用氧过程中，密切观察供氧效果，根据患者脉搏、血压、精神状态、皮肤颜色及温度、呼吸方式等有无改善来衡量氧疗效果，同时还可以根据动脉血气分析等检测结果来判断疗效，从而选择适当的用氧浓度。如效果不佳应及时查找原因，如：装置是否通畅，是否存在通气、换气障碍。

（四）健康宣教

1.定期对护士进行氧疗知识和安全教育，要求掌握氧疗的原理、分类、监护和注意事项等。

2.主动询问患者吸氧体验，告知其氧疗有效的指标内容，增加患者信心，改善其舒适度。

3.加强健康宣教，使患者了解吸氧对疾病康复的重要意义和注意事项，以消除患者的疑虑和误解。

（五）感染预防

1.防止交叉感染：注意给氧装置，包括鼻导管或鼻塞、面罩、湿化瓶等在使用前必须严格消毒，定时更换。

2.使用后的鼻导管为一次性物品，按医疗垃圾丢弃。

（六）低流量氧疗系统的故障排除及方案解决

低流量氧疗输送系统的常见问题包括流量不准确、系统泄漏和阻塞、设备移位和皮肤刺激。当使用低流量流量计（≤3 L/min）时，流量不准确的问题最大。为了保证流量的准确性，与所有呼吸护理设备类似，应定期对流量计进行预防性维护和准确性测试，对于未达到预防性维护标准的设备，应停止使用，并进行维修或更换。鼻套管（鼻塞）的常见问题见表8-5。

表8-5　鼻套管（鼻塞）常见临床问题的解决方案

常见问题	原因	解决方案
无气流供给	未连接气源	接上气源，调节流量计
	氧疗系统漏气	接上气源，检查各个连接处
加湿器报警	加湿器远端阻塞	检查加湿器，排除和纠正阻塞原因
	流量设置太高	改变氧疗工具
	鼻孔阻塞	改变氧疗工具
患者诉口唇及耳朵周围疼痛	固定带引起炎症或刺激	调整合适的松紧度；或用棉球或水胶体为周围皮肤减压
张口呼吸	患者鼻腔阻塞，习惯性用嘴呼吸	更换到简单面罩或文丘里面罩

第三节　储氧系统

储氧系统结合了供气和储存气体的功能。当患者吸气的气流大于系统供气气流时，储氧系统中的气体能相应得到释放。由于空气稀释减少，储氧系统能够提供比低流量系统更高的氧气浓度，同时更加节省氧气量。

一、储氧系统的特点

1.能够提供中、高浓度的吸氧浓度。

2.FiO_2不固定，变化范围取决于O_2输入流量、面罩容积、漏气的程度和患者的呼吸形式。

二、储氧系统氧疗工具

储氧系统氧疗工具包括储氧导管、储氧面罩和非重复呼吸环路。临床上以储氧面罩最常见，包括普通面罩、部分重复呼吸面罩和完全不重复呼吸面罩。

（一）储氧导管

储氧导管有两种形式，鼻储氧和悬挂式储氧。在患者呼气时，鼻储氧导管通过鼻下一个大约储存有20 ml氧气的膜质储氧器，向患者吸气早期提供氧气。这使患者每次可利用的氧气量随着呼吸而增加，同时也减少了在给定FiO_2时的氧流量。虽然这种装置佩戴舒适，但由于许多患者对其外观不满意，临床上不常作为处方治疗方案。而悬挂式储氧导管通过将储氧器隐藏在患者前胸壁的衣服后面，有助于克服美观问题，尽管不可见，但储氧器的额外重量会导致耳朵和面部不适。

在低流量时，储氧导管可以减少50%~75%的氧气使用。当患者处于休息状态时，需要通过标准套管达到2 L/min的氧流量使SaO_2达到90%以上，而这时储氧导管只需要0.5 L/min的氧流量，便可达到相同的SaO_2。运动时，储氧导管可减少约66%的氧流量，而在高流量时，也能节省大约50%的氧流量。

虽然该装置流量节省是可预测的，但是诸如鼻腔的解剖结构和呼吸模式等因素会影响装置的性能。为了使这些装置在低流量下正常工作，患者必须通过鼻呼吸（这才能使膜质储氧器重新充气）。此外，患者通过缩唇进行呼气会阻止膜质储氧器的重新充气，特别是在运动时。由于这些原因，在氧疗实施前，需要分别监测患者在休息和运动时不同的SaO_2。

低流量时，储氧导管给氧一般不需要湿化。过多的湿化会妨碍膜储氧器的正常工作，经常使用会导致膜磨损。因此，患者至少需要每3周更换一次储氧器。此外，更换储氧器会部分抵消这些设备节省的氧气成本。

（二）储氧面罩

1.普通面罩。普通面罩是一种一次性塑料装置，使用时需紧紧覆盖口鼻，由弹力带固定于枕部。面罩主体本身在患者呼吸之间收集和储存O_2。患者通过面罩主体上的开孔或端口直接呼气。如果O_2输入停止，患者可以通过这些孔和面罩边缘吸入空气。普通面罩可提供40%~60%的吸入氧浓度，适用于低氧血症且不伴有高碳酸血症风险即I型呼吸衰竭患者。成人简易面罩的输入流量范围为5~10 L/min。一般来说，如果需要大于10 L/min的流量来达到满意的充氧效果，应考虑使用能够提供更高流量的设备。当流量小于5 L/min时，面罩内的CO_2将难以被完全冲刷导致CO_2复吸，因此普通面罩吸氧流速不应低于5 L/min。普通面罩在使用过程中，会影响患者咳嗽和进食，且当患者在吸气过程中会通过其端口和身体周围发生空气稀释，提供可变的FiO₂。因此FiO₂含量的变化取决于氧气输入流量、面罩容积、漏气程度和患者的呼吸模式。

2.部分重复呼吸和无重复呼吸储氧面罩。部分重复呼吸和无重复呼吸储氧面罩具有类似的设计，每个都有一个连接到O₂入口的1L柔性储气袋，因为储氧袋增加了容器的容积，所以储氧面罩相比普通面罩附加了体积600~1 000 ml的储气囊，当储气囊充满时，吸氧浓度可以达到60%以上。两者的主要区别是阀门的使用。部分重复呼吸面罩在面罩与储气囊之间无单向阀。在吸气时，氧气能够直接进入面罩供给患者，而在呼气时，氧气会进入储氧袋。然而，因为没有单向阀分隔面罩和储氧袋，所以有部分患者呼出气也能进入储氧袋（大约在呼气期的前1/3），这会导致患者重复吸入部分呼出气体。在密闭较好的部分重复呼吸面罩，氧流量为6~10 L/min时，吸入氧气浓度可达35%~60%。

无重复呼吸面罩在面罩与储气囊之间有单向阀，其中吸气阀能盖住储氧袋的开口，而呼吸阀则能覆盖住面罩的呼出孔，从而避免呼气相时重复吸入呼出气（图8-1）。为保证面罩内的呼出气体能够被冲刷出去，氧流量至少要6 L/min。储氧面罩给氧浓度高于普通面罩，不适用于有CO_2潴留风险的COPD患者。

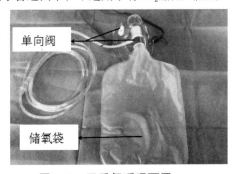

图8-1　无重复呼吸面罩

（三）非重复呼吸回路

非重复呼吸回路与无重复呼吸面罩的工作原理基本相似，但用途更广泛，因为它能提供全浓度范围的FiO₂（21%~100%），可用于插管和非插管患者。典型的非重复呼吸回路使用了空氧混合系统，同时混合气体需要经过湿化。理想的湿化应能够自主控温，这时混合气体通过管道输送到带有安全阀的吸气储氧袋。气体通过大口径管道流入吸气容积储罐，该储罐包括一个故障安全入口阀。患者通过闭合供气装置的单向阀吸入混合气体。如果换用带有单向阀的T

管，则可用于气管插管或气管切开的患者。

表 8-6　不同储氧系统比较

氧疗设备	流量	FiO$_2$范围	优缺点	适应证
储氧导管	1/4~4 L/min	22%~35%	优点：氧消耗低；增加患者活动能力；低流量时，患者舒适度高。 缺点：有损外观；顺应性差；需要定期更换；呼吸模式影响操作	家庭治疗或需要增加活动度的患者
普通面罩	5~10 L/min	35%~50%	优点：使用不受年龄限制；简单、方便和价廉；湿化及给氧浓度比鼻导管高。 缺点：舒适度差；影响进食、说话，有误吸风险；氧流量低于5 L/min会致CO$_2$复吸入	低氧血症且不伴有高碳酸血症风险的患者
部分重复呼吸储氧面罩	最低10L/min（防止储气袋在吸气时塌闭）	40%~70%	优点：能提供更高的吸氧浓度。 缺点：舒适度差；影响进食、说话，有误吸风险	严重缺氧患者
无重复呼吸储氧面罩	最低10L/min（防止储气袋在吸气时塌闭）	60%~80%	优点：能提供更高的吸氧浓度。 缺点：舒适度差；影响进食、说话，有误吸风险；如果氧流量不足，会增加吸气负荷	严重缺氧患者
非重复呼吸环路	3×VE（防止储气袋在吸气时塌闭）	21%~100%	优点：能提供全浓度范围的FiO$_2$。 缺点：潜在窒息危险，需要空氧混合	需要精确FiO$_2$的患者

三、储氧系统的护理

（一）氧疗安全

同低流量系统。

（二）一般护理

1.湿化瓶中积水不超过湿化瓶的2/3，若导管内有积水需及时更换；每天定时更换湿化瓶，并做好时间更换标识。

2.患者湿化加温时，温度应控制在37℃左右，加温后吸入气到达呼吸道时的温度不能超过40℃，否则将严重影响到纤毛的活动，同时亦可能造成呼吸道的烫伤。

3.对使用面罩的患者，注意调节固定带松紧，避免固定带过紧引起颜面部皮肤损伤。

（三）病情观察

1.无重复呼吸储氧面罩在使用过程中应观察患者呼吸时各单向阀运作情况，同时关注面罩的皮瓣是否松脱，医务人员应密切巡视储氧面罩的完整性。

2.储氧面罩和非呼吸环路在使用过程中，患者有潜在误吸、窒息的风险，医务人员应加强巡视。

3.密切观察供氧效果，观察缺氧是否得到改善，如效果不佳应查找原因，如：装置是否通畅，是否存在通气、换气障碍。

（四）健康宣教

1.增加患者依从性：首先使患者充分认识治疗的目的和意义，积极主动接受治疗，让患者坚持自愿接受此氧疗方式，配合面罩的佩戴，反复向患者强调持续有效氧疗的重要性。

2.面罩佩戴能力评估：护士规范示范后，能合作的患者需亲自操作。储氧袋膨胀后，患者持面罩至脸颊，系带固定于耳朵上方，拉平储氧袋，确保面罩与面部贴合良好，评估合格者才能自主操作，不能合作者由护士操作。

3.自理能力：评估患者生活的自理程度。对拿开储氧面罩不耐受低氧的患者，嘱其进食及大小便都应在床上进行。

4.主动询问患者吸氧体验，告知其氧疗有效的指标内容，增加患者信心，改善其舒适度。

（五）感染预防与控制

1.防止交叉感染：注意给氧装置，包括面罩、湿化瓶等在使用前必须严格消毒，定时更换。

2.使用后的面罩及导管为一次性物品，按医疗垃圾丢弃。

（六）故障排除及方案解决

储氧面罩的常见问题包括设备移位、氧疗系统漏气和阻塞、流量调节不当和皮肤受刺激（见表8-7）。

表8-7　面罩常见临床问题的解决方案

常见问题	原因	解决方案
患者不断取下面罩	幽闭恐惧症、意识障碍	改变氧疗工具、适当约束患者
无气流供给	未连接气源	接上气源，调节流量计
	氧疗系统漏气	检查各个连接处

续表

常见问题	原因	解决方案
加湿器报警	加湿器远端阻塞	检查加湿器，排除和纠正阻塞原因
	高输入流量	如果是短期治疗，可以暂停使用加湿器
	吸气阀堵塞	固定或更换阀门
当患者吸气时，储存袋塌陷	气流不足、面罩漏气	增加流量、纠正漏气
储存袋在整个吸入过程中保持充气、膨胀	吸气阀堵塞或倒转	修理或更换面罩
患者面部或耳朵出现红斑	面罩或固定带引起炎症或刺激	调整合适的松紧度；或用棉球或水胶体为周围皮肤减压

第四节　高流量氧疗系统

高流量氧疗是指通过无需密封的鼻导管直接将一定氧浓度的高流量的空氧混合气体输送给患者的一种氧疗方式。

一、高流量氧疗系统的特点

1.患者吸入的全部气体量完全通过氧疗系统，并且FiO_2是可以预见的。

2.输出氧浓度恒定。

3.为了保持恒定的氧浓度，高流量氧疗系统产生的流速必须超过患者吸气峰流速。

4.吸气峰流速很难测定，但可能认为至少是患者每分钟通气量的4倍。

（1）正常的峰流速近似于患者每分钟通气量的4倍。

（2）这种流速通常能保证患者通气形态改变时所需要的流速。

5.气体混合原理：所有高流量系统将空气和O_2混合，以获得设置的FiO_2，这些气体与空气夹带装置或混合系统混合。

二、高流量系统的氧疗工具

高流量系统的氧疗工具包括空气引入系统、混合系统和经鼻高流量。空气引入系统中最常见的氧疗工具包括空气引入面罩［文丘里面罩（Venturi面罩）〕和空气引入雾化器。但目前临床应用最广泛的高流量氧疗工具是文丘里面罩和经鼻高流量氧疗，本节将作重点介绍。

（一）Venturi面罩

Venturi面罩是一种可调节的高流量精确给氧装置（图8-2）。如果吸氧浓度设定<40%时，与实测值误差<2%；如果吸入氧浓度设定为40%以上时，与实测值相差10%左右。

1.作用原理。Venturi面罩的作用原理为氧气经狭窄的孔道进入面罩，产生喷射气流使面罩周围产生负压，与大气的压力差促使一定量的空气流入面罩。随着供氧流速的增加，进入面罩内的空气流速也相应增加，且喷射入面罩的气流通常大于患者吸气时的最高流速要求，因此吸氧体积分数恒定。此外，高流速的气体不断冲刷面罩内部，呼出气中的CO_2难以在面罩潴留，故无重复呼吸。Venturi面罩可提供24%、28%、30%、35%、40%和60%浓度的氧气。因Venturi面罩可以实现高流量低浓度给氧，适合伴高碳酸血症的低氧患者。使用Venturi面罩时，首先设定患者的吸入氧浓度，其次根据患者的呼吸情况决定面罩提供的气体流量，最后调节氧源的给氧流量。表8-8说明了氧浓度与氧流量的关系。

表8-8　氧浓度与氧流量的关系

FiO_2	空气/氧气比	建议氧流量	总流量
24	25.0 : 1	3	78
28	10.0 : 1	6	66
30	8.0 : 1	6	54
35	5.0 : 1	9	54
40	3.0 : 1	12	48
50	1.7 : 1	15	43
60	1.0 : 1		
70	0.6 : 1		
100	0 : 1		

2.影响吸入氧浓度的因素。Venturi面置上已标注出混合后氧浓度与氧流量的对应关系。根据其原理得知，吸入氧浓度与射流孔的口径、空气流入口径及氧流量大小有关。若将射流孔口径、氧流量减小或将空气流入口径增大时，氧浓度会随之减小，反之增大。

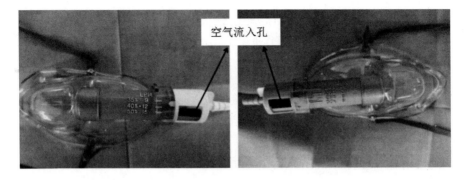

空气流入孔

图8-2 Venturi面罩

3.文丘里面罩的优缺点

（1）优点：①提供较恒定的吸入氧浓度；②患者呼吸模式不会影响吸氧浓度；③面罩不必与面部紧密接触，舒适度较高；④基本无CO_2重复吸入。

（2）缺点：①仅用于成人；②舒适度不高，患者进食时需取下面罩；③不能够提供过高的FiO_2；④氧流量与氧浓度之间需要匹配。

（二）经鼻高流量氧疗

经鼻高流量（HFNC）氧疗是指一种通过高流量鼻塞持续为患者提供可以调控并相对恒定吸氧浓度（21%~100%）、温度（31~37℃）和湿度的高流量（8~80 L/min）吸入气体的治疗方式。HFNC主要应用于急性呼吸衰竭、拔管后的序贯吸氧治疗以及支气管镜等有创操作。急性低氧性呼吸衰竭的患者在临床应用经鼻高流量氧疗设备疗效最明显。高流量氧疗在治疗这类患者时，与常规氧疗和无创通气对比，能够降低病死率及插管率。但应用于CO_2潴留的患者效果尚不明确。

1.HFNC设备的结构特点。HFNC按其结构特点可分为3大组成部分。①气体的空氧混合部分：其作用是将空气和氧气按预设氧浓度在涡轮前进行混合。氧浓度调控有两种方法：一种是通过浮标式氧气流量计调节氧气流量实现对氧浓度的控制，该方法无法预设氧浓度，只能通过调节氧气流量产生实际的FiO_2；一种是微型比例阀和超声氧浓度传感器实现对氧浓度的控制，可以预设FiO_2。②气体的加温湿化部分：其作用是将空氧混合后的气体进行加温湿化。③气体的输送部分：其作用是保证已完成加温湿化的空氧混合气体以恒温恒湿恒流速的方式输送至患者端。高流量湿化氧疗仪与患者连接部分为高流量鼻塞，高流量鼻塞的尖端呈斜面型的出口，质地柔软，用一个具有弹性可调节的过耳头带固定于患者面部（见图8-3）。

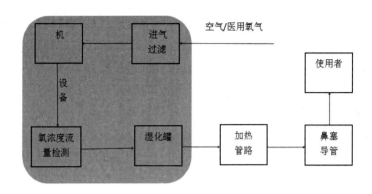

图8-3　HFNC模式图

2.HFNC的生理学机制

（1）呼气末正压（PEEP）效应：HFNC通过输送高流速气体的方式，维持一定水平的PEEP，维持肺泡开放，有利于呼气末肺泡复张和气血交换。Corley等通过使用电阻抗断层扫描（EIT）测量心脏手术后肺容积的生理学研究证明了HFNC可促进呼气末肺容积增加，表明HFNC通过高流量产生的PEEP作用促进肺复张。有研究结果显示，HFNC流量每增加10 L/min，患者咽腔PEEP就增加0.5~1 cmH₂O。流量增加到60 L/min时，闭口的女性受试者咽腔PEEP可达到 8.7 cmH₂O左右，男性为 5.4 cmH₂O；张口呼吸情况下女性为3.1 cmH₂O，男性为2.6 cmH₂O左右。但需注意的是，由于HFNC允许大量漏气，患者若张口呼吸必然导致PEEP水平不稳定。

（2）生理死腔冲刷效应：HFNC通过为患者提供恒定的、可调节的高流速空氧混合气体，冲刷患者呼气末残留在鼻腔、口腔及咽部的解剖无效腔的气体，可明显减少患者下一次吸气时吸入的CO_2的含量。

（3）维持黏液纤毛清除系统功能：HFNC能够提供相对精确的恒温和恒湿的高流量氧疗，与普通氧疗相比，更符合人体生理情况下呼吸道的气体温度及湿度，降低医用干冷气体对上下呼吸道黏液纤毛系统功能和黏膜的影响。因此，使用HFNC可以明显降低患者鼻、口、咽喉的干燥评分，有助于稀释痰液和排痰，修复和维持人呼吸道上皮细胞和纤毛的结构和功能，提高患者的舒适度，降低下呼吸道感染的发生概率。

（4）降低患者上气道阻力和呼吸功：鼻咽腔通过提供较大的表面积对吸入气体进行湿化和温化，但同时吸入气体之间的摩擦会对气流产生明显的阻力。HFNC可以提供满足患者吸气流速需求、恒温恒湿的高流量气体，患者在吸气时不需要用力吸气和对吸入气体进行加温加湿，这样不仅降低吸气阻力，同时避免患者对吸入气体进行温化湿化所需的代谢消耗，减少患者的呼吸做功。

而且与常规氧疗输出的低流量氧气方式相比，HFNC能提供符合或超过患者所需的吸气峰流速，减少了吸气时空气的稀释作用，使得吸入氧气的浓度不会受到患者的呼吸频率、吸气流速、呼吸形态等因素的影响，为患者提供精确稳定的吸氧浓度，有利于改善患者氧合。患者低氧状态得到改善，呼吸更舒适，自主用力呼吸减弱，加之PEEP作用，呼吸功会随之降低。

3.HFNC适应证和禁忌证

目前对于HFNC临床应用的适应证和禁忌证尚无统一的定论。为了指导操作者更好地提供安全有效的治疗，中华医学会呼吸病学分会呼吸危重症医学学组及中国医师协会呼吸医师分会危重症医学工作委员会出台了《成人经鼻高流量湿化氧疗临床规范应用专家共识》。

1）适应证：①轻~中度Ⅰ型呼吸衰竭（100 mmHg≤PaO_2/FiO_2<300 mmHg）；②轻度呼吸窘迫（呼吸频率>24次/min）；③轻度通气功能障碍（pH值≥7.3）；④对传统氧疗或无创正压通气不耐受或有禁忌证者。

2）禁忌证

（1）相对禁忌证：①重度Ⅰ型呼吸衰竭（PaO_2/FiO_2<100 mmHg）；②通气功能障碍（pH值<7.30）；③矛盾呼吸；④气道保护能力差，有误吸高危风险；⑤血流动力学不稳定，需要应用血管活性药物；⑥面部或上呼吸道手术不能佩戴HFNC者；⑦鼻腔严重堵塞；⑧不耐受HFNC。

（2）绝对禁忌证：①心跳呼吸骤停，需紧急气管插管有创机械通气；②自主呼吸微弱、昏迷；③极重度Ⅰ型呼吸衰竭（PaO_2/FiO_2<60 mmHg）；④通气功能障碍（pH值<7.25）。

4.HFNC临床应用

1）急性Ⅰ型呼吸衰竭

（1）重症肺炎合并急性Ⅰ型呼吸衰竭（100 mmHg≤PaO_2/FiO_2<300 mmHg）：可考虑应用HFNC，成功的相关因素包括无休克、较低的序贯脏器衰竭评分（SOFA）（<4分）或急性生理慢性健康状况Ⅱ（APACHEⅡ）评分（<12分），以及HFNC后6 h内PaO_2/FiO_2明显改善。

（2）急性呼吸窘迫综合征（ARDS）：①HFNC可作为轻度ARDS患者（PaO_2/FiO_2为200~300 mmHg）的一线治疗手段；②对于中度ARDS患者（PaO_2/FiO_2为150~200 mmHg），在无明确的气管插管指征下，可先使用HFNC 1 h后再次进行评估，如症状无改善则需改为无创正压通气（NPPV）或有创通气；③PaO_2/FiO_2<150 mmHg的ARDS患者，不建议常规应用HFNC治疗。预测HFNC治疗失败的因素包括：急性简化生理（SAPS）Ⅱ评分≥30分、多器官功能不全、血流动力学不稳定、意识状况改变、合并Ⅱ型呼吸衰竭的ARDS患者。

（3）其他Ⅰ型呼吸衰竭疾病：HFNC对急性心源性呼吸衰竭、免疫抑制继发急性Ⅰ型呼吸衰竭和间质性肺疾病急性加重能在一定程度上改善氧合，但不能改变预后。

2）有创通气撤机

（1）危重症患者撤机：对于再次插管低风险患者，HFNC与传统氧疗比较可以降低拔管后再插管率，但与NPPV比较不能降低再插管率；对于再次插管高风险患者（无高碳酸血症），HFNC与传统氧疗比较不能降低再插管率；有创机械通气撤机后HFNC不能缩短住ICU时间及住院时间，也不能降低病死率。

（2）外科术后患者撤机：外科手术后脱机序贯应用HFNC可以提高患者的舒适度，降低心脏术后患者升级呼吸支持的需求，减少胸外科手术患者的住院天数。但与传统氧疗相比，HFNC不能降低腹部外科手术患者的再插管率。

3）Ⅱ型呼吸衰竭：对于意识清楚的急性低氧血症合并高碳酸血症患者，可在密切监测下，尝试HFNC，若1 h后病情加重，建议立即更换无创呼吸机或气管插管，不建议作为常规一线治疗手段。对于慢阻肺稳定期患者，存在长期氧疗指征时（即$PaO_2 \leqslant 55$ mmHg 或$SaO_2 < 88\%$ 伴或不伴有高碳酸血症；或55 mmHg$< PaO_2 \leqslant 60$ mmHg，伴有肺动脉高压、肺心病临床表现或红细胞压积> 0.55），可以尝试应用HFNC，用于改善患者的运动耐力和生活质量。

5.HFNC参数设置及撤离标准

（1）HFNC参数设置。①Ⅰ型呼吸衰竭：气体流量初始设置30~40 L/min；滴定FiO_2维持脉氧饱和度（SpO_2）在92%~96%，结合血气分析动态调整；若没有达到氧合目标，可以逐渐增加吸气流量和提高FiO_2最高至100%；温度设置范围31~37℃，依据患者舒适性和耐受度，以及痰液黏稠度适当调节。②Ⅱ型呼吸衰竭：气体流量初始设置20~30 L/min，根据患者耐受性和依从性调节；如果患者CO_2潴留明显，流量可设置在45~55 L/min甚至更高，达到患者能耐受的最大流量；滴定FiO_2维持SpO_2在88%~92%，结合血气分析动态调整；温度设置范围31~37℃，依据患者舒适性和耐受度，以及痰液黏稠度适当调节。

（2）HFNC撤离标准：原发病控制后逐渐降低HFNC参数。如果达到这些标准即可考虑撤离HFNC：吸气流量<20 L/min，且$FiO_2 < 30\%$。

HFNC作为新的呼吸支持技术具有独特优势，国内外许多临床研究也证实了其在治疗呼吸衰竭等方面的有效性，但在临床应用中如何规范、合理使用，明确其适应范围，尚需要进一步研究。随着HFNC设备的不断提高和完善及其应用的不断推广和规范，其将成为ICU患者重要的呼吸支持方式。

三、高流量氧疗的护理

（一）Venturi 面罩氧疗的护理

1.一般护理

（1）根据患者病情设置合理的氧流量，尽可能减轻氧流量过大造成患者面部不适。

（2）使用过程中，需加强患者的呼吸道护理，可通过翻身、拍背、体位引流或吸痰等来保持呼吸道通畅。

（3）使用过程中，需确保流量与Venturi面罩标记一致，以确保FiO_2准确。

（4）由于Venturi面罩的氧流量较大，使用过程中，不应使用湿化瓶，以免将湿化水吸入连接管路。Venturi面罩使用过程中需用湿化罐加温加湿，一般温度设置为37℃、相对湿度为100%，使吸入气体的温度、湿度接近人体生理需求，能够有效避免湿化不足、湿化过度或呼吸道刺激征等现象的发生；同时还可使吸入的气体达到最大程度的湿化，使气道保持湿润，痰液稀薄，促进纤毛运动，有利于咳出痰液，避免痰痂形成，增加患者的舒适度。

2.病情观察

（1）使用过程中需密切观察患者的生命体征、呼吸运动、肢体端循环情况以及意识状态。如果患者对其吸氧时表现出不明原因的较差依从性则提示病情严重，应尽快更换其他氧疗方式。

（2）动态监测血气分析，根据结果对其吸氧疗效进行判断，及时调整吸氧方案。

3.健康宣教。使用前需告知患者其治疗目的及必要性，消除患者紧张、恐惧心理。

（二）HFNC 的护理

1.一般护理

（1）选择合适型号的鼻塞，一般以小于鼻孔内径1/2的鼻导管为宜。

（2）为克服呼吸管路阻力，建议最低流量最好不小于15 L/min。

（3）避免湿化过度或湿化不足，密切关注气道分泌物性状变化，按需吸痰，防止痰液堵塞气道发生窒息的风险。建议医护人员可通过触摸管路温度、观察管路内冷凝水聚积和询问患者感受间接评估气道的湿化效果。

（4）吸入气体温度应根据痰液性状和患者耐受情况进行调节，建议初始温度设置为37℃，如若出现患者无法耐受的异常高温，应停机检测，避免灼伤气道。

（5）注意调节鼻塞固定带松紧，避免固定带过紧引起颜面部皮肤损伤，可使用敷料、水胶体等保护鼻部、面颊、耳廓处等部位，防止鼻塞导管及管路对以上部位造成器械性压力。

（6）注意管路积水现象并及时处理，警惕误入气道引起呛咳和误吸，应保持患者鼻塞位置高度高于机器和管路水平，一旦报警，应及时处理管路冷凝水。

（7）使用过程中注意保持管路通畅，无折叠、扭曲，避免氧疗失效，必要时对管路进行固定、对患者采取约束；不管出现任何机器故障报错，均应及时更换并记录报错代码提供厂家售后，严禁报错机器继续使用。

2.病情观察。严密监测患者生命体征，尤其是呼吸频率和SpO_2。如果患者在一段时间内出现呼吸频率下降、SpO_2上升和FiO_2降低，表示患者对HFNC反应较好，可以继续应用；反之说明患者状态恶化，需考虑提高气体流量及FiO_2并根据临床情况决定是否更换为更高级的呼吸支持模式。张口呼吸患者需嘱其配合闭口呼吸，如不能配合者且不伴有CO_2潴留，可应用转接头将鼻塞转变为鼻/面罩方式进行氧疗；舌后坠伴HFNC效果不佳者，先予以口咽通气道打开上气道，后将HFNC鼻塞与口咽通气道开口处连通，如仍不能改善，可考虑无创通气或其他呼吸支持方式。

3.健康宣教。上机前应向患者告知治疗目的和必要性，同时取得患者配合，建议取半卧位或头高位。

4.感染预防控制

（1）为避免交叉感染，每次使用完毕后应为HFNC装置进行终末消毒，HFNC消毒连接仪器自带的消毒回路进行仪器内部消毒即可。

（2）HFNC的表面应用75%酒精或500 mg/L有效氯进行擦拭消毒，HFNC鼻导管、湿化罐及管路为一次性物品，按医疗垃圾丢弃。

（3）常规情况下，HFNC的空气过滤纸片应定期更换，建议每3个月或1 000 h更换一次。

（4）对严重急性呼吸道感染［如严重急性呼吸综合征（SARS）、中东呼吸综合征（MERS）、新型甲型H1N1流感病毒性肺炎（pH1N1）、新型冠状病毒肺炎（COVID-19）等］的患者，需注意以下几点。①HFNC治疗应使用一次性的高流量鼻塞和管路，单人使用。②应注意正确安装和佩戴高流量鼻塞。最近证据显示HFNC时的感染播散与流量大小有关，HFNC与鼻塞连接不紧密会显著增加呼出气体的分散距离，当流量从10 L / min增加到60 L/min时，患者呼出气的弥散距离从（65±15）mm增加到（172±33）mm。③使用中嘱患者尽可能闭口呼吸，佩戴外科口罩或简单开放面罩。④回路中有冷凝水时，应及时清理，避免高流量气体导致气溶胶的产生以及冷凝水进入鼻腔刺激患者呛咳。⑤治疗过程中，医护人员应注意加强自身防护意识，佩戴护目镜，避免因高流量吸氧引起交叉感染。⑥使用过程中产生的冷凝水含有高浓度的病原体，需设置专门容器收集，并在容器中加入5 000~10 000 mg/L的含氯消毒液，作用30 min以上按医疗废物处理。⑦管路、鼻塞、湿化罐等均为一次性用品，使用后应置于双层黄色垃圾袋中，采用鹅颈式的方法封口，并分层包扎，离开病房前再次使用1 000 mg/L的含氯消毒液进行喷洒。⑧空气过滤棉片尽量做到单人单用，使用附带消毒管路进行内部气路的高温消毒（87℃，55 min）；外表面使用75%酒精或1 000 mg/L有效氯进彻底擦拭，并外罩一次性防尘罩后备用。

第五节　高压氧疗

高压氧疗是指在密闭的高压氧舱内，在超过一个绝对大气压的情况下的给氧方法。将患者置于高压环境中（高压氧舱内）吸氧以治疗疾病的方法称为高压氧疗法。常用压力为2~3个标准大气压。

一、作用机制

高压氧疗的主要机制是能够显著提高机体氧含量及提高氧疗效果。

1.提高动脉血氧分压和氧含量。血液携氧有两种基本方式：①氧与Hb结合，形成结合氧，在常压空气下，正常人血液中结合氧约为8.79 mmol/L（19.7 ml/100 ml）；②氧气溶解在血液中形成物理溶解氧，约为0.13 mmol/L。常压空气下正常人PaO_2为90~100 mmHg，血氧含量约为（8.79+0.13）mmol/L=8.92 mmol/L。吸入高压氧时，PaO_2与压力成正比例增加，当PaO_2达200 mmHg时，Hb完全饱和，结合氧不再增加，而溶解氧却随血PaO_2的提高而成正比增加，如2.5~3.0个标准大气压下吸纯氧，PaO_2可达1 770~2 140 mmHg，血液溶解氧增至2.36~2.85 mmol/L，比常压下吸空气时提高17~20倍，相当于常压静息状态下动、静脉氧含量之差（2.5 mmol/L）。换言之，此时若无Hb携氧，仅靠血浆溶解氧就可满足机体所需氧供。

2.增加组织氧含量和储量。高压氧状态下，由于血氧含量增加，氧从毛细血管向组织的弥散也增加，故组织氧含量和氧储量也随之增加。如在3个标准大气压下，每千克组织氧储存量可以从13 ml增至53 ml，这对纠正组织缺氧的耐受性均有重要意义。

3.提高血氧弥散率和增加氧的有效弥散距离。气体总是从高分压向低分压方向弥散，压差梯度越大，单位时间内气体弥散量越多，弥散的距离也相应延伸。如给予3个标准大气压的氧气，组织氧分压增加10倍，组织氧含量增加

4 ml/kg，氧从毛细血管向组织弥散的有效距离从30 μm延长至100 μm，这对治疗微循环障碍性疾病十分有利。

4.收缩血管。高压氧治疗会导致全身血管收缩和心输出量轻微减少。在烧伤、脑水肿和挤压伤等情况下，可以减少水肿和组织肿胀，同时保持组织氧合。

5.对微生物具有抑制和灭杀厌氧菌的功能。可抑制毒素形成（如梭状芽孢杆菌）；使毒素失活；与抗生素有协同作用（氨基糖苷类和两性霉素类）。

6.减少血中气泡生成。

7.血管新生（属延迟作用）。在毛细血管水平上的增生，对骨骼、溃疡、皮肤移植物和再植组织的生长有益；能抑制慢性感染，减轻瘢痕形成，治疗骨折愈合不良；提高宿主的免疫功能，增强抗生素和宿主防御因子向病变部位转移。

8.新骨痂的生成作用（属延迟效应）。对骨连接不良和骨愈合有益。

二、高压氧疗实施方法

高压氧疗的方法有两种，即多舱给氧法和单舱给氧法。多舱是一个能容纳十几个人或更多人的大舱。多舱室内有气闸，医务人员能够在舱内直接护理患者，同时可以在不改变压力的情况下进出。多舱室内通常充满空气。如果需要，患者可以通过面罩或其他装置补充氧气。多舱室内可以达到6个大气压（1个大气压=1.01×10⁵ Pa）或更高的压力，是治疗减压病和空气栓塞的理想选择。一个典型的单腔室由一个透明的有机玻璃圆柱体组成，这个圆柱体足够一个患者使用。治疗期间，舱内氧气浓度保持在100%，患者不需要戴口罩。由于氧气浓度高，大多数电子设备不能在舱室中使用，特别是许多呼吸机不能在这种条件下正常工作。但目前，有些监测设备和呼吸机系统可以通过改变设置来允许用于高压治疗危重患者。因此，单舱给氧法更适合在高压条件下正常工作的人工气道。

三、高压氧疗法的适应证及禁忌证

（一）高压氧疗法的适应证

高压氧作为一种特殊的氧疗，按其治疗机制可用于各种原因所致的低氧血症。

1.急慢性的缺血缺氧性脑病，包括脑梗死、脑出血后遗症、脑栓塞、脑外伤，包括脑炎后遗症、新生儿缺血缺氧性脑病、面神经麻痹和突发性耳聋、耳鸣等。

2.有害气体中毒，比如一氧化碳中毒、硫化氢气体中毒、氨气中毒、二氧化碳中毒；还有中毒后的脑病，比如一氧化碳中毒性脑病或是有机磷中毒性的脑病。

3.感染性疾病，比如顽固性溃疡、牙周病、盆腔炎、糖尿病感染、坏疽等；还可以治疗神经损伤、急性脊髓炎、周围神经损伤和糖尿病神经病变的并发症。

（二）高压氧治疗的禁忌证

1.高压氧治疗的禁忌证：①未经处理的气胸；②早产儿。

2.高压氧治疗的相对禁忌证：①有自发性气胸病史或胸部手术史者；②低氧血症伴高碳酸血症者；③癫痫病史者；④高热患者；⑤其他如遗传性球形红细胞增多症、幽闭症、鼻窦炎等。

（三）并发症及副作用

1.气压伤。中耳、鼻窦及肺部在压力增加时易导致损伤，如耳膜破裂、鼻窦损伤、气胸（特别是未经控制的气道痉挛者）。

2.氧中毒。肺、脑和眼睛等是高浓度、高压力氧气易损害的器官。主要表现有肺弹性及肺活量减少，气体交换受损，抽搐和晶体屈光改变。

第六节　特殊疾病的氧疗

针对不同疾病，氧疗有不同的要求，为了指导临床提供更安全、个性化的治疗，《急诊氧气治疗专家共识》给出了以下建议。

1.慢性阻塞性肺疾病（COPD）。对于COPD急性加重期患者，推荐初始SpO_2为88%~92%。通过鼻导管的低流量氧疗适用于多数轻中度COPD患者，可以避免高氧对COPD患者的呼吸中枢产生抑制，从而出现高碳酸血症或酸中毒。在应用氧疗后需对患者的SpO_2进行再评估，根据动脉血气分析结果调整氧疗方式以达到目标SpO_2。普通面罩、部分重复呼吸面罩和完全不重复呼吸面罩不推荐用于COPD患者，可考虑使用Venturi面罩或经鼻高流量氧疗。

2.急性心肌梗死。在无低氧血症时，尚不能确定对缺血心肌提供高浓度的氧是否可使患者获益。但局部的高氧浓度可能导致血管收缩，增加血管阻力从而减少心肌氧供。建议无CO_2潴留风险心肌梗死患者的SpO_2维持在94%~98%；有CO_2潴留风险患者的SpO_2维持在88%~92%。对动脉血氧饱和度（SaO_2）≥92%或SpO_2≥94%的无并发症患者，需监测SpO_2，但无需把氧疗列为常规治疗；SaO_2<92%或SpO_2<94%或存在左心室功能衰竭予以氧疗。

3.休克。有证据表明，早期纠正休克患者的低氧可改善预后，但无证据表明休克患者高于正常的氧输送使患者获益。大多数指南认为休克患者的

SaO_2不应低于90%，建议将94%~98%作为SpO_2的理想目标。首先可使用储氧面罩15 L/min进行氧疗，连续监测动脉血气变化；若循环稳定可考虑降低吸入氧浓度；存在CO_2潴留风险的患者则需要权衡低氧与呼吸性酸中毒的风险，必要时使用无创或有创呼吸机辅助呼吸。

4.急性脑卒中。急性脑卒中伴低氧血症多发生于夜间，常由呼吸中枢受损和气道保护功能缺失所致，但对于SpO_2正常的非缺氧患者，持续氧疗或夜间氧疗并不能使患者获益。建议将无CO_2潴留高危因素脑卒中患者的SpO_2维持在94%以上，存在CO_2潴留脑卒中患者的SpO_2目标为88%~93%。患者无低氧表现时不建议补充氧气，急性脑卒中并发意识障碍及延髓性麻痹影响气道功能者，建议进行气道支持及辅助通气。

5. CO中毒。因SpO_2监测不能区分碳氧血红蛋白和氧合血红蛋白，因此，SpO_2不能正确反映CO中毒患者的血氧情况。血气分析结果显示PaO_2正常，但实际可携氧血红蛋白的数量不足。同时碳氧血红蛋白的半衰期与吸入氧浓度成反比，因此，对于CO中毒的患者来说，急诊初始治疗通过储氧面罩给予高浓度氧至关重要。根据中毒严重程度决定是否选择高压氧治疗。

（杨　翠）

第九章
胸部物理治疗

第一节　概　述

　　胸部物理治疗(chest physiotherapy，CPT)是采用专业的呼吸治疗手段来松动和清除肺内痰液，防治肺不张和肺部感染等相关并发症，从而达到改善呼吸功能的一类物理治疗方法。1901年Ewart报道了胸部物理治疗用于肺部感染的防治，大量研究证实胸部物理治疗可应用于各类患者肺部感染的防治。

　　胸部物理治疗现作为一种较为有效的物理治疗方法，被临床广泛应用，其治疗原理主要由两个基本环节构成。一是松动痰液，降低黏稠度，促进其由外周向中央移动。该环节主要包括体位引流（PD）、胸部叩拍与振动等经典技术，以及高频胸壁振动（HFCWO）、振动正压呼气（PEP）、气道内振动和肺内叩击通气以及目前针对昏迷患者使用的神经生理促进技术、和体外膈肌起搏治疗等改良技术。二是指导患者咳嗽或模拟咳嗽动作，加强咳嗽能力，将痰液咳出体外，必要时采用负压吸痰。该环节主要包括指导性咳嗽（directed cough，DC）技术，以及用力呼气技术（forced expiration technique，FET）、主动呼吸周期（active cycle of breathing，ACB）、自动引流（autogenic drainage，AD）、和机械吸呼气（mechanical insufflation-exsufflation， MI-E）等改良技术。本节将从气道廓清原理的两个基本环节入手，结合临床实践详细阐述胸部物理治疗的操作方法，简单介绍临床中运用较多、临床效果较好的胸部物理治疗技术。

第二节 促进痰液松动的胸部物理治疗方法

一、体位引流

体位引流（PD）是根据气管、支气管树的解剖特点，将患者摆放于一定的体位，借助重力作用，促进分泌物的流动，从而促使各肺叶、肺段支气管内痰液向中央大气道移动。

（一）引流原则

根据患者病情确定病变部位，根据病变部位选择合适的体位引流。例如：病变部位在上，引流支气管开口向下。肺上叶引流可取坐位或半坐卧位，中、下叶各肺段的引流取头低脚高位，根据患者引流部位的不同来转动身体角度。身体倾斜度超过25°效果较好，可从较小角度开始，在患者能耐受的情况下逐步增大角度。咯血、肺脓肿患者体位引流应尤其注意：患肺应位于低位，避免污染物引流入健侧，污染健侧肺。

（二）引流时间选择

引流时间也很重要，体位不舒适会给患者带来不舒适体验，而引流时间的选择尤其重要。如时间选择不合理，不光带来不舒适体验，还有可能带来其他危及生命的并发症，如误吸导致窒息等等，所以一般情况下选择在空腹或进食后1~2 h进行，以预防胃食管反流、恶心呕吐，不建议餐后、胃潴留时进行体位引流。

（三）适应证

包括：①不能或不愿自动改变体位的患者；②与体位有关的氧合变差（如单侧肺疾病）；③潜在或已存在的肺不张；④分泌物清除困难，并且每天咳痰量大于25~30 ml（成人）；⑤人工气道内存在分泌物蓄积的证据；⑥怀疑肺不张是由于黏液堵塞而造成；⑦囊性纤维化、支气管扩张或肺大疱等疾病；⑧气道异物；⑨黏液量和性状提示需要胸部物理治疗。

（四）禁忌证

颅内压力>20 mmHg，头颈部损伤；活动性出血伴血流动力学不稳；近期脊柱外伤或手术、肋骨骨折，食管手术；支气管胸膜瘘、未引流的气胸；肺栓塞；烦躁、焦虑或年老体弱不能忍受体位改变。

（五）体位引流前准备

包括：①对患者进行有效的评估，明确适应证和禁忌证，以确定患者是否适合进行体位引流；②根据胸片、支气管造影、胸部CT或重症肺部超声等检查来明确引流的病灶部位，并根据病灶部位采取相应的引流体位；③制订出适合患者的体位引流方式；④向患者及家属解释该体位的目的、方法、步骤、注意事项以及可能出现的相关并发症或不适，充分取得患者及家属的理解并能积极配合治疗；⑤特殊体位（如俯卧位），必须签署知情同意书。

（六）体位引流的实施

1.注意事项

①PD每天宜行3~4次，每种体位维持20~30 min，一般患者夜间咳嗽次数减少，故痰液较多，因此清晨行体位引流效果较好；②如果痰液较多且患者能耐受，可适当延长引流时间或增加引流次数；③引流时结合胸部叩拍和振动，引流后有意识地指导患者有效咳嗽或运用用力呼气技术，可将痰液更好地从大气道排出，有效地清除痰液；④有支气管痉挛的患者，体位引流前可先给予祛痰药和支气管扩张剂，有条件的情况下可雾化吸入生理盐水等都能提高引流的效果；⑤外科术后患者，需每天关注伤口敷料情况，注意保持敷料干燥清洁，引流完毕1 h后的饮食最好以流质饮食为主。

2.实施过程

①充分评估病情，结合胸部X光片或胸部CT以及肺部超声结果，采取不同的姿势做体位引流。如病变在下叶或中叶者，采取头低足高略向健侧卧位；如病变位于上叶，则采取坐位或其他适当姿势。②向患者及家属解释该体位的目的、方法、步骤、注意事项以及可能出现的相关并发症或不适，做好患者的心理护理，缓解紧张情绪，充分取得患者及家属的理解并能积极配合治疗，特殊体位需签署知情同意书。③各项准备工作：环境准备——安静、明亮、温暖；物品准备——枕头、听诊器、漱口水等；患者准备——患者情绪放松、无紧张，知晓操作流程、并能配合整个操作过程；护士准备——着装整齐，洗手，戴口罩。④引流时，嘱患者间歇作深呼吸后用力咳嗽，护理人员可用手（手心屈曲呈凹状）轻拍患者的胸或背部，自背下部向上进行，指导痰液排尽，或使用机械排痰机，将聚积的分泌物松动，并使其移动，易于咳出或引流。⑤引流完毕，予清水漱口，保持口腔清洁；不能自主咳痰的患者进行气管内吸引。⑥给患者及家属予健康宣教，告知患者相关注意事项，深呼吸咳痰，若有不适，及时告知医生护士。⑦整理床单元，协助患者予舒适体位。⑧及时记录：记录患者排出痰液的量、性状、颜色等，患者有无胸闷气紧等不适。⑨根据临床需要留取痰液标本并送检，条件允许可再次评估体位引流效果。

（七）治疗时监测

评估痰液的量和性状以及颜色；重视患者的主观感受，如胸痛、心慌气紧及呼吸困难等；精神状况（如精神萎靡等）；呼吸动度、频率及节律，是否存在胸部矛盾运动、辅助呼吸肌参与等；血流动力学状况，密切监测患者心率、血压等；氧合状况，如口唇及皮肤颜色、SpO_2等；颅脑外伤患者应监测颅内压。在体位引流过程中，一旦患者出现咯血、头晕、心慌、皮肤发绀及呼吸困难等现象，应立即停止体位引流。

（八）疗效判断

1.患者症状、体征改善，如呼吸困难缓解，能有效咳出痰液。

2.听诊，肺部痰鸣音、啰音消失或减少，双肺呼吸音对称、改善。

3.影像学资料，胸部X片或胸部CT改善，不张肺组织复张。

4.血气分析：SpO_2、氧分压（PaO_2）和 二氧化碳分压（$PaCO_2$）等血气指标改善。

二、胸部叩拍与振动

胸部叩击是通过双手空心手掌或者机械设备在胸壁上有节奏地进行叩击拍打，主要是利用拍击胸壁时产生的气压来帮助松动分泌物，叩击在吸气和呼气时都可以进行。根据叩击的方式又将其分为手动叩拍和机械辅助排痰两种。

（一）适应证

气道痰液过多、黏稠，患者咳痰无力；慢性阻塞性肺疾病急性加重、肺不张、肺部感染；支气管扩张、囊性肺纤维化伴大量咳痰；年老体弱、长期卧床；外科手术后，疼痛引起深呼吸、咳嗽困难。

（二）禁忌证

近期行肺切除术，肺挫裂伤；心律失常、血流动力学不稳，安置心脏起搏器；胸壁疼痛、脊柱疾病、骨质疏松、肋骨骨折及胸部开放性损伤；胸部皮肤破溃、感染和皮下气肿；凝血机制异常；肺部血栓、肺出血；避免叩拍心脏、乳腺、肾脏和肝脏等重要脏器，以及肿瘤部位。

（三）操作前评估

操作前评估患者的既往史（有无胸部手术史、外伤史、心脏病史等）；有无胸痛及疼痛的部位、性质和程度；有无呼吸困难及其呼吸困难的程度；咳痰能力，痰液的量、性状以及痰液的颜色；呼吸动度、频率及节律，有无胸腹矛盾运动、辅助呼吸肌参与等；有无胸壁压痛、肋骨骨折；听诊肺部干湿罗音的性质、部位和范围，确定操作部位；查看最近的影像学资料（如胸部X片或CT），了解有无气胸，胸腔积液，肋骨、胸骨、锁骨及肩胛骨骨折，并确定操作部位，有条件者可运用超声来评估肺部、胸腔及心脏情况。

（四）实施过程

1.手动叩拍和振动

手动叩拍是利用叩击时产生的气流振动促使肺泡内或细支气管内的痰液脱落流入气管被咳出或吸出，但对于深部小支气管乃至肺泡所产生的分泌物排出效果较差或者无效。叩拍时叩击者一手扶患者的肩部，将手掌微曲成弓形，另一手五指并拢成凹状，以手腕为支点，使用手腕力量，借助上臂力量有节奏的叩拍患者胸部，用力均匀叩击，120～160次/min，顺序可从外向内，从下向上，先右后左，叩拍幅度以10 cm左右为宜，每个治疗部位重复时间3～5 min，单手或双手交替叩拍，可直接或隔着衣物(不宜过厚)叩拍。重点叩拍需引流部位，沿着支气管走向由外周向中央叩拍。卧床患者每2 h叩击一次，每次10 min，可在每次翻身时自然叩击；可下床患者每4～6 h叩击一次，每次10 min。振动则用双手掌交叉重叠在引流肺区的胸壁上，双肘关节保持伸直，嘱患者深吸气，在呼气的同时借助上肢重力快速振动胸壁，频率12～20次/s，每个治疗部位振动时间3～5 min；完毕后指导患者有效咳嗽，咳嗽无力患者可行气管内吸引以清除痰液，操作结束后注意观察患者肺部症状体征、痰液情况，并评估治疗效果。

2.机械振动排痰机

手动叩拍疗效因操作者掌握技术差异而不同，如增加医务人员工作量，操作人员极易疲劳，患者舒适性较差。所以目前临床工作中大多以振动排痰机代替手动叩拍。该仪器可实现叩拍与振动两种模式，穿透性强，振动波可穿透皮肤、肌肉和结缔组织，对痰液的排出有较好的效果。机械振动排痰设置初始频率20次/s，根据患者临床症状和操作模式的需要调节频率（治疗频率范围为20～35次/s），由外向内，由下往上治疗患者胸部，胸壁承受压力为1 kg左右（相当于叩击头的重量）。重点治疗病变部位，先叩拍3～5 min，再振动3～5 min（叩拍：振动频率减小，振动部位与操作柄垂直；振动：振动频率增大，振动部位与操作柄平行），操作完毕后指导患者进行有效的咳嗽，咳嗽无力患者可行气管内吸引以达到清除痰液的目的。操作前中后注意观察患者有无气紧心慌等不适，若有不适立即停止操作。

（五）治疗时监测

治疗时监测患者的主观感受：有无胸痛、呼吸困难等症状；患者的精神状况；查体：观察呼吸动度、呼吸频率以及节律，是否存在胸腹矛盾运动、辅助呼吸肌参与等；监测患者生命体征变化：如心率、血压等；氧合状况，如口唇及皮肤颜色、SpO_2、动脉氧氧合指数（PaO_2/FiO_2）和二氧化碳分压（$PaCO_2$）

等血气指标；患者排痰量和吸痰的次数以及患者排痰效果等。并发症的监测及观察：肺部系统并发症和心血管系统并发症的发生。在操作过程中，如遇下列情况，应考虑停止操作：①操作部位出现出血点和（或）皮肤瘀斑；②新出现的血痰；③使用仪器过程中，患者高度精神紧张、大汗淋漓；④在使用的过程中，出现明显的心率、血压、氧饱和度等生命体征的改变。

（五）疗效判断

患者主观感受，胸痛、呼吸困难是否有所改善；胸腹矛盾运动、辅助呼吸肌参与是否减轻；听诊呼吸音是否变清晰，与操作前比较是否改善，干湿啰音是否减少；呼吸力学指标是否有所改善；治疗后痰液的颜色、咳痰量和性状；治疗前后的血气分析、胸部X片、肺部超声来进行前后对比。

三、高频胸壁振荡

又称高频胸壁压缩或高频胸部压缩，是胸部物理治疗的一种方式，其主要适用于多种原因引起的分泌物排出困难或由黏液阻塞引起的肺膨胀不全的成人患者，可促进气道清除痰液或改善支气管引流。振动排痰装置通过模拟正常生理咳嗽，将患者所穿背心用管路与空气脉冲发生装置连接，并对患者所穿背心快速地冲气、放气，使患者胸壁发生有规律的振动，肺部内产生气流，促进呼吸道黏液及各个肺叶深部代谢物松弛、液化、脱落，最后通过咳嗽或吸痰被清除。高频胸壁振荡仪力量均匀、持续、频率稳定，增加患者的舒适度， 提高护理工作效率。

（一）适应证

适用年龄段非常广（2～90岁），各种导致痰液分泌增多的疾病均可以使用高频胸壁振荡，包括囊性纤维化病、支气管扩张、支气管哮喘、COPD、肺炎、肌萎缩症、脊柱肌肉萎缩性脑瘫、脊髓损伤、支气管肺发育不良、闭塞性支气管炎、支气管软化灶、呼吸机依赖、肺曲霉病、肺纤维化病、心肺移植术、原发性纤毛动力障碍症等疾病。

（二）禁忌证

目前认为能够使用胸部物理治疗的患者也同样能够使用高频胸壁振荡，但由于HFCWO在胸部和肺部产生高频率振荡运动，从而产生较强的剪切力，它不仅作用于气道，还作用于其他部位，给某些患者带来危险。绝对禁忌证包括：①血流动力学不稳定的活动性出血；②尚未固定的头部和颈部外伤。相对禁忌证包括：①颅内压超过20 mmHg；②近期脊柱手术或急性脊柱损伤；③支气管胸膜瘘；④急性心力衰竭引起的肺水肿；⑤大量胸膜渗液或脓胸；⑥肺栓塞；⑦肋骨骨折，伴或不伴有连枷胸；⑧胸部外伤、胸部或皮肤移植；⑨未控制的高血压；⑩气腹；⑪近期食管手术；⑫误吸风险高者，如刚进食；⑬皮下气肿或气胸；⑭近期硬脊膜外注射或脊椎麻醉；⑮胸部烧伤、开放性创伤或皮肤感染；⑯近期皮下安置了经静脉或皮下的起搏器；⑰肺损伤；⑱骨质疏松症或肋骨骨髓炎；⑲凝血症或存在深静脉血栓；⑳胸部疼痛以及新近发生的心肌梗死。

（三）操作前评估

操作前评估有无胸部手术史、外伤史、心脏病史；有无胸痛及疼痛的部位、性质和程度；有无呼吸困难及其程度；咳痰的难易程度，痰液的量和性状；呼吸动度、频率及节律，有无胸腹矛盾运动、辅助呼吸肌参与等情况；有无胸壁压痛，肋骨骨折；听诊干湿啰音的性质、部位和范围，确定操作部位；查看胸部X片或CT，了解有无气胸、胸腔积液，有无肋骨、胸骨、锁骨及肩胛骨骨折，并确定操作部位；查看彩色多普勒血管超声结果，了解有无血栓，并确定其部位，判断是否适合该操作。

（四）实施过程

高频振动排痰机主要由主机、连接管路和排痰背心三部分组成。主机是用于调节脉冲气体的发生器，排痰背心是一件无伸展性且膨胀后合身的充气夹克背心，而主机和背心则是通过两根管路相接，使得气体高频率地出入患者背心，从而在患者胸壁上产生振动作用。根据患者耐受情况及治疗反应合理设置高频胸壁振荡的频率、压力，频率初始设置为 5~25 Hz，治疗压力为 1~10 mmHg，治疗时由小到大逐渐递增。排痰后指导患者有效咳嗽，患者保持坐位，四肢呈放松状态，深吸一口气，在屏气片刻后用力咳出，同时开展深呼吸动作，注意咳嗽声音必须由胸壁震动发出，而对于临床中不能自主咳嗽或者咳嗽无力的患者辅以气管内吸引，以促进痰液的排出。

（五）治疗时监测

排痰过程中要观察患者的生命体征变化及 SpO_2 等，重视患者的主观感受（胸痛、呼吸困难、胸闷、心悸等症状）；患者的精神状况；观察呼吸动度、呼吸频率以及节律，是否存在胸腹矛盾运动、辅助呼吸肌参与等；氧合状况，注意观察患者面部表情（表情痛苦、放松等）；观察面部颜色变化（如口唇及皮肤颜色等）、咳嗽咳痰情况。如遇下列情况，应考虑停止使用：①操作过程中，患者出现明显的生命体征改变，如心率加快、血压增高等；②患者出现大汗、面色、嘴唇颜色的改变等；③患者出现胸痛、呼吸困难等。

（六）治疗时判断

患者主观感受，胸痛、呼吸困难是否有所改善；胸腹矛盾运动、辅助呼吸肌参与是否减轻；听诊呼吸音是否变清晰，与操作前比较是否改善，干湿啰音是否减少；呼吸力学指标是否有所改善；治疗后痰液的颜色、咳痰量和性状；治疗前后的血气分析、胸部X片对比。

四、振动正压呼气

PEP是指患者在呼气时需对抗一定阻力，在气道内形成一定的呼气相正压，从而维持气道在整个呼气相开放，以帮助痰液松动及向中央大气道排出。PEP设备包括一个可移动的口含嘴（或面罩）、一个单向的吸气阀、一个呼气阻力/频率的调节刻度盘和一个可选用的压力测量端口。通常情况下，每天2~4次，每次不超过20 min，每次分组进行，每组10~20次呼吸，每组结束后行2~3次指导性咳嗽。在临床上，PEP装置经常与其他物理治疗技术配合使用，以改变气道内的压力，加快痰液的排出。

五、气道内振动

气道内振动是利用气体振荡和呼气压增加的作用，辅助开放气道并促进黏液的清除，其振荡频率可通过改变振荡阀的倾斜角度来调整，最佳的振荡频率对不同患者是不同的，取决于治疗后的反应。其装置为：内置钢球于气路开口处，患者呼气时必须克服钢球的重力，形成一定的 PEP（10~25 cmH$_2$O），当呼出气流减小到一定程度后钢球会重新落座并阻断气流，因此在患者用力呼气的过程中，随着呼气流速的不断变化，钢球不断起落而形成振动气流(约15 Hz)，从而达到促进痰液松动和排出的效果。但由于该装置是借助钢球重力来实现PEP和振动气流，垂直时效果最佳，平行时无任何作用，因此对患者有体位要求。

六、肺内叩击通气（IPV）

IPV的工作原理是在一个设定的压力下，利用气动装置将频率为100~225次/min的微脉冲气流通过口含器送入患者呼吸道内，在患者正常呼吸过程中引起吸呼气流振荡，促进痰液排出。IPV被用来松动和清除存留的分泌物，帮助解决肺不张问题和输送雾化药物，一般IPV治疗用于：①冲击振荡器振动松动潴留的分泌物；②输送高密度气溶胶稀释分泌物；③还可以复张肺泡，增加咳嗽技术时的呼气流量。

七、神经生理促进技术、体外膈肌起搏

神经生理促进技术是指通过刺激患者神经肌肉及本体感觉，来增强患者呼

吸深度，而体外膈肌起搏治疗通过脉冲电流刺激膈神经，引起膈肌收缩，增强膈肌收缩功能，扩大膈肌的移动范围，增强及改善患者的通气功能。神经生理促进技术及体外膈肌起搏治疗都有促进及增强患者呼吸运动的作用，呼吸运动的增强有利于改善患者通气功能，以及气流的增加有利于痰液的排出。在治疗过程中应密切关注患者生命体征，当呼吸频率 > 30 次 /min、血氧饱和度<90%、心率明显下降或心率>120次/min、血压明显增高或下降时应立即停止该治疗，密切监测生命体征及病情的变化并再次评估是否需要继续该项治疗。

八、诱发性肺量计（IS）

对于存在肺不张的高风险患者（例如接受上腹部手术的患者），可使用诱发性肺量计。IS是防治肺不张的首选方法，患者在 IS 训练操作时可显示患者的深吸气容积或流量，该方法通过视觉反馈鼓励患者进行持续最大吸气。持续最大吸气动作分为最大吸气和吸气末屏气两部分。这种深而慢的吸气比较符合全麻腹部手术后患者肺的呼吸力学原理，可使含气不良的肺泡通气量增加，肺组织中气体分布更均匀，改善通气血流比值，促进肺泡和小气道扩张，利于痰液引流。主要用于胸部疾病、外科手术、麻醉、机械通气导致肺功能下降的患者。但吸气肌疲劳、呼吸肌功能重度受损的患者禁用。

IS是由咬嘴、吸气容量主体腔、指示器、进气管、容量指示夹、活塞组成，其使用方法如下：①取出呼吸训练器，将连接软管和吸气容量主体腔的接口、咬嘴连接，垂直摆放在水平桌面上，保持正常呼吸；②含住咬嘴吸气，以深长均匀的吸气使浮子逐渐升起，指示球处于"笑脸"位置，并使浮子处于尽量长时间的升起状态；③含住咬嘴吸气结束，松开咬嘴进行呼气；④不断重复第2步、第3步进行呼吸训练10～15 min，以正常呼吸休息；⑤每次使用前，请用酒精对咬嘴部分进行消毒处理，使用后，请将呼吸训练器咬嘴用开水清洗、晾干，放回袋中备用，切忌将连接软管用开水清洗；⑥仅限单患者使用，该机械不能在清洗酒精消毒咬嘴后再转他人使用；⑦呼吸训练器仅限清醒能主动配合患者使用，不推荐昏迷不能配合患者使用。

第三节　促进咳嗽的胸部物理治疗方法

咳嗽是去除肺部分泌物的一个重要机制，有效咳嗽是胸部物理治疗的关键环节之一。任何其他治疗手段所取得的效果如痰液松动及向中央大气道的移动等，最终都需借助咳嗽功能将这些痰液排出呼吸道。

各种促进咳嗽技术基于单个咳嗽反射原理，模仿或加强咳嗽功能，以期提高咳痰效果，单个咳嗽动作历时虽然短暂，但过程却相当复杂，大致可分为以下三步：第一，主动深吸气，或各种物理、化学及炎症刺激引起被动深吸气；第二，声门关闭，呼气肌收缩，胸膜腔内压急剧上升，肺泡受压，胸膜腔内压急剧升高，与气道开口处形成巨大压差；第三，声门突然开启、产生高速气流，将黏附于气管、支气管壁的痰液带出体外。促进咳嗽的方法有很多，具体介绍如下。

一、指导性咳嗽（DC）

通过体位引流、胸部叩拍与振动等将痰液移动到大气道后，或当患者大气道内有痰液存在时，应嘱患者主动咳嗽，咳嗽无力者，应指导其模仿咳嗽动作，达到咳嗽的目的。DC是模仿正常咳嗽过程，指导患者进行正确有效的咳嗽、咳痰，其主要针对是神志清楚、配合的人群，而在临床治疗人群中，有部分患者（意识不清、瘫痪或不配合）则不建议使用指导性咳嗽。指导性咳嗽的具体操作步骤如下。①患者放松，取坐位，上身略前倾，双肩放松。②缓慢深吸气，若深吸气会诱发咳嗽，可分次吸气，以使肺泡充气足量。③屏气1 s，张口咳嗽，咳嗽时收缩腹肌。咳嗽无力者，医护人员将双手掌放在患者的下胸部或上腹部，在咳嗽的同时给予加压辅助，若患者腹部或胸部伤口疼痛明显，必要时先予镇痛治疗。对于疼痛明显、咳嗽受限患者可利用用力呼气技术代替咳嗽动作。④停止咳嗽，缩唇将剩余气体缓慢呼出。⑤缓慢深吸气，重复以上动作，每次训练可重复2~3个以上动作。

（一）适应证

①需要将蓄积分泌物从中央气道移除；②存在肺不张；③预防术后肺部并发症的发生；④作为一些患者日常气道净化治疗的一部分，如囊性纤维化、支气管扩张、慢性支气管炎、坏死性肺部感染或脊髓损伤患者；⑤伴有限制性肺通气功能障碍；⑥四肢瘫痪或功能障碍；⑦为获得痰标本进行诊断分析。

（二）禁忌证

1.指导性咳嗽禁忌证很少。相对禁忌证包括：

（1）无法指导或监督患者以确保适当使用设备；

（2）患者不合作，或者患者无法正确使用设备；

（3）患者无法有效深呼吸；

（4）气管开放气孔的存在并不意味着禁忌证，但需要适应肺活量计；

（5）可能通过患者咳出的飞沫传播病原体；

（6）冠状动脉灌注减少，如急性心肌梗死；

（7）急性不稳定的头部、颈部、脊椎损伤。

2.下列情况为上腹部加压进行手动辅助指导性咳嗽的可能禁忌证：

（1）患者有返流或误吸潜在风险（如没有人工气道保护的意识不清的患者）；

（2）急性腹部病理情况，如腹主动脉瘤、食管裂孔疝或妊娠；

（3）有出血倾向；

（4）有未经处理的气胸。

3.胸部加压进行手动辅助指导性咳嗽的可能禁忌证：骨质疏松、连枷胸。

（三）风险、危害 / 并发症

①降低冠状动脉灌注；②减少脑血流灌注导致晕厥或意识改变，例如头昏、昏迷或椎动脉夹层动脉瘤；③胃食管反流；④疲劳；⑤头痛；⑥感觉异常或麻木；⑦支气管痉挛；⑧肌肉损伤或不适；⑨自发性气胸、纵隔气肿、皮下气肿；⑩阵发性咳嗽；⑪胸部疼痛；⑫肋骨和肋软骨接头骨折；⑬切口疼痛，脏器切除术后；⑭厌食、恶心和呕吐；⑮视觉障碍，包括视网膜出血；⑯中央线移位等。

二、用力呼气技术

用力呼气技术(FET)是指嘱患者深慢吸气后，作出2次中小潮气量的主动呼气。第一次呼气将痰液从外周气道排至大气道，第二次呼气将痰液咳出。另外，还可以让患者在呼气的时候发出"哈"音，类似于英文单词"huff"的发音。在用力呼气技术的帮助下患者能有效咳出痰液，其目的是清除大气道内痰液，同时减少胸腔压的变化和支气管的塌陷，该技术多用于阻塞性肺气肿、肺囊性纤维化以及支气管扩张患者。

三、手法膨肺

这是目前临床治疗中使用最广泛、最简单、最方便，不需要特殊耗材的一种物理治疗方法。它的使用方法是用简易呼吸器连接氧气，氧流量一般为6~10 L/min，膨肺潮气量控制在20~30 ml/kg，压力控制在35~45 cmH$_2$O，皮囊送气后屏气1 s；呼气时让皮囊以较快的速度放开，使肺内部与外部之间产生一个压力差，以利于气道内的分泌物向外排出。

四、主动呼吸周期（ACB）

ACB是将呼吸控制、胸廓扩张运动以及用力呼气技术（FET）这三种技术以一定的步骤结合起来，以达到清除气道内痰液的咳嗽训练形式。其中呼吸控制要求患者以正常潮气量和呼吸频率，并应用胸部吸气，保持上胸部和肩部放松；胸廓扩张运动则要求患者深吸气，有或无屏气都可，平静放松呼气，以促进痰液向大气道移动，改善肺内气体分布；FET则促进痰液咳出。一般认为，主动呼吸周期几个环节训练的顺序和次数不定，但每个部分都要有，可同时结合体位引流和叩击振动，其主要用于囊性纤维化患者，更能维持患者氧合。

五、自动引流

自动引流（AD）是让患者保持站立，进行不同肺容积和气流速的膈式呼吸以清除痰液的一种改良咳嗽技术，主要由以下三个时相构成：第Ⅰ相，开始一次深呼吸，跟随几次低肺容积的呼吸，用于"扯开"外周小气道痰液；第Ⅱ相，做几次低到中肺容积的呼吸，以促进痰液由外周向中央移动；第Ⅲ相，排出期，做几次吸气量逐渐递增的深呼吸，以使得痰液由中央大气道移动至声门下。

与胸部叩拍、振动相比较，AD同样具有类似的痰液清除功能，同时能较好维持患者氧合，并且患者更能耐受。但该技术掌握难度较大，不适用于儿童和危重症患者。

六、机械性吸呼气

机械性吸呼气是利用人工咳痰机通过管路与鼻面罩、气管插管或气管切开导管连接，向气道内正压充气和负压抽出气流，从而模拟正常咳嗽动作以清除气道内痰液。吸气压（即正压）的设定目标是使患者的肺部得到充分的扩张，呼气压（即负压）的设定目标是产生一个足够的咳嗽峰流速。每个患者的设置值可能都不一样，应根据患者的个体差异寻找一个感到舒适又有效的设置参数，可从较低的压力开始设置，逐步升高治疗压力，其正压可达 $30 \sim 50 \, cmH_2O$，负压可达 $30 \sim 50 \, cmH_2O$，最高呼气流速可达7.5 L/s。值得注意的是，与人工气道相连时气囊须保持充盈状态，以保持气道密闭，治疗周期的频率根据患者的具体情况而定，最好选择饭前或入睡前进行。该技术目前多用于神经肌肉疾病患者，有气道陷闭倾向（如COPD）或气压伤高危因素患者应慎用，而咯血、气胸、肺大疱、呕吐、严重的气道高反应性疾病、近期的肺叶切除术、全肺切除术则禁止使用。

在临床治疗中，胸部物理治疗技术发展日趋成熟、方法形式多样，且被大量研究证明是一种相对安全有效、廉价的物理治疗手段。实施胸肺物理治疗时应积极寻求多学科团队的参与与合作，且充分取得患者和家属配合，选择合适的胸部物理治疗技术，达到最佳治疗效果。

（李　霞）

第十章
俯卧位通气治疗

第一节　概　述

俯卧位通气是一种肺保护性通气策略，其可以改变胸腔内压力梯度，减少被心脏压迫的肺容积，改善通气/血流比例，促进重力依赖区肺泡复张，改善肺内气体分布均一性，从而改善氧合，减少气压伤发生。2017年5月，美国胸科学会（ATS）、欧洲危重病医学会（ESICM）以及美国重症医学会（SCCM）联合发布了《机械通气治疗成人急性呼吸窘迫综合征的临床指南》（以下简称《指南》）。该《指南》为急性呼吸窘迫综合征（ARDS）患者施行俯卧位通气治疗提供了循证依据。《指南》建议对于严重ARDS患者施行俯卧位通气治疗，但俯卧位通气通常不作为常规治疗手段单独使用，一般与机械通气、肺复张、高频振荡通气、NO吸入治疗等联合使用。

一、定义

俯卧位通气治疗是指利用翻身床、翻身器或人工徒手将患者体位变换至俯卧位后进行机械通气，以改善患者氧合的技术。

二、作用机制

（一）ARDS 患者仰卧位时呼吸病理改变

1.ARDS患者肺组织重量增加，由于重力作用，胸膜腔压力从腹侧到背侧逐渐增加，维持肺泡开放的压力逐渐降低，由正值转为负值，导致背侧区域低位肺区组织陷闭、实变。由于心脏和大血管在肺的上面，仰卧位时肺形状（如三角形）使几乎60%的肺处于重力依赖区，导致肺内气体分布严重不均。

2.仰卧位血流灌注重力依赖肺区增多，非重力依赖肺区血流较少，引起严重$\dot{V}/\dot{Q}$比例失调。

（二）俯卧位通气可引起下列改变

1.大部分肺区转变为非重力依赖区；

2.心脏和大血管转至肺底；

3.腹部对肺后基底段的作用消失；

4.俯卧位会降低胸廓的顺应性；

5.跨肺压从非重力依赖区到重力依赖区分布更均匀；

6.血流分布更均匀；

7.功能残气量和潮气量分布更均匀；

8.促进肺部分泌物引流；

9.最终改善$\dot{V}/\dot{Q}$，增加氧合。

三、目的

俯卧位通气是治疗中、重度ARDS患者的重要治疗措施之一，它可有效改善患者氧和状态，降低呼吸相关性肺损伤的发生，进而实现保护性肺通气的策略，提高严重ARDS患者的生存率。

四、适应证

1. 中重度ARDS患者平台压＞30 cmH$_2$O时，可以考虑实施俯卧位通气。

2. 达到以下条件，但PaO$_2$＜70 mmHg，可考虑俯卧位通气。

（1）FiO$_2$＞60%；

（2）呼气末正压（PEEP）≥15 cmH$_2$O；

（3）已使用肺复张手法。

五、禁忌证

1.绝对禁忌证

包括：①不稳定的脊柱骨折；②未经监测的颅内高压；③严重血流动力学不稳定；④面／颈部外伤或脊柱未固定者；⑤大面积烧伤；⑥咯血；⑦需行心肺复苏或除颤的高危患者。

2.相对禁忌证

包括：①脑水肿；②血流动力学不稳定；③心律失常；④近期腹部手术；⑤锁骨骨折；⑥面部骨折；⑦急性出血；⑧妊娠；⑨肥胖患者；⑩血流动力学不稳定。

六、俯卧时间要求

不同病情患者采取俯卧位持续的时间各不相同。《指南》建议俯卧位时间应在12 h/天以上；一些机构建议俯卧位后 4~6 h时后再转回平卧位 2~4 h；另一些学者建议持续俯卧位20 h；还有一些学者则建议让患者保持俯卧位直到肺功能改善，但具体持续时间取决于患者的耐受程度及氧合指数的变化。

部分研究显示，每天俯卧位20 h以上可以达到良好的效果。Munshi等对8项研究2 129例数据进行Meta分析，结果显示俯卧位通气持续时间超过12 h的患者，其病死率显著下降。7篇高质量文献的系统综述结果显示，目前证据充分支持在ARDS且PaO_2 / FiO_2 低于150 mmHg的患者中，结合使用保护性通气策略和俯卧姿势，持续16~20 h，可显著降低病死率。综合现有研究，一般情况下俯卧位通气时间越长，效果越好，但由于需考虑到患者耐受性及并发症问题，目前俯卧位通气持续时间尚未有统一的标准。根据现有研究结果，建议俯卧位通气时间应不低于12 h。

八、俯卧位通气的撤离和终止

（一）俯卧位通气撤离指征

1.原发病未控制、俯卧位通气治疗指征选择不恰当等导致俯卧位通气后患者氧合及病情未改善或恶化。

2.评估俯卧位通气弊大于利。

3.患者病情改善，恢复仰卧位后氧和指数＞150 mmHg且持续6 h以上，无须继续进行俯卧位通气治疗。

（二）紧急终止俯卧位通气的指征

1.心脏骤停。

2.严重的血流动力学不稳定。

3.恶性心律失常。

4.可疑的气管导管移位等危及生命的情况。

第二节　俯卧位机械通气治疗的实施、监测与护理

俯卧位通气对改善ARDS患者通气、换气功能，降低病死率有重要作用。但现有调查研究发现，中国重症ARDS患者接受俯卧位通气治疗的比例仅有

8.7%，究其原因：一是中国重症医学医疗资源分布不平衡；二是缺乏俯卧位通气治疗的规范操作流程以及依从性不高。因此建立规范的标准化流程，并按流程实施和监护，对促进俯卧位通气的开展有重要作用。

一、俯卧位通气的实施

（一）操作前准备

1.患者准备

①血流动力学：生命体征相对平稳，可耐受俯卧位通气；②镇静状态：适当镇静，维持 RASS −3~−4分，必要时可遵医嘱使用神经肌肉阻滞剂（以下简称肌松药）；③人工气道：确认气管插管或气管切开导管位置，清理口鼻腔分泌物，保持气道通畅；④胃肠道：在医生下俯卧位医嘱时，主管护士需明确具体的翻身时间，提前2 h暂停肠内营养治疗，操作前15 min进行有效的胃肠减压，重度ARDS患者可早期置入鼻空肠管；⑤静脉通路：查看并固定静脉通道，保证各类治疗药物的顺利输注（尤其血管活性药物），计划静脉通路的长度，保证翻身的顺利进行；⑥俯卧位翻转方向：根据患者具体情况、仪器设备连接及患者体位翻转的方便性，决定俯卧位的操作是由左向右或右向左翻转；⑦整理各导联线，将心电监护的电极片更换至患者肩臂部，并保证导联线的长度，翻身时不会牵拉到心电监护；⑧查看各导管的位置并妥善固定，夹闭非紧急管路如尿管、胃管等；⑨在患者面部、胸前、髂骨、膝部等骨隆突出处垫上软枕或泡沫敷料，预防压力性损伤。

2.用物准备

床单、尿垫、垫枕3~4个、头枕（水晶垫）1个或U形枕一个、方形或圆形泡沫敷料数张、电极片3~5个、清洁手套。

3.工作人员准备

着装整齐，洗手，按要求站位做好翻身准备。提前告知家属俯卧位的必要性及相关风险，并由授权委托人签署俯卧位知情同意书。

4.环境准备

环境宽敞明亮，空间大适合操作，室内温暖。

（二）实施过程

1.徒手操作

（1）工作人员：医生1名、呼吸治疗师1名、护士3名。

（2）翻身过程中的工作分配。呼吸治疗师位于患者床头，主要负责人工气道的固定、呼吸机状况监测以及头部位置的放置，并负责操作口令的发出。2名护士分别位于患者的左右颈肩部位置，位于颈肩部的护士主要负责中心静脉导管、胸部、颈部各引流管以及体外膜肺导管的固定，并保证药物的顺利输注，预防意外脱管；另1名护士和医生位于患者的腰部的左右侧，主要负责尿管、股静脉/股动脉、腹部引流管的固定等。

（3）操作流程。①遵医嘱给予镇静镇痛，维持 RASS –3分~–4分，必要情况下可联合使用肌松剂。②分离心电监护导线和电极片，决定好翻身的方向，夹闭引流管，将所有的管道置于床的对侧，检查并固定好所有的置管和引流管。③5名医护人员实施体位转变，由位于患者头部的呼吸治疗师负责指挥，同时负责保护吸机管道和人工气道、头部固定。2名护士分别位于患者的左右颈肩部位置，位于颈肩部的护士主要负责中心静脉导管、胸部、颈部各引流管以及体外膜肺导管的固定，并保证药物的顺利输注，预防意外脱管。1名护士和医生位于患者的腰部的左右侧，主要负责尿管、股静脉/股动脉、腹部引流管的固定等。④呼吸治疗师发出口令后，4名医生和护士同时将患者托起，先将患者移向床的一侧，然后将患者转为侧卧，进而转为俯卧于气垫床上。⑤将患者头部略偏向一侧，头面部下放置 U 型枕或硅胶软枕，防止患者鼻面部和人工气道受压。⑥在患者双肩部、胸部、髂骨、膝部、小腿部及骨隆突处贴泡沫敷料，并垫海绵软枕，使患者的腹部接触床垫，减少局部受压。⑦可将患者双手平行置于身体或头的两侧，一上一下摆放。⑧将心电监护电极片及导线安置于患者背部，放置位置与仰卧位时一致。⑨监测患者生命体征、气管导管位置及通畅性、呼吸机波形等，评估各管路的通常性，将患者四肢置于功能位，每2~4 h更换头部、肢体位置。

2.使用翻身用具操作

（1）除全人工操作外，也可尝试应用翻身专用设备，如俯卧辅助设备、翻身床等装置，仅需1~2名工作人员即能完成1例患者俯卧位姿势的摆放。

（2）工作人员准备：工作人员1~2名，参与翻身的工作人员必须熟练掌握翻身床的操作流程，熟悉翻身床的结构，翻身前检查翻身床各部件是否灵活、牢固，保证患者安全。

（3）操作流程。①遵医嘱给予镇静镇痛，维持 RASS –3分~–4分，必要情况下可联合使用肌松剂。②分离心电监护导线和电极片，决定好翻身的方向，夹闭引流管，将所有的管道置于床的对侧，检查并固定好所有的置管和引流管，充分做好患者、医护人员及物品的准备。③将患者成仰卧位，四肢并拢，固定各类导管，再将棉垫、床单铺于患者身上。④合拢床片，拧紧螺丝，缓慢翻转，翻身时速度不宜过快，以防意外发生。⑤翻身后检查各导管位置，保证各导管固定通畅，患者四肢置于功能位。

3.俯卧位通气结束操作

操作流程：①俯卧位通气结束后及时清理呼吸道、口鼻腔分泌物。②按分工安排的职责各自妥善固定自己所负责的导管，保证导管的通畅性，移动心电监护的电极片至肩臂部。③由位于患者头部的呼吸治疗师发出口令，将患者移动至床的一侧，将患者转为侧卧位，撤出敷料及软枕。④将患者翻身至所需要的体位，整理导管，检查位置和功能，将心电监护的电极片移动至胸前。⑤清理患者颜面部，更换颜面部导管（胃管、气管插管等）的固定胶布，并行口腔护理。

二、俯卧位通气治疗过程中的监测

（一）生命体征的监测

观察患者俯卧位通气治疗前后生命体征的变化情况，此外还需注意中枢神经系统、循环功能、胃肠道功能、肾功能等的变化。

（二）呼吸功能监测

1.呼吸状态

评估呼吸的节律、呼吸形态，同时通过听诊肺部呼吸音，判断气道通畅情况，适时清除气道分泌物，并观察分泌物量、颜色、性状等。

2.通气参数监测

观察气道压力、潮气量的变化。容量控制通气时，监测气道压力变化情况；压力控制/支持通气时，监测潮气量是否达到目标范围；另外注意检测每分钟通气量、呼末二氧化碳是否在目标控制范围。

3.呼吸力学指标

呼吸系统顺应性是否改善是反应俯卧位通气疗效的重要指标之一。

4.血气指标

监测氧分压、二氧化碳分压等，评估氧合指标是否改善。

（三）循环功能的监测

最常用的为心率、心律、血压的监测等。此外根据需要还可以监测中心静脉压、肺动脉嵌顿压、左室舒张末期容积等指标，以及动态监测每搏输出量变异、脉搏压变异、主动脉峰流速变异、上腔静脉塌陷指数、下腔静脉扩张指数等指标。

（四）导管监测

评估导管位置及功能，遵循无菌原则，保持导管的通畅，合理的固定，防止导管移位、意外拔管、意外滑脱等。

（五）并发症的观察

俯卧位通气常见并发症有血流动力学紊乱、导管移位、扭曲、脱出、压力性损失、颜面部水肿、误吸以及结膜出血、缺血性眼眶间隔综合征等等。因此，要平衡治疗效果和并发症的关系，选择合适的治疗时间以及合适的护理器具，以减少并发症的发生。临床治疗中一定要加强沟通，预防为主，积极处理，保证患者安全的情况下，使更多的患者受益。

三、俯卧位通气并发症的预防和护理

俯卧位通气给患者治疗带来了希望，但同时也容易发生并发症，在俯卧位通气治疗过程中存在着通气时间越长，治疗效果越好，但并发症的发生率也越高的矛盾。因此在俯卧位通气治疗时需平衡利弊。

（一）血流动力学紊乱

重度ARDS患者多存在血流动力学紊乱，且俯卧位是一种特殊的体位，其使局部直接或间接受压，导致腔静脉、神经、器官栓塞及局部软组织受损等，以致血流动力学紊乱。一项多中心随机对照试验结果显示，与仰卧组相比，俯卧组患者发生并发症的比例明显更高（仰卧组为76.4%，而俯卧组为94.6%），俯卧位组血流动力学不稳定的发生频次显著高于仰卧组。而一项系统综述显示，俯卧位对于血流动力学的影响并不显著，但仍需注意在俯卧位治疗过程中血流动力学的改变。俯卧位通气时会出现血压不稳定、短暂的血氧饱和度下降、心律失常、心脏停搏等不良并发症。因此，在俯卧位通气治疗时，应持续进行动脉血压监测、心电监护、氧饱和度监测，及时调整呼吸机参数及血管活性药物的剂量，部分患者可考虑预防性应用抗心律失常药物。对于血流动力学不稳定的患者应密切监测，缩短俯卧位通气治疗的时间，发现异常应立即终止俯卧位通气；若ARDS患者存在明显血流动力学不稳定，应避免进行俯卧位通气，必须俯卧位治疗时应注意因支撑物放置不当致静脉受压而引起血流动力学紊乱。

（二）颜面部水肿

俯卧位通气时患者的颜面部处于低垂位置，颜面部受压或静脉回流障碍导致颜面部水肿，一般轻度水肿患者在转至仰卧位几天后水肿便可消退。颜面部水肿的预防措施主要为：①在俯卧位通气实施的过程中，将头部抬高20°~30°，头略偏向一侧，每1~2 h将患者的头部位置调整一次，防止患者的颜面部长时间在同一体位；②在侧卧的头面部下放置 U 型枕或硅胶趴枕，使颜面部悬空，防止患者颜面部和人工气道受压，必要时可在颜面部受压部位使用泡沫敷料，减少颜面部的压力性损伤。

（三）各类管道压迫、扭曲、移位、脱出

重度ARDS患者常合并其他器官功能障碍，需要多种脏器的支持，留置的管道繁多。由于俯卧位的特殊体位，在翻身的过程中，这些管道不易护理和观察，可能会出现气管插管、中心静脉导管、胸腹腔引流管、尿管和鼻胃管等管道的压迫、扭曲、移位和脱出。一些严重影响患者生命安全的管道如患者人工气道、静脉通道以及ECMO管道等，若出现管道的移位或脱落而又没被发现，将带来难以预料的后果。导管移位、脱出的预防方法主要为：①在置管时就确保导管固定得当，每日评估和检查导管位置和松紧度，对躁动患者予以适当的约束和镇静；②在俯卧位翻身操作时，应明确分工，固定专人负责管路的维护、固定；③俯卧位通气治疗中应加强管路的观察与护理，核查置管长度；④准确评估患者的镇静镇痛程度，尽量减少患者的不舒适；⑤若不慎出现导管的移位或脱出，应紧急将导管回位或重新置管。

（四）压力性损伤

压力性损伤是俯卧位通气患者最常见的并发症之一，发生率为25.7%，主要为1期和（或）2期。压力性损伤的严重程度与患者的俯卧位时间、患者自身的营养状态以及是否采取相应的预防措施有关。一项系统综述显示，俯卧位通气患者发生压力性损伤概率是未实施者的1.22倍。Girard 等研究结果显示：患者的压力性损伤29%发生在面部，18%在前胸部，20%在骶骨，12%在脚跟，25%在其他解剖部位。患者如并存慢性疾病、低蛋白血症，以及应用镇静镇痛药物等均会增加压力性损伤发生的风险。俯卧位通气时压力性损伤的预防方法包括：①实施治疗前与患者及家属进行有效的沟通，取得患者及家属的配合和理解；②选择合适的压力缓冲器具，如使用减压敷料等放置于压力集中承受部位，加大支撑面，减少身体局部压力；③每1~2 h挪动患者，尽量避免患者同一部位的长期受压；④加强基础护理，保持床单整洁、干燥，减少对局部皮肤的摩擦，翻身时轻柔，严禁拖、拉、拽；⑤加强对皮肤的护理，保持皮肤清洁，避免皮肤过度干燥；⑥注意管理好局部潮湿、摩擦力等问题。

（五）胃内容物反流／误吸

研究显示，俯卧位通气患者误吸发生率为19.5％。但也有研究发现，与仰卧位相比，俯卧位患者的胃内容物误吸反而会减少。其解释为：从解剖结构看，当胃内容物接近或进入食管下端括约肌时易出现反流，但俯卧位时胃内容物主要储存在胃体部和胃窦部，远离下端食管括约肌，反而能减少反流以及反流引起的误吸。重症患者肠内营养指南中提出：患者胃残余量的大小与体位变换无关，因此体位变换不会影响肠内营养实施。虽然俯卧位并不会显著增加误吸风险，但从临床安全性及患者舒适度方面，在俯卧位时应对肠内营养进行相应调整。如可在实施俯卧位前暂停肠内营养，回抽出胃内容物，在俯卧位后逐渐给予肠内营养泵入。Mitchell等研究中，为减少俯卧位时胃内容物反流，俯卧位前1 h停止肠内喂养，俯卧位1 h后恢复原鼻饲的速度，同时维持气管导管气囊压力在1.96~2.94 kPa并在鼻饲后1～2 h尽量不要放松气囊。

（六）结膜出血、缺血性眼眶间隔综合征

有研究发现俯卧位治疗患者可能会出现眼部并发症。Mancebo等对76例机械通气患者每天给予20 h的俯卧位治疗，发现有2例出现结膜出血。此外患者眼部长时间受压缺血还可能引起缺血眼眶间隔综合征。因此进行俯卧位通气时，应密切观察患者眼部情况，避免长时间压迫，可使用辅助用具使颜面部悬空，保持头部抬高20°~30°，头略偏向一侧，并每1~2 h将患者的头部位置左右调整，减少该并发症的发生。

俯卧位通气作为肺保护性策略在临床实践中被推荐应用，其能有效改善患者氧合指标、降低呼吸机相关性肺损伤发生率及病死率，目前其功效已经得到国内外专家的广泛认可。俯卧位通气被写入《新型冠状病毒感染的肺炎诊疗方案（试行第五版）》，其对新冠肺炎重症患者的治疗起到了较好的辅助作用。

（李　霞）

第十一章
心肺康复与护理

第一节 概　述

　　20世纪30年代后半期，由于急性心肌梗死发病症状多样化且危重，特别是冠状动脉闭塞引起的心肌坏死，其心肌纤维化直至瘢痕形成需3~6周的治疗期，所以心肌梗死患者被迫长期卧床。20世纪40—50年代，Dock等研究证明坐位比卧位心排血量减少，心脏负担减轻；Samuel Levine主张心肌梗死患者放弃绝对卧床。60年代，世界卫生组织（WHO）成立心血管病专家委员会，肯定了急性心肌梗死的运动疗法。70—80年代，运动疗法趋于成熟，Wenger和他的同事使以运动疗法为基础的心脏康复逐渐规范化。90年代，心脏康复范畴随着临床新技术的应用大幅度扩大。中国心肺康复的萌芽阶段为1960—1980年，主要在疗养院等机构开展了心脏病患者的康复医疗。成型阶段为1981—1990年，对于稳定冠状动脉粥样硬化性心脏病（简称"冠心病"）采用有氧训练、中国传统拳操、缩唇样呼气、腹式呼吸、放松训练等康复技术。发展阶段为1991—2012年，1991年中国康复医学会心血管康复专业委员会成立，推动了心脏康复的发展。2013年后中国心脏康复专家共识、指南等相继出台，为心肺康复快速发展奠定了基础。

一、心肺康复定义

1.心脏康复

　　它是确保心脏病患者获得最佳的体力、精神、社会功能的所有方法的总和，以便患者通过自己的努力在社会上尽可能恢复正常的功能，过一种主动的生活。心脏康复内容包括医学评估、运动处方、药物处方、心理处方、营养处方、教育及危险因素控制等。

2.肺康复

它是一种基于对慢性呼吸系统疾病导致日常生活活动能力低下的患者全面评估并量身定制的多学科综合干预措施。其包括但不限于评估、运动训练、教育和行为改变，旨在提高患者日常生活耐力和促进病情稳定，保持良好生理心理状况，并促使患者长期坚持健康行为的依从性。

二、心肺康复意义

1.通过运动康复训练使外周器官及组织发生适应性的改变，促进心脏侧支循环形成，提高冠状动脉储备，增强心肌收缩力，使冠脉病变逆转，降低猝死及再梗死等心血管事件的风险。

2.指导患者掌握主动循环呼吸技术，解除气道阻塞中的可逆性因素，增强呼吸肌力量、缓解呼吸困难、纠正低氧血症、预防和控制肺部炎症，使患者心肺功能得到改善和提高。特别是对不同程度气流受限的慢性阻塞性肺疾病（COPD）患者及非COPD患者（包括间质性肺疾病、支气管扩张，海性纤维化、哮喘、肺动脉高压、肺部肿瘤、肺减容术后、肺移植）的呼吸困难有改善作用，且能提高患者手术耐受性，为成功接受手术打下良好的基础。

3.延缓危重症患者肺功能减退速度，减轻症状和疾病致残的程度，减少对药物、专业人员和昂贵医疗资源的依赖。

4.帮助患者正确认识疾病，改善恐惧、焦虑的情绪，积极面对现实，减轻或消除疾病遗留的功能障碍和心理影响。

5.提高机体能量储备、运动耐力和机体免疫力，改善全身状况，提高日常生活自理能力，改善生活质量。

6.最大可能实现患者在"生理—心理—社会"方面的良好状态，使患者恢复发病前的状态，获得重返社会能力，降低再住院风险和病死率，改善临床预后。

三、心肺康复分期

康复过程总体分为三期。I期康复在住院期进行，主要通过床上及床边的康复活动、减轻绝对卧床休息对机体和心理的不良影响，防止血栓形成，减轻患者压抑和焦虑情绪，促进体力恢复。II期康复在门诊或社区进行，以进一步改善患者的心身功能状况，指导患者以回归社会为目的，以有氧运动、抗阻运动、康复教育、心理治疗为主要治疗内容，包括患者出院及出院后3个月内的门诊康复。III期康复在社区和家庭进行，是II期康复的延续，包括患者出院3个月后的家庭/社区康复，根据运动处方，定期接受康复小组的随访。

四、心肺康复流程

流程包括健康教育、康复评估、康复计划、康复实施、定期再评估、转往社区或随访（见图11-1）。

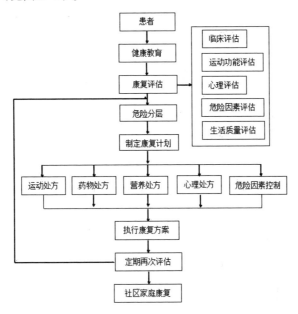

图11-1 心肺康复流程

1.健康教育

通过一对一宣教、集体宣教、资料手册、床边宣教等方式对门诊或住院患者有计划地进行疾病相关知识健康教育。

2.首次康复评估

对患者病情、基础疾病、生化及影像检查结果、个人生活方式、生活与职业环境、心理状态、生活自理能力等进行综合评估并记录。

3.制订康复计划

根据康复评估数据确定患者危险分层，在患者不存在康复运动禁忌的情况下建议早期活动（I期康复），如：主动/被动翻身、仰卧位直腿抬高运动、正坐训练、床旁活动、床旁大小便、站立训练、床旁行走、病室内活动、低强度抗阻运动（小哑铃、弹力带、沙袋）、呼吸肌训练等；并结合年龄、合并症、患者运动的条件、受限制的因素等制订康复目标与康复运动处方、药物处方、营养处方、心理处方及危险因素控制处方。

4.执行康复方案

根据康复计划执行康复方案，在病历中详细记录治疗经过，包括运动方式、强度、频次、时间、疲劳程度、不适症状、监护数据等。

5.再次康复评估

康复方案执行后再次对患者心脏/肺脏结构功能、冠状动脉血供情况、运动能力、营养、心理、睡眠等进行评估。

6.转往社区或随访

经再次康复评估，患者病情已趋于稳定，功能状态得到逐步改善后出院或转入门诊进行运动康复治疗（Ⅱ期康复）或转入社区、家庭进行康复治疗（Ⅲ期康复阶段）。Ⅱ期运动方案仍需在医护人员指导下完成，包括患者及家属运动康复知识的培训、营养指导等，及时追踪及反馈运动效果，提高患者的自信心。Ⅲ期康复可通过电话随访、门诊随访、信息网络随访、家庭远程监测，努力帮助患者树立信心并养成运动习惯，也可对疾患的复发率、再住院率、死亡率进行数据追踪。

第二节　心肺疾患康复评估

康复评估不仅是制订治疗干预策略的基础，而且也是评价治疗效果的手段。在康复治疗过程中需完成康复首次评估、康复阶段性疗效评估和康复结束前评估，其有利于知晓患者的整体状态、危险因素及各种影响疗效和预后因素，便于为患者制订个性化的治疗策略，实现全面、全程管理。

一、病情、生活质量及心理评估

评估患者基本病情、合并症及并发症，评估患者现有生活质量及心理状态等。评估过程中需使用定性或定量的相关量表，如健康调查简表、生活质量问卷、美国胸科协会呼吸困难评估量表、心绞痛分级、英国医学研究会（MRC）呼吸困难分级、Borg CR10量表等。

二、危险因素评估

评估血糖、血压、血脂、尿酸、电解质、血常规、心肌损伤标志物及B型利钠肽（BNP）等生化指标；评估个人生活方式，如吸烟、饮酒、运动习惯、性格等；评估家族史，如家族中有无糖尿病、冠心病、高血压、肿瘤、免疫性疾病、过敏性疾病等；评估患者的生活环境与职业环境，如长期暴露在硅、硅酸盐环境中的人员，其患限制性肺疾病的风险增大；评估患者体重指数、腰围、体力活动能力，有助于判断患者的严重程度及预后。

三、体适能评估（运动功能评估）

体适能是指独立、安全地完成一般日常生活所需的活动能力。机体应保持心肺耐力、肌力、柔韧性及活动度才能满足独立照顾自己、运动休闲、社交等需要。评估方法包括：肌肉骨骼适能评估、起立–行走计时测试、30 s坐站测试、30 s曲肘测试、2 min踏步测试、座椅体前屈测试、抓背测试、6 min步行试验等，应根据患者病情和康复需要选择合适的评估方法。运动功能评估即体能评估具体内容见本章第三节。

第三节　心肺运动功能评估

运动功能评估包括运动负荷试验、肺功能检查、CT、超声、肺分泌物评估及其他徒手评定方法等，目的是了解患者心脏收缩舒张功能、心电活动、心肺储备功能、肌力和肌肉耐力、柔韧性、平衡性、协调性等。

一、运动负荷试验

根据患者病史、心功能和运动能力选择不同的运动负荷方案，包括低水平、症状限制性运动负荷试验。选择由简单到复杂，包括登楼试验、6 min步行试验（6MWT）、心肺运动试验（CPET）等。

（一）登楼试验

因心肺运动试验需要专业的检查设备，在无条件的基层医院可以考虑采用登楼试验。登楼试验很早就应用于临床，登楼层数在一定程度上反应患者的最大摄氧量，但目前对于楼层高度、台阶高度等尚不统一，所以存在一定的偏差。

（二）6 min步行试验

6 min步行试验是临床常用且被公认的评价心肺功能的运动试验模式，患者按照试验要求，在30 m长的水平封闭走廊上行走，中途可休息。6MWT的心功能分级分为4级：1级为<300 m，2级为300~375 m，3级为375~450 m，4级为>

450 m。6 min内完成的地面总距离越长代表运动能力越强。6 min步行试验简单易行，重复性、安全性好，适合中、重度心力衰竭患者，对于无条件完成心肺运动试验的基层医院采用6 min步行试验可客观反映患者日常活动能力，其缺点是仅反映整体功能，不能对单个器官或系统进行评价。6MWT使用适应证为：①心力衰竭和肺动脉高压患者治疗前后比较；②心力衰竭和心血管病患者功能状态评价；③心力衰竭和肺动脉高压患者心血管时间发生和死亡风险的预测。相对禁忌证为静息心率（HR）＞120次/min，收缩压（SBP）＞180 mmHg，舒张压（DBP）＞100 mmHg，绝对禁忌证为1个月内发生不稳定型心绞痛或心肌梗死。

（三）心肺运动试验（CPET）

CPET指在特定的运动负荷下，应用呼吸气体代谢监测技术、计算机技术和平板或踏车运动技术，实时动态监测机体氧耗量和二氧化碳排出量等气体代谢指标、通气参数、心电图及心搏出量动态变化，客观定量评价心肺等器官功能的一种无创性技术。CPET是评估心肺储备功能及运动耐力的重要手段，也是制订运动处方的重要依据。CPET常用的评价指标有最大摄氧量、无氧阈、运动最大通气量等。CPET运动形式根据运动负荷大小分为低水平、亚极量、症状限制、极量运动试验；根据使用设备分为运动平板、踏车；根据运动终点分为症状限制性、靶心率等。心脏疾病患者基于安全性考虑，建议采用踏车症状限制性运动试验或亚极量运动试验。运动试验方案应个体化，试验持续时间8~12 min。在进行CPET时，出现下述临床表现应立即终止运动（表11-1）。

表 11-1　终止运动指征

绝对指征	相对指征
1.心电图示ST段抬高＞1.0 mm，但是无既往心肌梗死产生的病理性Q波（aVR，aVL和V.导联除外）； 2.随功率递增，血压下降＞10 mmHg，同时伴有其他缺血证据； 3.中到重度心绞痛发作； 4.中枢神经系统症状（如：共济失调、晕厥前兆）； 5.低灌注表现（发绀或苍白）； 6.持续室性心动过速成其他可能导致运动心排血量异常的心律失常，如III度房室传导阻滞； 7.存在心电图和血压监测困难； 8.运动试验者要求停止运动	1.可疑心肌缺血患者心电图示J点后60~80msST段水平压低或下斜型压低＞2mm； 2.随功率递增，血压下降＞10 mmHg，但无其他缺血证据； 3.进行性胸痛； 4.出现严重疲乏、气促，喘鸣音，下肢痉挛或间歇跛行； 5.非持续性室性心动过速的心律失常（可能演变为复杂的且影响血流动力学的心律失常），如多源室性期前收缩、室性期前收缩三联律、室上性心动过速，心动过缓； 6.运动中血压过度升高，SBP＞250 mmHg，DBP＞115 mmHg； 7.运动诱发束支传导阻滞未能与室性心动过速鉴别

CPET适应证：用于评定临床症状已稳定在两周以上的心血管疾病患者的心脏功能与运动安全性。

CPET禁忌证：①绝对禁忌证：急性心肌梗死、不稳定型心绞痛、导致血流动力学不稳定的心律失常、急性心内膜炎、严重的主动脉缩窄、失代偿的心力衰竭、急性肺动脉血栓形成、急性肺栓塞、急性心肌炎或心包炎、急性主动脉夹层、残疾人不能胜任运动试验或有安全隐患；②相对禁忌证：左冠状动脉主干狭窄、中重度主动脉瓣狭窄、获得性完全房室传导阻滞、伴有严重左室流出道跨瓣压差的肥厚型梗阻型心肌病、近期脑卒中、身体状况未改善。

二、肺功能检查

肺功能检查包括肺容积、肺通气、弥散功能测定、支气管舒张试支气管激发试验等。①通过气体稀释法和体积描记法测定或计算肺总量（TLC）、功能残气量（FRC）、残气容积（RV）、肺活量（VC）和残总比（RV/TLC）。对于严重气道阻塞和肺内气体分布不均的患者，气体稀释法所测得的FRC会低于体积描记法，可能影响康复方案制订和预后评估。②肺通气检查包括用力肺活量（FVC）、第一秒用力呼气容积（FEV1）、呼气峰值流速（PEF）、最大自主通气量（MVV）。MVV与FEV1具有较好的线性关系，可用于综合评价肺通气功能储备。③弥散功能可辅助诊断、评价累及肺间质的疾病；鉴别呼吸困难、低氧血症的原因。常利用一氧化碳测定肺弥散量。④支气管舒张试验在给予支气管舒张药物后，评估气道阻塞的可逆性及可逆程度，可评估患者对气道舒张剂治疗的反应。⑤支气管激发试验是检验患者气道对外加的刺激因素引起收缩反应的敏感性，并间接判断患者是否存在气道高反应性。

三、CT影像技术

能敏感且直观的反应肺功能变化，可评估肺功能受限的原因是肺组织病变所致，还是气管病变所致；同时也可用于COPD、肺气肿的定量评价，预测肺切除后患者肺功能及监测单侧肺移植后的肺功能等。

四、超声评估

通过超声可测量膈肌活动度及膈肌厚度来评定膈肌功能。正常肺组织因肺泡内含有气体，超声检查时肺部呈强反射而无法显示内部结构，当肺实变发生后肺泡内气体被病理性液体或组织所替代，超声便能较好的显示内部结构。

五、肺分泌物评估

临床借助肺部听诊判断分泌物聚集的部位，借助电子纤维内镜检查观察患者分泌物的量、性质，通过电子纤维内镜进行肺泡灌洗清除长期残留在气道的分泌物。

六、肌力评估

肌力是肌肉收缩产生的最大力量，是维持机体基本活动的保证。肌力的减退会导致平衡能力、体位感觉能力、姿势稳定性及控制力下降，容易发生跌倒、骨折等不良事件。肌力评估是对运动系统肌肉做功能力、爆发力及耐力等功能进行测试，有利于了解肌肉和神经的病损程度，为制订康复方案提供参考依据。肌力评估的方法有徒手肌力评定和器械肌力评定。徒手肌力评定是评定者在借助重力或徒手施加外在阻力的情况下，受试者所测肌肉或肌群产生最大收缩能力的一种测试方法。器械肌力评定有简单的测力计和以实验室测量方法为基础的肌力测评技术。

七、呼吸肌力量评估

心衰患者吸气肌功能减退与呼吸困难、活动耐量差及不良功能状态密切相关。吸气肌评估包括主观评估、压力测试、超声评估。①主观评估：正常呼吸时吸气时腹部鼓起，呼气时腹部凹陷。吸气肌无力时出现矛盾运动，吸气时腹部凹陷，呼气时腹部鼓起。②压力测试：包括用仪器测定最大吸气压（吸气肌力量）、最大呼气压（呼气肌力量）及最大跨膈压（吸气肌力量）。最大吸气压正常值：男性为（118.4±37.2）cmH_2O，女性为（84.5±30.3）cmH_2O。最大呼气压正常值：男性为100 cmH_2O（9.81 kPa），女性为80 cmH_2O（7.85 kPa）。最大跨膈压正常值为90~206.63 cmH_2O（8.82~20.25 kPa）。

第四节　心肺康复运动处方

运动处方是由康复医师或康复治疗师根据患者的年龄、性别、一般医学检查、康复医学检查、运动试验等结果，按其年龄、性别、健康状况、身体素质，以及心血管、运动器官的功能状况，结合主客观条件，用处方的形式制订运动种类（type）、运动强度（intensity）、运动时间（time）及运动频率

（frequency），并指出运动中的注意事项，以达到科学地、有计划地进行康复治疗的目的。该概念于20世纪50年代由美国生理学家卡波维奇提出，1969年世界卫生组织（WHO）开始使用此概念，运动处方在国际上得到认可。运动康复是心肺康复的核心部分，可占康复方案比重的30%~50%，最高可达70%。

一、运动康复适应证与禁忌证

1.适应证

纽约心脏协会（NYHA）心功能分级Ⅰ~Ⅲ级（见表11-2）生命体征平稳的慢性心衰、冠心病、心脏瓣膜病、心肌病、先天性心脏病、心脏移植术后等患者；具有冠心病风险因素（血脂异常、高血压、糖尿病、肥胖、吸烟等）的患者；外周性动脉疾病、肺部疾病等患者。

2.禁忌证

急性冠状动脉综合征早期（2天内）；恶性心律失常；急性心衰（血流动力学不稳定），静息血压>200/110 mmHg；高度房室传导阻滞；急性心肌炎、心包炎或心内膜炎；有症状的主动脉瓣重度狭窄；严重的肥厚型梗阻性心肌病；急性全身性疾病；心内血栓；近3~5天静息状态进行性呼吸困难加重或运动耐力减退；低功率运动负荷出现严重的心肌缺血；未控制的高血糖和低血糖；体位性低血压；急性栓塞；血栓性静脉炎；新发心房颤动或心房扑动；严重肝肾功能损害；严重骨关节及肌肉萎缩；严重骨质疏松；水电解质紊乱、发热及全身炎症状态。

3.相对禁忌证

过去1~3天内体重增加>1.8 kg；正接受间断或持续的多巴酚丁胺治疗；运动时收缩压降低；NYHA心功能Ⅳ级；休息或劳力时出现复杂性室性心律失常；仰卧位时静息心率≥100 次/min；合并有运动受限的疾病。

表 11-2　纽约心脏协会心功能分级

分级	症状
Ⅰ	活动不受限。日常体力活动不引起明显的气促、疲乏或心悸
Ⅱ	活动轻度受限。休息时无症状，日常活动可引起明显的气气促、疲乏、心悸
Ⅲ	活动明显受限。休息时可无症状，轻度日常活动即引起显著的气促、疲乏、心悸
Ⅳ	休息时也有症状，任何体力活动均会引起不适。如无需静脉给药，可在室内或床边活动者为Ⅳa级；不能下床并需静脉给药支持者为Ⅳb级

二、运动处方原则

遵循安全、有效、个体化、全面原则。

三、运动处方内容

运动处方的内容包括运动种类、运动强度、频率、时间、运动进度、注意事项。运动种类以改善心肺功能的有氧运动为主,以抗阻运动、柔韧性运动、平衡运动及呼吸肌训练为辅。运动强度是运动处方的核心,关系到运动的效果与安全。肌肉运动具有机械性和代谢性两大特性。机械性又分为动力运动和静力运动,代谢性分有氧代谢和无氧代谢。动力运动可使四肢运动,而静力运动不产生四肢运动。大多数运动既包含动力与静力运动,同时也包括有氧和无氧运动,占主导的运动不同,产生的生理反应将不同。

(一)有氧运动

有氧运动是指以增加氧气输入与运动为主要目的的耐力运动,运动时大量肌肉群中等强度、动力性、周期性的交替收缩和舒张(与抗阻运动和等长运动不同),在整个耐力运动过程中,人体吸入的氧气与需求相等,能最大限度增加运动者的最大摄氧量。有氧运动能改善心肺功能,减少体内脂肪,增加骨密度,改善心理平衡程度,是机体氧代谢效率最高的运动。

1.运动种类

包括步行、跑步、游泳、骑自行车、爬楼梯、功率车、太极拳、八段锦、舞蹈等,运动种类的选择主要取决于患者的喜好及运动耐力,步行是最简单易行的有氧运动。

2.运动强度

可参照运动试验测得的峰值心率、心率储备、峰值摄氧量、储备摄氧量(VO_2)、无氧阈(AT)或自主疲劳指数(RPE)制定。目前推荐以AT为标准制订运动强度,AT值可直接在心肺运动试验结果获取,相对于通过VO_2计算更直接。针对无法进行心肺运动试验的心力衰竭患者,可以根据6 min步行试验的心率反应及6 min步行距离来制订,以心率为标准制订有氧运动强度对于服用控制心率药物的患者而言存在一定的干扰,因此以Borg scale分级评分较为常用(见表11-3)。

表 11-3　Borg scale 自感劳累分级表

0~10级表		6~20级表	
级别	疲劳感觉	级别	疲劳感觉
0	没有	6	
0.5	非常轻	7	非常轻
1	很轻	8	
2	轻	9	很轻
3	中度	10	
4	稍微累	11	轻
5	累	12	
6		13	稍微累
7	很累	14	
8		15	累
9	非常累	16	
10	最累	17	很累
		18	
		19	非常累
		20	

　　3.运动时间和频率。目标水平分别为20~60 min/次和3~5次/周。对于初始运动耐量极差的患者，可将一次连续性的运动分解成几次单独运动，经过几周后，每次休息时间缩短，运动时间适当延长，逐渐过渡到可连续完成持续性运动，注意每次运动时间中须包括5~10 min的热身运动和整理运动。

　　4.运动进度。一般而言患者经过6~8周的运动，运动耐力等得到改善。可根据复测的运动试验结果逐渐加强运动强度和运动时间。

（二）抗阻运动

　　抗阻运动为肌肉在克服外来阻力时进行的主动运动。阻力的大小根据肌力而定，以用力后能克服阻力完成的运动为度，常需借助一定器械。虽然抗阻运动对心血管疾病的危险因素影响作用小于耐力运动，但同样能改善患者力量和增加患者肌肉体积及基础代谢率，增加能量消耗，减少脂肪和间质成分，保持良好体型，与有氧运动相结合可增加运动康复的效果。慢性心衰患者急性发作期生命体征平稳后的早期活动建议选择低强度的抗阻运动。非低强度抗阻运动应在稳定期慢性心衰患者经历3~4周有氧运动后才能进行。凡符合接受抗阻运动训练的慢性心衰患者，应该首先进行肌力测试，并根据结果制定抗阻运动处方。

　　1.运动种类。包括等张训练（动力性运动）、等长训练（静止性运动）和等速训练。等张运动应用较多，阻力可由哑铃、沙袋、弹簧、弹力带、橡皮筋等器械进行，也可由他人或自身的俯卧撑、下蹲起立、仰卧起坐等提供阻力。等长运动指肌肉静态收缩，不引起关节活动，是一种简单有效的训练方式。等速运动是指保持恒定运动速度的肌肉抗阻训练方法，是由专门器械设定（等速运动仪）使肌肉保持适宜的速度进行训练。

2.运动强度。需要在准确评估患者肌肉衰减是以肌肉力量为主还是以肌肉维度为主的前提下，制订个体化的抗阻运动强度。慢性心衰患者多数合并肌肉力量下降和肌肉减少症，运动康复早期建议采用小哑铃、弹力带等简单器具或抬腿等克服自身体质量训练（心率增加 <20 次/min，RPE <12）。病情稳定后的数周至数月内，逐渐增加训练强度，并保证训练实施的正确性，避免肌肉骨骼受到伤害。

3.运动频率。每个肌群每周应训练2~3次，同一肌群练习时间应至少间隔48 h。

4.持续时间。上肢肌群、核心肌群（包括胸部、肩部、上背部、下背部、腹部和臀部）和下肢肌群可在不同日期交替训练，持续30~45 min。

5.运动进度。循序渐进增加训练的强度与次数。

（三）柔韧性运动

柔韧性运动是训练各肌肉、关节、韧带等组织的伸展活动能力和弹性的运动，主要通过牵拉肌肉群、韧带从而提高关节的活动范围，其目的是通过提高柔韧性，提升运动幅度、动作速度、动作力量及完成高难度、高质量动作并减少运动性损伤；常在热身运动和整理运动阶段进行。

1.运动种类。包括动力拉伸和静力拉伸。动力拉伸法是指通过多次重复某一动作的拉伸方法；静力拉伸法是指通过缓慢的动力拉伸，将肌肉、肌腱、韧带等软组织拉长，并保持一定时间的拉伸方法。两种方法均可采用主动拉伸和被动拉伸。主动的动力性拉伸方法是借助自身的重力或力量拉伸；被动的动力性拉伸方法是依靠外力的拉伸。在运动康复训练过程中，通常是把动力拉伸法和静力拉伸法、主动拉伸法和被动拉伸法相结合运用。

2.运动强度。包括牵拉某关键肌肉群和肌腱的次数和持续的时间。一般关键肌肉群牵拉3~5次，每次20~30 s。

3.运动时间。牵拉肌肉群和肌腱每次持续20~30 s。

4.运动频率。每周2~3次。

5运动进度。循序渐进增加肌肉群的牵拉次数。

（四）呼吸肌训练

呼吸肌训练主要集中在力量与耐力两方面改善患者的呼吸肌功能，增强其运动能力，减轻呼吸困难的症状。慢性心衰患者因心排量降低导致呼吸肌等外周骨骼肌低血流灌注及血管的收缩，使其代谢和结构发生异常，导致呼吸肌萎缩；心力衰竭引起肺静脉高压，逐渐导致肺部充血、水肿直至纤维化，使动脉和其他静脉血氧不足刺激患者过度呼吸，造成呼吸肌疲劳；开胸手术患者因手术影响、胸廓活动受限、疼痛等原因，肺部并发症发生概率大大增高。对于以上患者经药物治疗后仍有呼吸肌力量减弱或呼吸困难的患者应早期进行呼吸肌训练。呼吸肌训练处方的制订原则：①功能性超负荷原则，制订呼吸肌训练处方，吸气肌训练负荷应设置在30%个人最大吸气压，训练频率为1~2次/天、5~7天/周，并连续2周以上；②训练方式特异性原则，制订力量训练型处方，考虑个体化训练，方案是中等强度负荷–中等收缩速度的处方；③重复性原则，吸气肌训练可以通过长期持续的锻炼达到预期的最佳功能状态。呼吸肌训练内容：建议训练频率是1~2次/天，20~30 min/天，3~5天/周，持续6周。训练肌力的原则是高强度低频次的运动，耐力训练的原则为低强度多次数。

1.缩唇呼吸训练。练习时缩唇呼气，类似于吹口哨的嘴形，使气体缓慢均匀地从两唇间缓慢吹出；吸气时闭嘴用鼻缓慢吸气，稍屏气后行缩唇呼气，吸与呼时间比为 1：2。此方法可增加呼气时支气管内的阻力，防止小气道过早塌陷，有利于肺泡内气体排出。

2.腹式呼吸训练。患者取舒适站立或坐位，左手置于胸前，右手置于腹部，鼻子慢慢深吸气，尽力将腹部鼓起，然后口唇以鱼口状深呼气，尽量将腹内收，尽量延长呼气时间，训练时间在10 min/次左右。

3.人工对抗阻力呼吸训练。临床常借助一次性呼吸训练器进行训练。患者含住气球吸嘴，收拢嘴唇，借吸嘴将舌体下压，缓慢用力吸气，自我控制好吸气流速，直至浮标球全部吸起，尽量保持较长吸气时间，使浮标球在相应的高度停留时间延长，然后拔出吸嘴，缓慢缩唇呼气，放松休息2 min后再次训练。患者按照此方法强度循序渐进，2~3 次/天，10 min/次左右，训练过程中注意防止过度换气及出现头晕、目眩、气急等症状。

第五节 心肺康复药物与其他干预处方

一、药物处方

慢性心力衰竭与冠心病这两者的药物治疗既有相近又有不同。慢性心力衰竭患者用药包括利尿剂、血管紧张素转化酶抑制剂/血管紧张素受体阻滞剂、β受体阻滞剂、醛固酮受体拮抗剂、洋地黄类药物。冠心病患者用药包括抗血小板药物、血管紧张素转化酶抑制剂/血管紧张素受体阻滞剂、β受体阻滞剂、他汀类药物。COPD急性感染加重期有症状的患者均应接受药物治疗来减少或消除症状，提高耐受力、减少急性发作次数及严重程度，但目前尚没有药物能延缓肺功能的下降速度。COPD常见用药包括长效/短效 β_2 受体激动剂、异丙托溴铵、茶碱、吸入糖皮质激素等。吸入药物与口服药物治疗相比，首选吸入治疗。肺动脉高压常见用药包括：前列环素及其类似物、内皮素受体拮抗剂、磷酸二酯酶-5抑制剂等。药物处方管理应遵循《指南》建议给予规范化药物处方；选择个体化用药方案；关注药物的不良反应与相互作用对心肺康复的影响；关注药物对运动耐量的影响；提高患者的服药依从性。

二、心理处方

心理处方是对患者进行心理评估后，针对其心理问题给予的心理疏导、认知行为干预、运动、药物等多方面心理干预措施，从而恢复患者心理健康的方法总和。慢性心功能衰竭、肺功能衰竭患者常合并抑郁、焦虑等精神心理问题。荟萃分析显示：抑郁在心衰人群的发生率高达21.5%，比普通人群高出2~3倍，其通过多种途径促进心血管疾病的发生、进展和恶化，是导致心衰患者治疗依从性差、预后不良的重要因素。抑郁较难识别且危害严重，因此，早期识别和干预非常重要。运动治疗前，医护人员须通过评估量表筛查患者焦虑、抑郁等心理问题，了解患者精神心理问题的情况及程度、既往就医史等，从患者的病情和心理状态出发，用理解、同情、共情等方法，与患者及其家属形成同盟，针对患者的心理和情绪问题寻找解决方法，提高患者自尊和自信，减轻抑郁焦虑，纠正使用焦虑/抑郁药物会产生依赖性的错误认识及减轻对运动的恐惧，增强服药依从性。缺乏动力是患者退出康复运动的常见原因，通过院内早期肺康复有利于患者将肺康复知识转化为行动和信念，使患者体验到运动的积极作用，提高患者对心肺康复的认知程度，增强自主康复的依从性。

三、营养处方

营养处方是对患者进行客观的营养状况评估后，给予营养诊断，实施营养教育、行为干预、运动指导、膳食结构调整、能量平衡、营养素平衡等营养干预，并进行全面营养监测的手段。营养处方是个体化康复治疗方案的一部分，特别是合并糖尿病、代谢综合征和营养不良的心肺功能障碍患者，可改变其营养状况并纠正营养失衡，有效保证机体细胞代谢的需要，维持组织器官结构，提高患者的免疫力。根据患者伴发疾病、能量消耗及营养状况不同，其食物选择、营养搭配、膳食处方实施的途径也不相同，如心力衰竭患者因存在高代谢状态，胃肠道淤血引起厌食、恶心，利尿剂的使用致电解质紊乱及大量维生素的丢失等导致营养不良的因素，所以常常导致疾病迁延不愈、并发症发生、病死率增加，患者宜食用低脂、高蛋白、富含维生素的食物。

四、危险因素控制

高血压、高血脂、高血糖、肥胖是心脏疾病的常见危险因素。调查显示，近20年来，高血压和冠心病导致的心力衰竭比例高于风湿性心脏病。因此，积极地防治高血压、冠心病可以防治心功能的进一步恶化，注意治疗原发疾病时不要随意用药或擅自增减药物用量并坚持长期治疗；预防与控制各种类型的心律失常，纠正贫血，改善肾功能；饮食上以低脂、低盐、低糖、高蛋白、富含维生素饮食为主，控制水钠摄入量，适当补液；肥胖患者鼓励控制体重，明显消瘦患者可采取静脉营养治疗。注意个人卫生、适当锻炼、服用提高机体抵抗力的药物，改善机体免疫力，预防感冒，减少感染的机会。戒烟戒酒，保持良好的心态，保证充足的睡眠。对于早期发现抑郁、焦虑、烦躁等不良心理反应的患者，给予心理疏导，必要时给予抗焦虑或抑郁药物，帮助患者梳理战胜疾病的信心，主动配合治疗。

五、健康教育

通过行为干预、信息传播帮助患者掌握健康相关知识，树立健康概念，自愿采取有利于健康的相关行为与生活方式，减少影响健康的危险因素，提高康复依从性、自我健康管理能力及生活质量。

（一）健康教育分期

心肺疾患健康教育包括院内早期康复教育、院外康复期或早期康复门诊健康教育、院外长期康复健康教育。

1.院内早期康复教育

住院期间的患者最容易接受健康教育，是最佳的教育时刻。当患者情况稳定、精力充足、对疾病有一定理解能力且知晓自己的心肺疾患问题时，即可展开教育及管理。内容包括：各种疾病的定义、发病机制及诱发因素、诊治方案、运动治疗、药物治疗、营养支持；危险因素的分类与控制除方法；分析发病诱因，如何避免再次发病；让患者知晓疾病相关知识及疾病突发时的应急措施，避免产生焦虑、紧张情绪；告知吸烟的不良后果，让患者明白戒烟的益处，提高戒烟的成功率。

2.院外康复期或早期康复门诊健康教育

疗程一般为6~12个月。门诊医师制订标准的教育计划，通过课程教学、面谈、咨询的方式帮助患者增强自信心，减少对工作人员的依赖，学会依靠自己的能力解决问题，适时评估患者学习情况，根据教育效果调整方案。

3.院外长期康复期健康教育

为减少已恢复正常工作和日常活动能力的部分患者心肺疾患再发及加重风险，需继续为患者提供相应的医学教育、运动康复场所来维持已形成的健康生活方式和运动习惯，提高心肺康复依从性。

（二）自我健康管理

1.时间管理

知晓随访时间为出院3个月内每个月随访1次，以后可延长为每3个月随访1次。牢记药物服用的时间，特别是临时服用的药物。合理安排运动、工作与休息时间。

2.体重管理

每天同一时间测量体重，并做好记录。体重增加通常是在肺淤血或体循环淤血症状之前出现液体潴留。建议每天液体入量不超过1.5 L，每2周检测一次电解质。24 h体重增加＞1.5 kg或3天体重增加＞2.0 kg，表明液体潴留正在加重，需增加利尿剂使用剂量，患者可根据液体出入量调整利尿剂用量。

3.运动训练管理

极度虚弱的患者一般在室内行走或活动，其余患者可室内和室外活动训练。针对不同患者制订居家训练的类型、强度、时间、频率。活动类型一般以有氧、牵伸和抗阻为主；强度根据个人耐受性；时间上体能健康者每天有氧运动30 min左右，老年人及虚弱患者采用少量多次；活动频率以每周3~5天为宜。

4.自我监测

监测并记录脉率、血压、血糖、每日运动的时长、行走的步数等，对比、分析、总结各类数值变化的趋势与原因，为自己树立运动目标与信心。

5.辅助器具配置

手杖类助行器可帮助患者解决心肺耐力不佳，长时步行的困难；轮椅的使用可让心肺疾患的高龄老人保持坐位，避免长期卧床导致的并发症。

第六节　重症患者心肺康复

重症患者心肺康复是指针对危重症患者进行的康复治疗活动，在不影响临床医疗护理工作的前提下，通过实施康复治疗措施及应用辅助性技术，达到维持和恢复患者解剖结构完整、生理指标稳定，促进患者尽快脱离重症监护状态。

重症患者康复治疗需要从创伤角度及全身生理状况两方面来评估其治疗的价值。由于重症患者临床结局不可预知，治疗需求缺乏特征性，开展重症患者心肺康复工作是一个挑战，不仅依赖于主管医师的医疗习惯、治疗水平和经验，而且需要家属的理解及全力支持。

一、重症患者心肺康复的目的

重症患者康复治疗价值并不是完全干预疾病治疗过程，而是减少患者特异性功能障碍的发生及发展，有利于临床诊治，减轻患者痛苦及护士的工作强度。康复治疗应当在损伤发生后尽快开始，并与临床治疗互相融合，尽可能减少危重病后的功能障碍，确保患者安全，改善患者的功能障碍。如意识清楚者以脱机、坐位、站位等为目标，意识不清者以预防压疮、感染、深静脉血栓、关节挛缩、肌肉萎缩等并发症为目标。

二、适应证与禁忌证

（一）适应证

1.清醒，或无意识但生命体征稳定；

2.患者非昏迷状态且能对刺激做出相应的反应；

3.呼吸稳定，即吸氧浓度 $<60\%$，PEEP <10 cmH$_2$O；

4.心功能稳定，无活动性心肌缺血、低血压，未使用血管活性药物或使用血管活性药物者活动前1 h无药物应用变化；

5.小剂量或间断使用镇静药物；

6.无不稳定性骨折（颈椎脊突骨折）。

（二）禁忌证

1.不稳定型心绞痛；

2.不可控制的心力衰竭；

3.可疑的或已知的夹层动脉瘤；

4.晕厥无反应的患者；

5.血流动力学不稳定或者需要大剂量或多种血管收缩药物；

6.急性肺栓塞；

7.重度的神经、肌肉骨骼功能障碍；

8.深静脉血栓形成并有出血风险不能行外科手术的患者；

9.氧合功能障碍需要吸入高浓度氧；

10.脑水肿、不可控制的颅内压升高；

11.不稳定型骨折；

12.颈椎切除；

13.重度血小板减少。

四、重症患者心肺康复评估

1.生化检查

通过血常规、血糖、血脂、肝肾功能、电解质、心肌酶谱、肌钙蛋白、凝血功能、血液流变评估患者重要脏器功能及患者内环境状况。

2.心功能评估

通过十二导联心电图、动态心电图、超声心动图、冠状动脉CT、运动负荷试验及其他徒手评定方法等，了解患者心电活动、心脏功能和心血管压力的变化。

3.肺功能评估

通过呼吸模式、静态肺功能、运动心肺功能、全身意识、营养等状况评估肺的功能储备，明确肺功能障碍的机制与类型，判断病变损害的程度、评定药物和其他治疗的疗效。

五、重症患者心肺康复治疗技术

重症患者心肺康复受ICU场地、治疗、监护仪器设备等因素的影响，且患者具有病情危重、营养支持不足，长期卧床导致肌肉失用性萎缩、肌腱挛缩、关节僵硬，氧气的吸入呼出、转运及交换都极不稳定的特点，使康复干预的措施和方法与其他稳定期患者相比存在一定程度的不同。重症患者心肺康复治疗技术的内容包括教育、体位管理、气道廓清技术、肢体活动训练、吞咽训练、氧疗、胸廓放松训练、脱机训练以及全身性的营养支持、社会心理干预等。

1.教育

教育的目标是增加患者疾病健康知识，增加患者及家属主动参与康复治疗的积极性与依从性，减少患者的焦虑，提高生活质量。重症患者心肺康复的教育内容包括：正常的心血管和肺的解剖生理；心率、血压、呼吸困难的自我监测；早期活动的好处和作用；监护与呼吸设备的使用及维护；气道廓清技术的目的及方法；危险因素的识别和改善；营养支持；药物使用原则与注意事项等。

2.体位管理

重症患者体位管理时应优先选择尽可能模拟正常的重力生理效应的体位。

当患者出现损伤或疾病无法通过持续直立和活动来满足日常生活需求时，康复团队需要通过各种特定的体位来模拟患者直立和活动。体位摆放对氧转运通路的多个环节有直接作用，不同的体位生理学效应不同，人体在直立位时能最大化肺容积和肺容量，对心脏与肺的压力最小，患者在咳嗽和用力呼气训练时应尽量采取直立位。仰卧位在临床常常被作为制动体位用于各种疾病的治疗，但长时间的仰卧位会使胸内血容量增加，肺顺应性降低，呼吸道阻力增加，给机体带来不利影响。侧卧位的效果介于直立位和仰卧位之间。头低脚高位因膈肌在胸腔内处于较高的休息位能使患者的呼吸困难得到缓解，辅助呼吸肌群使用减少，每分钟通气量降低。俯卧位能增强动脉氧合作用，减少心肺功能障碍患者的呼吸做功，增加潮气量、动脉氧分压，增加动态肺顺应性。患者体位管理也能在控制疼痛，预防压力性损伤，预防感染，促进胸、腹腔液体引流等方面起到积极作用。

3.气道廓清技术

包括叩击、振动、体位引流，以及分泌物的清除等环节。叩击排痰是利用腕关节的力量进行叩击，由肺底自下而上、由外向内，以120次/min的频率有节律地叩击背部或胸部，使痰液松动排出体外。振动是给胸壁施加机械性的振动，继而振动气道，使附着在气道内的分泌物脱落。高频胸壁振荡是指患者穿戴充气式背心，以5~20 Hz的频率压迫胸壁、气流振荡和管壁的振动来增加痰液的清除能力。体位引流是采用肺部听诊并结合影像学检查确定痰液聚集位置，将患者放置在特定的体位，利用重力使痰向支气管开口方向移动，同时利用机械刺激帮助痰液排除的方法。

4.肢体活动训练

重症患者肢体活动训练包括肌肉功能训练与关节活动度训练。肌肉功能训练是为防止长期卧床造成的肌肉失用性萎缩及对疾病引起的瘫痪肌肉进行早期的功能再训练。常用的肌肉功能训练方法包括肌力诱发训练、肌肉电刺激治疗、肌肉按摩、肌肉易化技术等。肌肉功能训练的强度根据重症患者的病情发展与变化进行调整，不同肌力分级的肌肉采用的物理治疗方法不同，应具有针对性。关节活动度训练是为了预防ICU长期卧床患者产生肌肉失用性萎缩、肌腱挛缩、关节僵硬等关节活动度障碍。关节活动度训练方法包括被动训练和主动训练，对于意识清醒的患者多采用主动性训练方法。关节活动度训练部位包括上肢、下肢、颈部和躯干的各个关节，可以采用手法治疗的方式进行小关节的松动治疗，防止关节囊挛缩。

5.吞咽训练

重症昏迷不醒患者中常伴有吞咽困难，气管插管、气管切开患者长期借助鼻饲导管或胃造瘘管进行营养支持容易造成吞咽肌群萎缩、吞咽功能丧失。吞咽训练的目的在于预防吞咽肌群的失用性萎缩和治疗吞咽障碍。治疗吞咽障碍主要采用的是电刺激吞咽肌群、声门上吞咽训练、屏气发声运动训练、声带闭合训练、口唇闭锁训练、舌肌训练、下颌运动训练、咽收缩练习和喉上提训练、面部肌群主动性收缩训练和被动按摩、冷刺激咽腭弓前部训练等。

6.氧疗

根据重症患者的疾病诊断、病情变化选择氧疗的方式、给氧的途径，确定氧疗的目标。对于COPD伴Ⅱ型呼吸衰竭患者予以持续低浓度给氧；重症肺炎、肺水肿、ARDS等引起的Ⅰ型呼吸衰竭缺氧患者应采用30%~60%的氧浓度，甚至更高浓度的氧疗；缺氧缺血性疾病或因缺氧缺血引起的系列疾病可采取高压氧治疗。轻、中度低氧血症患者常采用鼻塞或鼻导管给氧；伴有明显缺氧表现的患者采用面罩给氧；以通气、换气功能障碍为主的疾病及需强化气道管理患者应采用机械通气。

7.胸廓放松训练

训练目的是减轻患者疼痛及精神紧张；减轻疼痛；缓解呼吸辅助肌紧张；维持和改善胸廓活动度；改善肺顺应性；减少残气量；提高通气效率；降低呼吸运动能耗。训练方法包括：肋间肌松动术、胸廓松动术。

8.脱机训练

训练目的是增加患者脱机成功率，减少并发症。当患者呼吸衰竭的病因得到解决或改善、血流动力学稳定、自主呼吸能力较好、氧合充分可考虑进行脱机训练。脱机训练评估方法一般用自主呼吸实验（spontaneous breathing trial，SBT）评估患者自主呼吸能力。根据患者病情决定脱机训练时间，如：COPD患者可持续2 h，心力衰竭患者30 min，肺炎患者30 min等。脱机训练过程中患者出现$SpO_2 < 90\%$；心率＞140次/min或者增加超过20%，呼吸频率＞35次/min，伴明显的精神焦虑、嗜睡、昏迷等精神症状，有出汗、呼吸困难、反常呼吸等表现，应立即终止脱机训练，积极寻找原因，等患者稳定后可再评估。再次SBT需与前次间隔24 h，重复直至脱机。

第七节　心肺康复护理

一、康复团队的组建

心肺康复是一种系统性、综合性的治疗手段，需要规范的多学科专业技术整合和团队组织合作、沟通协调。心肺康复团队核心成员包括临床医生、护士、康复治疗师、营养师、心理医师、药师、社区工作者。团队成员必须熟悉心肺疾患临床诊治，经过认证培训机构的规范培训，取得合格证书。临床医生是团队中的核心人员和领导者，负责组织成员制订康复计划，定期评估各项临床指标。负责康复期间急性心血管事件的救治和病情变化时的评估与康复指导。康复治疗师主要参与运动功能评估和运动处方制订，指导和实施运动处方。护士在心肺康复中以协调康复流程和健康教育为核心，负责接待患者、病历档案的整理、健康教育、心电监护、康复随访、急危重症或意外事件的抢救。心理医师对患者进行心理评估和制订心理干预计划，必要时进行心理干预。营养师为患者制订营养厨房和予以饮食指导，对进食方式、种类进行量化。药师负责指导药物的合理使用。社区工作者以延续并完成Ⅱ期，Ⅲ期心肺康复为重点，指导与管理患者心肺康复。

二、设备物质准备

1.评估与监测设备。包括运动平板、心电监护仪、血压计、听诊器、计时器或秒表等。

2.训练设备。包括有氧运动、抗阻力运动、柔韧性运动等涉及的器械、训练器等，如跑步机、踏车、弹力带、哑铃等。

3.急救设备。如氧气、呼吸机、抢救车、除颤仪、心肺复苏机、抢救药品等。

三、康复护理

（一）护理评估

康复运动前需要对患者进行评估，评估内容：①常规评估：包括病史、体格检查、实验室检查、临床合并症、家庭氧疗情况、日常活动及自理能力和风险行为；②神经呼吸循环系统评估；③吞咽功能评估；④营养状况评估；⑤活动/运动能力评估；⑥静脉栓塞风险评估；⑦心理与睡眠评估；⑧烟草依赖评估；⑨检查患者体内植入设备功能、患者全身皮肤情况。根据评估结果筛查患者是否符合运动康复、运动测试的条件，符合条件者需签署知情同意书。

（二）运动安全性的监控

运动安全性的监控是预防运动康复中发生不良事件的关键要点。运动训练过程中按照美国纽约心脏协会NYHA发布的运动康复风险分层与监督方式（见表11-4）对患者进行监管及ECG、血压监护，一旦运动中或运动后出现异常应及时终止运动方案，实施抢救并记录。

表 11-4　美国心脏协会危险分层标准与监督方式

危险级别	NYHA心功能分级	运动能力	基础疾病及临床特征	监管及ECG、血压监护
A	Ⅰ	>6METs	无心脏病史、无症状	无需监管及ECG、血压监护
B	Ⅰ或Ⅱ	>6METs	有基础心脏病，无心力衰竭症状，静息状态或运动试验≤6METs时无心肌缺血或心绞痛，运动试验时收缩压适度升高，静息或运动时未出现持续性或非持续性室性心动过速，具有自我监测运动强度能力	只需在运动初期监管及ECG、血压监护
C	Ⅲ或Ⅳ	<6METs	有基础心脏病，运动负荷<6METs时发生心绞痛或缺血性ST段压低，收缩压运动时低于静息状态，运动时非持续性室性心动过速，有心脏骤停史，有可能危及生命	整个运动过程需医疗监督指导和ECG及血压监护，直至确立安全性
D	Ⅲ或Ⅳ	<6METs	严重基础心脏病、失代偿心力衰竭、未控制的心律失常、可因运动而加剧病情	不推荐以增强适应为目的的活动，应重点恢复到C级或更高级，日常活动须根据患者评估情况由医师确定

当出现以下情况应及时终止运动方案：

①心绞痛发作、严重气喘、晕厥、头晕、跛行；②发绀、面色苍白、虚汗、共济失调；③收缩压随运动负荷增加而下降，收缩压>240 mmHg，舒张压>110 mmHg；④室性心律失常随运动发生频率增加；⑤ST段水平或下斜型压低超过 1 mm；⑥新出现Ⅱ度、Ⅲ度房室传导阻滞、房颤、室上性心动过速、室性早搏；⑦其他体力活动不耐受的体征与症状。

（三）体位护理

护士为无意识、生命体征不稳定的患者每2 h翻身一次；鼓励意识清楚的卧床患者直立卧位或半卧位，从机体四肢远端的关节伸屈运动开始被动或主动活动，增强其肌力，每日 2~3次，每次至少20 min。当患者上臂能抵抗重力运动时，护士协助患者慢慢移动后坐于床沿或使用移位机将患者吊起并转移到床边并坐在床沿，双腿自然下垂，双脚勿悬空，被动或主动活动上、下肢，特别是下肢锻炼，每次20 min，每日2次。当患者的双腿能抵抗重力运动时协助患者在床旁站立或坐在椅子上，每日至少20 min。等到患者身体情况允许，搀扶患者下床行走，最好每次10 min，每日3次。良好的体位管理可避免卧床时间过长导致肌力减弱，同时改善呼吸困难和运动能力，提高生活质量。

（四）氧疗护理

加强对实施氧疗患者的监护。如意识状态、心率、呼吸频率、血氧饱和度的变化，呼吸困难及紫绀程度改善情况，动态监测血气分析。遵照氧疗方案执行给氧浓度、给氧时间，防止氧中毒。鼻导管、面罩氧疗患者做好鼻部、面部皮肤保护，防止器械性压力性损伤的发生。

（五）保持气道通畅

听诊患者的肺部呼吸音，指导患者进行深呼吸、腹式呼吸、缩唇呼吸等训练，在必要时，按压患者的胸骨上窝处的气管，刺激其进行有效咳嗽；对于痰液黏稠的患者，给予雾化吸入；也可采用胸背部叩击或体位引流、高频胸壁振荡、振动排痰仪等促进痰液的清除；对于咳痰困难或昏迷患者也可选择经口、经鼻痰液吸引或建立人工气道后进行痰液吸引，预防其出现肺部感染、肺不张等不良症状。

（六）心肺康复过程中的注意事项及观察要点

1.有氧运动

①对患者认真评估，提醒并帮助患者热身与整理，时刻关注患者运动中不适主诉及症状、体征的变化，做好应急预案；②识别高危患者，对高危患者实施运动时应动态监测心率、血压、血氧饱和度，以保证运动治疗的有效性和安全性；③对于糖尿病患者，平衡好运动与药物相互作用的关系，运动时间应避开降糖药物血药浓度达到高峰的时间，在运动前、中或后，适当增加饮食，避免出现低血糖；④胸部正中切口患者，需关注胸骨的愈合情况，康复早期避免对切口产生张力的运动，如术后12周内不做高负荷上肢负重推举；⑤胸部有植入设备的患者，如植入心脏起搏器24 h内仅能做轻微的上肢关节活动，植入3~4周内避免大幅度的上肢活动。有氧运动每周3~5次，每次时间为20~60 min，强度为中高强度，运动持续时间及强度逐渐加强。

2.抗阻运动

①抗阻训练主要是针对肩、肘、髋、膝各关节以及躯干肌群的屈伸练习，训练前提醒并指导患者注意调整呼吸形式，运动时避免出现憋气；②协助患者抗阻运动前、后做好充分的准备活动；③协助患者运动时保持正确姿势，从而减轻运动后的肌肉疼痛；④时刻关注患者运动中不适主诉及症状、体征的变化，如头晕，心悸或呼吸急促等，应实施干预患者继续运动的措施；⑤在患者抗阻运动期间，督导患者应遵循循序渐进的原则，从低强度开始，不应急于求成增加风险，并监测患者的血压、心率，有条件者可监测患者运动前后的每搏

输出量、心输出量；⑥心脏移植患者术后会服用免疫抑制剂，此类药物容易产生肌肉力量减弱、肌肉萎缩副作用，积极的抗阻训练会减轻药物对肌肉的副作用。抗阻运动每周间断性训练3次，3组/次，每组重复8~12次，组间休息1~2 min，以增强肌肉力量和提高身体耐力。

3.柔韧性运动

①应告知并督导患者根据动作的难度、幅度等，循序渐进、量力而行；②建立应急预案，防止患者拉伤。推荐八段锦呼吸操、太极拳等运动。

4.呼吸肌训练

①心脏手术患者伤口较大，患者在进行呼吸训练过程中可能存在疼痛，应采取胸带或用手固定伤口，减低胸骨牵拉而引起的疼痛，也可合理应用止痛药；②术后体力活动较少且体弱患者，可缩短运动时间或降低运动强度，增加间隔长度，以患者感到轻微劳累为宜，保证总运动量即可；③密切观察心率、血压、面色及关注患者主诉，若发现患者面色苍白，或大汗以及患者主诉劳累或气喘都应停止运动，让患者休息；④由于老年患者呼吸系统的特异性，运动过程中应做到充分给氧，防止低氧血症的发生，发现患者喘憋时应停止呼吸训练。呼吸肌训练频率为1~2次/天，每次训练30 min，每周至少进行4~5次，持续6周。

5.药物处方

①规范化用药：运动康复评估及康复锻炼需确认患者常规药物的服用时间、剂量、药物种类。保持复查评估的患者服用药物方法与首次运动评估前一致，避免因药物服用的时间不同、剂量不同导致的药效差异，影响运动评估或运动训练效果。运动康复中如果药物剂量出现更改，建议重新评估和制订新的运动处方。有证据显示部分药物具有提高运动耐量，防止严重心血管事件发生的作用，如硝酸甘油、麝香保心丸、气雾剂等，为患者制订运动处方或指导患者开展运动治疗前，建议患者长期备有，并提醒患者平时运动时随身携带该类药品。②关注药物不良反应：有研究认为他汀类药物可能致骨骼肌细胞内线粒体受损和能量供应不足，引发骨骼肌纤维损害，继而出现肌痛、肌酶升高或乏力等症状，使患者的运动耐量下降或对运动训练的依从性差。因此，当出现肌痛时，应尽早识别，减量或换用其他药物。同时，运动也可导致肌酸肌酶增加，为避免被误认为他汀类药物的不良反应，检测到肌酶增加时应详细询问患者的运动情况。硝酸酯类等药物具有扩张外周血管作用，运动时骨骼肌血管床扩张，患者在使用扩张外周血管药物后，运动康复时应注意低血压和体位性低血压的发生。心力衰竭和高血压患者服用的利尿剂导致的严重代谢失衡或电解质失衡，早期表现为过度疲劳和虚弱。服用地高辛的患者出现头晕、恶心、心

律失常和意识障碍，可能是地高辛中毒症状。使用抗凝药物的患者，医务人员需提前了解抗凝药物的使用方法和出血风险，应小心使用康复治疗中手法治疗，如深部组织按摩或排痰，避免运动中损伤出血。

（七）意外与紧急事件处理

建立突发紧急事件处理制度与流程，护理人员接受相关知识的培训与认证，对各种可能引起的突发事件能及时发现，准确判断并快速处理。配备有紧急抢救设备、药品和抢救车，并处于完备状态。当事件发生时积极配合抢救、汇报并记录，尽可能地避免及减少对患者的伤害。紧急事件处理结束后，总结分析并清点、补充、消毒、归放抢救用物。

常见紧急事件的处理。①心跳呼吸骤停：就地抢救，立即心肺复苏。②心绞痛、心肌梗死：将患者置于通风处平卧，舌下含服硝酸甘油，监测生命体征，建立静脉通路，行呼吸支持，行心电图检查，查心肌损伤标志物、心肌酶谱。③突发低血压和休克：让患者平卧，测量血压和脉搏，吸氧、迅速查找原因，必要时补液及使用血管活性药物等对症处理，保证机体有效循环。④高血压急症：暂停运动，让患者坐下或卧床休息，吸氧、持续监测意识、瞳孔、血压等，必要时查头颅CT，建立静脉通道，遵医嘱给予镇静、降压及脱水治疗。⑤晕厥：将患者放平，保持环境通风，吸氧、监测生命体征，对因对症予以处理。⑥心律失常：快速用药物或器械纠正心律失常，积极查找并消除致病危险因素，必要时进行心肺复苏。⑦误吸：立即停止进食或管喂，取侧卧位，尽快清除口腔、气管内容物并吸出胃内容物以防反流；人工气道患者，保持气管导管气囊在25~30 mmHg后再清理气道。⑧气管插管意外拔管：及时清除气道分泌物，保持气道通畅，根据情况给予吸氧或再次建立人工气道。

（八）营养支持

营养不良在住院患者中比较普遍，特别是危重症患者，选择适当合理的饮食可以补充患者所缺乏的营养素，有利于控制病情发展。因此，营养评估和支持是患者初始治疗中必不可少的内容。建议对每位患者进行营养风险筛查，根据患者的体重、活动受限程度、心肺功能衰竭的程度、基础能量消耗及总热量制订患者的摄入能量，优化患者的营养状况。运动锻炼时总热量（kJ/d）=基础能量消耗（BEE）×1.1×1.5×校正系数（男性1.16，女性1.19），蛋白质、脂肪、碳水化合物的比例为2~3：2：5~6，保证每日蛋白质摄入量为1.5~2.0 g/kg。营养食物应遵循食物多样化、粗细搭配、保持水电解质平衡、体重指数（BMI）<30 kg/m²、个体化配制、根据变化随时修正的原则；减少肥肉、肉类食品、奶油、含有人造黄

油的糕点、含有起酥油的饼干和油炸油煎食品的摄入；限制富含胆固醇的动物性食物，如动物内脏、蛋黄、鱿鱼等摄入，多摄入亚麻籽油、坚果，适当补充B族维生素。患者应戒烟戒酒。

（九）心理护理

焦虑、抑郁、易激惹会降低患者康复治疗的依从性，增加患者的负性生活体验，影响康复的疗效。面对这类患者时，善于运用倾听、询问、躯体语言等沟通技巧与患者建立良好的关系，同时利用自己专业知识帮助患者正确认识疾病，合理解释患者产生运动顾虑的原因，克服因对疼痛存在恐惧而不敢进行呼吸训练的心理，帮助患者学会自我情绪及生理活动的调节。因家人的支持可缓解患者的负性情绪，护士应做好家属的指导工作，与家属一同为患者制订呼吸训练的方法，并共同鼓励患者进行呼吸训练，提高其依从性。如以上方法不能缓解患者的异常心理问题则需要专业的心理医师介入，必要时实施药物治疗和非药物治疗矫正异常行为。

（十）健康教育

贯穿康复治疗过程始终的健康教育是促进康复治疗成败的关键，其可以使患者自觉配合康复治疗方案，改变不良行为习惯和生活方式，控制危险因素，有效地自我管理，减少并发症的发生和减缓病情进展。一旦住院患者身体状况良好，对疾病有理解能力便可开展早期康复教育。健康教育应考虑患者的年龄、性别、文化程度、理解能力、经济水平及病情。健康教育的方式包括口头宣教、图文宣教、视频宣教、示范宣教、远程宣教等。健康教育的内容包括：与疾病相关的基础知识、疾病加重时临床指征的识别、早期活动的重要性、床上翻身、四肢主动与被动活动、呼吸道痰液排出方法、呼吸肌训练方法、并发症危害与预防、有效的自我监测与管理、压力与焦虑的疏导、日常活动的宣教、营养指导、药物指导等。

（曾　玲）

第十二章
重症患者的呼吸治疗护理

第一节 概 述

重症医学的迅速发展，使重症患者的救治成功率不断提高，然而研究显示，很多ICU幸存者会留存严重的运动、认知、情感、言语等功能障碍，导致其日常生活能力和社会功能严重受限，且随着人口老龄化的发展，重症治疗的需求增多，此类患者数量逐年增加，导致家庭和社会均面临严重的负担。因此，降低重症患者的死亡率已不再是重症医学的唯一目标，而如何改善重症患者的功能状态、提高生存质量逐渐被关注。

美国医学会杂志（JAMA）和英国《柳叶刀》（*The Lancet*）等杂志先后发表文章指出"ICU患者在抢救生命之后存在三大问题：躯体问题、认知问题和精神问题"。专家们经过讨论后将上述问题统一定义为ICU后综合征。既往研究表明，ICU患者长期卧床会增加谵妄的发生，延长机械通气的持续时间，ICU住院时间和总住院时间，并且可能增加ICU获得性虚弱的发生率，而以上并发症均会导致患者出现运动功能及认知功能障碍，并可能在出ICU后持续存在。在此背景之下，以改善重症患者功能障碍、提高患者生活质量为核心的重症患者早期康复和早期活动的理念开始出现。

一、重症患者早期活动的概念

ICU早期活动属于ICU早期康复范畴，后者范围更广，囊括了呼吸训练、吞咽训练、营养支持、心理支持等内容。关于重症患者的早期活动，至今尚无统一的定义，普遍接受的概念为：ICU患者在生理功能稳定后，即对其实施评估并进行一系列活动干预措施，以预防和减少功能失调及躯体生理功能丧失的发生，改善预后。关于"早期"的具体时间定义，学术界尚未达成共识，部分学者认为开始时间应当在患者转入ICU后24 h以内，而另一部分学者则将"早期"定义为患者转入ICU后72 h以内，也有一些研究者认为，ICU患者病情稳定后越早开展早期活动越好，不必要求具体时间。本书中早期活动的时间定义采用《中国呼吸重症康复治疗技术专家共识》中的定义，即患者血流动力学和呼吸功能稳定后，即开展安全筛查并启动早期活动。

二、重症患者早期活动的积极意义

（一）降低 ICU 获得性虚弱的发生率

长期制动与卧床可减少肌蛋白合成，增加肌肉分解代谢，提高IL-1β、IL-2、γ-干扰素与活性氧自由基的水平，加速肌肉的分解和损耗，从而引发ICU获得性虚弱，表现为脱机困难、轻瘫或四肢瘫、反射减弱和肌萎缩，短期内可延长机械通气时间与ICU住院时间，增加病死率，远期可降低患者生活质量，增加社会负担。而多项研究表明，早期活动可增加肌肉力量，减轻肌肉萎缩，增加氧化酶合成，减少氧化应激反应，促进IL-6释放，可降低ICU患者获得性虚弱发生率。

（二）降低谵妄发生率、减少谵妄状态持续时间

由于疾病、治疗、环境等因素，60%的机械通气患者可能发生谵妄，而谵妄又是延长患者机械通气时间、住院时间，增加患者病死率的重要原因之一。积极开展早期活动，可减少患者住院期间镇静药物用量，提高患者活动能力，减轻自卑感，改善心理状态，增强恢复健康的信心，减少谵妄发生次数，一定程度上缩短谵妄持续时间。

（三）缩短机械通气时间和 ICU 住院时间

在ICU住院期间，卧床和制动都可能导致患者躯体功能下降，这些影响可由于炎症、血糖缺乏控制和用药问题而加剧，进一步引发ICU获得性虚弱和谵妄的发生，后两者都是重症患者机械通气时间和ICU住院时间延长的重要影响因素。早期活动的实施在改善患者ICU获得性虚弱和谵妄发生方面具有积极意义，也可间接缩短患者机械通气时间和ICU住院时间。

三、开展重症患者早期活动的原则

重症患者的早期活动具有一定的积极意义，但重症患者的早期活动并非万能，在临床应用过程中，应当结合患者病情特点，正视早期活动的获益和风险，合理开展早期活动并遵循以下原则：

1.安全第一，严格掌握早期活动的适应证、禁忌证，以及开始和终止的指征；

2.在尽可能完善相关康复评定的基础上，制订个体化的早期活动方案；

3.开展早期、全面的活动，但不可妨碍危重症的救治；

4.以提高患者生存质量为目标，注重多学科协调和共同参与。

第二节　重症患者早期活动的程序

重症患者早期活动应当按照一定的程序有序地开展。Rusk提出的康复护理程序分为调查、计划、落实、评定四个阶段。参照Rusk的康复护理程序，结合重症患者的特点，可将重症患者的早期活动程序分为以下五个步骤：安全筛查、系统评估、计划、实施和评价。

一、安全筛查

安全筛查是重症患者早期活动程序的第一步，在这一步骤中，医护人员需要确定患者是否具有早期活动的绝对禁忌证和相对禁忌证。在患者病情基本稳定之后，就应当立即开启安全筛查，决定是否能够开启早期活动，以及应当开启主动活动还是被动活动。安全筛查分为主动活动安全筛查和被动活动安全筛查，详细筛查指标见本章第三节。

二、系统评估

评估是有计划、有目的、系统地收集患者资料的过程。根据收集到的资料信息，对患者及相关事物作出推断，为接下来的护理活动提供依据。医护人员可以根据评估结果制订相应的早期活动策略，选择合适的活动方法。

重症患者早期活动的系统评估包括合作水平评估、疼痛评估、运动功能评估、活动能力综合评估等，其具体评估方法及需要使用到的评估工具详见本章第四节。

三、计划

根据全面、细致的评估结果，找出个体化的康复需求，确定康复目标，制订早期活动计划。在制订计划过程中，可以参考目前国内国际常用的早期活动方案，详细内容参见本章第六节，也可结合患者自身特点，制订个体化的早期活动方案和计划。计划的制定应当由医生、护士、康复治疗师、呼吸治疗师共同决定，计划的内容应当包括目标和措施，其中目标应当是可达到的、可查可测的、能观察到的患者行为目标，措施应当具有安全性、针对性、可行性、科学性。

四、实施

早期活动的实施应当由经过培训的，具备一定康复知识的护士进行，一些超出护士操作资格的措施，应当由康复治疗师或其他具备资质的人员完成，或多学科合作完成。在实施的过程当中，医疗团队应当继续收集患者资料，不断发现新问题，重新评估护理对象，制订新的计划和措施。同时，应当制订合理的记录表或记录工具，制订适用的交接班流程，以保证早期活动的连续性。早期活动的各类技术实施方法可参考本章第五节。

五、评价

评价是有计划的、系统的将患者的现状与预期目标进行比较的过程。重症患者早期活动的评价可包括肌力改善情况、关节活动度改善情况、综合活动能力改善情况、心理状况等，评价的流程可参考常用护理程序评价流程，评估的用具和或方法可参考本章第四节。

第三节　重症患者早期活动的安全筛查

安全性是重症患者实施早期活动干预时需要考虑的最重要因素，安全筛查也是早期活动启动的第一步。安全筛查包括活动前筛查和活动中筛查，活动前筛查又包括主动活动安全筛查和被动活动安全筛查，也可称为启动指征，活动中筛查也可称作终止指征。

一、早期活动前的安全筛查

（一）主动活动的安全筛查

主动活动安全筛查主要从心血管系统因素、呼吸系统因素、神经系统因素、骨骼系统因素和其他因素几方面入手。可参考2014年出版的《成人机械通气患者早期主动活动安全标准专家共识》中的"交通灯评估系统"。

（二）被动活动安全筛查

当重症患者因各种原因无法进行早期主动活动时，应考虑为患者实施早期被动活动，以防止肌肉萎缩和关节僵硬。被动活动包括良肢位摆放、被动转移训练和关节活动度训练等。被动活动也存在发生不良事件的风险，因此，在实施被动活动前，同样需要进行安全筛查。

在开始被动活动之前，需评估患者是否存在以下被动活动禁忌证。

1.生命体征不稳定。平均动脉压<60 mmHg；呼吸次数>30次/分。

2.心血管系统。已知或可疑的急性深静脉血栓或急性肺栓塞。

3.呼吸系统。吸入氧浓度>60%；动脉血氧分压/吸入氧浓度<200。

4.骨骼关节。存在各种原因所致的关节不稳；存在骨折未愈合又未做内固定；骨关节肿瘤。

5.神志。谵妄或躁狂状态（RASS>2分）。

6.其他。未控制的活动性出血；俯卧位；颅内出血；体温>40℃。

二、早期活动过程中的安全筛查

在患者进行早期活动的过程中，应时刻关注患者的各项指标变化，出现下列终止指征时，需要及时停止主动活动。

1.心率。心率<40次/min或>130次/min，或大于年龄允许最高心率的70%或在静息心率基础上降低20%。

2.心律。新发心律失常和心肌梗死症状，或更换了新的抗心律失常药物。

3.血压。血压下降>20%或有症状的直立性低血压，收缩压<90 mmHg或>200 mmHg，平均动脉压<65 mmHg或>110 mmHg，低血压伴头晕、昏厥，伴或不伴出汗，新近增加了升压药物品种或更改了原有升压药物的剂量。

4.呼吸。呼吸频率（RR）或呼吸模式改变：RR<5次/min或>30次/min，鼻翼扇动，面部痛苦表情，极度疲劳或严重呼吸困难。动脉或指脉血氧饱和度下降>4%，末梢毛细血管血氧饱和度<88%；机械通气患者：$FiO_2 \geqslant 60\%$，$PEEP \geqslant 10\,cmH_2O$，患者出现人机对抗，需要将呼吸机模式调整为控制通气。

5.意识。出现意识障碍、RASS≤−3分，明显躁动则增加镇静剂剂量、RASS>2分。

6.患者不耐受，不配合，要求停止。

7.不良预后症状（胸闷/痛、明显气急、眩晕、乏力等），皮肤苍白或发红，呼吸心跳骤停、出血、意外脱管（气管内插管、胸腔闭式引流管、腹腔引流管、导尿管、动脉导管、外周或中心静脉导管或血液透析导管等）。

第四节 重症患者早期活动的评估

在完成安全筛查，确定患者可以启动早期活动后，需要对患者进行一系列评估，以确定患者应当开展何种类型的早期活动。评估内容包括合作水平评估、疼痛评估、运动功能评估（关节活动度评定、肌力评定、肌张力评定、平衡功能评定）、活动能力综合评估等。本节主要介绍常用评估工具，在临床实践中，需要根据患者的实际情况选择不同的评估工具。

一、合作水平评估

（一）格拉斯哥昏迷量表（Glasgow Coma Scale，GCS）

GCS评分是医学上常用的评估患者昏迷程度的方法，它应用于各种原因引起的昏迷患者，可客观地提示患者的意识状态（见表12-1）。GCS评分适用于未使用镇静剂的ICU患者，总分范围为3～15分，最高15分，最低3分；分数越低表示意识障碍程度越重。评分15分为正常；12～14分为轻度意识障碍；9～11分为中度意识障碍；3～8分为重度意识障碍；8分以下为昏迷。

表 12-1　格拉斯哥昏迷量表

项目	试验	患者反应	评分
睁眼	自发	自己睁眼	4
反应	言语刺激	大声向患者提问时患者睁眼	3
	疼痛刺激	捏患者时能睁眼	2
	疼痛刺激	捏患者时不能睁眼	1
运动	口令	遵命动作	6
反应	疼痛刺激	对疼痛刺激有定位反应	5
	疼痛刺激	对疼痛刺激有逃避反应	4
	疼痛刺激	疼痛刺激时肢体屈曲	3
	疼痛刺激	疼痛刺激时肢体过伸	2
	疼痛刺激	无反应	1
言语	言语	正常交谈	5
反应	言语	言语错乱、定向障碍	4
	言语	能说话，但无意义	3
	言语	只能发音	2
	言语	不发音	1

注：①睁眼反应判断：应采取周围性疼痛刺激，避免因给予中心性疼痛刺激反而造成患者闭眼；②言语反应判断：若因言语障碍、气管切开或气管插管等无法进行言语反应判断，可忽略对言语反应的评价，此时最高评分为10分，最低评分为2分，≤6分视作昏迷；③运动反应判断：若两次疼痛刺激后患者的反应不同，或者两侧肢体反应不同，应按照其最好的反应进行评分。

（二）Richmond 躁动 - 镇静评分

RASS镇静评分（richmond agitation sedation scale，RASS）最初是为了对ICU患者的意识和激动行为等级进行评估而研发的，是常用可靠的镇静评估工具，目前已成为很多ICU首选的镇静评估方法之一（表12-2）。RASS量表适用于所有使用了镇静剂的患者，其具体评估内容详见第十五章第二节。

（三）标准化 5 问题问卷

标准化5问题问卷（S5Q）是用于评估患者合作水平的简易问卷，当患者脱离深度镇静状态后，就可以通过询问5个简单的问题快速判断其合作性（表12-2）。适用于脱离深镇静后的患者，总分5分，0分提示不合作，小于3分提示欠合作，3分提示适度的合作，4分提示接近充分的合作，5分提示充分合作。得分为5分，认为患者有足够的合作水平。

表 12-2　标准化 5 问题问卷

问题	得分
1.睁开和闭上你的眼睛	1
2.看着我	1
3.张嘴伸舌头	1
4.点头	1
5.我数到5时，请皱一下你的眉毛	1

二、疼痛评估

（一）重症疼痛观察工具(critical-pain observation tool, CPOT)

CPOT是一种客观的疼痛观察工具，美国危重病医学会在2013年发布的镇痛、镇静和谵妄治疗指南中推荐其作为评估ICU患者疼痛的可靠工具，该表适用于ICU所有患者，其具体评估内容详见第十五章第二节。

（二）视觉模拟疼痛评估法(visual analogue scale, VAS)

对于肢体痉挛的患者来说，使用CPOT进行疼痛评估存在一定的局限性，如肌紧张和肢体活动度无法得到准确评估，可能导致疼痛评估的不准确。因此，对于清醒且能自我表述的患者来说，可以使用VAS进行评估，此方法简单易行，相对客观且敏感，其具体内容详见第十五章第二节。

三、运动功能评估

（一）关节活动范围测量

关节活动范围（ROM）是指关节的运动弧度或关节远端向近端运动，远端骨所达到的最终位置与开始位置之间的夹角，即远端骨所移动的度数。可分为主动关节活动范围和被动关节活动范围。

1.测量工具

（1）通用量角器：由一个圆形的刻度盘和固定臂、移动臂构成。固定臂与刻度盘相连，不能移动；移动臂的一端与刻度盘的中心相连，可以移动。通用量角器主要用于四肢关节活动范围的测量。

（2）电子角度计：固定臂和移动臂为2个电子压力传感器，刻度盘为液晶显示器。电子量角器测量准确程度优于通用量角器，且重复性好，使用方便。

（3）指关节量角器：为小型半圆形量角器，半圆形的刻度盘和固定臂相连为一体，不能移动。移动臂与半圆形刻度盘相连，可以移动。指关节量角器适用于手指关节活动范围的测量。

（4）脊柱活动量角器：用于测量脊柱屈、伸的活动度，也可用于脊柱侧弯的测量。

2.测量方法

（1）通用量角器：量角器的轴心与关节中心一致，固定臂与关节近端的长轴一致，移动臂与关节远端的长轴一致。关节活动时，固定臂不动，移动臂随着关节远端体的移动而移动，移动终末所显示出的弧度即为该关节的活动范围。

（2）电子角度计：将固定臂和移动臂的电子压力传感器与肢体的长轴重叠，用双面胶将其固定在肢体表面，此时液晶显示器显示出来的数字即为该关节的活动范围。

（3）指关节活动范围测量：可应用指关节量角器、直尺或两脚规测量。

（4）脊柱活动度测量：可通过脊柱活动量角器测量背部活动度或用皮尺测量指尖与地面距离。

3.主要关节ROM的测量方法（表12-3）

表 12-3　主要关节 ROM 测量方法

关节	运动	体位	量角器放置方法			正常参考值
			轴心	固定臂	移动臂	
肩关节	屈、伸	坐或立位，臂置于体侧，肘伸展	肩峰	与腋中线平行	与肱骨纵轴平行	屈0～180° 伸0～50°
	内收、外展	坐和站位，臂置于体侧，肘伸直	肩峰	通过肩峰与地面垂直的线	同上	内收0～45° 外展0～180°
	内、外旋	仰卧，肩外展90°，肘屈90°	鹰嘴	与腋中线平行	与前臂纵轴平行	各0～90°
肘关节	屈、伸	仰卧或坐或立位，臂取解剖位	肱骨外上髁	与肱骨纵轴平行	与桡骨纵轴平行	0～150°
腕关节	屈、伸	坐或站立位，前臂完全旋前	尺骨茎突	与前臂纵轴平行	与第二掌骨纵轴平行	屈0～90° 伸0～70°
	尺、桡侧偏移或外展	坐位、屈肘，前臂旋前，腕中立位	腕背侧中点	前臂背侧中线	与第三掌骨纵轴一致	桡偏0～25° 尺偏0～55°

续表

关节	运动	体位	量角器放置方法			正常参考值
			轴心	固定臂	移动臂	
髋关节	屈	仰卧或侧卧，对侧下肢伸直	股骨大转子	与身体纵轴平行	与股骨纵轴平行	0~125°
	伸	侧卧，被测下肢在上	同上	同上	同上	0~15°
	内收、外展	仰卧	髂前上棘	左右髂前上棘连线的垂直线	髂前上棘至髌骨中心的连线	各0~45°
	内旋、外旋	仰卧，两小腿于床外缘下垂	髌骨下端	与地面垂直	与胫骨纵轴平行	各0~45°
膝关节	屈、伸	俯卧、侧卧或坐在椅子边缘	股骨外髁	与股骨纵轴平行	与胫骨纵轴平行	屈0~150°伸0°
踝关节	背屈、跖屈	仰卧，踝处与中立位	腓骨纵轴线与足外缘交叉处	与腓骨纵轴平行	与第五跖骨纵轴平行	背屈0~20°跖屈0~45°
	内翻外翻	俯卧，足位于床外缘	踝后方两踝中点	小腿后纵轴	轴心与足踝中点连线	内翻0~135°外翻0~25°
拇指	内收、外展	腕中立位，食指伸展	第一腕掌关节	与食指纵轴平行	与拇指纵轴平行	内收0°外展0~60°
	掌侧内收、掌侧外展	同上	同上	与食指纵轴平行	与拇指纵轴平行	掌侧内收0°掌侧外展0~90°
	掌指关节屈、伸	腕中立位，拇指伸展	掌指关节	与第一掌骨平行	与第一指骨平行	屈0~30°过伸0~10°
	指间关节屈、伸	同上	指间关节	与第一指骨平行	与末节指骨平行	屈0~80°过伸0~10°
掌指	屈、伸	坐位，腕中立位	掌指关节	与掌骨纵轴平行	与近端指骨平行	屈0~90°伸0~20°
指间	近端屈、伸	坐位，腕中立位	近端指间关节	近节指骨	中节指骨	屈0~100°伸0°
	远端屈、伸	坐位，腕中立位	远端指间关节	中节指骨	远节指骨	屈0~80°伸0°

注：①测量时，被检查者须保持正确的体位，并给予有效的固定；②根据测量部位大小的不同，选择适当的量角器；③首次测量和再次测量的时间、地点，测量者以及所用的量角器应一致；④测量过程中，当需要对关节进行被动运动时，手法要柔和，尤其是对伴有疼痛和痉挛的患者，要注意不能做快速运动；⑤对活动受限的关节，主动关节活动范围和被动关节活动范围均应测量，并分别记录。

（二）肌力评定

肌力是指肌肉兴奋后收缩产生的动力和张力。肌力评定是测定受试者在主动运动时肌肉或肌群产生的最大收缩力量。肌力评定是对神经、肌肉功能状态的一种检查方法，是运动功能评价的最基本方法之一，其目的是评定肌肉损害的范围和程度，间接判断神经功能损害的程度，评价康复效果。肌力评定的方法有徒手肌力检查、简单器械肌力测定及等速肌力检查。

1.徒手肌力测定

（1）定义：徒手肌力测定（MMT）是一种不借助任何器材，仅靠检查者徒手对受试者进行肌力测试的方法，是根据特定肌肉或肌群的功能，让受试者在减重力、抗重力以及抗阻力的条件下做特定的动作，根据肌肉的抗重力、抗阻力或活动能力的情况，对肌力进行分级。

（2）判定标准：国际上应用最广泛的肌力判定方法是美国哈佛大学Robert Lovett教授于1916年创立的6级徒手肌力评定分级法（表12-4）。

表 12-4　Lovett 肌力分级法评定标准

分级	评级标准	正常肌力（%）
0	无可见或可触及肌肉收缩	0
1	可触及肌肉轻微收缩，但不能引起关节运动	10
2	关节可在消除重力状态下全范围运动	25
3	关节可在抗重力状态下全范围运动，但不能抗阻力	50
4	关节能抗重力和部分的阻力全范围运动	75
5	关节能抗重力和充分的阻力全范围运动	100

1983年，美国医学研究委员会（Medical Research Council，MRC）在Lovett肌力分级法的基础上，根据运动幅度和施加阻力的程度对肌力进行了进一步细分，制定了MRC肌力分级标准，以弥补Lovett肌力分级法的不足（表12-5）。

表 12-5　MRC 肌力分级法评定标准

分级	评级标准
5	抗充分阻力时，关节能达到最大活动全范围
5-	抗充分阻力时，关节活动未达全范围，但>1/2范围
4+	抗中等阻力时，关节活动达全范围，但抗充分阻力时<1/2范围
4	抗中等阻力时，关节活动达全范围
4-	抗中等阻力时，关节活动未能达全范围，但>1/2范围

续表

分级	评级标准
3+	抗肢体本身重力，关节活动达到全范围，且在运动终末可抗轻度阻力
3	抗肢体本身重力，关节活动达到全范围
3-	抗肢体本身重力，关节活动未能达到全范围，但>1/2范围
2+	去除肢体重力的影响，关节活动达到全范围，但抗重力活动时<1/2范围
2	去除肢体重力的影响，关节活动达到全范围
2-	去除肢体重力的影响，关节活动未能达到全范围，但>1/2
1+	肌肉强有力收缩，但无关节活动
1	可触及肌肉有轻微收缩，但无关节运动
0	无可以测到的肌肉收缩

（3）人体主要肌肉或肌群的徒手肌力评价方法（表12-6）

表12-6　上肢和下肢主要肌肉的手法肌力检查

肌群	检查方法				
	1级	2级	3级	4级	5级
肩前屈肌（三角肌前部、喙肱肌）	仰卧，试图屈肩时可触及三角肌前部收缩	向对侧侧卧，上侧上肢放在滑板上，肩可主动屈曲	坐位，肩内旋，掌心向下，可克服重力屈肩	坐位，肩内旋，掌心向下，阻力加于上臂远端，能抗中等阻力屈肩	坐位，肩内旋，掌心向下，阻力加于上臂远端，能抗较大阻力屈肩
肩外展肌群（三角肌中部、冈上肌）	仰卧，试图肩外展时可触及三角肌收缩	同左，上肢放在滑板上，肩主动外展	坐位，屈肘肩外展90°，可克服重力外展	坐位，屈肘，肩外展90°，阻力加于上臂远端，能抗中等阻力	坐位，屈肘，肩外展90°，阻力加于上臂远端，能抗较大阻力
屈肘肌群（肱二头肌、肱肌、肱桡肌）	坐位，肩外展，上肢放在滑板上；试图屈肘时可触及相应肌肉收缩	同左，肘可主动屈曲	坐位，上肢下垂；前臂旋后（检查肱二头肌）或旋前（检查肱肌）或中立位（检查肱桡肌），可克服重力屈肘	坐位，上肢下垂；前臂旋后（检查肱二头肌）或旋前（检查肱肌）或中立位（检查肱桡肌），肘屈曲，阻力加于前臂远端能抗中等阻力	坐位，上肢下垂；前臂旋后（检查肱二头肌）或旋前（检查肱肌）或中立位（检查肱桡肌），肘屈曲，阻力加于前臂远端，能抗较大阻力
屈髋肌群（腰大肌、髂肌）	仰卧，试图屈髋时于腹股沟上缘可触及肌活动	向同侧侧卧，托住对侧下肢，可主动屈髋	仰卧，小腿悬于床缘外，屈髋，可充分完成该动作	仰卧，小腿悬于床缘外，屈髋，阻力加于股骨远端前面，能抗中等阻力	仰卧，小腿悬于床缘外，屈髋，阻力加股骨远端前面，能抗较大阻力

续表

肌群	检查方法				
	1级	2级	3级	4级	5级
伸髋肌群（臀大肌、半腱肌、半膜肌）	仰卧，试图伸髋时于臀部及坐骨结节可触及肌活动	向同侧侧卧，托住对侧下肢，可主动伸髋	俯卧，屈膝（测臀大肌）或伸膝（测臀大肌和股后肌群），可克服重力伸髋10°～15°	俯卧，屈膝（测臀大肌）或伸膝（测臀大肌和股后肌群），伸髋10°～15°，阻力加于股骨远端后面，能抗中等阻力	俯卧，屈膝（测臀大肌）或伸膝（测臀大肌和股后肌群），伸髋10°～15°，阻力加于股骨远端后面，能抗较大阻力
伸膝肌群（股四头肌）	仰卧，试图伸膝可触及髌韧带活动	向同侧侧卧，托住对侧下肢，可主动伸膝	仰卧，小腿在床缘外下垂，可克服重力伸膝	仰卧，小腿在床缘外下垂，伸膝，阻力加于小腿远端前侧，能抗中等阻力	仰卧，小腿在床缘外下垂，伸膝，阻力加于小腿远端前侧，能抗较大阻力
踝跖屈肌群（腓肠肌、比目鱼肌）	仰卧，试图踝跖屈时可触及跟腱活动	同左，踝可主动跖屈	仰卧，膝伸（测腓肠肌）或膝屈（测比目鱼肌），能克服重力踝跖屈	仰卧，膝伸（测腓肠肌）或膝屈（测比目鱼肌），踝跖屈，阻力加于足跟，能抗中等阻力	仰卧，膝伸（测腓肠肌）或膝屈（测比目鱼肌），踝跖屈，阻力加于足跟，能抗较大阻力

注：①检查前向受试者做必要的说明，如检查的目的、步骤和方法等，取得充分理解和配合，必要时给予示范；②采取正确的测试姿势，对3级以下不能抗重力者，测试时应肢体置于去重力体位，为防止出现替代动作，应当固定于适当体位；③测试时应当做左右对比，肌力大于3级时，应与健侧对比来确定4级或5级；④肌力大于4级时，检查所施阻力必须连续施加，阻力方向应当与运动方向相反，且应保持同一强度；⑤抗阻不能同时应用于2个关节以上，阻力应施加于被测关节肢体的远端，给予阻力的大小要根据受试者的个体情况来决定；⑥肌力检查不适用于骨折未愈合、严重骨质疏松、关节及周围软组织损伤、关节活动度极度受限、严重的关节积液和滑膜炎、中枢神经系统疾病致痉挛性瘫痪的患者。

2.器械肌力测定

当肌力达到能够进行抗阻运动时，可采用器械进行肌力评定。常用的检查方法有握力测试、捏力测试、背肌力测试、四肢肌群肌力测试和等速肌力测试。握力主要反映手内肌和屈指肌群的肌力。

（1）握力测试：使用握力计进行测定。测试时，受试者取坐位或站立位，上臂置于体侧自然下垂，前臂和腕部取中立位，手握住握力计的手柄，用最大握力握3次，取最大值。握力大小使用握力指数进行评定，握力指数=握力（kg）/体重（kg）×100，大于50提示正常。

（2）捏力测试：使用捏力计进行测定。测试时，受试者用拇指分别与其他手指相对，用最大力捏压捏力计上的指板，测试3次，取最大值。捏力主要反映拇对掌肌和其他四指屈肌的肌力，其正常值约为握力的30%。

（3）背肌力测试：使用拉力计进行测定。测试时，受试者双脚站在拉力计上，两膝伸直，拉力计手柄高度平膝，双手握住手柄两端，然后做伸腰动作，用力上拉手柄。拉力大小用拉力指数评定，拉力指数=拉力（kg）/体重（kg）×100，正常值男性为150~300，女性为100~150。背肌力测试不适合用于有腰部病变的患者和老年人。

（4）四肢肌群肌力测试：借助牵引绳和滑轮装置通过与肌力方向相反的重量来评定肌力。

（5）器械肌力测定的注意事项包括：①测试前应与受试者进行沟通，取得其配合后进行测试，避免因主观因素影响测量结果的可信度；②选取正确的姿势进行测试，肢体运动时，被检查肌肉附着的近端肢体应得到充分固定，注意避免出现替代动作；③受试者存在中枢神经系统病变引起的肌肉痉挛、关节不稳、骨折愈合不良、骨肿瘤、急性渗出性滑膜炎、严重疼痛时，不宜进行器械肌力测定。

3.等速肌力测定

（1）定义：等速肌力测定是指将等速运动中肌肉收缩过程通过等速仪器记录下来，经计算机处理，得到力矩曲线及多项反映肌肉功能的参数，作为评定肌肉运动功能的指标。

（2）测定方法：机体自身不能产生等速运动，需要依靠专门的仪器，如等速肌力测试仪。等速运动的实施需要将肢体固定在仪器的杠杆上，让肢体带动杠杆做全关节活动范围的往复运动。在此过程中，仪器对肢体的阻力随肌力的变化而变化，二者成正比改变，维持肢体的运动始终在某一相等的速度。等速仪器内部有特制的结构使运动的角速度保持恒定，角速度确定后，受试者用力越大，机器提供的阻力也越大；受试者用力越小，机器提供的阻力也越小，使运动时的角速度保持不变。当肢体被限制在不同的速度下进行等速运动时，测定力矩等参数，可判定肢体肌肉的功能状况。

（3）优点：与徒手肌力测试相比，用等速运动的方法进行的等速肌力测试是一种全关节的连续动态测试，并且测试过程中肌肉的负荷量随着肌肉的功能状态可以调节。等速肌力测试既可以获得准确的肌力量化数值，又可以反映关节活动范围内各点的肌力情况，且不容易造成过度损伤，是目前肌肉功能评定和肌肉力学特性研究最科学的方法。

（三）肌张力评定

1.肌张力。肌张力是指肌肉组织在静息状态下的一种不随意的、持续的、微小的收缩，可以理解为在做被动运动时，肌肉所显示的紧张度。必要的肌张力是维持肢体位置、支撑体重所必需的，是保证肢体运动控制能力、空间位置、进行各种复杂运动所必需的条件。

2.肌张力分类

1）正常肌张力分类：肌张力是维持身体各种姿势和正常活动的基础，根据身体所处的状态分为静止性肌张力、姿势性肌张力和运动性肌张力。正常的肌张力可以与关节和肌肉进行同步的运动，能够维持原动肌与拮抗肌之间的平衡，具有固定肢体某一姿势的能力，肢体被动时具有一定的弹性和轻度的抵抗感。

2）异常肌张力分类：由于神经系统病损或肌肉受损的不同状态，异常肌张力可分为肌张力增高、肌张力降低和肌张力障碍。

（1）肌张力增高：是指肌腹紧张度增高。患者在肢体放松的状态下，检查者以不同的速度对患者的关节做被动运动时，感觉有明显阻力，甚至很难进行被动运动。患者表现为痉挛、僵硬。

（2）肌张力降低：对患者的关节行被动活动时，检查者几乎感觉不到阻力；患者自己不能抬起肢体，检查者松手时，肢体即向重力方向下落；肌张力显著降低时，肌肉不能保持正常的外形和弹性，松弛无力。患者可表现为行动迟缓。

（3）肌张力障碍：肌肉张力紊乱，或高或低，无规律地交替出现。患者可表现为不随意运动。

3.肌张力评定方法

肌张力评定主要是手法检查，首先观察并触摸受检肌肉在放松、静止状况下的紧张度，然后通过被动运动来判断。

（1）临床分级：肌张力临床分级是一种定量评定方法，检查者根据被动活动肢体时所感觉到的肢体反应或阻力将其分为0～4级（表12-7）。

表 12-7　肌张力临床分级

等级	肌张力	标准
0	软瘫	被动活动肢体无反应
1	低张力	被动活动肢体反应减弱
2	正常	被动活动肢体反应正常
3	轻、中度增高	被动活动肢体有阻力反应
4	重度增高	被动活动肢体有持续性阻力反应

（2）肌痉挛的分级：目前多采用改良的Ashworth痉挛量表进行评定。评定时，患者宜采用仰卧位，检查者分别对其上、下肢关节被动运动，按所感受的阻力来分级评定（表12-8）。

表 12-8 改良 Ashworth 分级法评定标准

级别	评定标准
0	肌张力不增加，被动活动患侧肢体在整个关节活动范围内均无阻力
1	肌张力稍微增加，被动活动患侧肢体到关节活动范围内之末时出现轻微阻力
1+	肌张力轻度增加，被动活动患侧体时在关节活动范围内后50%范围内突然出现卡住，并在此后的被动活动中均有较小的阻力
2	肌张力较明显增加，被动活动患侧肢体在通过关节活动范围内的大部分时，阻力均明显增加，但受累部分仍能较容易
3	肌张力严重增加，被动活动患侧肢体在整个关节活动范围内均有阻力，活动比较困难
4	僵直，患侧肢体僵硬，被动活动十分困难

（四）平衡能力评定

平衡是指身体所处的一种姿势状态，或是指在运动或受到外力作用时自动调整并维持姿势稳定性的一种能力。平衡的控制是一种复杂的运动技巧，人体平衡的维持取决于以下几个方面：①适当的感觉输入：包括视觉、本体感觉及前庭感觉；②中枢整合作用：对所接收的信息进行加工，并形成运动方案，在交互神经支配或抑制的作用下，使人体能保身体某些部位的稳定，同时有选择的运动身体的其他部位；③适当做运动输出：能产生适宜的运动完成大脑所制订的运动方案。以上各方面综合作用，使身体的重心落在支撑面内，人体就保持平衡，否则，人体就失去平衡，产生平衡功能障碍。

1.分类。人体平衡可以分为静态平衡、自动态平衡和他动态平衡三类。

（1）静态平衡：指的是人体或人体某一部位在无外力作用下处于某种特定的姿势。

（2）自动态平衡：指的是人体在进行各种自主运动各种姿势转换的过程中，能重新获得稳定状态的能力。

（3）他动态平衡：指的是人体在外力作用下恢复稳定状态的能力。

2.评定方法。平衡评定有多种方法，主要分为简易评定法、功能性评定及平衡测试仪评定三类。

（1）简易评定法：主要是Romberg检查法（闭目难立征），受检者双足并拢站立，两手向前平伸，先睁眼，然后闭眼，维持时间为30 s，站立不稳或倾倒为异常，平衡功能正常者无倾倒。

（2）功能性评定：即量表评定法。目前临床上常用的平衡量表主要有Berg平衡量表、Tinetti量表、 Brunel平衡量表、简明平衡评价系统测试等，对于

ICU患者来说，推荐使用ICU用的Berg平衡量表（表12-9）。

表 12-9　ICU 用 Berg 平衡评分表

条目	评定指令	分级	定义
由坐到站	尽量不用手支撑，站起来	4	不用手扶能够独立站起并保持稳定
		3	用手扶着能够独立站起
		2	经过多次尝试之后自己用手扶着站起
		1	需要他人小量的帮助才能够站起或保持稳定
		0	需要他人中等或大量的帮助才能够站起或保持稳定
独立站立	独立站立2 min	4	能够安全地站立2 min
		3	在监护下能够站立2 min
		2	无支持条件下能够站立30 s
		1	经过若干次尝试能无支持地站立30 s
		0	无帮助时不能站立30 s
独立坐	双手抱胸坐2 min，（背部无支持，脚可踩在地上或矮凳上）	4	能够安全地保持坐位2 min
		3	在监护下能够保持坐位2 min
		2	能独立坐30 s
		1	能独立坐10 s
		0	需要靠背支撑才能坐10 s

（3）平衡测试仪评定：是近年来国际上发展较快的定量评定平衡能力的一种测试方法，包括静态平衡测试和动态平衡测试。采用高精度的压力传感器和电子计算机技术，整个系统由压力传感器、显示器、电子计算机及专用软件构成。压力传感器可以记录到身体的摇摆情况并将记录到的信号转化成数据输入计算机，计算机在应用软件的支持下，对接收到的数据进行分析，实时描计压力中心在平板上的投影与时间的关系曲线，其结果以数据及图的形式显示，称为静态姿势图。在静态平衡仪基础上将其固定，受力平台控制后进行前后、水平方向移动或以踝关节为轴旋转，记录人体在不同运动状态和姿势改变时的重心改变情况，称为动态平衡测试。

（五）行走能力评定

对于具备了行走条件的重症患者来说，需要评估其行走能力，以便制订合理的行走计划，ICU患者的行走能力评定推荐使用功能性步行分级法进行评估（表12-10）。

表 12-10　功能性步行分级法

步行能力级别	定义
0	患者不能行走或在2名治疗师帮助下行走（非功能性）
1	患者需要在持续的扶持下减重以保持平衡或协助协调（依赖他人身体辅助下可行走）
2	患者需要间歇或持续轻接触以保持平衡或协调（依赖他人身体辅助下可行走）
3	患者无需他人直接的身体接触，但一个人在旁保护其安全或给予口头提示下可以在平坦地面行走（在他人监督下可行走）
4	患者能在平坦地面上独立行走，但在上下楼梯/上下坡和不平路面需要帮助（仅在平坦地面可独立行走）
5	患者能独立行走，包括上下楼梯（可独立行走）

四、活动能力综合评估

用于评估ICU患者活动能力水平的量表有很多，如ICU躯体功能测试（PFIT）、ICU功能状态评估表（FSS-ICU）、De Morton活动指数（DEMMI）、佩尔梅危重患者活动评分量表、曼切斯特活动量表（MMS）以及ICU活动量表（IMS）。此外，6 min步行试验也可用于评估患者的综合活动能力。本书主要介绍ICU活动量表和6 min步行试验。

（一）ICU 活动量表

IMS是由Hodgson于2014年研制的用于评估ICU患者最佳活动水平的量表。相较于其他用于评估ICU患者活动能力综合水平的量表，IMS具有使用方法简单、评估条目少、能够迅速完成对患者最佳活动水平的评估的优点，是一种简便、可靠、有效的评估工具。ICU活动量表适用于各类型ICU患者，其已在中国临床工作中得到广泛使用（表12-11）。

表 12-11　ICU 活动量表评分标准

分值	分类	定义
0分	无自主活动（卧床）	无法自主活动被动翻身或被动关节活动
1分	床上坐起，床上活动	可在床上进行任何活动包括翻身、主动活动、脚踏车和主动辅助活动；但不会下床或在床边活动
2分	被动床椅转移	利用升降工具被动升降或滑动转移到床旁椅上，这个过程中患者没有站立或坐在床边

续表

分值	分类	定义
3分	坐在床边	这个过程可能有工作人员的协助，但患者需通过控制肢体主动坐在床的一侧
4分	站立	患者自主或在工作人员协助下通过脚负重保持站立位置。这个过程中可能使用站立式升降装置或倾斜台
5分	主动床椅转移	能够从床边坐到椅子上。在这过程中涉及将身体的重量从一条腿转移到另一条腿以便移动到椅子上，如果患者在医疗装置的辅助下保持站立，那么就必须通过步行到椅子上（排除使用站立升降装置推送患者至椅子上）
6分	原地行走（床旁）	完全独立或在工作人员协助下，能现场交替抬脚行走（必须至少交替抬脚4次，每只脚2次）
7分	在2个或以上人员协助下行走	在2个或更多的人协助下，行离床/椅子至少5 m
8分	在1人协助下行走	在1个人的协助下，行离床/椅子至少5 m
9分	利用步态辅助工具独立行走	在没有工作人员协助下，使用步态辅助工具，行离床/椅子至少5 m。若为坐在轮椅上的人，能自行滑动轮椅远离床/椅子5 m
10分	独立行走，无需步态辅助	在没有工作人员协助下，不使用步态辅助工具，行离床/椅子至少5 m

（二）6 min 步行试验

6 min步行试验（6MWT），是指在特定的情况下，测量患者在规定时间（6 min）内能承受的最快速度行走的距离，借以反应患者的生理功能状态，是一项便于操作、易于耐受、能较好反映患者日常运动状况的运动耐力试验。它最开始是为测量中到重度心脏或肺疾病患者对于医疗干预的反应而设计的，后逐步应用到重症医学领域，用于评估患者功能状态。6 min步行试验可以与博格（Borg）自我感觉劳累分级评分表搭配使用，即可作为活动前的心肺功能评估，也可用于评价早期活动的效果。6 min步行试验及Borg评分表具体内容及评估方法详见第十一章第三节、第四节。

6 min步行试验实施应注意以下事项。

（1）要熟练掌握6 min步行试验的适应证，根据适应证充分评估患者，对患者在试验过程中可能出现的情况有充足的预判，并有切实可行的应对措施。

（2）在患者进行试验前，观察者应该备齐所需的抢救物品和药品，并保证所有仪器和设备处于完好备用状态。

（3）试验前患者在试验开始位置附近的椅子上休息至少10 min。

（4）如果患者测试过程中需要停下休息，请告诉患者"您可以靠在墙上进行休息，等待感觉好转后请您继续接着行走"，此时观察者不要停止手中的计时器。如果患者拒绝在6 min步行试验结束前继续行走，或者经观察者判断患者不适合再继续行走，应提示患者停止行走，坐下休息，观察者记录好患者过早停止的原因、步行的距离及停止的时间。

（5）试验过程中如出现以下情况需终止：胸痛；不能耐受的呼吸困难；腿抽筋；步态蹒跚；大汗；面色苍白。如果出现这些情况，试验实施者应及时对其严重性作出判断，让患者坐或卧位，并测量心率、血压和氧饱和度等指标。

第五节　重症患者早期活动常用技术

重症患者早期活动常用技术包括良肢位摆放技术、关节活动技术、肌力和肌肉耐力训练技术、平衡训练技术、转移训练技术、床上脚踏车训练技术、神经肌肉电刺激技术。

一、良肢位摆放技术

体位摆放是根据诊疗、护理以及活动的需要对患者所采用并能保持的身体姿势和位置。良肢位是为了保持肢体的良好功能而将其摆放在一种体位或姿势，是从诊疗、护理以及活动的角度出发而设计的一种临时性体位，是早期抗痉挛的重要措施之一。进行良肢位摆放的目的主要为预防和减轻肌肉痉挛和关节畸形的出现，保持躯干和肢体功能状态，预防并发症及继发性损害的发生，并能促进患者舒适体验及体现人文关怀。其适应证主要为：①各种病理、生理或诊疗需求导致出现（可能出现）躯体功能障碍的重症患者；②长期卧床患者；③昏迷或深镇静患者。而当患者不能配合（如躁动或有攻击行为、谵妄状态且不能遵嘱）或处于疾病危重期血流动力学不稳定时（部分体位存在禁忌）一般不进行良肢位的摆放。

（一）良肢位摆放方法

1.侧卧位。患者侧卧，一手屈肘放于胸前，一手伸展位，置于枕上，外展前伸旋后，肘与腕均伸直，掌心向上；下腿适度伸直但避免超伸放在床上，上腿屈髋屈膝，两腿之间垫软枕（图12-1）。

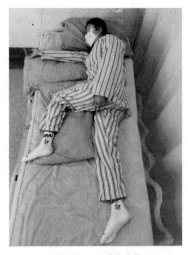

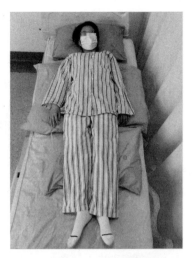

图12-1　侧卧位   图12-2　仰卧位

2.仰卧位。头部垫软枕；上肢及肩胛下垫软枕，上臂旋后，肘与腕均伸直，掌心向上，手指伸展位，整个上肢平放于枕上；髋下、臀部、大腿外侧垫枕，防止下肢外展外旋，膝下稍垫起，保持伸展微屈（图12-2）。

3.半卧位。在仰卧位基础上，抬高床头≥30°；膝下软枕垫高，保持伸展微屈；足底与床尾板处放置软枕避免患者向下滑移（图12-3）。

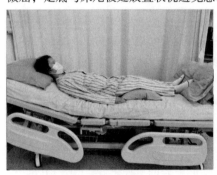

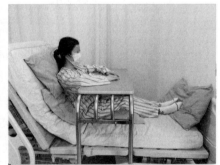

图12-3　半卧位   图12-4　坐位

4.床上坐位。患者坐起，下背部垫软枕；头部予以支撑，能自由活动；躯干保持直立，避免左右倾斜；臀部与腰部垂直屈曲，重量均分于臀部两侧；膝下软枕垫高，保持伸展微屈；足底与床尾板处放置软枕避免患者向下滑移；上肢放于一张可调节高度的桌面上，手下垫枕（图12-4）。

（二）良肢位摆放注意事项

1.每2 h更换体位一次，枕头软硬、大小适宜，避免发生压力性损伤。

2.加强健康教育，取得清醒患者配合，避免因患者紧张、焦虑等引起的肌张力增高。

3.移动摆放患者时动作轻柔，避免拖、拉、拽造成的患者皮肤损伤；注意管道管理，避免脱出或移位，保证患者安全；若使用约束装置或其他辅具应防控医疗器械相关损伤。

4.不同体位对人体的影响

（1）水平仰卧位：重力对于循环系统的作用减少，回心血量增加；颅内压增高；由于心脏、膈肌的压迫，肺容量会减少，顺应性也减少；右心衰竭、肺水肿、颅压增高、有呼吸功能障碍、肥胖者不宜采用此体位。

（2）侧卧位：对血压的改变个体差异很大，对低心输出量、低体温及使用血管活性药的患者影响比较明显；单侧肺疾患的患者应采用健侧卧位；肺脓肿、肺出血及间质性肺气肿禁忌健侧卧位。

（3）半卧位：可能导致骶尾部发生压力性损伤的危险性增高，同时低心脏指数、低血压、外伤性脑损害患者应慎用。

5.注意保护患者隐私。

二、关节活动技术

关节活动技术也称作关节活动范围训练，包括被动关节活动、主动-辅助关节活动和主动关节活动。关节活动范围（ROM）又称关节活动度，是指关节运动时所通过的运动弧。关节活动范围包括主动关节活动范围（AROM）和被动关节活动范围（PROM）。AROM是指作用于关节的肌肉随意收缩使关节运动时所通过的运动弧，PROM是指由外力使关节运动时所通过的运动弧。进行关节活动的目的是为了改善和消除关节组织粘连、改善和消除肌肉痉挛、缓解关节功能障碍。其适应证主要为：①因发育障碍、疾病或创伤导致躯体功能障碍患者；②长期卧床患者；③昏迷或深镇静患者；④主动关节活动导致明显疼痛的患者。当患者存在以下禁忌证时，不宜进行关节活动：①患者不能配合，如躁动或有攻击行为、谵妄状态且不能遵嘱；②疾病危重期生命体征不稳定的患者；③关节不稳、骨折未愈合又未做内固定、骨关节肿瘤等。

（一）关节活动方法

1.常用被动关节活动方法

1）手部关节

（1）患者取仰卧位、半卧位或坐位；

（2）掌指关节。操作者一手握住患者掌部，另一手活动患者手指，分别做掌屈曲、伸展运动（图12-5）。

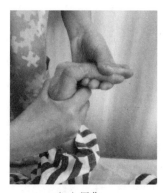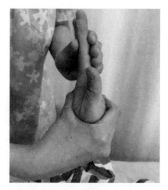

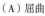（B）伸展

（A）屈曲

图12-5　掌指关节屈伸

（3）近端指尖关节：操作者一手握住患者近节指骨，另一手握住患者中节指骨，分别做屈曲、伸展运动（图12-6）。

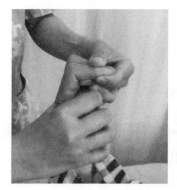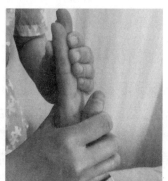

（A）屈曲　　　　　　　　　（B）伸展

图12-6　近端指关节屈伸

（4）远端指关节：操作者一手握住患者中节指骨，另一手握住患者远节指骨，分别做屈曲、伸展运动（图12-7）。

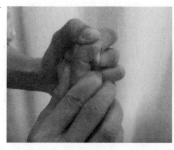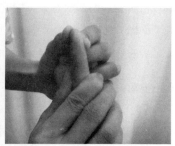

（A）屈曲　　　　　　　　　（B）伸展

图12-7　远端指关节屈伸

2）腕关节

（1）患者取仰卧位、半卧位或坐位，肘关节屈曲。

（2）操作者一手握住患者关节上方（前臂远端），另一手握患者腕关节下方（手掌掌骨处），分别做腕关节的掌屈、背伸、尺偏、桡偏运动（图12-8）。

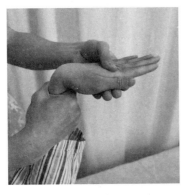
（A）掌屈

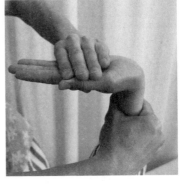
（B）背伸

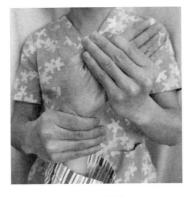
（C）尺偏

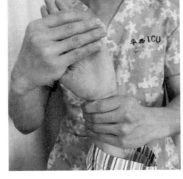
（D）桡偏

图12-8 腕关节掌屈、背伸、尺偏、桡偏

3）肘关节

（1）患者取仰卧位、半卧位或坐位。

（2）肘关节屈伸运动：操作者一手握住患者腕关节上方（尺桡骨远端），另一手托住患者肘关节后方（拇指与食指固定肱骨远端），慢慢地做肘关节屈曲和伸展运动（图12-9）。

（3）前臂旋转运动：患者肩关节外展、肘关节屈曲90°、前臂呈中立位，操作者一手托住患者肘关节后方，另一手握住患者前臂远端（桡骨远端），慢慢地沿前臂骨干轴线做旋前、旋后运动（图12-10）。

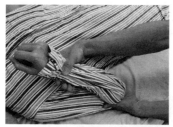 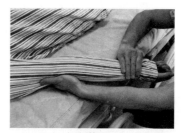

（A）屈曲   （B）伸展

图12-9 肘关节屈伸

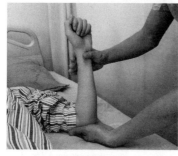 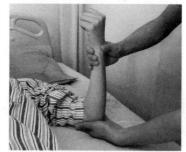

（A）旋前   （B）旋后

图12-10 前臂旋转

4）肩关节

（1）肩关节前屈：①患者取仰卧位、半卧位或坐位；②操作者立于患侧，双手交叉，一手抓握患侧腕关节，另一手托持肘关节，然后使患侧上肢围绕冠状轴在矢状面上缓慢地向患者头端进行肩关节前屈运动（图12-11）。

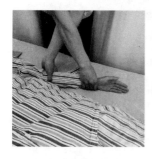 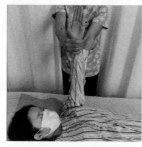 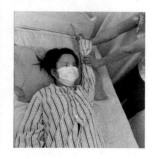

（A）起始位   （B）中点位   （C）终末位

图12-11 肩关节前屈

（2）肩关节后伸：①患者取健侧卧位，肘关节屈曲；②操作者立于患者身后，一手放在患者肩部，拇指在患者肩后控制患者肩部，其余四指在患者肩前；另一手抓握患者腕关节，并用前臂掌侧面托住患者肘关节，然后使患者上肢围绕冠状轴在矢状面上缓慢地向后背方向进行运动（图12-12）。

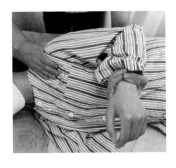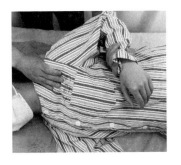

（A）起始位   （B）终末位

图12-12 肩关节后伸

（3）肩关节外展：①患者取仰卧位；②操作者立于一侧，一手抓住患者腕关节，另一手托住患者肘关节，然后使上肢围绕矢状轴在冠状面上缓慢地向头部方向进行运动。当患者上肢移动至外展90°时，注意将上肢外旋后再缓慢移动至患侧耳部（图12-13）。

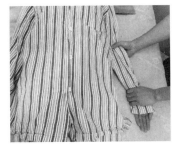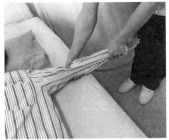

（A）起始位   （B）中点位

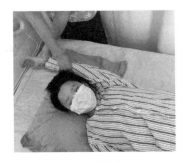

（C）终末位

图12-13 肩关节外展

（4）肩关节水平外展与内收：①患者取仰卧位或坐位；②患侧肩关节先做前屈90°，操作者立于患者一侧，一手握住其肘关节，另一手握住腕关节，然后使上肢缓慢地向内进行运动（水平内收）或向外进行运动（水平外展）（图12-14）。

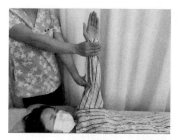
（A）起始位

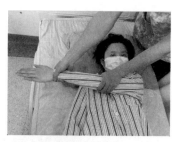
（B）水平内收

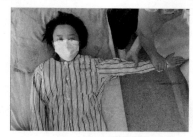
（C）水平外展

图 12-14　肩关节水平外展和内收

（5）肩关节外旋与内旋：①患者取仰卧位或坐位，肘关节屈曲90°，肩关节外展90°；②操作者立于患者一侧，一手托住患者肘关节，另一手握住患者腕关节，然后使患侧前臂围绕肱骨长轴在矢状面上缓慢地向足端进行运动（内旋）或向头端进行运动（外旋）（图12-15）。

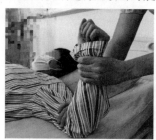
（A）起始位

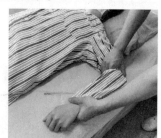
（B）内旋

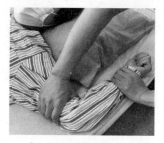
（C）外旋

图12-15　肩关节内旋和外旋

5）踝关节

（1）踝关节背屈：①患者取仰卧位，下肢伸展；②操作者立于患者一侧，一手抓握患者踝关节上方（胫、骨远端），另一手托持足跟，用前臂掌侧面抵住足底，在牵拉跟腱的同时，利用前臂及上肢力量使足尖向小腿方向靠近，做踝关节的背屈运动（图12–16）。

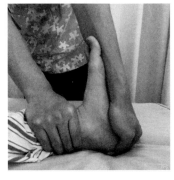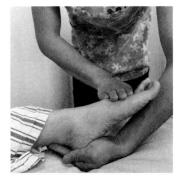

（A）背屈　　　　　　　　　　　　　（B）跖屈

图12–16　踝关节背屈和跖屈

（2）踝关节跖屈：①患者取仰卧位，下肢伸展；②操作者立于患者一侧，一手托持患者足跟，另一手握住足背下压，做踝关节跖屈运动（图12–17）。

（3）踝关节外翻与内翻：①患者取仰卧位，下肢伸展；②操作者立于患者一侧，一手抓握患者踝关节上方（胫、骨远端），另一手托持足跟，用前臂掌侧面抵住足底，利用操作者前臂旋前、旋后动作，带动患者踝关节内翻、外翻运动（图12–17）。

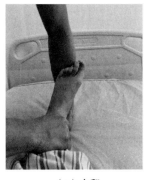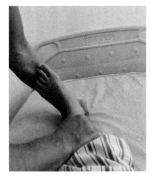

（A）内翻　　　　　　　　　　　　　（B）外翻

图12–17　踝关节内翻和外翻

（4）跖趾关节屈伸：①患者取仰卧位，下肢伸展；②操作者一手握住患者跖骨，另一手放在趾骨处将足趾向足底方向屈曲，或向足背方向伸展（图12–18）。

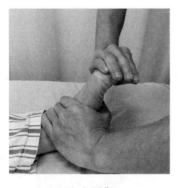 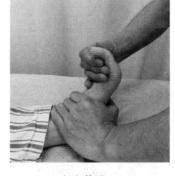

（A）屈曲   （B）伸展

图12-18　跖趾关节屈伸

6）膝关节

（1）患者取仰卧位、半卧位或坐位。

（2）操作者立于患者一侧，一手握持患者膝关节外侧，另一手握持患者足跟（或抓握踝关节处），然后抬起患侧下肢在髋关节微屈曲状态下，使患侧小腿围绕冠状轴在矢状面上缓慢地进行屈曲运动，再在髋关节屈曲状态下完成膝关节伸展运动（图12-19）。

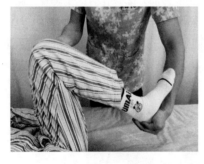 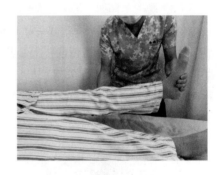

（A）屈曲   （B）伸展

图12-19　膝关节屈伸

7）髋关节

（1）髋关节前屈：①患者取仰卧位；②操作者立于患者一侧，一手握持患者膝关节外侧，另手握持足跟（或抓握踝关节处），然后抬起患侧下肢，在膝关节屈曲状态下，使患侧大腿围绕冠状轴在矢状面上缓慢地向腹部做屈膝屈髋运动；③操作者立于患者一侧，一手握持患者膝关节外侧，另手握持足跟（或抓握踝关节处），然后抬起患侧下肢，在膝关节伸直状态下，使患侧大腿围绕冠状轴在矢状面上缓慢地向腹部方向做伸膝屈髋运动（图12-20）。

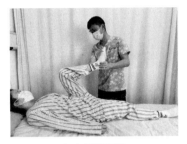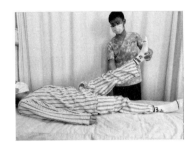

（A）屈膝屈髋　　　　　　　　　（B）伸膝屈髋

图12-20　髋关节前屈

（2）髋关节内收和外展：①患者取仰卧位；②操作者位于患者一侧，一手按压患者膝关节，另一手握持踝关节后方，然后使下肢缓慢地向内运动（内收）或向外运动（外展）（图12-21）。

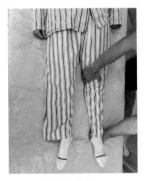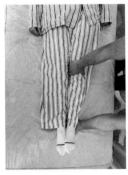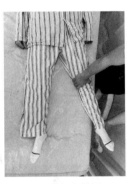

（A）起始位　　　　　　　（B）内收　　　　　　　（C）外展

图12-21　髋关节内收和外展

（3）髋关节内旋和外旋：①患者取仰卧位，下肢至屈膝90°；②操作者位于患者一侧，一手放在患者膝关节上，另一手握持足跟，引导小腿以患侧膝关节为轴心，围绕矢状轴在冠状面上缓慢地向外进行运动（内旋）或向内进行运动（外旋）（图12-22）。

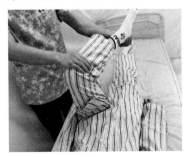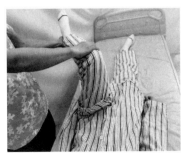

（A）内旋　　　　　　　　　　　（B）外旋

图12-22　髋关节内旋和外旋

2.常用主动关节活动方法

1）手部关节：

（1）运动形式：可围绕冠状轴做屈、伸运动，围绕矢状轴做内收、外展运动。

（2）运动方法：患者取半卧位或坐位。双上肢屈曲，腕关节伸展，双手完成握拳动作。依次为掌指关节、指间关节屈曲—伸展、打开—并拢动作，做10~20次。

（3）要求动作平稳，每个关节须进行全方位最大范围的活动，每日多次重复练习。

2）腕关节

（1）运动形式：腕关节可围绕冠状轴做屈、伸运动，围绕矢状轴做尺偏、桡偏运动，还可做环转运动。

（2）运动方法：患者取半卧位或坐位。双上肢前屈，双臂平举，腕关节伸展，掌心向下，双手依次完成：向上—向下—向左—向右动作，做10~20次。

（3）要求动作平稳，每个关节须进行全方位最大范围的活动，每日多次重复练习。

3）肘关节

（1）运动形式：肘关节可围绕冠状轴做屈、伸运动，前臂可围绕垂直轴做旋前、旋后运动。

（2）运动方法：患者取站立位。双上肢自然平放或下垂，弯曲手臂用手触肩部后再伸直，即完成屈臂—屈肘—稍停—伸肘—放下动作，做10~20次。患者取坐位，双上肢靠近身体两侧，肘关节屈曲90°，前臂置于桌上，完成掌心向上—向下交替翻转动作，做10~20次。

（3）要求动作平稳，每个关节须进行全方位最大范围的活动，每日多次重复练习。

4）肩关节

（1）运动形式：肩关节可围绕冠状轴做屈—伸运动，围绕矢状轴做内收—外展运动，围绕垂直轴做内旋—外旋运动，还可做水平屈伸运动和环转运动。

（2）运动方法：患者取半卧位、坐位或站立位。双上肢依次完成：前平举—侧平举—上举—前上斜举—前下斜举—后伸动作，做20次左右。

（3）要求动作平稳，每个关节须进行全方位最大范围的活动，每日多次重复练习。

5）踝关节

（1）运动形式：踝关节可围绕冠状轴做跖屈、背屈运动，围绕矢状轴做内翻、外翻运动。

（2）运动方法：①患者取仰卧位；②屈伸：缓缓勾起脚尖，尽力使脚尖朝向自己，至最大限度时保持10 s，然后脚尖缓缓下压，至最大限度时保持10 s，然后放松，每1 h练习5 min，一天练5~8次；③绕环动作：以踝关节为中心，脚趾作360度绕环，尽力保持动作幅度最大，顺时针和逆时针交替进行。

（3）要求动作平稳，每个关节须进行全方位最大范围的活动，每日多次重复练习。

6）膝关节

（1）运动形式：膝关节可围绕冠状轴做屈、伸运动。

（2）运动方法：患者取仰卧位。主动进行膝关节屈伸运动。

（3）要求动作平稳，每个关节须进行全方位最大范围的活动，每日多次重复练习。

7）髋关节

（1）运动形式：髋关节可围绕冠状轴做屈、伸运动，围绕矢状轴做内收、外展运动，围绕垂直轴做内旋、外旋运动。

（2）运动方法：患者取仰卧位。主动行屈膝屈髋、伸膝屈髋、内收—外展，内旋—外旋运动。

（3）要求动作平稳，每个关节须进行全方位最大范围的活动，每日多次重复练习。

（二）关节活动注意事项

1.加强健康教育取得患者配合，避免因患者紧张、焦虑等引起的肌张力增高。

2.关注患者主观感受，适时使用疼痛评分评估。应在患者无痛或微疼痛（CPOT评分≤3分）、能忍受的范围内进行训练，避免使用暴力。

3.活动应遵循从远端向近端的顺序逐个关节进行。活动时动作平稳，每个关节必须进行全方位最大范围的活动，每日可多次重复练习，运动量应遵循从少到多循序渐进的原则。

4.感觉功能障碍的患者，应在有经验的操作者指导下进行训练。

5.注意患者隐私保护。

三、肌力与肌肉耐力训练技术

肌力是指肌肉收缩时所能产生的最大力量，耐力是指有关肌肉为某项特定任务而进行持续的等长收缩或多次的等张（速）收缩的能力，其大小可以用从开始收缩直到出现疲劳时收缩的总次数或所经历的时间来衡量。等长（静力）收缩是指肌肉收缩时，肌肉长度保持不变，不产生关节活动，但肌肉能产生的极大张力。在日常工作和生活中，等长收缩常用于维持特定体位和姿势。在训练中，等长收缩不受环境限制，简单易行，可用于肌力2～5级的肌肉训练。等张（动力）收缩是指肌肉收缩时，肌张力保持不变，肌肉长度改变并产生关节活动。可分为向心性收缩和离心性收缩。

肌肉力量和耐力下降引起的运动功能障碍是临床常见的症状之一，通过肌力和肌肉耐力训练可以达到发展肌力和肌肉耐力，从而恢复和增强运动能力的目的。肌力与肌肉耐力训练主要适用于由于长期卧床、制动等原因引起的肌肉失用性萎缩的患者，或因病情消耗引起肌肉流失所致的获得性衰弱的患者。当患者存在以下禁忌证时，不宜进行肌力与肌肉耐力训练：①各种原因所致的关节不稳、骨折未愈合又未做内固定、骨关节肿瘤；②病情不稳定、严重的心肺功能不全等。

（一）肌力和肌肉耐力训练方法

进行肌力和耐力训练前，需要对肌肉进行肌力评定，根据患者肌力水平选择合适的训练方式。对于重症患者来说，常用以下训练方法。

1.意想训练。又称传递神经冲动训练，适用于肌力为0～1级的患者。是操作者引导患者做主观努力，通过意念的方式，竭力引发肌肉收缩的训练方法。此时大脑皮质运动区发放冲动，通过脊髓前角细胞向周围传递，活跃神经轴突流，增强神经营养作用，促进神经再生，使肌肉逐步恢复功能。

2.徒手辅助主动运动训练是指患者在操作者手法辅助下进行主动运动。

（1）当上肢肌力为2级时，让患者半卧位或坐位，屈膝，操作者面向患者侧前方站立，一只手托起患者一侧上肢，让患者主动内收—外展肩关节，操作者可稍加辅助力量。

（2）当股四头肌肌力为2级时，让患者侧卧位，训练一侧下肢在下方，膝关节屈曲，操作者面向患者站立，一只手托起患者上方下肢并远离下方下肢，让患者主动伸展下方下肢的膝关节。

（3）随着患者主动运动能力的改善，操作者的辅助量要逐步减少以增强训练效果。

3.主动运动训练。适用于肌力达3级以上的患者，患者在不借助外力，也没有施加阻力的情况下，患者主动用力完成的训练。训练时，患者应取正确的姿势和体位，将肢体置于抗重力位，防止出现代偿动作，并根据情况调整训练的速度、次数、间歇。

4.抗阻主动运动训练。适用于肌力已达4级或5级、能克服重力和阻力完成运动的患者。重症患者可采用徒手抗阻主动运动训练、重物抗阻主动运动训练、弹力抗阻主动运动训练等。

（1）徒手抗阻主动运动训练：置患者于合适体位，操作者用手将阻力施加于肢体关节的远端，阻力方向与所需运动方向相反，嘱患者尽最大的努力且无痛的情况下完成运动。提供的阻力应适合患者现有的肌力水平，开始为轻微阻力，逐渐加大阻力，每一种运动重复8~10次，并有一定的休息时间。

（2）重物抗阻主动运动训练：患者手拿一定重量的重物，或将重物系在身体某部位，嘱患者尽最大力但在无痛的情况下完成运动。重物的重量应该适合患者现有的肌力水平，开始为轻微重量，后逐渐加大，每一种运动重复8~10次，并有一定的休息时间。

（3）弹力抗阻主动运动训练：借助弹簧、弹力带等物品的弹性为阻力，嘱患者尽最大力但在无痛的情况下完成运动。弹力的大小应该适合患者现有的肌力水平，开始为轻微弹力，后逐渐加大，每一种运动重复8~10次，并有一定的休息时间。

5.等长肌力训练。也称静力训练，适用于肌力2~5级的患者。肌肉进行抗阻等长收缩时，肌张力明显增高，肌力显著升高，但不产生关节运动。等长训练可以延缓或减轻肌肉废用性萎缩。在重症患者中，可以使用对抗阻力的方式进行等长肌力训练。但若患者合并心血管疾病、高血压、冠心病时，不推荐使用。

（二）注意事项

1.阻力的施加是增强肌力的重要因素，当肌力大于3级后，应当考虑抗阻训练。

2.加强健康教育取得清醒患者配合，避免因患者紧张、焦虑等引起的肌张力增高。

3.加强安全管理，移动摆放患者时动作轻柔，避免拖、拉、拽造成的患者皮肤损伤；注意管道管理，避免脱出或移位，保证患者安全。

4.遵循肌肉收缩的疲劳原则：即训练时应遵循使肌肉感到疲劳但不应该过度疲劳的原则。掌握正确的运动量，应根据患者的身体状况，从小负荷开始，逐渐加大负荷量。每次训练要引起一定的肌肉疲劳，才能达到增强肌力的目的。肌肉过度疲劳的表现：运动速度减慢、运动速度下降肢体出现明显的不协调动作或主诉疲乏劳累。

5.对患者进行讲解和鼓励，向患者说明训练目的、方法及肌力加强后对患者产生的作用，让患者掌握正确的训练方法和要领，使其配合及努力训练，提高训练的效果。

6.选取适于运动的姿势体位及能防止代偿性运动的体位。在增强肌力训练时不准许代偿动作，操作者应利用徒手或固定等方法抑制患者出现代偿。

7.等长抗阻力运动时，特别是对抗较大的阻力时，具有明显的升血压反应，加之等长运动伴有憋气，对心血管造成额外的负荷。因此，有高血压、冠心病或其他心血管疾病者应禁忌在等长抗阻运动时过分用力或憋气。

四、平衡训练技术

平衡能力是患者通过主动或反射性的活动使重心垂线保持在稳定的支持面，或使偏离的重心垂线回到稳定支持面内的能力。平衡训练是为提高患者维持身体平衡能力所采取的各种训练，为重症患者康复后起居行为和步行等日常生活活动提供基本保证。主要适用于因发育障碍、疾病或创伤导致躯体功能障碍患者或长期卧床的患者。其主要禁忌证为：①患者不能配合，如躁动或有攻击行为、谵妄状态且不能遵嘱；②患者处于疾病危重期，血流动力学不稳定；③关节不稳、骨折未愈合又未做内固定、骨关节肿瘤；④存在运动性出血或出血高风险等。

（一）平衡训练的方法

1.桥式运动。桥式运动属于静态平衡训练，可提高腰背肌力量和骨盆的控制能力，提高躯干肌肌力和平衡能力，是成功的站立和步行训练的基础，在没有禁忌证的情况下，应指导重症患者在病情稳定后尽早进行桥式运动训练。

（1）自主桥式训练

患者仰卧，双手放于体侧，下肢屈曲支撑于床面，嘱患者将臀部抬离床面，尽量抬高，完成伸髋、屈膝、足踏平于床面的动作并维持至不能耐受（图12-23）。

（2）辅助桥式训练

当患者不能主动完成抬臀动作时，可给予适当帮助。操作者拍打患者臀部，刺激臀肌收缩，然后适当用力帮助患者抬起臀部，嘱患者尽力维持至不能耐受（图12-23）。

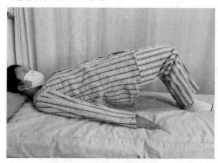
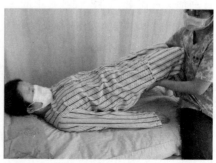

（A）自主桥式运动   （B）辅助桥式运动

图12-23　桥式运动

2.坐位平衡训练

（1）静态坐位平衡训练：重症患者床上宜进行长坐位训练，即髋关节屈曲90°、双下肢伸直或微屈膝放于床面。可以提供镜子协助自我观察或由护理人员指导矫正保证躯干直立位。初期训练时可由医护人员扶住双肩以辅助保持平衡，而后逐渐减少辅助力量，患者能够独立保持静态平衡≥30 min（图12-24）。

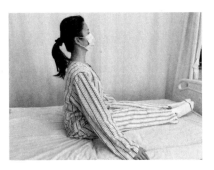

图12-24　静态坐位平衡训练

（2）动态长坐位平衡训练：在患者能够独立保持静态平衡0.5 h后，可以在长坐位基础上增加向各个方向主动活动，包括：①做头、颈、躯干的前倾、左右倾斜和旋转练习，每次动作完成后都要恢复到直立坐位；②双上肢从前方或侧方抬起至水平位，或抬起举过头顶，并保持长坐位平衡双手抓握，肘关节伸直，向前方伸出，以手触及下肢外侧的床沿为限；③简便训练方法：准备1个普通气球悬挂于患者正前方与头平行，间距调整至双上肢向前伸展能触及，让患者保持直立坐位后双上肢交替拍打将气球推向远处（图12-25）。

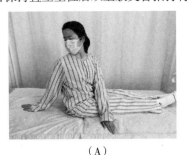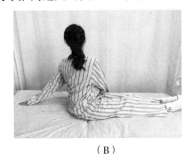

（A）　　　　　　　　　　　　（B）

图12-25　动态坐位平衡训练

（二）注意事项

1.充分保证患者安全，避免坠床。

2.腹股沟及四肢留置大血管通路患者应谨慎。

五、转移训练技术

体位转移是指人体从一种姿势转移到另一种姿势的过程，包括从仰卧位到坐位、从坐位到站立位、床—椅转移等，是提高患者自身或在他人的辅助下完成体位转移能力的锻炼方法。转移训练可以增强患者肌力，提高平衡和协调能力。主要适用于长期卧床患者、上肢肌力在三级以上的患者。其主要禁忌证为：①患者不能配合，如躁动或有攻击行为、谵妄状态且不能遵嘱；②患者处于疾病危重期，血流动力学不稳定；③关节不稳、不稳定骨折又未做内固定；④存在运动性出血或出血高风险等。

（一）转移训练方法

1.仰卧位到床边坐位转移（图12-26）

（1）患者仰卧，双侧上肢放于腹部。

（2）操作人员位于患者一侧，双手分别扶于患者双肩，缓慢帮助患者向操作人员站立侧转身，并向上向同侧抬拉患者双肩；患者同时屈上肢支撑身体，随着躯体上部被上拉的同时，患者手撑床面，双足移动至床沿垂下，呈坐位。

（3）确保两足能平放踩实于地面或矮凳面，上肢可放于一张可调节高度的桌面上，手下垫枕。

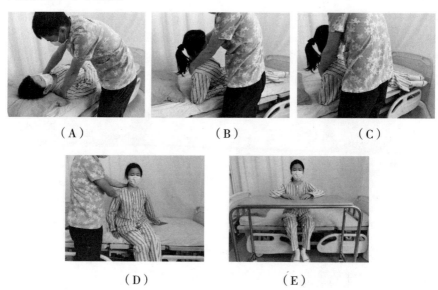

图12-26　仰卧位到床边坐位转移

2.床边坐位到站立位转移

1）单人徒手坐位至站位转移（图12-27）

（1）患者床边坐位。

（2）操作者协助患者将脚跟移动到膝关节中离线的后方，协助患者身体前倾。

（3）操作者面向患者站立，双下肢分开位于患者双腿两侧，用双膝夹紧患者双膝外侧以固定，双手托住患者臀部或拉住腰带，将患者向前上方拉起。

（4）患者双臂抱住操作者颈部或双手放于操作者肩部，与操作者一起向前向上用力，完成抬臀、伸腿至站立。

（5）协助患者调整重心，使双腿下肢直立承重，维持站立平衡。

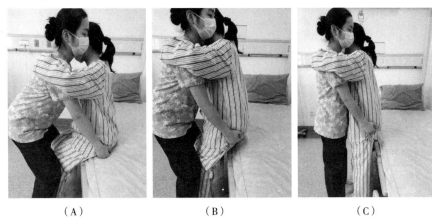

（A）　　　　　　　　　（B）　　　　　　　　　（C）

图12-27　单人徒手坐位至站位转移

2）双人徒手坐位至站位转移（图12-28）

（1）患者床边坐位。

（2）协助患者将脚跟移动到膝关节中离线的后方，协助患者身体前倾。

（3）两名操作者分别站在患者身体两侧，分别用膝顶住患者膝盖以固定，操作者一手托住患者肩关节及上臂，另一手托住患者臀部或拉住腰带，将患者向前上方抬起。

（4）患者双臂分别抱住操作者上臂，与操作者一起向前向上用力，完成抬臀、伸腿至站立。

（5）协助患者调整重心，使双腿下肢直立承重，维持站立平衡。

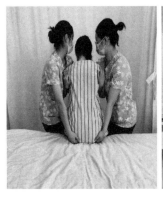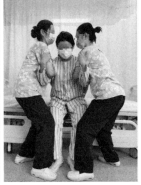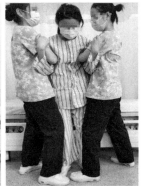

（A）　　　　　　　　　（B）　　　　　　　　　（C）

图12-28　双人徒手坐位至站位转移

3）助行器辅助坐位至站位转移（图12-29）

（1）患者床边坐位。

（2）两足着防滑鞋踩实于地面。

（3）协助患者将脚跟移动到膝关节中离线的后方，协助患者身体向前倾，身前放置助行器包围患者。

（4）指导患者双手抓住助行器两侧扶手，操作者扶住患者上臂及肩下，嘱患者向前向上用力，完成臀部抬离床面、伸腿至站立。

（5）协助患者调整重心，使双腿下肢直立承重，维持站立平衡。

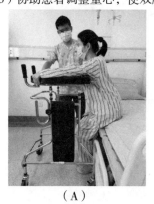 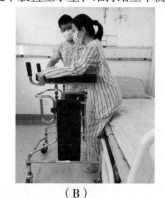

（A）   （B）

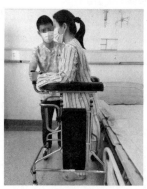

（C）

图12-29　助行器辅助坐位至站位转移

3.床—椅转移包括床—椅、椅—床的双方向转移（图12-30）

（1）椅子放床旁，与床呈30°~45°夹角，刹住刹车或固定椅子（若有脚踏板需翻起），协助患者坐于床边，双脚着地，躯干前倾；

（2）操作者面向患者站立，协助患者从坐位到站位；

（3）患者站稳以后，操作者以足为轴慢慢旋转躯干，使患者背部转向椅子，臀部正对椅子正面，使患者慢慢弯腰，坐至椅上；

（4）若有脚踏板，将脚踏板放下，将患者双脚放于脚踏板上。

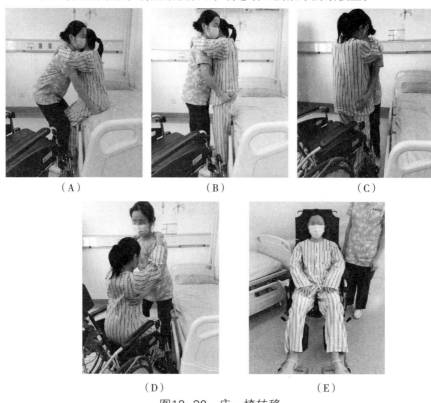

（A）　　　　　　　　（B）　　　　　　　　（C）

（D）　　　　　　　　（E）

图12-30　床—椅转移

4.移位机转移训练

移位机转移训练是指以移位机为辅助工具，协助患者进行主动或被动坐起训练（图12-31）、离床站立训练、床—椅转移等训练，部分移位机还可以协助患者进行步行训练、踏步训练、弓步半蹲训练等。

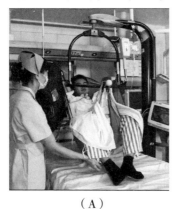
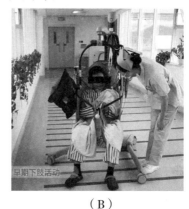

（A）　　　　　　　　（B）

图12-31　移位机转移训练

（二）注意事项

1.加强健康教育取得患者配合，避免因患者紧张、焦虑等引起的肌张力增高。

2.关注患者主观感受，适时利用疼痛评分评估活动过程。应在患者无痛或微疼痛、能忍受的范围内进行训练，避免使用暴力。

3.移动前充分评估，评估主要包括：①患者病情、肌力、肌张力、年龄、体重、各类型管线、约束、伤口、牵引等；②操作人员能力及数量，感觉功能障碍的患者应在有经验的操作者指导下进行训练。

4.操作人员遵循节力安全的原则。

5.妥善固定病床或助行器刹车。

6.密切观察病情变化，及时通知医师处理异常。

7.注意隐私保护，保证环境安全。

六、床上脚踏车训练技术

床上脚踏车（in-bed cycling，IBC）是一种辅助运动设备。其主体结构包括主架与脚踏车中控系统（含电机与操作屏）、左右脚踏板及绑带、支架、底座、左右把手、遥控器等部分。床上脚踏车运动又称"床上功率自行车运动"，是指借助床上脚踏车设备，诱发患者主动或被动的蹬腿锻炼，达到早期活动的目的。床上脚踏车运动的作用：①加快下肢血流速度；②减少骨骼肌废用性萎缩，增加患者肌力，以期达到早期站立和行走的目标；③减少卧床并发症的发生；④协同体位改变提升心肺功能。其主要适用于病情稳定、需要进行肌力训练、关节活动训练的患者。其中被动模式适用于肌力0～1级的患者，主动模式适用于肌力3级以上的患者。其主要禁忌证为：①生命体征不稳定；②存在精神疾病，谵妄、躁狂等无法配合的情况；③怀孕；④有特定体位需求；⑤下肢骨折未固定；⑥已知或可疑的急性DVT/PE；⑦未控制的活动性出血等。

（一）床上脚踏车训练方法

1.被动脚踏车训练。适用于嗜睡、镇静状态（RASS评分-1～1分）、配合不良的患者。

（1）将床上脚踏车妥善安置于床尾。

（2）患者取半卧位，床头抬高至15°～30°。

（3）为患者穿下肢长筒袜，将双下肢置于脚踏车的专用固定支具中，扎紧绑带固定肢体。

（4）检查患者体位，使患者脊柱与脚踏车中轴保持在一条直线上，操作者用手扶住患者膝盖，使胫骨和髋关节保持在功能位，避免患者髋关节外旋、避免胫骨及膝关节外翻（图12-32）。

（5）打开电源，选择机器设定的固定智能模式，设置低初始转速（5~20转/min）。

（6）按照热身训练（低速）—正式训练（中速）—冷却训练（低速）的流程进行。热身训练10转/min，持续5~10 min；正式训练20~30转/min（或遵医嘱），根据医嘱持续20~30 min不等；冷却训练10转/min，持续5~10 min。

（7）运动过程中注意监测病情变化，若出现暂停指征及时停止。

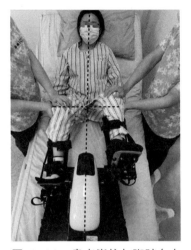

图12-32　患者脊柱与脚踏车中轴在一条直线上，避免髋关节内旋、避免胫骨及膝关节外翻

2.主动脚踏车训练。适用于意识清楚且能够配合，肌力在3级以上的患者。

（1）将床上脚踏车妥善安置于床尾。

（2）患者取半卧位，床头抬高至15°~30°。

（3）为患者穿下肢长筒袜，将双下肢置于脚踏车的专用固定支具中，扎紧绑带固定肢体。

（4）检查患者体位，使患者脊柱与脚踏车中轴保持在一条直线上，嘱患者保持胫骨和髋关节在功能位（若患者肌力不足，操作者用手辅助），避免患者髋关节外旋、大腿外翻（图12-33）。

（5）根据患者肌力和锻炼目标设定阻力大小。

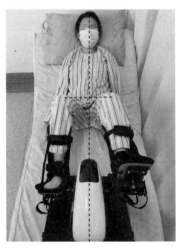

图12-33　患者脊柱与脚踏车中轴在一条直线上，避免髋关节内旋、避免胫骨及膝关节外翻

（6）按照热身训练（低阻力）—正式训练（中等阻力）—冷却训练（低阻力）的流程进行。

（7）运动过程中注意监测病情变化，若出现暂停指征及时停止。

（二）注意事项

1.床上脚踏车训练须在严格评估病情、固定好各类管道及医务人员协助下进行（无论被动还是主动）。

2.运动过程中密切监测患者生命体征和耐受情况，患者若出现不能耐受、血流动力学急剧改变或其他暂停指征时，应立即停止。

3.使用指定电伏和电源线，防止意外发生。

4.脚踏车使用后及时按标准消毒，置于通风干燥处。

5.主动脚踏车训练时，应当设置合适的阻力，避免因阻力过大导致明显的升血压反应及憋气，对心血管造成额外的负荷。对于有高血压、冠心病或其他心血管疾病者应谨慎使用主动模式。

七、神经肌肉电刺激技术

神经肌肉电刺激（NMES），是将电刺激应用到身体的相关点上，使用放置在皮肤表面的电极施放电脉冲以直接引起肌肉收缩或通过支配肌肉群的神经间接引起肌肉收缩，刺激骨骼肌或平滑肌以恢复其运动功能的治疗方法。NMES目的是延迟肌肉萎缩的发生，增强已萎缩肌肉的肌力，减轻肌肉痉挛等。其主要适用于因各种原因所致的失用性肌肉萎缩，或因长期卧床所致的轻度静脉回流不畅。神经肌肉电刺激的主要禁忌证为：①严重心功能衰竭或心律失常；②心脏安放起搏器者；③感觉过敏者；④有出血倾向者；⑤急性化脓性炎症者。

（一）神经肌肉电刺激方法

1.单极法以点状电极为主极，置于患肌的运动点上，另一个150～200 cm极置于颈背部（上肢治疗时）或腰骶部（下肢治疗时）。主极为阴极，辅极为阳极。

2.双极法取两个点状电极置于患肌肌腹的两端，近端电极为阳极，远端电极阴极。

（二）注意事项

1.该操作几乎不需要患者配合，具有较好耐受性和操作便捷性，但应注意应严格控制电流强度、避开伤口及瘢痕以免烧伤。

2.电极不能放置于颈前，因颈前区有咽喉部肌肉、膈神经、颈动脉窦、迷走神经等，电刺激可引起咽喉肌、膈肌痉挛，引起呼吸、血压、心率等改变。

3.孕妇电极禁忌置于腹部及腰骶部。

4.护士不具备操作神经肌肉电刺激的资格，应当请物理治疗师或相关具备资质的人员进行操作。

第六节　重症患者常用早期活动的方案

重症患者早期活动的方案制订需要建立在准确的安全筛查与合适的系统功能评估之上。评估量表的选择及活动方案的制订需要考虑患者的意识、药物治疗、诊断手段等多种因素。在确定可以开展早期主动活动以后，即可根据患者的实际情况制订相应的活动方案，国际国内常用的早期活动方案有Morris四级康复活动方案、目标导向的早期活动方案、Leuven康复活动方案等，可根据需求选择相应的方案作为参考，也可根据患者的需求与特征制订个性化的早期活动方案。

一、Morris四级康复活动方案

Morris四级康复活动方案由Morris等人于2008年制订，适用于内科ICU患者。它根据ICU患者的意识和耐受情况，分四个等级开展早期活动，该方案在国内外均得到了广泛的应用。Morris四级康复方案流程如下。

1.一级活动。对于意识不清、无法配合者，给予每2 h翻身1次和每日3次四肢关节被动活动训练，每次10～15 min。

2.二级活动。对于意识清醒、能配合完成指令者，除完成一级活动方式外，给予每日床上坐位，每日3次，每次至少20 min，并根据患者肌力予以抗阻力关节活动，如双臂垂直举高，双手握紧1 kg握力圈10次以上。

3.三级活动。对于意识清醒、上肢肌力三级以上者，除予以二级活动方式外，应辅以主动抗阻运动，给予每日床边坐位，双脚练习踢离双足上方40 cm的皮球10次以上。

4.四级活动。对于意识清醒、下肢肌力三级以上者，除予三级活动方式外，还要协助患者转移至床旁椅，每日20 min；在患者耐受情况下，协助其步行。

二、Leuven康复活动方案

Leuven康复活动方案由RikGosselink等人于2014年在Morris四级康复活动方案的基础上进一步完善制订，是适用于所有ICU患者的早期活动方案。它在Morris四级康复活动方案的基础之上，添加了合作程度评分、基础评估、MRC肌力评分、Berg平衡评分等内容，并根据评分结果添加了更为详细的早期活动内容，详见表12-12。

表 12-12　Leuven 康复活动方案

0级	1级	2级	3级	4级	5级
不合作 S5Q=0	欠合作 S5Q<3	适度的合作 S5Q≥3	接近充分合作 S5Q≥4	充分合作 S5Q=5	充分合作 S5Q=5
未通过 基础评估	通过 基础评估	通过 基础评估	通过 基础评估	通过 基础评估	通过 基础评估
基础评估 心肺功能不稳定：MAP<60 mmHg，或FiO₂>60%，或PaO₂/FiO₂<200，或RR>30次/min；神经系统疾病不稳定；急诊手术；体温>40℃	神经系统疾病或外科手术或外伤的情况下不允许转移到椅子	肥胖或神经系统疾病或外科手术或外伤的情况不允许主动转移到椅子（甚至当MRC总分≥36）	MRC总分≥36+ BBS从坐到站=0+ BBS站立=0+ BBS坐≥1	MRC总分≥48+ BBS从坐到站≥0+ BBS站立≥0+ BBS坐≥2	MRC总分≥48+ BBS从坐到站≥1+ BBS站立≥2+ BBS坐≥3
体位 每2 h翻身	体位 每2 h翻身 半坐卧位	体位 每2 h翻身 床上直立坐位 被动从床转移到椅子	体位 每2 h翻身 被动从床转移到椅子 坐在床边 辅助下床站立（≥2人辅助）	体位 主动从床转移到椅子 坐在床边 辅助下床站立（≥1人辅助）	体位 主动从床转移到椅子 坐在床边 站立
物理治疗 无治疗	物理治疗 关节被动活动 被动床上脚踏车 神经肌肉电刺激	物理治疗 被动（主动）关节活动 四肢抗阻力训练 在床上或椅子上进行主动（被动）上肢和（或）下肢踏车训练 神经肌肉电刺激	物理治疗 被动（主动）关节活动 四肢抗阻力训练 在床上或椅子上进行主动（被动）上肢和（或）下肢踏车训练 神经肌肉电刺激 日常生活能力练习	物理治疗 被动（主动）关节活动 四肢抗阻力训练 在床上或椅子上进行主动（被动）上肢和（或）下肢踏车训练 行走练习（辅助下/框架） 神经肌肉电刺激 日常生活能力练习	物理治疗 被动（主动）关节活动 四肢抗阻力训练 在床上或椅子上进行主动（被动）上肢和（或）下肢踏车训练 行走练习（辅助下/框架） 神经肌肉电刺激 日常生活能力练习

注：①S5Q——标准化5问题问卷，MAP——平均动脉压，RR——呼吸频率，MRC——医学研究委员会肌力总量表（0~60），BBS——Berg平衡评分；②基础评估条件中的任一危险因素存在，即认为基础评估不通过；③如果基础评估不通过，即使其他条件满足，也应降低到0级；④安全：如果在干预过程中发生严重不良事件（心血管、呼吸和患者不耐受），应暂停活动。

三、目标导向早期活动

目标导向早期活动（EGDM）方案由Hodgson等人于2016年构建，该方案的主张是在物理治疗师指导下，以最大限度地进行安全的体力活动为目标，开展早期活动。在活动前，使用IMS对患者的运动功能进行评级，根据患者目前所能达到的最高功能水平制订活动计划，其详细流程见图12-34。

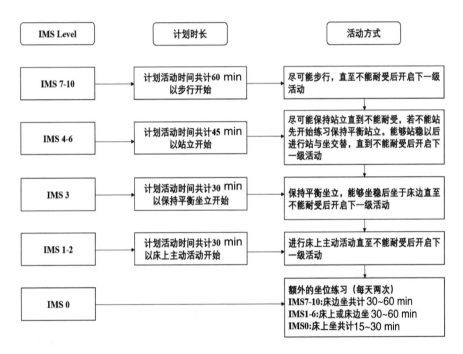

图12-34　目标导向早期活动流程

四、个性化早期活动方案

现有的早期活动方案各有优缺点，不一定完全适用，且临床工作中，患者的情况千变万化，一种早期活动方案不一定能够满足体患者的具体需求。在实际工作中，临床工作者们也可根据患者的具体特点和情况，在多学科合作的基础之上，制订适宜的个性化早期活动方案。图12-35提供一种重症患者早期活动决策流程，可参照此流程为患者制订活动计划。

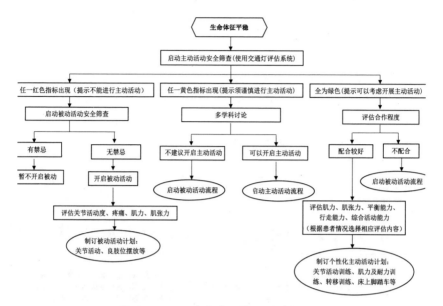

图12-35　重症患者早期活动决策流程

（唐　荔　谢汶倚）

第十三章
ECMO治疗与护理

第一节 概　述

体外生命支持（ECLS）是指使用机械设备临时支持心脏或肺脏功能的一类技术的总称。体外膜氧合（ECMO），是将静脉血从体内引流到体外，经氧合器进行气体交换后，再用动力泵将血液灌入体内。ECMO可以进行较长时间的心肺支持，为心肺功能的恢复或者心肺移植赢得宝贵的时间。

ECMO按回路和支持目的不同分为静脉-静脉（VV）ECMO、静脉-动脉（VA）ECMO和动脉-静脉（AV）ECMO。VV ECMO适合于各种原因引起的严重急性呼吸衰竭，常用的置管方式包括股静脉-颈内静脉置管。VA ECMO常用于各种原因引起的急性循环衰竭和心源性休克患者的救治，常用的外周置管方式为股静脉-股动脉插管，中心置管方式为颈内静脉-颈总动脉插管和右心房-主动脉插管。AV ECMO主要用于以二氧化碳潴留为主要表现的呼吸衰竭患者部分二氧化碳的清除，体外二氧化碳清除技术（$ECCO_2R$）虽然目前应用比较少，但作为一种新型呼吸支持技术，正在日臻完善。现在ECMO已经发展成为一个囊括体外氧合、心脏支持和二氧化碳清除等多项功能的技术。

一、ECMO设备

ECMO运行需要专用的设备，其主要设备如图13-1。

1.空氧混合器，是提供设定流速与氧气百分比的气体交换装置。气体的流速大小会影响血液二氧化碳排除的程度，氧气百分比大小直接决定了ECMO供氧的大小。

2.手摇泵，又叫离心泵紧急手摇驱动器。其主要功能是当离心泵不能正常工作时，为ECMO环路提供动力。

3.变温水箱。其主要作用是将血液加温或降低到所要求的温度。

4.ECMO主机。其主要作用是调节ECMO运行参数，与离心泵连接在一起。

5.离心泵，也叫驱动泵。其主要作用是提供循环系统动力源以保证ECMO的正常运行。

6.氧合器。其主要作用是排除二氧化碳和氧气交换功能。ECMO环路上需要安装一些监测系统，包括压力监测、流量监测、气泡监测、血氧监测等。监测装置能为ECMO的运行提供安全保障，ECMO系统正常运行，才能为心肺功能的恢复赢得时间。

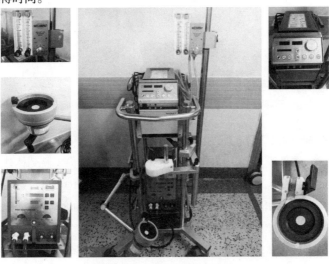

图13-1　ECMO运行设备

二、ECMO建立

（一）建立前准备

1.患者准备

（1）与患者家属沟通解释ECMO的必要性、并发症以及可能发生的情况，签署"ECMO患者家属知情同意书"。

（2）床旁B超筛查患者准备置管的血管，排除血管畸形、血栓等异常情况。根据支持脏器的不同，选定拟置管的血管，同时选择管径合适的引血管插管与回血管插管。按患者插管部位的需要备皮后准备体位，充分暴露置管部位。

（3）建立动脉穿刺置管（V-A ECMO选择右侧桡动脉最佳）、中心静脉置管，同时建立外周静脉输液通路，按需合血、备血。

（4）再次评估患者意识状态，确定血常规、凝血常规、肝脏肾脏功能无异常。ECMO建立前再次床旁测定患者ACT（活化全血凝固时间）、动脉血气分析。

2.环境准备

（1）尽量把患者安置在单间病房，实施保护性隔离。

（2）该病房至少要有2套以上的氧源和压缩空气源接头，至少10个以上的电源插口。

（3）病房内不必要的物资、设备暂时撤离出该病房。

3.设备准备

（1）ECMO主机、变温水箱、空氧混合器、手摇驱动泵及ECMO环路各种监测设备均能正常工作。同时检查ECMO主机蓄电池电量，确定蓄电池能正常使用。

（2）预充ECMO套包，排尽膜肺及环路内空气。检查膜肺和环路各处接头连接紧密。

（3）心肺复苏机（LUCAS）、除颤仪、抢救车备于床旁。

4.物资准备

（1）设备：ACT监测仪、超声机、ECMO专用手术器械、管道线、缝合包。

（2）耗材：ACT试剂盒、B超腔镜套、ECMO套包、ECMO穿刺套盒、ECMO括管、超滑导丝、耦合剂、消毒液、手术衣、外科手套、无菌铺巾、无菌纱布、50 ml空针、无菌剪刀、无菌薄膜、各种型号针线、扎口带、3/8接头、1/4接头。

（3）其他：ECMO运行观察记录单。

5.药物准备

（1）配置好肝素稀释液，以备ECMO建立过程中使用。

（2）准备足量的镇痛镇静和肌松药物。

（二）ECMO 建立过程

ECMO的建立是医护相互协作的过程，具体操作过程见表13-1。

表 13-1　ECMO 建立操作流程（以 MAQUET 机型为例）

流程	操作步骤	要点
1.解释核对	核对患者家属已签署"ECMO知情同意书"。备用物至床旁，核对患者	取得患者家属、患者的理解和配合
2.用物准备	检查各物资外包装是否完好，是否在有效期内，准备ECMO预冲液	确保物资无遗漏，质量无问题
3.预充前管道连接	打开ECMO套包，连接管道与离心泵头；同时连接膜肺前、膜肺后测压管	各个连接处连接紧密，并二次固定
4.水循环	变温水箱内加灭菌注射用水，连接水箱与膜肺，打开水箱进行水循环	调节水箱温度在36℃~37℃，检查膜肺有无漏水

续表

流程	操作步骤	要点
5.预充套包	预充ECMO套包，排尽膜肺及环路内空气	严格无菌操作
6.核查	检查ECMO环路接头是否连接牢固，是否有气泡残留	ECMO环路自循环备用
7.连接氧气	连接空氧混合器，备用	确定空氧混合器与膜肺之间连接紧密
8.传递管道	医生引血管、回血管置管完成后，护士打开ECMO管道外包装，将管道递给手术台的医生	传递管道时注意不要污染管道
9.插管和管道连接	医生在手术台上连接引血管、回血管与ECMO管道	整理循环管路，并固定在适当位置
10.ECMO运行	开机，调节好转速，松开泵前钳夹，ECMO开始运行	先调转速再松管道钳夹
11.调节空氧混合器	根据动脉血气结果调节ECMO氧气吸入浓度和气流量	确定空氧混合器工作正常
12.调整ECMO参数	调整ECMO转速与流量	确认ECMO主机和泵头正常工作
13.核对插管深度	测量引血管、回血管置管深度	确定置管深度和位置
14.记录	洗手，记录	记录准确无误

（三）ECMO 建立过程中注意事项

1.置管过程中护士应密切关注患者生命体征的变化，一旦病情发生变化立即给予相应的急救措施。

2.在置管前5 min静脉推注肝素稀释液50~100 U/kg，使ACT＞250 s，ACT未达标可遵医嘱继续追加肝素稀释液。

3.拟行血管置管的部位，最大化铺巾，无菌级别等同于外科手术。

4.插管完成需通过床旁超声或者X光片确认置管位置，插管需要多点多处缝合固定，无菌敷料最大化覆盖穿刺处。

第二节　静脉-静脉体外膜氧合（VV-ECMO）

一、VV-ECMO适应证和禁忌证

（一）适应证

VV-ECMO是严重呼吸衰竭患者的重要支持手段，不应作为呼吸衰竭患者

的"最后选择"。其适用于常规呼吸治疗效果不理想、呼吸系统病变能够逆转，如果不能逆转，也有相应后续治疗措施的呼吸系统疾病。主要用于重症ARDS、哮喘持续状态、过渡到肺移植、肺移植后原发移植物衰竭、弥漫性肺泡出血、肺栓塞、严重支气管胸膜瘘、新生儿肺部疾病等。

（二）禁忌证

1. 不可逆的中枢神经系统损伤。

2. 肝素应用禁忌或相对禁忌：如严重凝血功能障碍，合并有近期颅内出血等，对肝素过敏，具有肝素诱导的血小板减少症等。

3. 高水平机械通气时间＞7天。

4. 终末期肿瘤。

5. 严重免疫抑制。

6. 严重多器官衰竭（SOFA＞15）。

但随着经验不断累积、设备耗材不断改进，以前认为有禁忌证的患者，得益于ECMO支持后也有较好的预后，因此VV ECMO适应证和禁忌证的界限变得越来越模糊。

二、VV-ECMO运行中护理观察重点

VV-ECMO主要作用是为患者提供充足的氧合和通气支持，使肺脏得到休息。VV-ECMO建立之前由于患者血流动力学不稳定或呼吸功能衰竭，存在一定程度的"氧债"，因此ECMO建立后应给予高水平支持，争取在最短时间内偿还"氧债"。其护理观察重点如下。

1. 流量管理。ECMO开始后逐渐增加流量，尽可能高流量辅助改善缺氧状态，观察ECMO流量变化，如出现流量变化，分析查找原因并解决。准确记录ECMO血流量和转速，如出现转速血流量不匹配，需快速查找原因，给予相应处理。

2. 循环管理。关注患者心率、血压、尿量变化，准确记录出入量，所有静脉输注液体均使用微量泵和容量泵匀速输注，量出为入，早期一般负平衡。血管活性药物由单独静脉通路匀速泵入，平均动脉压不宜过高，维持在60~70 mmHg，根据各项监测指标逐渐降低血管活性药物用量。注意观察患者肢体是否温暖、毛细血管充盈时间、有无水肿等情况发生。

3. 呼吸管理。ECMO联合呼吸机进行辅助时实施肺保护性机械通气策略，关注患者呼吸频率、潮气量、气道峰压、平台压、肺顺应性等呼吸力学指标的变化，以避免呼吸机所致的机械性损伤出现。在保证不发生肺不张的前提下避免呼吸机高浓度吸氧所致的"氧中毒"。护理上注意观察患者呼吸状态，定时

翻身拍背，按需抽吸气道分泌物，观察分泌性性状和量，准确记录。避免进行鼻深部的吸引操作，以免损伤鼻黏膜引起出血。

4.抗凝管理。ECMO期间需要全身肝素化，持续静脉泵入肝素20~60 U/kg/h，无活动性出血时ACT维持在180~220 s，有活动性出血时ACT维持在140~160 s，同时监测活化部分凝血活酶时间（APTT）、血常规、凝血常规，血栓弹力图（TEG）等相关凝血指标。保持血小板大于$50×10^9$/L，纤维蛋白原维持在100 mg/L以上。

5.ECMO环路管理。ECMO环路有接口处均使用扎口带二次固定，避免管道崩脱，同时使用管道钳将管道二次固定于床上，放置挤压、扭曲、打折及脱落。患者翻身活动时，需专人固定管道。

6.温度管理。ECMO运行过程中变温水箱温度设置在36℃~37℃，以保持患者体温在36℃~37℃，可避免因体温过高增加机体氧耗，体温过低影响凝血功能。

7.血气分析和电解质管理。ECMO早期患者多伴有代谢性酸中毒或呼吸性酸中毒以及电解质的失衡，应每2~4 h检测动脉血气分析，根据结果纠正酸碱失衡，维持内环境的稳定。

8.镇痛镇静管理。ECMO初期患者应充分镇痛镇静，维持RASS为 –3或–4分，每小时观察瞳孔变化，准确记录；给予患者发现瞳孔异常变化，及时通知医生，配合给予相应处理措施。在ECMO中后期，给予患者中–轻度镇痛镇静，RASS维持在0~2分。有条件的医院可使用脑电双频指数（BIS）或者脑氧饱和度监测仪监测镇痛镇静意识深度。

9.液体平衡管理。接受ECMO支持的患者一般会出现不同程度细胞外液增多，常出现水肿。在容量管理中，首先要明确每日容量管理目标是正平衡还是负平衡，根据目标来调整患者每小时的出入量，准确记录出入量。每班检查各引流管的通畅性，如尿管、胸腔引流管等，避免因引流管引流不畅而出现出入量计量错误。在患者接受利尿治疗时常出现血容量不足，影响血流动力学稳定，同时也导致ECMO运行不稳定，因此实时动态的容量评估显得尤为重要。如患者自身不能纠正液体失衡和电解质紊乱，应考虑肾脏替代治疗。

10.胃肠道管理。目标是防止消化系统并发症出现，同时满足患者的营养需求。ECMO运行过程中，长时间镇痛镇静及肌松药物使用，会影响患者胃肠道的正常功能，常出现腹胀、胃肠蠕动减慢、消化道出血等不良反应。因此应定时对患者进行胃肠道评估，检查是否有腹胀、胃潴留、肠蠕动减慢等不良反应，观察患者大便次数、性状及量；定期检查鼻胃管或鼻肠管，保持通畅，同时防止因鼻胃管或鼻肠管安置损伤黏膜而导致出血。

11.ECMO设备管理。每班对ECMO设备进行检查，包括离心泵泵头声音是否正常、泵头下风扇是否转动、ECMO主机是否正常工作、主机蓄电池能否正常使用、手摇驱动泵是否正常使用、变温水箱是否正常工作、氧合器是否有血浆渗漏、氧合器内是否有血栓、管道连接是否紧密、二次固定有无松脱等。逐一检查设备，保证设备正常工作。

12. 各种检查、化验结果管理。

（1）动脉血气和电解质：每2~6 h监测血气一次，通过血气结果、氧供氧耗计算，调节气体流量和氧气浓度使PaO_2维持在60 mmHg以上。动态了解电解质变化并及时调整，使电解质维持在正常范围。

（2）凝血指标：每2~4 h检测ACT，每4~6 h检测APTT，每日检测凝血常规、TEG、血常规等。如凝血指标出现异常，及时通知医生，并适当增加检测频次。

（3）生化监测：每日1次，重点评估患者肝、肾功能的变化，及时发现异常，给予相应的处理措施，避免重要脏器功能的衰竭。

（4）超声心动图和X线检查：每日1次床旁超声心动图检查，评估患者心脏功能。X线检查反馈患者心、肺情况，可客观地对患者肺脏功能是否恢复做出判断。

三、VV-ECMO撤离

（一）撤离指征

1. 患者胸片、CT改善明显。

2. 当ECMO停止气流时，患者动脉血气分析PO_2＞80 mmHg，PCO_2 35-50 mmHg；呼吸机PEEP 10~12 cmH_2O时，平台压＜25 cmH_2O，跨肺驱动压＜14 cmH_2O可考虑ECMO撤机。

（二）撤离流程

1. 逐渐降低ECMO血流量和膜肺气流量，直至最低水平。同时适当增加呼吸机支持力度，适当增加肝素用量维持出凝血平衡，评估患者心肺功能，观察12~24 h，如呼吸、循环指标稳定，可考虑撤机。

2. 钳闭ECMO管路，拔除插管，对插管处进行清创并压迫止血，最后撤除ECMO机器。

（三）护理注意事项

1. 撤离ECMO前合血准备红细胞悬液和鱼精蛋白注射液。

2. 股静脉置管拔除后按压2 h，加压包扎相对制动6 h。

3.颈静脉置管拔除后按压1 h。

4.观察拔管处有无出血，如有出血及时处理。继续监测各项凝血指标，直至恢复正常。

5.如有条件，ECMO环路内血液可回收后回输患者体内；如无条件，环路内血液弃去。

第三节　静脉-动脉体外膜氧合

一、VA-ECMO适应证和禁忌证

（一）适应证

VA-ECMO是各种原因导致的循环衰竭、心源性休克、心脏骤停等患者的重要支持手段。主要适应证如下。

1.难治性心源性休克。包括：①心脏移植等心脏外科围手术期心肺支持；②心肌炎、心肌梗死等心脏疾病导致的严重心源性休克；③严重感染所致脓毒性心肌病、围产期心肌病、中毒致心脏顿抑。

2.其他原因引起的可逆性急性循环衰竭（如肺栓塞）。

3.顽固性致死性心律失常（VT/ VF）。

4.创伤致大血管或心脏损伤。

5.呼吸心跳骤停。

6.高风险介入治疗围手术期管理。

7.感染性休克。

8.脑死亡患者供体器官的维持。

（二）禁忌证

1.绝对禁忌。患者有无法恢复的基础疾病，如：①严重神经功能损伤；②终末期恶性肿瘤；③多器官功能衰竭（SOFA＞15）。

2.相对禁忌。主要为：①免疫抑制性疾病患者；②凝血功能异常、出血患者；③主动脉瓣反流；④严重外周血管疾病；⑤不可逆性心肺疾病患者。

二、VA-ECMO运行中护理观察重点

VA-ECMO主要作用是提供循环支持，使心脏和肺脏得到休息。建立之前由于循环难以维持、呼吸衰竭，因此ECMO建立后应减轻心脏负荷，偿还氧债，纠正内环境紊乱。

1.循环管理。VA-ECMO运行后不要急于降低血管活性药物使用量,首先维持平均动脉压(MBP)60~80 mmHg,待血流动力学稳定后,先减少血管活性药物的使用量,再逐渐降低正性肌力药物使用量。在此过程中重点关注患者乳酸、酸碱平衡、混合静脉血氧饱和度(SVO$_2$)、末梢循环、尿量的变化。静脉输液必须使用容量泵匀速泵入,明确每小时出入量情况。

2.呼吸管理。定时监测动脉血气、混合静脉血氧饱和度(SVO$_2$),同时保证呼吸道通畅。如ECMO联合呼吸机辅助时,应注意观察呼吸力学各项指标,避免二氧化碳潴留,维持氧分压在100 mmHg左右。

3.抗凝管理。术后患者24 h常规不使用抗凝剂,直至没有明显出血12 h后再逐渐使用。在此过程中,应严密观察ECMO环路及膜肺内有无血栓形成。

4.肢体并发症管理。外周股动静脉穿刺或切开建立的VA-ECMO容易发生插管肢体远端缺血坏死。因此应密切观察远端肢体供血情况,每2 h对比观察插管侧肢体颜色、皮肤温度、腿围、足背动脉搏动,必要时可经肢体远端灌注管泵入肝素稀释液,减少血栓的发生;也可使用B超评估下肢血液运行情况,及时发现异常。

5.南北综合征的管理。经外周股动静脉穿刺或切开建立的VA-ECMO易发生南北综合征,表现为差异性缺氧。当差异性缺氧发生时,患者左上半身和下半身富含氧,而右上半身缺氧。临床上可明显表现为右上半身黑而左上半身和下半身红润。因此VA-ECMO建立动脉置管时,推荐在右侧桡动脉穿刺置管;同时患者SPO$_2$监测也应该在右手端,将右手指端SPO$_2$的监测视为自身心肺功能状态监测。如建立在患者左侧肢体,则不能真实反映患者自身情况,易造成对病情的误判。

6.动脉血压管理。在ECMO支持早期,由于患者心脏功能差,动脉血压的有效脉压差小,甚至在ECMO全流量状态下仅能维持全身的平流灌注,动脉血压几乎没有脉压差。但随着心脏功能的恢复,能观察到脉压差逐渐增大,因此动脉血压的变化可间接提示心脏功能的恢复情况,所以要保持动脉穿刺置管的通畅,避免出现打折、堵塞、移位等影响动脉血压监测的情况,必要时更换部位重新穿刺置管。

7.神经系统管理。VA-ECMO相较于VV-ECMO更容易出现颅内出血、供血不足或脑梗死。因此对神经系统的观察更为重要,应每小时观察患者瞳孔大小和对光反射的变化,对于镇静患者如病情允许可每日镇静唤醒评估意识状态。密切监测凝血系统功能,如发现异常及时补充凝血因子。有条件的医院可进行脑氧监测(NIRS)、脑电双频指数(BIS)等的监测,及时评估神经系统功能;维持患者相对稳定的动脉血压,注意对血压的监测,避免血压过高或过低;有颈部插管的患者注意观察有无头面部肿胀，口唇有无发绀，应保持患者床头抬高，使其头部处于中线位置，由此可降低因颈部插管而影响的静脉回流，降低颅内出血并发症的发生。

三、VA-ECMO撤离

（一）撤离指征

患者各项指标符合以下情况可考虑VA-ECMO的撤离：ECMO循环血流为患者血流量的10%~25%，心脏超声评估心功能恢复，心电图恢复正常，血流动力学指标改善明显，脉压差恢复正常。动脉及混合静脉氧饱和度恢复正常，血管活性药物与正性肌力药物依赖度降低，呼吸力学指标改善明显。

（二）撤离流程

1.也可逐渐降低ECMO血流量，降低氧合器气流量，直到血流量降低到1.5 L/min。同时调整呼吸机参数和血管活性药物量，使呼吸循环保持相对稳定。增加肝素用量，维持抗凝状态，观察4~8 h，如血流动力学稳定、血气指标正常，可考虑拔除插管，停机。

2.也可在撤离前通过在ECMO环路上建立动静脉桥的方式来试停ECMO，此方法可真实预演停机后患者的心肺功能，帮助判断能否顺利撤离VA-ECMO。

3.撤机后股动脉、股静脉需外科医生修复血管、缝合切口。

4.中心插管需入手术室完成管道的拔除和切口的缝合。

（三）护理注意事项

1.撤离ECMO前合血准备红细胞悬液和鱼精蛋白注射液。

2.观察切口处有无出血，如有出血及时处理。

3.继续监测各项凝血指标，直至恢复正常。

4.如有条件，ECMO环路内血液可回收后回输患者体内；如无条件，环路内血液弃去。

第四节　体外二氧化碳清除技术（ECCO$_2$R）

体外二氧化碳清除技术（ECCO$_2$R）是一种新型体外呼吸支持技术，通过体外气体交换来清除血液中的二氧化碳，包括低流量静脉-静脉（VV）ECCO$_2$R和利用自身动静脉压力差驱动血液流经膜肺的动脉-静脉（AV）ECCO$_2$R。ECCO$_2$R主要用于呼吸性酸中毒患者的二氧化碳清除，例如慢性阻塞性肺疾病（COPD）患者；同时由于可以进一步降低潮气量、平台压和呼吸频率，实施超保护性肺通气，从而降低呼吸机相关性肺损伤，因此也可运用于ARDS的患者。

由于二氧化碳（CO_2）在正常静脉血中含量高（$\geqslant 50$ ml/L），在血液中90%通过碳酸氢盐转运。平静状态下成人全身氧需求量250 ml/min，理论上满足全身氧需要量的血流量为5 L/min；由于CO_2脂溶性分子的特点，弥漫能力是氧气的20倍，体内还通过碳酸氢盐缓冲系统储存，理论上满足全身CO_2转运的血流量是1L/min，在较低的血流量（300~500 ml/min）下进行有效的CO_2清除。因此可通过较低血流量的体外膜氧合技术以满足体内CO_2清除。

$ECCO_2R$由一个导管、一个泵、一个气体交换装置和一个控制器组成。临床工作中曾试用血滤机器、血液灌流机连接膜肺实施$ECCO_2R$。一般选择14~15 Fr导管，经股静脉或颈内静脉建立体外系统。$ECCO_2R$的效能主要受置管的管径、管路的再循环、人工泵的效能、膜肺的面积以及患者心脏功能等因素的影响。膜面积固定后$ECCO_2R$效能取决于血流量和气流量，血流量500~1 000 ml/min时，气流量6~8 L/min，基本达到CO_2清除平衡。

在运用体外二氧化碳清除技术的过程中应关注其相关的并发症，包括：患者相关的并发症，如抗凝相关出血，肝素诱导血小板减少症，溶血、血栓形成，再循环等；导管相关的并发症，如置管部位出血，导管位置不当、打折或脱出，导管相关血流感染，导管内血栓形成，血肿、动脉瘤、假性动脉瘤形成等；机械并发症，如人工泵故障、氧合器故障、恒温水箱故障、空气栓塞等。

第五节　ECMO并发症的护理与管理

ECMO过程中的并发症主要分为ECMO设备耗材相关并发症和患者相关并发症。

一、ECMO设备耗材并发症

（一）膜肺功能障碍

膜肺功能障碍是ECMO常见的耗材并发症，主要表现为气体交换功能下降、膜肺内血栓形成、血浆渗漏等，随着ECMO辅助时间的延长，膜肺功能障碍是无法避免的。其主要护理措施如下。

1.每班观察氧合器有无血浆渗漏，膜肺内有无血栓形成；同时监测膜肺膜前、膜后血气，了解膜肺气体交换功能是否受损。监测膜前、膜后压力，动态了解跨膜压力变化以评估膜肺功能。检查膜肺气体通路，确保连接紧密。每日提高膜肺通气量2 min，吹出膜肺内冷凝水。

2.ECMO过程中慎用脂肪乳、丙泊酚等乳剂制品，以防阻塞膜肺。

3.若膜肺已不能维持正常气体交换而ECMO又不能终止的情况下，需更换膜肺。更换膜肺要求迅速，应避免在更换过程中患者病情发生变化。

（二）空气栓塞

ECMO是密闭性系统，若进入空气，不但会影响ECMO正常运行，甚至会导致ECMO停止。若气体跨过膜肺进入膜后管路，空气会直接进入肺循环或体循环，危及患者生命。空气栓塞并发症应以预防为主，尽早发现，迅速处理。主要护理措施如下。

1.每班检查ECMO环路各个接口处连接紧密，避免接口破裂或密闭不佳。

2.控制动脉血氧分压水平，避免血液中气相压力高于血相压力。

3.监测泵前负压，避免泵前负压超过-30 mmHg。

4.及时驱除进入系统的气体，如发现膜肺前有少量气体（< 50 ml），可打开膜前鲁尔帽，通过膜前过气不过水的装置将气体排出。当有大量气体进入时，需立即钳闭ECMO环路停止ECMO，重新对整个系统进行排气，排气完毕后大流量自循环再次核查接口连接紧密后，重新开始ECMO运行。

（三）离心泵故障

引起离心泵故障的原因包括断电、设备故障等。因此对ECMO机器要进行定期维护，降低设备发生故障的频率；同时在ECMO运行过程中定期观察设备运行状态，及时发现异常情况。常备替代设备或备用机器，以便在发生故障时进行更换。故障单元的更换，由医护技共同协作完成，此项操作列入平日模拟培训中，以便在真正发生故障时大家默契配合，快速解决问题。在ECMO运行过程中，手摇驱动泵应常备于ECMO主机旁，当设备发生不明原因设备故障，需立即使用手摇驱动泵维持ECMO的运转，保障患者呼吸循环功能温度，再排查机械故障原因，解决问题。

（四）蓄电池故障

ECMO机器运转使用交流电作为动力，当交流电断电后如何维持ECMO正常运转是非常关键的问题。通常ECMO主机自带蓄电池能在交流电断电后立即提供不间断至少2 h电力供应，但如果长时间未使用的蓄电池功能不能得到保障，会使ECMO停止运行，导致严重后果。因此蓄电池的保养维护是避免蓄电池故障的有效措施，应建立ECMO蓄电池保养维护记录单，每2年更换蓄电池。

二、患者相关并发症

在ECMO过程中超过2/3的患者都会出现不同类型的与ECMO相关并发症。

（一）出血

出血是ECMO过程中最常见的并发症，也是对ECMO患者威胁最大，最难处理的并发症之一。导致出血的主要原因包括：①ECMO运行中患者全身肝素化，血液和非生物表面的物质接触，血小板和凝血因子逐渐被消耗，出血风险逐渐增加；②ECMO建立前患者机体长时间处于缺血缺氧的状态；③外科手术后和ECMO血管插管处止血困难；④ECMO过程中的侵入性操作。一旦发生出血，抗凝方案需要及时进行调整，缩短出凝血时间。但如果抗凝不足，ECMO系统内形成血栓的可能性会增大，血栓形成又会影响ECMO正常运转，所以维持机体合理的抗凝状态十分重要。

1.预防出血。当ECMO启动后，应积极预防出血。①避免不必要的动、静脉穿刺，以及皮下和肌内注射、指尖血糖监测，抽取血标本应从已有的动、静脉通路中采取。②护理操作时注意对黏膜的保护，避免损伤出血，如吸痰、口腔护理时都需要动作轻柔，吸痰负压小于150 mmHg，可避免因负压过大而损伤呼吸道黏膜。建议在ECMO运行前安置鼻胃管或鼻肠管，以降低ECMO运行后再置管的出血风险。③按计划监测ACT、APTT、凝血常规、TEG、血常规等凝血指标，如发现异常，及时通知医生。④ECMO血管插管后，手术创面需细致止血，如发现创面出血可局部加压包扎、局部使用止血剂等措施促进止血。局部治疗无效时，可请外科医生协助进行创面缝扎止血；同时根据患者凝血指标的变化，补充相应的凝血因子促进止血。

2.出血患者护理。

（1）明确出血原因和部位，准确记录出血量。如留置针穿刺点、口腔黏膜等较小的出血或静脉出血可用加压包扎、加压压迫止血、填塞等方法止血，其中较长时间的局部压迫值得推荐。但如果是手术切口、胸腔出血、消化道等较大的部位出血，需要及时采取补充血液制品、降低抗凝指标、输注止血药物等措施，有助于对出血的控制。当压迫止血和药物控制无效时，可请外科干预止血。

（2）精准监测患者各项抗凝指标，特别是输血前后。如各项抗凝指标的变化波动较大，需要护士明确血标本采样时间和各项指标的动态变化过程。

（3）在纠正出血的过程中，及时监测患者血气、电解质的变化。如出现电解质紊乱、血气结果异常需及时上报，及时纠正。

（4）抗凝指标降低，ECMO环路形成血栓的风险增大。一旦ECMO环路内血栓影响膜肺效能，不能正常进行气体交换，此时应考虑更换整套ECMO套包。

（5）长时间出血得不到纠正或重要脏器的出血，如脑出血，应考虑提前终止ECMO。但一般不轻易做这样的决定，ECMO终止有可能直接导致患者死亡。

在ECMO护理工作中要避免护理操作失误所导致的出血并发症的发生，需要护士深刻理解该问题的重要性，降低出血风险。

（二）栓塞

ECMO辅助血液成分、抗凝不充分、患者长时间卧床、外周ECMO置管致下肢动脉静脉血流运行障碍等因素均可引起栓塞。在护理过程中应注意以下几点。

1.每班使用高亮电筒排查ECMO环路和膜肺内是否有血栓形成。如有血栓形成务必要标记血栓位置和大小，每班交接，关注血栓的变化情况。若血栓持续增大、增多，膜肺跨膜压差变大，膜前膜后血气改变明显，患者氧供氧耗不能维持，应考虑更换ECMO膜肺或更换整个ECMO环路。

2.常规每日血管超声筛查置管侧肢体动脉搏动、血运情况，及时发现血管内有无血栓形成。

3.加强对患者肢体主动或被动的功能锻炼。

4.关注实验相关检查结果，加强对ACT、纤维蛋白原、TEG、D-二聚体等出凝血的监测及反馈。

（三）感染

感染是ECMO运行期间严重的并发症之一，ECMO过程中严重感染多伴有器官功能衰竭，所以有效预防感染仍是ECMO重要的护理工作。导致感染的原因主要有：①长时间血管内插管，易诱发感染；②血液与非生物表面接触，导致全身炎性反应和机体免疫功能紊乱；③血液频繁与外界接触，增加血液被污染的机会；④患者自身抵抗力下降；⑤导管相关性感染，如尿管、气管插管等；⑥肠源性感染。

虽然ECMO患者导致感染的因素众多，但感染重在预防，护理措施包括以下几项。

1.环境管理。尽可能将患者安置于单间病房，实施保护性隔离，对进入该房间人员进行严格限制。该房间设备表面、床围栏、床头柜等物体表面用500 mg/L含氯消毒液每日擦拭3次，每日定时消毒房间内空气3次。

2.基础护理。使用洗必泰医用湿巾擦拭患者全身1次/日，尿管护理和会阴冲洗2次/日，如有可能尽早拔除尿管。口腔护理4次/日。

3.无菌操作。ECMO过程中各种操作都应遵从无菌原则，严格手卫生。对输液管道、微量泵、容量泵管道、三通每24 h更换1次。建议对ECMO患者采血使用动静脉血液保护管路密闭式采血，以避免血液与空气接触，降低血液被污染的机会。

4. ECMO插管处皮肤的护理。ECMO插管处用无菌敷料覆盖，没有明显渗血渗液，每3天更换一次，有明显渗血渗液时随时更换。

5.感染指标监测。每日监测患者血常规、C-反应蛋白、降钙素原等感染指标，了解有无贫血、感染指征。ECMO过程中变温水箱的使用，患者一般无发热，做好痰液、血液、尿液、胸水等病原学培养有助于提供治疗依据，及时调整抗生素方案。准点、足量输注抗生素，预防感染发生。

6.呼吸机相关性肺炎预防。有人工气道的ECMO患者吸痰应严格执行无菌操作，建议使用密闭式吸痰管，保持气囊压力在25~30 cmH₂O，持续声门下吸引，抬高床头30°，定时翻身拍背。ECMO期间保护性通气策略的运用，需要定期膨肺，以防止发生肺不张，必要时可使用纤支镜抽吸气道内分泌物。每日评估能否尽早拔除气管插管。

7.胃肠道管理。尽早恢复胃肠道功能，前期可进行滋养式喂养，待胃肠道功能恢复后建立肠内营养，可有效降低肠道菌群移位带来的感染，注意观察肠内营养后有无腹胀、腹泻等不良反应，避免误吸的发生。

8.增强患者抵抗力。根据患者需要提供营养支持，控制好血糖。避免机体免疫功能下降。

（四）溶血

ECMO过程中会不同程度破坏红细胞的完整性。ECMO溶血通常会随血流量的增加、支持时间的延长、血细胞比容（Hct）的增加而增加。造成溶血的原因有：①血液与非生物表面接触，改变了红细胞通透性，使红细胞寿命缩短；②ECMO环路内的剪切力导致红细胞被大量破坏；③负压抽吸静脉引血管，引起红细胞破坏；④ECMO系统动力泵对红细胞机械性损伤，导致红细胞完整被破坏。

护理中我们应该将造成溶血并发症的因素降低到最低程度，护理观察、措施如下。

1.缩短ECMO高流量辅助时间，监测血细胞比容变化，密切观察患者皮肤、尿液、巩膜颜色，发现异常及时通知医生，给予相应处理措施。

2.ECMO过程中监测静脉引血管负压不要超过−30 mmHg，密切观察ECMO运行情况，当发生静脉引血引流不畅时，降低ECMO转速和血流量，查找引血不畅原因，避免因引血管负压过度而导致红细胞破坏。

3.每日监测血红蛋白、游离血红蛋白浓度，做到早发现、及时治疗。

4.溶血严重时，可考虑更换ECMO套包，或中止ECMO。

（五）急性肾功能衰竭

急性肾功能衰竭是除ECMO出血外最常见的并发症，患者主要表现为：水肿、尿量减少，血肌酐、尿素持续升高，电解质和酸碱平衡紊乱。主要护理措施如下。

1.精确记录出入量，量出为入。对已有水肿的患者，可抬高水肿肢体，加强静脉回流，减轻水肿。

2.肾脏替代治疗的护理。ECMO过程中肾脏替代治疗（CRRT）包括血液滤过和透析。在此介绍完成ECMO患者CRRT治疗的两种方法。第一种：将CRRT机器并联在ECMO上，此方法优点是操作简便、快速，同时可避免CRRT穿刺置管带来的出血风险。但此方法受ECMO环路内压力影响因素较大，可能出现CRRT高压报警不能正常工作，增加CRRT环路内凝血的情况。我们在护理中应密切关注CRRT机器压力的变化，如有异常及时给予相应处理。第二种：单独穿刺植入CRRT插管，要避开ECMO置管处。此方法增加了出血的风险，对医生置管技术要求较高，同时也增加感染的可能性，增加了护理的难度。但此方法不受ECMO环路的影响，可顺利进行CRRT。

（六）电解质紊乱

ECMO运行期间多方面原因导致患者出现不同程度的细胞外液过多，脱水利尿剂的使用都是导致患者电解质紊乱的重要因素。护士应掌握电解质的正常值及意义，以及电解质异常对机体的影响。定期监测了解电解质变化情况，及时发现异常，通知医生及时处理。

（七）皮肤护理

ECMO运行期间患者一般处于镇痛镇静状态，没有能力进行自主活动，病情危重常伴随全身水肿，又因治疗需要大多处于被动体位，如长时间俯卧位等，是发生皮肤破损、压力性损伤的高发人群。因此保持皮肤完整性对预防ECMO相关并发症和改善患者预后意义重大。

护理上使用Braden压疮评估量表，从感知、潮湿、活动能力、移动能力、营养、摩擦力和剪切力六方面进行评估。根据评分高低给予有效的预防措施，避免压力性损伤的发生。主要护理措施如下。

1.保持床单平整、干燥、无渣屑。

2.每2 h翻身一次，合理使用预防压疮的减压贴，预防压疮。移动患者时多人协助，既保证ECMO环路安全又避免体位改变时拖拽患者，增加摩擦力。

3.每天用2%葡萄糖酸氯己定湿巾为患者清洁皮肤，保持皮肤清洁干燥。

4.为患者进行置管处换药时，动作轻柔，防止发生皮肤撕脱伤，可使用皮肤保护膜在皮肤表面形成一层保护屏障。

5.当患者需要长时间俯卧位时，合理使用U型枕，要做好颜面部、胸前区、髂骨、膝盖部等骨突出部位皮肤的保护措施。

6.ECMO导管所致的压力性损伤在临床也不少见。换药时，在导管下方垫无菌减压贴，可有效降低因ECMO导管所致的压力性损伤。

第六节　ECMO患者的转运

　　ECMO患者的转运根据转运地点的不同分为院内转运和院际转运。ECMO患者院内转运主要是各个科室之间的转运，包括急诊、ICU、CCU等；也包括各个功能科室之间的转运，如CT室、手术室、导管室等。

一、院内转运

　　1.转运目的：明确是需要转运到功能科室接受检查还是需要转入其他科室，通知接收科室做好接诊准备。

　　2.转运前准备。

　　（1）人员准备：转运人员至少包括2名医生、2名护士和1名呼吸治疗师。2名医生中，其中1名必须是ECMO医生。

　　（2）物资准备：按院内转运核查单进行准备（图13-2）。

姓名：	性别：	年龄：	床号：	住院号：
诊断：				

转运物资	☐ 转运呼吸机	☐转运急救箱	☐监护仪
	☐ 手摇泵	☐平车	☐氧气钢瓶2个（满瓶）
	☐ 耦合剂	☐管钳4把	☐电插板（3个）
	☐ 微量泵	☐负压吸引器	☐药物：
	☐ ECMO 蓄电池电量		

管道固定	☐ECMO 引血管	☐ECMO 回血管	☐尿管
	☐胃管	☐CVC	☐ABP
	☐其它：		

液体通道	☐ 有血管活性药：血管活性药及载液准备		
	☐ 无血管活性药：镇痛镇静药物		
	☐其它：		

转运前事宜	☐通知家属	☐相关医疗文件的签署	☐转运通道的准备
	☐目的地通知		

人员分配及分工	护士2人	1人负责患者 ECMO 管道、机器运行
		1人负责头侧 ECMO 管道、静脉通道
	医生2人	1人总指挥、
		1人负责 ECMO 机器转运、患者生命体征观察、
	RT 1人	气道管理 呼吸机运行、钢瓶氧气确认
	工人1人	确保路途无障碍、目的地的联系

图 13-2　ECMO 院内转运核查单

（3）转运中监护与配合：转运途中确保机器正常运行，ECMO管道不能扭曲、挤压、被牵拉，同时固定好ECMO插管防止意外滑脱。注意观察患者生命体征，发现患者生命体征发生改变，首先暂停患者转运，原地不动，排查原因立即处理；待生命体征平稳后再继续转运。中途乘坐电梯需要事先联系好，以免等待电梯耽误时间；因电梯空间狭小，要注意仪器设备和患者摆放，不要造成ECMO管道扭曲、打折，同时防止发生仪器设备碰撞，造成仪器设备损害。所有必要的急救物品和药物应随同转运，转运必须以患者安全为前提，多部门医护技共同配合协助完成。

二、院际转运

院际转运根据转运的距离分为当地转运、地区性转运、长距离转运。150 km内的当地转运一般采用地面汽车转运；150~1 000 km内的地区性转运一般采用高铁或者直升机转运；大于1 000 km的长距离转运一般采用喷气式飞机转运。所以一旦需要进行ECMO转运，要综合考虑转运的可行性，既要考虑ECMO团队是否有安全转运的能力能、是否有安全合适的交通工具，又要考虑患者病情能否耐受转运过程、患者及患者家属能否承担转运风险等因素。目前中国轨道交通发展迅速，相对距离较远而又在轨道交通可到达区域，可联系相关部门和机构协调实现ECMO患者的高铁转运。航空转运需要有专业的救护飞行设备，受过培训的专业医护人员，符合航空使用的仪器设备，且花费昂贵，目前国内ECMO患者航空转运应用比较少。

（一）转运团队

1.ECMO医生。此医生一般有危重医学科工作背景，是这个团队的责任人。负责和转诊医院的沟通协调、患者病情的评估、转运计划的制订、转运路线的规划、与家属的沟通、ECMO的建立、转运途中对患者生命体征和仪器设备的监护。

2.血管外科医生。负责患者病情评估、血管筛查、ECMO置管，以及转运途中患者生命体征的监护。

3.体外循环师。根据各个医院情况不同，此角色也可由经过ECMO专业培训的护士担任。主要负责ECMO环路连接、预充，ECMO建立过程中与医生配合，转运途中ECMO运转的管理。

4. 护士。负责转运所需仪器设备的准备，转运途中对患者生命体征的监护，保障静脉输液、用药。

（二）转运实施流程

1.接到转运电话与转诊医院医生沟通，了解患者基本情况、病情发展过程、治疗方案、现阶段生命体征用药情况、呼吸机支持力度、患者CT、X光片、实验室检测结果等，综合评估患者是否需要ECMO支持，有无ECMO支持的禁忌证。

2.若患者无ECMO支持禁忌证，保持与转诊医院的联系，通知ECMO小组成员做好出诊准备。

3.转诊医院医生再次和患者家属签署医患沟通表，告知家属安装ECMO的必要性和风险，以及有可能的预后，同时说明ECMO和转运所需费用。如家属同意，立即安排人员、准备物资、联系交通工具。

4.出发前再次检查仪器设备能正常使用，特别注意要使用蓄电池设备的蓄电池有效电量，同时准备好外接电源线。将出诊物资单发送转诊医院，确认转诊医院已有设备，如超声机、手术灯、ACT仪和模块、血气分析仪等。如转诊医院没有需自行携带。通知本院接收科室留床。出发前告知转诊医院大约到达时间，并通知协助完成患者ECMO术前准备工作，如建立深静脉、备皮、动脉穿刺置管、合血等。

5.到达转诊医院。

（1）ECMO转运团队再次评估患者，确认患者ECMO适应证，如不需要ECMO支持，可将患者转运回本院，也可将患者留在原地治疗。

（2）如评估患者需要ECMO支持，ECMO医生再次与家属沟通讲明，签署"ECMO知情同意书"及"转运同意书"。

（3）小组成员各司其职：预充ECMO套包，确定ECMO置管方式，是否需要外科医生协助置管。

（4）安装完成后，根据情况就地观察患者和ECMO运行情况至少1 h，同时监测动脉血气分析、ACT等指标，待生命体征稳定和ECMO运行平稳后可以开始准备转运。

6.实施转运。

（1）准备转运前，制订详细的转运计划，再次明确团队人员的分工，转运团队总指挥由ECMO医生担任。

（2）整理好患者所有管路，暂时夹闭尿管等短时间内不会威胁到生命安全的管路，暂停胃肠减压。保证人工气道固定良好，转运呼吸机工作正常。确定静脉输液通路通畅，预估药品用量是否满足转运途中使用，备用药品及抢救用药准备好。再次确定ECMO置管缝扎固定稳妥，ECMO运行正常。将患者转移到担架，固定好所有仪器设备。转运到担架上再次确认患者生命体征平稳，仪器设备工作正常。

（3）转运至救护车上后首先将仪器设备合理放置，确认救护车内氧气供应正常、动力电源正常，再次核查静脉输液通路、ECMO插管和环路、ECMO主机、ECMO水箱、呼吸机、微量泵均工作正常，开放夹闭的各个管道，确定患者生命体征平稳。固定好使用蓄电池的设备连接动力电源、仪器设备，以防转运途中颠簸落下砸伤患者，损坏仪器。

（4）一切安置妥当后，在救护车上再次确认患者、仪器设备均无异常，才能出发。转运途中，密切监护患者生命体征、仪器设备、静脉输液用药情况。如发现异常，及时处理。

（5）到达医院前30 min，联系病房做好接收患者准备。到达病房后，做好患者交接。

（曹　淼）

第十四章

ICU 内可弯曲支气管镜的应用与护理

第一节 概 述

支气管镜检查及治疗是呼吸系统疾病患者管理中最常用的操作之一。支气管镜分为硬质支气管镜和软性支气管镜（即可弯曲支气管镜）。ICU患者的气道检查及治疗主要通过可弯曲支气管镜来实现。

一、可弯曲支气管镜的发展历史

1897年，德国的喉科专家Gustav Killian采用硬质食管镜作为直接支气管镜经喉部进入气道取出异物，这是历史上第一次支气管镜检查。1917年，美国的Chevalier Jackson报道了第一例硬性支气管镜下支气管内肿瘤切除，被认为是硬性支气管镜的先驱。接下来几十年里，硬质支气管镜一直是气道检查及治疗的标准工具。但是硬质支气管镜操作相对复杂，需要特殊的技巧，许多情况下还需要全身麻醉，所以硬质支气管镜的应用主要局限于耳鼻喉科、胸外科和专门的呼吸内科中心。直到1966年，日本胸外科医生Shigeto Ikeda才引进了可弯曲支气管镜（FB）。1970年，出于商业目的，Olympus公司推出了第一个可弯曲纤维支气管镜。到1980年，可弯曲纤维支气管镜才开始被传播到世界各地，成为一种常规气道检查和治疗方法。随着纤维支气管镜临床应用经验的增加，用于特殊诊断和治疗用途的不同类型的支气管镜被设计出来，其他学科如麻醉、儿科和重症医学等也逐渐意识到这种新技术的价值，临床需求越来越大。光纤技术和成像系统的改进促进了纤维支气管镜功能的进一步提升，可进行小型结构的分析和图像存储。带电池照明和集成监视器的纤维镜在ICU、睡眠实验室、病房和门诊都有很大用途。

1987年Pentax公司引进了视频支气管镜，这种支气管镜通过视频处理器，可以在监视器上跟踪图像和视频，存储在胶片和数据库中，然后打印出来。同时，视频和图像可以被直接整合到报告中，也可以在线传递给其他部门。如今的视频支气管镜已可以达到高清的图像质量，应用最为广泛（图14-1）。1996年支气管内超声（EBUS）被设计出来，为操作者加宽了视野。1999年，市场上推出了可通过可弯曲支气管镜活检通道的微型径向探针。随着对经支气管纵隔淋巴结实时穿刺（TBNA）需求的不断增加，2002年一种专用的超声内镜–EBUS–TBNA面世。如今，EBUS–TBNA检查已成为纵隔和肺部肿瘤分期的标准。

可弯曲支气管镜的最新革命是机器人支气管镜的引入，类似于目前的机器人手术，可以避免操作者技能的差异导致的检查或治疗结果的差别，操作更稳定，位置更精确。为了预防支气管镜灭菌困难导致的交叉感染，市场上推出了一次性视频支气管镜。

二、可弯曲支气管镜的分类和结构特点

根据成像系统的不同，FBs分为光纤、视频和混合式。纤维支气管镜携带第二纤维束，从仪器的远端采集图像，通过目镜可见。视频支气管镜使用的技术有些不同，它在远端使用了一个微型电荷耦合器件（CCD）芯片，从支气管树收集图像，并将它们传输到图像处理单元。混合式仪器使用了一个光纤成像系统，但也有一个CCD芯片将信息转换成数字格式。大多数现代的FBs使用视频技术，而更细的视频支气管镜是混合型。FB的近端是仪器的控制单元，它帮助操作者执行所需的操作来控制FB的远端尖端。FB远端尖端可向两个方向弯曲，前曲时可达180°，后曲时可达130°。除了这些控制，操作者还可以用手腕转动仪器的轴。一些新的FB还允许仪器的轴向旋转，而无需依靠手腕运动。

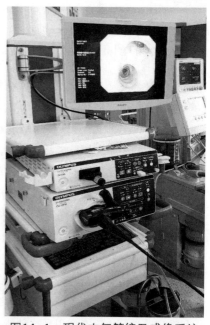

图14-1　现代支气管镜及成像系统

第二节 可弯曲支气管镜的临床应用

一、可弯曲支气管镜检查及治疗的适应证

由于可弯曲支气管镜的诊断价值、安全性和操作简便，它已成为一种标准的检查方法，门诊或住院患者可以在全麻或局麻下接受该检查，其临床应用越来越广泛。目前，这项技术被用于多种气道疾病、肺组织疾病以及纵隔疾病的检查及治疗，具体临床适应证见表14-1。

表 14-1 可弯曲支气管镜检查及治疗适应证

检查适应证	治疗适应证
不明原因的咳嗽、喘鸣或喉鸣	清理气道分泌物
声嘶和声带麻痹	移除气道异物
吸入性损伤	移出阻塞性气管内组织
咯血	恶性肿瘤/非恶性肿瘤治疗
纵隔占位	近距离放射治疗
上腔静脉综合征	激光治疗
间质性肺疾病	冷冻疗法
感染	电外科手术/氩等离子体凝固
肺叶不张	光动力治疗
胸腔积液	支架放置
肺移植	球囊扩张
胸部创伤	支气管肺泡灌洗
支气管造影	囊肿吸引
肺结节	脓肿引流
肺部占位和纵隔淋巴结肿大	肺叶不张
瘘（包括支气管胸膜瘘、气管食管瘘等）	病变内注射
确认气管内管道（包括气管内吸氧导管、	支气管镜下支气管胸膜瘘（BPF）关闭术
气管插管）的位置	严重哮喘的支气管热成形术
评估导管对气道的损伤情况	支气管基因治疗
气管支气管软化或狭窄	支气管镜下肺减容术（BLVR）
气管、气管支气管、支气管或残端吻合的	无侧支通气的异质性肺气肿的支气管内瓣
术后评估	膜置换术
持续性气胸	气道维护（填塞止血）
食道恶性肿瘤患者的评价	气管插管
头颈部恶性肿瘤患者的评价	科研用途等
痰液细胞学异常	
癌症治疗后的随访等	

2019年，中国专家在综合国内外相关文献的基础上，按照循证医学的证据等级，对成人可弯曲支气管镜检查术的应用相关研究证据进行了分级，就目前已发表的高质量文献的研究数据来看，最推荐将支气管镜检查应用于疑诊气管支气管、肺部肿瘤或肿瘤性病变，需要明确病理分型，或确定浸润范围及分期。

二、可弯曲支气管镜检查及治疗的禁忌证

可弯曲支气管镜技术应用至今，已积累了大量的临床经验，一般来说是安全的，无绝对禁忌证，但某些患者接受支气管镜检查或治疗时发生并发症的风险显著高于一般人群。可弯曲支气管镜检查和治疗的相关禁忌证，分为三类：绝对禁忌证、相对禁忌证和可能增加并发症发生率的情况（见表14-2）。成人诊断性可弯曲支气管镜检查术应用指南（2019年版）对可弯曲支气管镜检查的禁忌证做出了推荐，若患者合并急性心肌梗死、气道出血或出血高风险，其他病情特别危重的情况如严重的心律失常、心功能不全、颅内高压和妊娠时，应根据专家意见评估是否应该实施支气管镜检查及治疗，确有必要时应做好抢救准备。

表 14-2　可弯曲支气管镜操作的禁忌证

绝对禁忌证	相对禁忌证	可能增加并发症发生率的情况
操作期间严重低氧	恶性心律失常	患者不配合
血流动力学严重紊乱	不稳定的心脏状态	近期或不稳定心绞痛
急性支气管痉挛家属不同意	难治性低氧血症	不稳定的哮喘
	出血素质或严重的血小板减少（如计划进行活检）	中度至重度低氧血症
		高碳酸血症
		尿毒症
		血小板减少症
		肺动脉高压
		肺脓肿
		免疫抑制
		上腔静脉阻塞
		衰弱、高龄或营养不良
		最近使用了氯吡格雷

第三节　ICU内可弯曲支气管镜检查及治疗的应用

可弯曲支气管镜的易用性、安全性和便携性使可弯曲支气管镜检查及治疗成为ICU内最常见的侵入性操作之一，床旁支气管镜操作显著增强了呼吸系统疾

病诊断和治疗能力。可弯曲支气管镜作为一种有创操作，实施前要对患者进行详细的评估，判断患者是否具备并发症和禁忌证，操作过程中要注意患者的舒适性，了解潜在并发症，并制订并发症管理预案。

一、支气管镜检查及治疗过程中患者的病理生理变化

多数ICU患者都合并呼吸和（或）循环衰竭，支气管镜检查及治疗是一种侵入性操作，可引起或触发一系列与呼吸力学、气体交换和血流动力学有关的病理生理后果。了解支气管镜操作过程中患者的病理生理变化，对于降低危重患者操作过程中的并发症发生率至关重要。

1.支气管镜型号和气道大小。在非插管患者中，5.7 mm外径的支气管镜仅占气管总横断面积的10%，因此，操作过程中产生的气管内压力与未使用支气管镜的患者相似，吸气期间-5 cmH₂O，呼气期间+3.5 cmH₂O。然而，通过气管插管或气管切开管行支气管镜操作时，吸气和呼气时分别产生-10 cmH₂O和+9 cmH₂O的压力。因此，支气管镜直径及它与气道直径的关系在引起插管患者气道阻塞中起着重要作用。支气管镜检查时气道压力升高与气管内径及支气管镜外径有关。外径为5.7的支气管镜占9 mm气管插管的40%，占8 mm和7 mm气管插管的51%和66%，说明气管导管直径越小，在支气管镜检查及治疗过程中对气流的阻碍越多。狭窄的人工气道会降低支气管镜的可操作性，同时损害患者操作过程中的通气效果。临床实践中，为了能够顺利推进支气管镜，同时保持足够的通气，气管插管型号越大越好。

如果使用的是5 mm外径的标准可弯曲纤维支气管镜，可接受的保持通畅的最低气道横截面积为40 mm²，气管插管型号应该至少8 mm才能维持一个适当的每分钟通气量，同时气压伤风险最低。一般建议使用内径至少比支气管镜外径大2 mm的气管插管，而不会考虑选择更细的支气管镜。因为支气管镜越细，吸引效果越差。

2.对肺部力学的影响。在支气管镜检查和治疗过程中，肺部力学会发生明显变化，表现为多个监测指标的异常。多数指标在治疗完成后即可恢复正常，而另一些指标的异常可能会持续很长时间。

（1）气道阻力。由于气道阻力与气管半径的四次方成反比，支气管镜对气道的阻塞会导致Raw显著增加。在气管插管机械通气的患者，其Raw的增加会影响吸气峰压、呼气末正压和PEEP以及输送给患者的潮气量，可能导致操作过程中通气量下降、低氧以及二氧化碳潴留等后果。

（2）气道峰压和呼气末正压。当患者在容积控制模式下通气时，支气管镜检查过程中Raw的增加将导致Ppeak和PEEP的增加。这些压力变化增加了气

压伤、内源性PEEP形成和血流动力学不稳定的风险。压力控制模式通气时，气管镜操作对压力影响不大，但可能使输送的VT显著下降。支气管镜检查时，由于呼气流量受阻和呼气时间不足，会导致PEEPi的产生。支气管镜通过一个8 mm的气管插管时，PEEP通常保持在20 cmH$_2$O以下。有研究发现，支气管镜通过7 mm气管插管时，可能产生高达35 cmH$_2$O的PEEPi。说明，气管插管尺寸越小，可能产生的PEEPi水平越高。

（3）潮气量。支气管镜堵塞气道，Raw增加，直接导致VT下降。如果呼吸机设置了高压限制，当气道压力达到了压力限制值，呼吸机会立刻切换到呼气，导致VT进一步减少；同时，气管镜的气道吸引过程也会导致输送VT减少，吸引一次，可有200～300 ml VT丢失；还有一部分VT的丢失来自气管导管上连接的便于支气管镜插入的螺纹管接头。这些原因导致的通气不足在操作完成之后会很快消失。

（4）肺顺应性。支气管镜操作时，负压吸引、穿刺以及肺泡灌洗等因素会导致肺泡塌陷，气道肺组织损伤出血以及气道肺组织内含水量增加，从而使肺顺应性显著下降。尤其是肺泡灌洗操作时，大量的盐水进入肺泡，不仅增加了肺泡内的水含量增加，而且冲洗出了大量的肺泡表面活性物质，肺泡更易塌陷。对于那些肺顺应性已下降的患者，如ARDS、肺炎、肺不张等患者，接受支气管镜操作时，要警惕肺顺应性进一步下降带来的巨大风险，将显著高于一般患者。

（5）功能残气量。支气管镜置入气道后，Raw明显增加，患者需要的呼气时间延长，患者呼气不完全，可能导致功能残气量增加。

（6）气体交换的影响。由于气道部分阻塞而引起的短暂性气体交换受损是支气管镜检查中最常见的问题之一。这主要是由于肺容量和功能残气量的减少导致的肺泡塌陷。另一个机制是操作刺激上呼吸道上皮下迷走神经受体引起的反射性支气管痉挛。负压抽吸不超过3 s和充分的表面麻醉可以最大限度地减少对这两种刺激的缺氧反应。

3.低氧血症。在危重患者中，低氧血症可能源于VT下降或频繁抽吸后肺泡内氧气消耗导致的肺不张，肺泡灌洗时生理盐水滴入后肺泡表面活性物质被冲洗出来导致的局部肺泡含水增加。操作过程中使用的镇静以及患者与呼吸机之间的不协调也可能导致低氧血症。

4.高碳酸血症。主要是由气道阻塞引起的低通气所致，不能通过增加呼吸频率和/或VT来补偿。大多数患者通常可以耐受高碳酸血症，不需要任何特殊干预。然而，对于有肺动脉高压和脑水肿的患者，则需要引起重视。高碳酸血症可引起急性和严重的肺血管收缩，从而导致肺血管阻力的进一步增加和肺动脉高压的加重。高碳酸血症还可引起脑血管扩张，加重脑水肿。

5.心血管系统的影响。支气管镜操作不直接影响心血管系统，但可引起心脏及血流动力学的显著改变。支气管镜操作对血流动力学的影响有多种因素：呼吸道机械刺激引起的交感放电反射，低氧血症和/或高碳酸血症导致的血管张力增加等。Ppeak的增加、PEEPi的产生和胸内压的升高可能会影响静脉回流和/或左心室的后负荷，导致心输出量下降。心率和全身血压的增加也可能是由于患者的恐惧、焦虑和不适引起的。大多数患者都能很好地耐受操作过程中的心血管系统的变化，但对于心功能受损、血压升高或颅内压升高的患者，可能不能耐受，从而产生严重后果。

二、ICU内支气管镜检查及治疗的适应证、禁忌证和并发症

如前所述，由于ICU患者病情危重，床旁支气管镜的操作风险和操作难度相较于门诊患者大，监护要求也更高，这使得ICU内气管镜操作的应用范围较门诊患者小，具体适应证见表14-3，包括气道管理、诊断及治疗相关适应证。ICU内支气管镜操作的禁忌证与门诊支气管镜操作的禁忌证类似，包括：①吸纯氧时，$PaO_2 < 60 \sim 80$ mmHg；②急性心梗或不稳定性心绞痛；③低血压，SBP < 90 mmHg；④严重心律失常；⑤已知的颅内压增高。这几种情况的患者接受支气管镜检查及治疗的风险明显增加，须慎重评估。

表 14-3 ICU 内支气管镜操作的适应证

气道管理	诊断	治疗
引导气管插管	气道检查	分泌物吸引
气管导管位置调整	呼吸道标本采集	气道阻塞的治疗
		异物取出
		引导经皮气管切开
		气道假体放置
		咯血的治疗

总体来说，支气管镜操作对患者来说是非常安全的。多项研究表明，在ICU（ICUs）进行支气管镜检查的并发症总发生率小于10%，主要并发症发生的风险在0.08%～2%之间，死亡率小于0.02%。并发症主要包括创伤性并发症、操作相关并发症和麻醉镇静相关并发症（见表14-4），其中，创伤性并发症是由支气管镜导致的机械性损伤。支气管镜作为异物，对气道产生了刺激和损伤，同时支气管镜放置于气道增加了通气的阻力，导致了一系列操作相关并发症的发生。麻醉过程中患者的呼吸和循环会发生一系列变化，可能导致并发症的发生。操作前对患者进行仔细评估，制订完善的操作计划和风险预案，操作过程

中持续对患者进行持续监测，可以大大降低并发症的发生率。

表 14-4　ICU 内支气管镜操作的并发症

创伤性并发症	操作相关并发症	麻醉镇静相关并发症
口咽、鼻咽、声带、声门结构或气道的损伤	支气管痉挛；喉痉挛；血管迷走神经性晕厥；恶心/呕吐；误吸；低氧血症；高碳酸血症；肺不张/塌陷；气道压力升高；出血；气胸；感染；心律失常；颅内压升高等	低血压、低通气；抽搐；循环衰竭；心律失常；呼吸停止

三、ICU内支气管镜操作的入路

根据有/无人工气道，可将ICU内患者分为无人工气道患者（包括氧疗和无创通气）、有人工气道患者（又分为有/无机械通气）。所有ICU患者均可接受支气管镜检查及治疗，但在对无人工气道的患者进行支气管镜操作时，必须评估氧合和通气的稳定性，以及镇静药物或手术本身导致呼吸衰竭的风险。

1.无人工气道患者的支气管镜操作。无人工气道氧疗患者的支气管镜检查可以经咬块或鼻腔进行。患者的氧气需求不高，并且不能有即将发生的呼吸衰竭或需要持续气道正压或双水平气道正压等无创通气。患者可以接受镇静和镇痛药物治疗。支气管镜操作者必须能熟练使用直接喉镜或支气管镜插管，以防出现呼吸衰竭。无人工气道氧疗患者接受可弯曲支气管镜的禁忌证包括：①呼吸频率＞30次/min；②预示着可能发生呼吸衰竭的辅助呼吸肌的使用；③氧疗情况下，PaO_2＜70 mmHg或SpO_2＜90%；④可能需要无创通气支持；⑤精神状态明显改变。满足上述禁忌证的患者都有病情进展，发生呼吸衰竭，需要无创通气甚至气管插管有创通气的高风险，不宜在呼吸支持不足的情况下接受支气管镜操作。

无创通气患者接受支气管镜检查及治疗前，一般应将连接界面换成口鼻面罩，某些口鼻面罩上面有可供支气管镜操作的开口，也可在面罩上连接一个可开口的直角螺纹管。无创通气患者的呼吸支持强度介于氧疗和有创通气之间，对呼吸支持的需求较高，而支气管镜操作过程中，漏气会显著影响呼吸机工作，患者镇痛镇静的深度又不能达到有创通气时的状态，操作本身对患者的刺激可能造成人机对抗，这些因素均可能导致患者病情发生恶化，所以对于高风险患者，不建议无创通气辅助下接受支气管镜操作。高风险患者是指：①休克（收缩压＜90 mmHg）或需要使用升压药物；②高血压（SBP＞180 mmHg）；③严重呼吸衰竭（pH值＜7.25，$PaCO_2$＞80 mmHg，PaO_2/FiO_2＜50 mmHg）；④4周内发生了急性冠状动脉综合征或不稳定心律失常；⑤凝血异常（血小板减少症＜30×10⁹/L，INR＜2）；⑥无创正压通气支持下SpO₂仍＜90%。

2.有人工气道患者的支气管镜操作。若患者的呼吸状态很差，同时支气管镜的检查或治疗对患者的治疗至关重要，那么应该在操作前建立人工气道，以保障患者安全通过支气管镜操作。有人工气道患者的支气管镜操作可通过气管插管或气管切开导管来完成，在人工气道和Y型管之间连接一个可开口的直角螺纹管，既能保障通气又能允许支气管镜通过。根据吸入通道的尺寸和支气管镜的整体尺寸，支气管镜可以被分为"诊断型"和"治疗型"，治疗型支气管镜更大，吸引通道通常＞2.8 mm，最适用于大量黏稠气道分泌物的引流。诊断型支气管镜通常更细，吸引通道也小。选择支气管镜的总体原则是支气管镜必须能很容易地通过气管插管内腔，同时允许气体呼出，以防止气体陷闭和PEEPi形成。需要注意的是，支气管镜越细，越容易进入气管导管，但是吸引通道也越小，从而限制分泌物的吸引能力。若气管导管尺寸不够，在操作前应换成型号更大的气管导管。

四、ICU内支气管镜操作的麻醉和镇静

患者的支气管镜操作可以在不镇静的情况下进行，但临床上一般都在镇静后进行支气管镜检查。镇静后，患者对支气管镜的耐受性会得到提升，发生不良反应的风险明显减低。危重症患者可能有发生与使用镇静药物相关的心动过缓、低血压和呼吸抑制的风险，因此必须对患者进行持续监测。苯二氮䓬类药物、阿片类药物、异丙酚和右美托咪定是支气管镜操作中最常用的镇静药物。在支气管镜检查前和检查中对患者进行气道的表面麻醉可以减少咳嗽，减少手术过程中所需的镇静剂量，通常使用利多卡因。对于插管患者，经支气管镜喷入1%利多卡因2.5~5 ml于气管支气管树;对于未插管患者，可以将利多卡因经上气道雾化吸入。但是也有研究提示雾化利多卡因对于气道的局部麻醉效果差、浪费大，且容易经睑结膜吸收发生不良反应，所以不推荐雾化利多卡因。鼻黏膜的麻醉可通过局部喷洒利多卡因或将利多卡因浸泡过的纱布塞入鼻腔或者将2%的利多卡因凝胶涂在鼻黏膜上来实现。

第四节 ICU内可弯曲支气管镜操作的监护

支气管镜检查是一种非常安全且并发症发生率低的操作。然而，如前所述，危重患者接受支气管镜的操作过程中和操作后，许多生理指标可能发生变化，从而导致一系列并发症的发生，如低氧血症、高碳酸血症、心律失常、低血压或高血压、支气管痉挛、肺水肿等。

一、可弯曲支气管镜操作前准备

1.人员准备。为保证ICU危重患者接受支气管镜检查的安全，患者的管理必须由一个经过专业培训的有足够经验的医疗团队来完成，这个团队一般由重症专科医生、重症专科护士和呼吸治疗师组成。操作前要严格认真评估患者的病情，确认适应证和禁忌证的情况，预计可能出现的并发症（通常是继发于患者潜在疾病的并发症，如进行性呼吸衰竭、循环衰竭、气胸和大出血等），并制订并发症管理预案，确保整个操作过程中患者病情基本稳定。

2.患者准备。患者家属必须知晓相关风险，并签署知情同意书。ICU患者一般在全身麻醉下接受支气管镜操作，需禁食8 h、禁饮2 h。若患者需要接受紧急支气管镜检查或治疗，未达到禁食时间的情况下，可以安置胃管行胃肠减压。

3.设备准备。包括支气管镜操作相关设备、呼吸支持设备、气管插管设备等。

4.药物准备。镇痛镇静药物，局麻药物和其他抢救用药等。

二、可弯曲支气管镜操作的监测指标

支气管镜操作时，对患者监测的程度和实际监测的参数取决于患者病情和疾病的严重程度。英国胸科协会发布了可弯曲支气管镜诊断指南，并建议所有接受支气管镜检查的患者在支气管镜检查前、中、后应反复记录心率（HR）、血压（BP）和脉搏血氧饱和度（SpO_2）。然而，基于ICU患者病情的严重程度和ICU的持续监护能力，建议对所有接受支气管镜操作的危重患者进行操作前、中、后的持续监测和记录。

1.基本监测指标。SpO_2测有助于发现低氧血症；HR的监测尤其是心电图的监测有助于发现心律失常；BP的高低可能提示患者需要调整麻醉药物用量，也可能提示需要中断操作或采取其他治疗手段（如补液）。

2.额外的监测指标。呼气末二氧化碳分压监测（$EtCO_2$）者经皮二氧化碳分压的变化可以反映动脉血CO_2分压变化，从而指导操作过程中患者通气的管理，对于某些需要严格控制CO_2分压的患者，如颅内高压、肺高压等患者，动态连续监测CO_2分压的变化非常重要，可以指导操作者根据情况选择是否暂停操作，调整参数或者镇静水平等。支气管镜检查时，呼吸机报警是很常见的。操作者通常会在操作前调整警报限值，但在操作过程中需实时观察呼吸机监测指标，并在操作完成后尽快将警报限值重置为支气管镜检查前的水平，所以视觉监控呼吸机（包括压力、容积、流速等指标以及呼吸机波形等）是必须的。镇静的监测也非常重要，应根据每个医院的标准化流程来实施操作期间的镇静，并调整药物的速度和用量等。

三、操作前安全性筛查

若计划实施支气管镜操作，医疗团队在准备工作完成之后，操作开始之前应进行严格的安全性筛查，以保证整个操作过程中患者病情基本稳定。安全性筛查的内容应包括：①持续氧饱和度监测；②血流动力学监测，每2～5 min/次；③持续心率和心律监测；④操作前增加FiO_2到100%，5～15 min；⑤麻醉和监护过程中的护理；⑥有呼吸治疗师管理呼吸机；⑦相应操作如灌洗的技术支持等。

四、操作后的监护

1.操作后的监护指标。大部分肺部情况较好的患者接受支气管镜操作后，高碳酸血症和低氧血症可以很快缓解，但有些患者可能会持续数小时；在支气管镜检查后需要继续监测这些参数。支气管镜检查后，由于镇静或增加镇静的残留作用，血压可能会下降，因此支气管镜检查后的血压监测也至关重要。其他各种呼吸参数通常会缓慢恢复到支气管镜检查前的水平，若支气管镜清除了分泌物，改善了肺泡通气，动脉CO_2分压可能会下降，就需要降低呼吸参数，若操作导致了肺泡塌陷或肺水增加，肺泡通气可能会下降，动脉CO_2分压可能会升高，那么可能需要调高呼吸机参数。因此，支气管镜检查后需要监测呼吸参数和动脉血气数小时。

2.操作后的安全性筛查。为持续监测并发症的发生，保证患者生命体征的稳定，应对患者进行支气管镜操作后的安全性筛查，主要包括：①将FiO_2降低到支气管镜检查前水平；②将通气参数重置，如果操作后呼吸功能改善，重新检查和调整呼吸机参数；③根据患者的临床情况和变化重新设置PEEP；④减少或停止镇静；⑤按需行血气分析；⑥根据情况安排胸片或超声检查。

3.操作后的其他护理要点。操作完成后，应密切监测患者的麻醉苏醒情况，尤其是无人工气道或无有创通气支持的患者，注意观察患者是否有上气道阻塞或通气不足的表现。有人工气道的机械通气患者按照之前的镇痛镇静目标来管理。一般情况下，应立即将患者恢复到之前的体位，机械通气患者注意床头抬高。若操作前将气囊充气超过安全气囊压力（30~35 cmH_2O），操作完成后重新调整气囊压力。操作完成后若患者有气道出血表现，密切观察患者气道出血量的变化，评估是否需要干预。由于穿刺或吸引导致的少量出血，可不积极处理，动态观察，出血量大时按照咯血的处理原则来处理。密切监测患者的生命体征、呼吸状态和神经精神状态等，以早期发现支气管镜操作的并发症，预防严重不良结局的出现。留置胃管的有创通气患者操作完成后一般就可以接受肠内营养，无留置胃管的患者在全身麻醉结束6 h后方可进食、饮水，以避免因咽喉仍处于麻醉状态而导致误吸。

第五节　可弯曲支气管镜清洗、消毒与职业防护

一、可弯曲支气管镜清洗与消毒

根据《2016年软式内镜清洗消毒技术规范》的要求和《成人诊断性可弯曲支气管镜检查术应用指南（2019年版）》的建议，ICU内可弯曲支气管镜用后的处理应按照标准流程来进行：取出支气管镜—初清洗—测漏—手动清洗—高水平消毒或灭菌—漂洗—储存；床旁完成前两步，然后将支气管镜运送到专门的内镜清洗消毒间（见图14-2）进行后续处理。现在已有专门的内镜清洗消毒机（图14-3），经床旁初清洗后可直接经内镜清洗消毒机完成消毒灭菌程序。

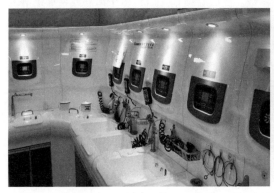 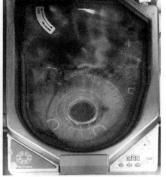

图14-2　内镜清洗消毒间　　　　图14-3　全自动内镜清洗消毒机

1.初清洗

流程为：①操作结束后，立即用蘸有酶洗涤剂的无绒布擦拭插入部；②将新的清洁剂倒入容器中，将支气管镜远端浸入在清洁剂中，按下吸引按钮，将洗涤液从工作通道吸入；③然后按吸引按钮吸水，冲洗工作通道，用湿润的无绒布擦拭插入部，清除支气管镜上所有的洗涤剂；④从支气管镜上取下吸引阀和仪器通道口盖子。

2.测漏

流程为：①将支气管镜完全浸入一个装有清水的容器中；②充分调整支气管镜弯曲部分的角度，以检测当橡胶被拉伸时，支气管镜外皮是否有渗漏；③不断来回调整弯曲部分的角度，同时检查是否有连续气泡产生；④大约30 s

后，将支气管镜从水中取出；⑤停止供气，将漏气测试仪与支气管镜分离，支气管镜中的空气会自动排出。

3.手动清洁

测漏通过后，应手动彻底清洁。目的是在支气管镜表面接触消毒剂之前清除所有的血液、分泌物和其他有机物质。所有的消毒过程，无论是手洗还是用清洗消毒机，都应该在彻底清洁后进行，未正确、彻底清洗的仪器不能消毒。清洁流程为：①将支气管镜浸入清洁剂中并彻底清洁；②使用制造商的清洁适配器，确保足够的酶清洁剂通过冲洗所有通道；③刷洗吸引和仪器通道，确保所使用的刷子与支气管镜匹配，并且刷毛的直径与通道的直径相匹配，不合适的毛刷不仅会使生物材料发生移动，也可能损害内部通道；④把支气管镜从酶洗涤剂盆里面移出，放到另一盆干净的水里面漂洗；⑤将支气管镜从水里取出；⑥用空气吹扫所有支气管镜通道，确保水被清除；⑦擦干支气管镜。

4.消毒

流程为：①将支气管镜的所有部分都浸泡在消毒剂中；②用消毒剂冲洗所有通道，直到远端无气泡流出；③确保支气管镜的所有部位都与消毒剂接触；④支气管镜应在推荐时间内保持浸没状态；⑤消毒时间到后，用空气冲洗通道；⑥将支气管镜从消毒剂内取出，用清水彻底冲洗；⑦将支气管镜从水中取出。

5.漂洗

将支气管镜放入装满无菌水的专用盆内浸泡。用足够的水彻底冲洗所有通道，清除所有高效消毒剂。

6.酒精冲洗

若消毒后用非无菌水冲洗了支气管镜，建议再用酒精冲洗。酒精冲洗有助于进一步消毒内镜，也有助于通道的快速干燥。然而，一些指南认为70%的酒精是固定剂，不推荐用其进行最终冲洗。在决定是否采用酒精冲洗之前必须仔细查看支气管镜制造商的说明书，了解其与支气管镜的兼容性。酒精冲洗流程为：①用酒精冲洗所有通道；②用空气冲洗所有通道；③用酒精擦拭支气管镜的外表面；④用无菌棉签干燥仪器通道口。

7.灭菌

大多数可弯曲支气管镜不能耐受高温（超过60℃），因此不能用热水或蒸汽消毒或灭菌。可采用环氧乙烷气体替代高温杀菌。实际临床工作中很少用环氧乙烷灭菌，因为它需要很长的处理和通气时间，并且对工作人员和患者有潜在的危险。

8.全自动内镜清洗消毒机

自动化的内镜清洗消毒机有助于确保所有支气管镜的清洁过程的标准化，并减少工作人员与消毒剂的接触。在此之前，仍然需要手动清洗插入部、吸入器/器械通道和器械尖端。

9.支气管镜配件的处理

尽量使用一次性配件。穿透组织的非一次性附件应该接受灭菌处理。

10.储存

支气管内储存柜（图14-4）的内表面应光滑、无缝隙，便于清洁和消毒，有柜门的设计，柜门关闭后通风良好，可以保持柜内干燥；容量足够大，可以允许支气管镜竖直放置，利于干燥。支气管镜的吸引通道盖子建议分开放置，不建议连接到支气管镜上，以防止密闭导致细菌滋生。

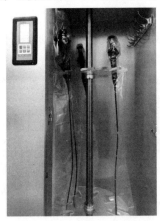

图14-4　内镜储存柜

二、职业防护

医护人员在支气管镜操作过程中和完成后对设备的处理过程中，会接触患者的呼吸道分泌物和气溶胶，感染风险高。操作完成后支气管镜的处理涉及锐器处理和消毒剂接触，也有可能对身体产生一定的危害。为尽量减少医护人员风险，建议做到以下几点。

1.在行支气管镜操作和用后处理过程中，医务人员应穿戴防护用具，包括隔离衣、口罩、护目镜和手套（建议使用不含滑石粉的手套）。

2.对确诊或疑诊多重耐药结核分枝杆菌感染或其他呼吸道传染病的患者进行支气管镜检查术时，医务人员推荐佩戴医用防护口罩。

3.小心清洗针状活检钳等锐利附件，防止医务人员刺伤，尽量使用一次性附件。

4.消毒间做好通风，避免消毒剂聚集。

（邓　妮　梁国鹏）

第十五章

重症呼吸治疗护理技术中的镇痛镇静管理

第一节　概　述

一、疼痛与疼痛管理

疼痛（Pain）是组织损伤或潜在损伤所导致的不愉快感觉和情感体验，也是机体逃避伤害、刺激的一种保护机制。疼痛给患者带来痛苦，引发一系列躯体症状，给患者的心血管系统、消化系统、骨骼肌肉系统、泌尿系统、免疫系统及心理行为带来不同程度的改变，如机体应激反应增高、呼吸浅快、交感神经兴奋、血小板黏附功能增强、胃肠道的蠕动和排空减缓、抑制炎症和免疫反应等，出现疲劳和定向力障碍，并且还可能留下精神创伤。疼痛管理是对患者疼痛进行评估和诊断，使用药物和非药物方法预防、减轻和消除疼痛的全方位的治疗与护理过程。

二、镇静与镇静管理

镇静（Sedation）指应用药物、精神和心理的照护与抚慰等措施，减轻焦虑、躁动和谵妄，使危重症患者处于安静状态，催眠并诱导顺行性遗忘的治疗方法，是ICU治疗最基本的环节。镇静管理是对患者进行评估镇静的必要性，在镇静治疗开始时明确镇静目标，定时、系统地进行评估和记录，通过调整镇静药物达到并维持所需镇静水平的过程。包括以下几个原则：①去除焦虑躁动原因，并首先使用非药物方法进行安抚；②实施有效的镇痛后再考虑镇静；③持续监测镇静程度，做到"无监测，勿镇静"；④根据患者情况，实施每日间断镇静或轻度镇静等策略。

三、呼吸治疗中镇痛镇静的目的和意义

重症医学的兴起与发展旨在为多器官功能障碍的非终末期重症患者提供全

面而有效的生命支持，以挽救患者的生命，并最大限度地恢复和保持患者的生活质量。呼吸治疗作为重症患者呼吸支持的手段，其重要性不言而喻。吸痰、气管插管、纤支镜检查等呼吸治疗往往会给患者带来较大的应激反应，从而增加患者的痛苦，甚至使患者因此躁动挣扎，危及患者的生命安全。因此接受呼吸治疗的重症患者在抢救生命、治疗护理疾病的过程中，还必须关注患者的痛苦与恐惧感，使患者不感知或者遗忘其在ICU的多种痛苦，并且避免使这些痛苦加重患者的病情或影响其接受治疗。

镇痛镇静治疗是特指应用药物手段以消除患者疼痛，减轻患者焦虑和躁动，催眠并诱导顺行性遗忘的治疗。对危重症患者进行镇痛镇静管理能将患者维持在一个相对舒适和安全的状态，并通过调节患者的代谢和以交感神经兴奋为主的神经内分泌活动，使其适应患病时期的循环灌注和氧合状态，减轻器官功能负担，促进器官功能恢复。因此，镇痛镇静应该作为接受呼吸相关治疗重症患者的常规治疗。对其进行规范的镇痛镇静管理可以确保患者安全，消除或减轻患者的疼痛及躯体不适感，减少不良刺激及交感神经的过度兴奋。同时提高人机协调性、让患者耐受有创操作，减轻或消除患者的焦虑、躁动甚至谵妄，防止患者无意识行为（如挣扎）干扰治疗护理；并帮助和改善患者的睡眠，诱导遗忘，减少或消除患者对其在ICU治疗期间病痛的记忆。从而降低患者的代谢速率，减少其氧耗氧需，使得机体组织氧耗的需求变化尽可能适应受到损害的氧输送状态，减轻各器官的代谢负担。

第二节　呼吸治疗护理中的镇痛镇静评估

护理行呼吸治疗的重症患者时，其镇静、镇痛治疗强调"适度"概念。恰当的镇痛镇静方案可有效减轻疼痛的不良影响，降低应激，缓解精神症状并可达到有益的遗忘，但过度的镇痛镇静因药物的副作用也可能会抵消给患者带来的益处，甚至增加患者死亡的风险，镇痛镇静的"过度"与"不足"都可能给患者带来损害，因此需要对重症患者的疼痛与意识状态及镇痛镇静治疗的疗效进行准确的评价。疼痛与镇静评估是一个动态过程，对疼痛程度和意识状态的评估是进行镇痛、镇静治疗的基础，也是合理、恰当的镇痛镇静治疗的保证。

一、镇痛镇静的指征

重症患者行呼吸治疗时，进行镇痛镇静的指征主要包括以下几个方面。

1.疼痛。重症患者由于各种监测治疗手段和接受机械通气、吸痰等呼吸治疗护理时会产生疼痛，疼痛导致机体应激、睡眠不足和代谢改变，进而出现疲劳和定向力障碍，导致心动过速、组织耗氧增加、凝血过程异常、免疫抑制和分解代谢增加等。疼痛还可刺激疼痛区周围肌肉的保护性，全身肌肉僵直或痉挛等限制胸壁和膈肌运动进而造成呼吸功能障碍。镇痛可减轻或消除机体对痛觉刺激的应激及病理生理损伤。

2.焦虑。重症患者由于自身病情、病房环境嘈杂（如仪器报警、人声呼喊和设备运行噪音）、高强度的医源性刺激（如治疗和护理）、与家属隔离等，会产生强烈的忧虑、不确定或恐惧感。镇痛镇静可减轻患者焦虑，保持患者舒适。

3.躁动。重症患者由于疼痛、焦虑、经鼻或经口的各种插管、失去支配自身能力的恐惧感等都会引起躁动，躁动可导致患者与呼吸机对抗、耗氧量增加、意外拔出身上的各种装置和导管，甚至危及生命。镇痛镇静可减轻或防止患者躁动，保障患者的呼吸治疗安全。

4.谵妄。重症患者因接受机械通气、缺氧、循环不稳定或神经系统改变等原因，可能出现谵妄症状，且长时间置身于ICU环境会加重谵妄症状。

5.睡眠障碍。由于疾病、高强度的医源性刺激、持续的噪音等原因，重症患者失眠或睡眠被打断极为常见，睡眠障碍和质量下降可能会延缓组织修复、降低细胞的免疫功能，且使患者感觉到更为焦虑、恐惧，甚至躁动，延缓疾病的恢复。在采用各种非药物措施后，若仍然有睡眠障碍，则需要结合镇痛和镇静治疗以改善睡眠。

二、评估工具

（一）疼痛评估

疼痛是一种主观感受，具有很大的个体差异性。因此，最可靠有效的评估指标是患者的自我描述，需要与患者直接进行沟通，根据患者主观感受来评估，常用的评估量表包括语言评分法、数字评分法、视觉模拟评分法和面部表情法。当患者在病情危重、较深镇静、麻醉或接受肌松剂情况下，常常不能主观表达疼痛的程度，此时患者的疼痛相关行为（运动、面部表情和姿态）与生理指标（心率、血压和呼吸频率）的变化也可反映疼痛的程度，最常使用量表判断疼痛和评估治疗效果，常用量表包括危重监护疼痛观察工具（CPOT）和行为疼痛评估量表（BPS）。

1.主观疼痛评估工具。清醒患者在进行吸氧、无创通气呼吸治疗时，适用以下主观疼痛评估工具。

（1）语言评分法（VRS）。语言评分法依次按照疼痛从最轻到最重的顺序，以0分（不痛）~10分（疼痛难忍）的分值代表疼痛的程度，由患者选择分值来量化自己的疼痛程度。

（2）视觉模拟法（图15-1）（VAS）。视觉模拟法采用一条100 mm的水平直线，两端分别定为不痛和疼痛难以忍受。由患者在最接近自己疼痛程度的地方画垂直标记，以此来量化疼痛的程度。

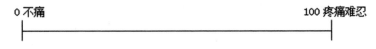

图15-1　视觉模拟法

（3）数字评分法（图15-2）（NRS）。数字评分法采用一条从0~10的点状刻度的标尺，0代表不痛，10代表疼痛难忍，由患者从上面选一个数字描述疼痛程度。

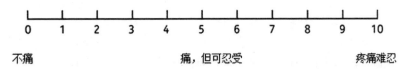

图15-2　数字评分法

（4）面部表情评分法（FPS）。面部表情评分法由6种面部表情及0分~5分构成，程度从不痛到疼痛难忍。由患者选择图像或数字来反映最接近疼痛的程度。

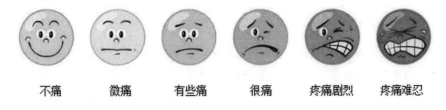

图15-3　面部表情评分法

2.客观疼痛评估工具。客观评估是指应用单维或多维的观察工具对患者进行疼痛评估。在2013年美国危重病医学会发布的镇痛、镇静和谵妄治疗指南中，推荐使用行为疼痛量表和重症疼痛观察工具作为ICU的疼痛评估工具。

（1）行为疼痛量表。行为疼痛量表（BPS）评估项目包括面部表情、休息状态、肌张力、安抚效果、发声（非气管插管患者）或通气依从性（气管插管患者）。每一项按0~2评分，总分为10分，数值越高说明疼痛程度越重，见表15-1。

表 15-1　行为疼痛量表

序号	项目	数值		
		0	1	2
1	面部表情	放松	有时皱眉、紧张或淡漠	经常或一直皱眉，扭曲，紧咬
2	休息状态	安静	有时休息不好、变换体位	长时间休息不好、频繁变换体位
3	肌张力	放松	增加	僵硬，手指或脚趾屈曲
4	安抚效果	不需安抚	分散注意力能安抚	分散注意力很难安抚
5	发声(非气管插管患者)	无异常发声	有时呻吟、哭泣	频繁或持续呻吟、哭泣
	通气依从性(气管插管患者)	完全耐受	呛咳、但能耐受	对抗呼吸机

（2）重症疼痛观察工具。重症疼痛观察工具（CPOT）是对于接受机械通气或有意识障碍的患者，可将根据其与疼痛相关的行为和生理指标来评价患者的疼痛程度，但应尽量避免不同观察者的主观影响。评估项目分为面部表情、运动、肌肉张力、呼吸机顺应性、发音五个项目。每一项按0~2评分，总分为10分，数值越高说明疼痛程度越重，见表15-2。

表 15-2　重症疼痛观察工具

项目	描述	分值
面部表情	放松，自然	0
	绷紧	1
	表情痛苦	2
运动	无运动	0
	保护动作	1
	不能停歇	2
肌肉张力	放松	0
	紧张僵硬	1
	非常紧张僵硬	2
呼吸机顺应性（插管患者）	耐受呼吸机或运动	0
	呛咳但能耐受	1
	人机对抗	2
发音（未插管患者）	正常语调讲话或无声	0
	叹气抱怨	1
	大哭或啜泣	2

注：总分0~10分，0分为无痛，分值越高疼痛越重，10分为最痛。

3. 婴幼儿疼痛评估工具

（1）早产儿疼痛评估工具。早产儿疼痛评估工具（PIPP）是由加拿大Toronto大学和McGill大学制定，用于特定评估早产儿的疼痛。包括孕周、行为状态、心率、氧饱和度、皱眉、挤眼和鼻唇沟7项评分标准，见表15-3。

表 15-3　早产儿疼痛评估工具

PIPP评分方法	指标	0分	1分	2分	3分
时间	孕周	大于或等于36周	32~35周	28~31周	小于28周
观察婴儿15 s	行为状态	活动/清醒	安静/清醒	活动/睡觉	安静/睡觉
		睁眼	睁眼	闭眼	闭眼
		面部运动	没有面部运动	面部运动	没有面部运动
观察基础心率	心率最大值	每分钟增加0~4次	每分钟增加5~14次	每分钟增加15~24次	每分钟增加25次或者更多
氧饱和度	氧饱和度最小值	减少0~2.4%	减少2.5~4.9%	减少5~7.4%	减少≥7.5%
观察婴儿30 s	皱眉	持续0~9%的时间	持续10~39%的时间	持续40~69%的时间	持续≥70%的时间
	挤眼	持续0~9%的时间	持续10~39%的时间	持续40~69%的时间	持续≥70%的时间
	鼻唇沟加深或者弯曲	持续0~9%的时间	持续10~39%的时间	持续40~69%的时间	持续≥70%的时间

（2）CRIES量表是由美国Missouri大学制定，用于评估32周以上新生儿至2个月患儿的术后疼痛。CRIES是由哭闹、氧饱和度、生命体征增加的值、面部表情和失眠5项英文的首位字母合成，适用于新生儿及婴儿术后疼痛评估。1~3分为轻度疼痛，4~6分为中度疼痛，7~10分为重度疼痛。＞3分应进行镇痛治疗，见表15-4。

表 15-4　CRIES 量表

项目	数值		
	0分	1分	2分
啼哭	无	高声	不可安抚
SpO_2＞95%时对FiO_2的要求	无	＜30%	＞30%
生命体征升高（与术前比较）	HR、BP无变化	HR、BP上升＜20%	HR、BP上升＞20%
表达	无	做鬼脸，面部扭曲	咕哝
不能入睡	无	间断性苏醒	经常苏醒

（3）FLACC量表。FLACC量表评分包括表情（Face）、肢体动作（Legs）、行为（Activity）、哭闹（Cry）和可安慰性（Consolability）。每一项内容按0分～2分评分，总分为10分，得分越高疼痛越严重。它主要用于评估2个月以上7岁以下小儿术后疼痛情况，见表15-5。

表 15-5 FLACC 疼痛评估量表

评分	脸	腿	活动度	哭闹	可安慰性
0	微笑或无特殊表情	放松或保持平常的姿势	安静躺着，正常体位，或轻松活动	不哭（清醒或睡眠中）	满足，放松
1	偶尔出现痛苦表情，皱眉，不愿交流	不安，紧张，维持于不舒服的姿势	扭动，翻来覆去，紧张	呻吟，啜泣，偶尔诉痛	偶尔抚摸拥抱和言语安慰后可以被安慰
2	经常或持续出现下颚颤抖或紧咬下唇	踢腿或腿部拖动	身体痉挛，成弓形，僵硬	一直哭泣，尖叫，经常诉痛	难于被安慰

注：总分0～10分，0分为无痛，分值越高疼痛越重，10分为最痛。

（二）镇静评估

重症患者理想的镇静水平是既能够保证患者安静入睡又容易被唤醒，在镇静治疗开始时就明确所需的镇静水平，定时、系统地进行评估和记录，并随时调整镇静用药以达到并维持所需的镇静水平。目前临床常用的镇静评分系统分为两类：一类是主观评价方法，包括有Richmond躁动镇静评分（RASS）、Riker镇静躁动评分（SAS）、Ramsay评分、肌肉活动评分法（MAAS）；另一类为客观评价方法，如脑电双频指数（BIS）、听觉诱发电位（AEPs）、患者状态指数（PSI）等方法。SAS和RASS是目前较为推荐的评分系统，接受了神经肌肉阻滞剂的患者不宜使用镇静的主观评价方法，需使用客观评价方法。以下是常用的镇静评分方法。

1. Riker镇静、躁动评分

Riker镇静、躁动评分（SAS）是根据患者7项不同的行为对其意识和躁动程度进行评分。对于机械通气需镇静的患者，将SAS评分维持在3~4分是较为适宜的，超过4分提示躁动，而低于3分提示过度镇静，见表15-6。

表 15-6　Riker 镇静和躁动评分（SAS）

分值	定义	描述
7	危险躁动	拉拽气管内导管，试图拔出各种导管，翻越窗栏，攻击医护人员，在床上辗转挣扎
6	非常躁动	需要保护性约束，并需要反复语言提示劝阻，咬气管导管
5	躁动	焦虑或身体躁动，经语言提示劝阻可安静
4	安静合作	安静，容易唤醒，服从指令
3	镇静	嗜睡，语言刺激或轻轻摇动可唤醒并服从指令，但又迅速入睡
2	非常镇静	对躯体刺激有反应，不能交流及服从命令，有自主运动
1	不能唤醒	对恶性刺激*无或仅有轻微反应，不能交流及服从命令

*：恶性刺激指吸痰或用力压眼眶、胸骨或甲床5 s。

2. Richmond躁动镇静评分

Richmond躁动镇静评分（RASS）通过语言及身体刺激来评估患者镇静水平，通常需将患者的镇静水平维持在−2分~0分是较为合适的，超过0分则提示躁动的风险增加，而低于−2分则提示镇静过深，见表15-7。

表 15-7　Richmond 躁动镇静评分（RASS）

分数	程度	描述
+4	有攻击性	有明显的攻击和暴力倾向，甚至对医务人员造成伤害
+3	非常躁动	试图拔出身上的管道或对医务人员很粗鲁
+2	躁动	频繁无目的地移动身体，人机配合不良
+1	不安	焦虑或忧虑，但体动不剧烈
0	清醒平静	清醒的自然状态
−1	昏昏欲睡	未完全清醒，呼之可睁眼，可以保持清醒超过10 s
−2	轻度镇静	呼之可睁眼，但保持清醒的时间少于10 s
−3	中度镇静	对声音刺激有反应但不能睁眼
−4	深度镇静	对声音刺激无反应，对身体的刺激有反应
−5	昏迷	对声音和身体刺激均无反应

3.Ramsay评分

Ramsay评分目前仍然是临床上使用最为广泛的镇静评分标准。分为0~6分，分别反映3个层次的清醒状态和睡眠状态。Ramsay评分简单易用，但缺乏特征性的指标区分不同的镇静水平，见表15-8。

表 15-8　Ramsay 评分

分数	描述
1	患者焦虑、躁动不安
2	患者配合，有定向力、安静
3	患者对指令有反应
4	嗜睡，大声呼喊，听觉刺激反应敏捷
5	嗜睡，大声呼喊，听觉刺激反应迟钝
6	嗜睡，无任何反应

4.肌肉运动评分法。肌肉运动评分法（MAAS）自SAS演化而来，通过7项指标来描述患者对刺激的行为反应，对危重患者也有很好的可靠性和安全性，见表15-9。

表 15-9　肌肉运动评分法（MAAS）

分值	定义	描述
6	危险躁动	无外界刺激就有活动，不配合，拉扯气管插管及各种导管，在床上翻来覆去，攻击医务人员，试图翻越窗栏，不能按要求安静下来
5	躁动	无外界刺激就有活动，试图坐起或将肢体伸出床沿。不能始终服从指令（如按要求躺下，但很快又坐起来或将肢体伸出床沿）
4	烦躁但能配合	无外界刺激就有活动，摆弄床单或插管，不能盖好被子，能服从指令
3	安静能配合	无外界刺激就有活动，有目的地整理床单或衣服，能服从指令
2	触摸叫姓名有反应	可睁眼，抬眉，向刺激方向转头，触摸或被大声叫名字时有肢体运动
1	仅对恶性刺激有反应	可睁眼，抬眉，向刺激方向转头，恶性刺激时有肢体运动
0	无反应	恶性刺激时无运动

5.脑电双频指数。脑电双频指数（BIS）是一种可以定量评估患者意识状态的客观监测手段，其通过测定和分析脑电信号的频率、波幅、频率与波幅之间的相位关系等指标，将代表不同镇静水平的各种脑电信号化为一个量化指标。BIS值是一个无单位数值，范围从0～100，85~100表示正常状态，65～85表示镇静状态，40～65为麻醉状态，小于40表示大脑皮层处于抑制状态，0表示完全无脑电活动。

第三节 呼吸治疗护理中的镇痛镇静治疗

需呼吸治疗的重症患者，其镇痛镇静应"以患者为中心"，强调早期、舒适，以镇痛为基础，最小剂量使用镇静药物并给予患者充分的人文关怀，即"eCASH"理念。在镇痛和镇静治疗前，应尽量明确引起患者产生疼痛及焦虑躁动等的原因，尽可能采用非药物手段（包括环境、心理、物理疗法）减轻或去除可能的影响因素。镇痛与镇静治疗并不等同，对于同时存在疼痛因素的患者，应首先实施充分有效的镇痛治疗，镇静治疗则在去除疼痛因素的基础上帮助患者克服焦虑，诱导睡眠和遗忘的进一步治疗。

一、镇痛治疗

（一）非药物治疗

疼痛的产生既有生理因素，又有心理因素。在实施药物治疗前，首先考虑非药物手段，设法去除疼痛诱因，尽可能去除或减轻可能导致患者疼痛或躁动的原因，如环境因素、体位因素等。积极采用心理治疗、物理治疗、改善环境等非药物治疗措施来减轻患者疼痛。非药物能降低患者疼痛的评分及其所需镇痛药的剂量。

（二）药物镇痛

1.常用镇痛药物

（1）阿片类药物：阿片类镇痛药包括吗啡、芬太尼、瑞芬太尼及舒芬太尼等。所有阿片类药物作用机制类似，都是通过与阿片受体结合来抑制中枢的疼痛反应，但不同药物在组织胺释放、用药后峰值效应时间、作用持续时间等存在较大差异。阿片类药物多通过肝脏代谢、肾脏清除，在用于老年或合并肝肾功能不全患者时要注意其副作用，主要不良反应包括呼吸抑制、血压下降、胃肠蠕动减弱和意识错乱等。阿片类药物间断肌内注射是一种传统的术后镇痛方法，临床上需反复注射给药，血流动力学不稳定的患者不推荐使用肌内注射，持续静脉用药常比肌肉用药量少，对血流动力学影响较小。

①吗啡：强效镇痛药，适用于严重创伤、烧伤、晚期癌症等所致的疼痛。对ICU中的患者常推荐静脉给药，药物作用时间较长。吗啡有呼吸抑制、增加平滑肌张力、颅内压升高等副作用，对呼吸功能受损、颅内压增高、支气管哮喘及肠梗阻等患者应慎用或禁用。

②芬太尼：强效镇痛药，镇痛效价是吗啡的100~180倍，静脉注射后起效快，作用时间短，对循环的抑制较吗啡轻，但重复用药可导致明显的蓄积和延时效应。快速静脉注射芬太尼可引起胸壁、腹壁肌肉僵硬而影响通气。对无人

工气道、支气管哮喘、高敏和重症肌无力患者应慎用或禁用。

③瑞芬太尼：强效镇痛药，由于其代谢基本不受肝肾功能影响，在ICU常用于短时间镇痛的患者，多采用持续输注。可出现恶心、呕吐、呼吸抑制等副反应，但停药后几分钟内即可消失，另外停药后可能出现疼痛过敏现象。

④舒芬太尼：强效镇痛药，镇痛作用为芬太尼的5~10倍，作用持续时间为芬太尼的2倍。舒芬太尼在持续输注过程中随时间剂量减少，但唤醒时间较瑞芬太尼延长。

⑤哌替啶（杜冷丁）：镇痛效价约为吗啡的1/10，大剂量使用时，可导致神经兴奋症状（如欣快、谵妄、震颤、抽搐），肾功能障碍者发生率高，可能与其代谢产物去甲哌替啶大量蓄积有关。呼吸抑制作用较弱，但成瘾性较强，所以在ICU不推荐重复使用哌替啶，一般用于床旁短小手术、清创换药等。

（2）非阿片类中枢性镇痛药：主要为曲马多。其镇痛强度约为吗啡的1/10。治疗剂量不抑制呼吸，大剂量则可使呼吸频率减慢，但程度较吗啡轻，对心血管系统基本无影响。适用于术后轻度和中度的急性疼痛和老年人镇痛。

（3）非甾体类抗炎镇痛药（NSAIDs）：包括对乙酰胺基酚等。可用于治疗轻度至中度疼痛，与阿片类药物有协同作用，可减少阿片类药物的用量。主要不良反应包括胃肠道出血、肝肾功能不全。在ICU镇痛中较少使用，主要用于缓解长期卧床患者的轻度疼痛和不适。

二、镇静治疗

（一）常用镇静药物

1.苯二氮䓬类。ICU常用包括咪达唑仑和劳拉西泮等，是较理想的镇静、催眠药物。其本身无镇痛作用，但与阿片类镇痛药有协同作用，可明显减少阿片类药物的用量。苯二氮䓬类存在较大的个体差异，高龄、肝肾功能受损者药物清除率减慢，故用药上须按个体化原则进行调整。苯二氮䓬类负荷剂量可引起血压下降，尤其是血流动力学不稳定的患者。反复或长时间使用苯二氮䓬类可致使药物蓄积或诱导耐药的产生，该药可能引起反常的精神作用。用药过程应经常评估患者的镇静水平以防镇静延长。氟马西尼是苯二氮䓬类药物特异性拮抗剂，但要慎重慎用。

2.丙泊酚。使用广泛的静脉镇静药物，高度脂溶性、起效快（1~2 min）、作用时间短（10~15 min），撤药后迅速清醒，且镇静深度呈剂量依赖性，镇静深度容易控制，临床上多采用注射泵持续缓慢静脉输注的方式。其具有减少脑血流、降低颅内压、降低脑代谢率的作用。

3.右美托咪定。兼具镇静镇痛功能，其可产生类似自然睡眠状态的镇静效果，易唤醒，谵妄发生率低，且无呼吸抑制作用，呼吸机撤机前不需要停药。主要副反应为心动过缓和低血压，小剂量输注和避免负荷量过大可减少副作用。

（二）镇静药物的使用

重症患者镇静的理想目标是使患者处于"安全与舒适"的状态，镇静治疗既要让患者处于恰当的镇静水平，满足患者舒适、临床监测与治疗要求，又要尽可能减少药物副作用。对重症患者，要根据患者的个体情况预先设定镇静目标，并且整个医疗护理团队需共同根据此目标及时调整镇静药物剂量，避免镇静不足或镇静过度。短期（≤3天）镇静，宜选择丙泊酚与咪达唑仑，二者产生的临床镇静效果相似。长期（>3天）镇静，丙泊比咪达唑仑苏醒更快，拔管更早。对重症机械通气患者，应用非苯二氮䓬类药物（右美托咪啶或丙泊酚）较苯二氮䓬类药物（咪达唑仑和劳拉西泮）的镇静策略更为可取。苯二氮䓬类药物为基础的镇静策略延长机械通气时间和ICU住院时间，并且增加谵妄的发生率，故建议在临床镇静实践中应尽量避免使用苯二氮䓬类镇静剂。镇静过程中要定时评估镇静状态，超过3天的持续镇静，为避免药物蓄积和药效延长，可在镇静过程中实施每日唤醒计划或进行目标导向的镇静方案，即每日定时中断镇静药物输注（宜在白天进行），以评估者的精神与神经系统功能状态。恰当的"每日唤醒"可减少用药量，缩短机械通气时间和ICU停留时间，但在唤醒时一定要严密监测，以防止患者自行拔出气管插管或其他装置，一旦唤醒即应重新镇静至镇静目标，以避免镇静状态波动导致患者躁动加剧、氧耗增加等风险。镇静药物的给予方式应以持续静脉输注为主，首先应给予负荷剂量以尽快到达镇静目标，然后给予维持量持续泵入。间断静脉注射一般用于负荷剂量的给予，以及短时间镇静且无需频繁用药的患者。肌内注射和经消化道给药则多用于辅助镇静效果。持续使用镇静药物治疗超过一周，可产生药物依赖性和戒断症状，因此在镇静药物停药时应该系统性的逐渐减少以防戒断症状。

第四节　呼吸治疗中的镇痛镇静护理与管理

一、镇痛护理与管理

重症患者的疼痛是在短时间内作用于机体组织的伤害性刺激所引起的，因此大多数属于急性疼痛且疼痛强烈，因此药物镇痛是用于危重症患者疼痛管理的最主要方法，也常配合非药物手段如环境管理、心理护理和物理疗法等来进行患者的疼痛管理。重症患者使用非药物的镇痛手段配合药物镇痛，能降低镇痛药物的使用量，减少并发症的发生。

（一）非药物镇痛的护理

1.经皮电刺激神经疗法。将特定的低频脉冲电流通过皮肤输入人体以治疗疼痛。

2.注意力分散法。通过使用音乐、对话、家属安抚等方法，转移患者对疼痛的关注程度以达到镇痛效果。

3.想象法。引导患者通过想象一些美好的情境而达到镇痛的效果。

4.深呼吸和放松法。引导患者先进行深呼吸，随后配合肌肉放松练习，放松法能使患者耗氧量下降，舒缓呼吸，降低心率血压和肌肉的张力。

5.抚触按摩法。抚触按摩可给患者带来舒适感，降低不愉快的感觉，亦可分散患者对疼痛的注意力而减轻疼痛感。

（二）药物镇痛的护理

1.熟悉镇痛药物的药理作用，遵医嘱正确用药。护士应熟悉常用镇痛药物的药理作用，如阿片类镇痛药的组胺释放作用可能使敏感患者发生支气管痉挛，故有支气管哮喘的患者宜避免使用。护士应严格根据医嘱正确给药，严格把握给药的时间间隔。

2.选择合适的给药方式。接受呼吸治疗的重症重患者的生理病理状态特殊，应根据患者病情选择恰当的给药方式，若使用口服途径，需考虑危重症患者的胃肠道功能是否减弱而影响药物吸收。若使用肌内注射途径，因危重症患者多有心输出量和组织灌注的改变，可影响药物的吸收。将镇痛药以微量注射泵为动力持续输注到患者体内，可带来长效而稳定的镇痛效果。

3.器官功能的监测。阿片类药物容易引起呼吸抑制，因此需密切观察患者的呼吸频率、幅度、节律、呼吸周期比和呼吸形式，对机械通气患者定期监测自主呼吸潮气量、每分钟通气量等；阿片类药物在血流动力学不稳定、低血容量患者更容易发生低血压，芬太尼对循环的抑制较吗啡轻，血流动力学不稳定、低血容量患者宜选择芬太尼镇痛；阿片类药物可抑制肠道蠕动导致便秘，并引起恶心、呕吐、肠绞痛及Oddis括约肌痉挛；大剂量吗啡可兴奋交感神经中枢，促进儿茶酚胺释放，肝糖原分解增加，使血糖升高；阿片类药物可引起尿潴留；另外阿片类药物还可以加强镇静药物，干扰对重症患者病情的观察，并在一些患者中引起幻觉加重烦躁。芬太尼快速注射可引起胸、腹壁肌肉强直；哌替啶大量应用时，可导致神经兴奋症状（如欣快、谵妄、震颤、抽搐）。非甾体抗炎药大量使用时会造成胃肠道黏膜损伤和消化道溃疡，严重者可致穿孔和或出血。非甾体抗炎药还具有可逆性肝损害作用，特别是对肝功能衰竭或营养不良造成的谷胱甘肽储备枯竭的患者易产生肝毒性。因此在使用镇痛药物的过程中，要注意监测与使用药物密切相关的如呼吸、循环、胃肠道等器官系统的功能，及时监测到其不良反应并通知医生及时处理。

4.密切观察药物效果。使用药物后，护士应观察药物的起效时间，可根据患者情况使用疼痛评估量表来评估镇痛效果。如果镇痛效果不理想，应及时报告医生，对药物进行调整。

二、镇静护理与管理

1.镇静前准备。在镇静前应尽量减少对患者的刺激，集中安排护理操作，需对患者进行约束时，应保持其肢体处于功能位并适时松解；对清醒患者，加强心理护理，安抚、鼓励患者，保持患者处于平稳的精神状态；尽量营造安静的环境，改善患者睡眠质量。对于有疼痛的患者，一定要先尽量采取措施解除疼痛原因并进行疼痛管理，重症患者疼痛剧烈，且一般的非药物镇痛常常难以有效，因此要进行充分的镇痛。

2.熟悉常用镇静药物的药理作用，遵医嘱正确用药。苯二氮䓬类可产生剂量依赖性呼吸抑制作用，通常表现为潮气量降低、呼吸频率增加，低剂量的苯二氮䓬类即可掩盖机体对缺氧所产生的通气反应，低氧血症未得到纠正，特别是未建立人工气道的患者须慎用。丙泊酚以脂肪乳剂为载体，长时间或大剂量使用应监测甘油三酯水平，并根据丙泊酚用量相应减少营养支持中脂肪乳剂供给量，脂肪代谢紊乱及必须应用脂肪乳剂的患者应慎用。

3.选择合适的给药方式和途径。镇静药物的给药途径以持续静脉输注为主，此外还包括经肠道（口服、肠道造瘘或直肠给药）、肌内注射等。咪达唑仑采用微量泵注射时，尽可能单独一路，不可与甘露醇一起输入，以防析出结晶或短时间内大剂量的镇静药进入体内。丙泊酚持续静脉注射时需专用的静脉内导管或经中心静脉给药，严格无菌操作，防止静脉炎的产生。由于丙泊酚是一种脂肪乳剂，有利于微生物的快速生成，打开安瓿后，应立即抽入无菌注射器并迅速给药。

4.器官功能的监测。苯二氮䓬类负荷剂量可引起血压下降，尤其是对于血流动力学不稳定的患者；老年患者、肝肾功能受损者药物清除减慢，肝酶抑制药也会影响其代谢。反复或长时间使用可致药物蓄积或诱导耐药的产生。丙泊酚单次注射时可出现暂时性呼吸抑制和血压下降、心动过缓；丙泊酚的溶剂为乳化脂肪，长期或大量使用应监测血脂。右旋美托咪啶由肝脏代谢，经肾排出，故肝肾功能障碍的患者应减少使用量。因此在使用镇静药物的过程中，要注意监测与使用药物密切相关的如呼吸、循环、胃肠道等器官系统的功能，及时监测到其不良反应并通知医生及时处理。

5.密切观察药物效果。使用药物后护士应观察药物的起效时间，持续评估患者的镇静程度。如果镇痛效果不理想应及时报告医生，对药物进行调整。严格控制输液速度，尽可能使用最小剂量持续泵入，在患者躁动加强时可先快速推注2~4 ml，然后维持镇静量。镇静策略中镇静不足患者会出现焦虑、躁动、与呼吸机对抗等；镇静过度会造成患者呼吸抑制、血压下降、肠麻痹等。因此，护士应配合医生实施恰当的镇静策略。间断镇静每日唤醒策略是指每日停用一定时间的镇静药物，唤醒患者。每日唤醒策略能打断镇静剂造成的神经-肌肉阻滞，避免呼吸机依赖、肌肉废用等情况的发生，而且为医生提供了评估患者病情、并发症和治疗效果的机会。在执行每日唤醒策略期间，应密切观察患者停用镇静药后的苏醒状况，一旦患者发生躁动等情况应采取保护、约束等措施确保患者安全。

6.撤药护理。当患者病情恢复，大剂量或较长时间使用镇静剂而可能产生生理性依赖时，需撤除镇静药物。护士应严格根据医嘱，有计划地递减镇静药剂量。撤药过程中应密切观察患者的反应，警惕患者出现戒断症状，保护患者安全。

7.健康教育。重视对患者相关知识的宣教，告知患者或其家属使用镇静剂时，能减少患者在机械通气时对呼吸机的对抗，增加舒适感，且苏醒迅速、完全，短期正确剂量使用对呼吸循环系统无明显影响，对术后切口的愈合也无影响。

8.加强基础护理。①确保安全：镇静时患者自我防护能力减弱甚至消失，护士应谨慎操作，确保患者安全。②做好呼吸道管理：深度镇静可导致患者咳嗽和排痰能力减弱，影响呼吸功能恢复和气道分泌物的清除，增加肺部感染机会。应定时评估呼吸道分泌物和肺部呼吸音情况。③预防压疮：患者自动调整体位的能力减弱或消失，应为患者定时翻身，预防压疮。④预防深静脉血栓：长时间制动、长时间神经肌肉阻滞治疗使患者关节和肌肉活动减少，并增加深静脉血栓形成的危险，应给予积极的物理治疗预防并保护关节和肌肉运动功能。

三、呼吸治疗相关操作中的镇痛镇静管理

重症患者在接受吸痰、气管切开、气管插管等呼吸相关治疗时常因为气管插管、镇静等原因无法进行主诉，因此需要根据其机体功能状态制订恰当的镇痛、镇静计划（个体化的镇痛、镇静计划），并且通过实时监测患者的镇痛、镇静深度调节药物用量，使镇痛、镇静计划顺利的实施，维持患者处于理想的镇痛、镇静状态。现对常见的几类呼吸治疗相关操作镇痛镇静管理进行概述。

（一）吸痰

对于重症患者来说，尤其是接受机械通气的重症患者，吸痰是常见的操作之一。研究表明吸痰操作会明显增加ICU术后机械通气患者的疼痛强度及疼痛发生率。因此，应在吸痰操作中通过适当的干预避免或者降低操作性疼痛。①选择粗细适宜的吸痰管，吸痰管外径一般不应超过气管导管的内径的1/2，吸

痰管过粗产生的负压过大，易造成损伤，引起患者疼痛，而吸痰管过细，产生负压小，又不能将痰液全部吸出。②吸痰时，吸痰管管插入深度超过气管导管1~2 cm即可，这样既不易发生堵塞又不易损伤气管黏膜，可较好避免引起患者疼痛。③掌握吸痰指征，避免过度吸痰给患者带来疼痛。当患者存在如下指征时给患者吸痰：患者咳嗽或有呼吸窘迫症；可在床旁听到痰鸣音；呼吸机气道压力升高报警；血氧分压或血氧饱和度突然降低。

（二）气管插管

气管插管是重症患者常见抢救手段之一，无论是插管过程，或者是气管插管拔管后，均可能导致患者产生疼痛，约有20%~60%插管术后患者会出现不同程度的咽痛、声音嘶哑、咳嗽，痰液难以咯出。因此，在气管插管操作过程中，以及维护过程中，也应通过一定技巧降低其操作性疼痛发生。

1.气管插管操作或维护中避免或降低疼痛的操作技巧

（1）气管插管操作时动作需迅速、轻柔、准确、保持气道通畅等，减轻患者的疼痛。

（2）正确熟练掌握气管内插管方法，选择适当的气管导管型号，正确摆体位，充分开放患者的气道，使患者的头部后仰，口、咽、气管基本重叠于一条轴线，增加插管的成功率，减轻患者痛苦。

2.减轻或预防ICU患者气管插管拔除后疼痛的方法

①保持气囊压力在合适范围，相应的咽痛分级也越高。随着气囊压力值的增高，较高的气囊压力作用于周围组织，气囊压力越高，造成黏膜缺血缺氧越严重，气囊压力越大，相应的咽痛分级也越高。因此在患者气管插管的过程中，应该严格控制气囊的压力大小，使其保持在合适的压力范围内。

②缩短带管时间。气管插管术后咽痛与气管插管在气道内留置的时间有关，气管插管在气道内留置时间越久，越容易引起咽痛的发生。所以临床上医务人员应该严格把控患者的带管时间，尽早拔出患者的气管插管。

③气囊放气完全。气管插管拔除时需要进行气囊放气，用注射器抽取放气可以快速、最大限度地抽尽气囊内的气体，使气囊干瘪，在拔除气管插管时降低通过声门及气道的阻力，减少对气道及声门声带的机械性损伤，可降低咽痛发生率及咽痛程度。

④适当的拔管方法。边拔边吸是指在拔除气管插管前，先吸尽气道及口咽鼻腔的分泌物，重新更换吸痰管插入气管插管远端开口以远1~2 cm，开放负压吸引，边气囊放气，边把吸痰管、牙垫及插管同时拔出。边拔边吸的方法对防止误吸无效，且可能引起声带损伤、出血、喉痉挛、声嘶、咽痛等并发症。据

《呼吸机相关性肺炎诊断、预防和治疗指南（2013）》建议使用带有声门下引流管的气管插管，拔管前先充分清除囊上分泌物，既可降低呼吸机相关性肺炎的发生，也可避免边拔边吸造成咽痛加剧。

⑤合适的拔管体位。平卧颈过伸位由于气道最大限度地开放，减少了气管插管在气道内的阻力，在拔除气管插管时比较平直地拔除导管，减轻对气道至咽部黏膜的损伤；而半卧位时，不利于开放气道，在拔管时气管插管容易损伤气道至咽部黏膜，加剧咽痛的发生。所以在进行气管拔出时应当选择平卧位来拔出患者的气管插管以减轻患者的疼痛感受。

（三）纤维支气管镜

支气管镜在重症患者的诊断和治疗上，具有重要不可替代的作用。但该操作可对患者产生强烈的刺激，特别是敏感患者容易出现精神紧张、恐惧、剧烈咳嗽、屏气、恶心、躁动及窒息感等不适，并可引起心动过速、血压增高、心律失常等，甚至有些患者因不能耐受而使检查中断。因此，对于行纤支镜检查的患者，其镇痛、镇静管理工作显得尤为重要。可通过以下方式加强管理。

1.合理选择镇痛镇静药物。镇痛药物宜选择阿片类受体激动剂，如芬太尼、瑞芬太尼、舒芬太尼及阿芬太尼等，此类药物作用强大、起效迅速、维持时间短、对心血管功能影响小，并能增加对呼吸道操作的耐受性。常用镇静药物包括咪唑安定、异丙酚等，咪唑安定相对安全、对呼吸影响小，异丙酚由于代谢快、停药后患者迅速清醒，也较常用。

2.加强镇痛镇静药物使用过程中的监测，避免并发症发生。

（四）机械通气

机械通气是重症患者最常见的呼吸治疗措施之一。保证机械通气的有效性、提高重症患者在接受重症医疗过程中的舒适性是ICU镇痛、镇静治疗的重要目标，也是提高机械通气患者安全性的必要措施之一。镇痛、镇静不足引起的躁动、人机不协调、意外拔管；镇痛、镇静过度容易引起的循环波动、胃肠道功能异常、脱机延迟，呼吸机相关肺炎的发生率增加等。因此，恰当的镇痛、镇静治疗是ICU机械通气患者安全性的重要保证。应针对不同的患者提出个体化的镇痛、镇静治疗方案，并采取可靠的镇痛、镇静评价手段并实施适时的评价与剂量调整；同时对镇痛、镇静并发症实施监测，提高镇痛、镇静治疗的安全性。

（杜爱平　王春燕）

第十六章
呼吸治疗中的营养支持与管理

第一节 概 述

呼吸治疗是一系列改善、维持、替代自主呼吸作用的技术手段的总称，主要包括氧疗和机械通气等。营养支持指在患者饮食不能获取或摄入不足的情况下，通过肠内、肠外途径补充以提供维持人体必需的营养素。营养支持方式包括肠内营养、肠外营养或两种共用，在保护脏器、减少并发症、控制感染及促进机体康复等方面起着重要作用。因此，呼吸治疗患者的营养支持尤为重要。

一、呼吸支持患者的代谢变化

呼吸支持患者代谢变化主要包括能量消耗增加、糖代谢紊乱、蛋白质分解代谢加速、脂肪代谢紊乱等。

（一）能量消耗增加

基础能量消耗（BEE）是指人体在清醒且极度安静状态下，不受肌肉活动、环境温度、食物和情绪等因素影响时的能量消耗值。静息能量消耗（REE）是指人体在卧床时的能量消耗值。一般情况REE约为BEE的1.1倍。呼吸支持患者能量消耗增加与代谢紊乱的程度、持续时间及危重程度密切相关。

（二）糖代谢紊乱

主要表现为糖异生增加与胰岛素抵抗。应激性反应下机体儿茶酚胺、甲状腺素、糖皮质激素与胰高血糖素分泌增加，糖异生作用更加明显，肝脏内葡萄糖的生成速度增加。同时，胰岛素分泌减少或相对不足，机体对胰岛素的敏感性下降，组织摄取与利用葡萄糖减少，呈现胰岛素抵抗，最突出的表现是引发高血糖。

（三）蛋白质分解代谢加速

呼吸支持患者由于高代谢状态，蛋白质分解增加，合成不足，尿氮排出增加，可表现为明显的负氮平衡。

（四）脂肪代谢紊乱

间接能量测定显示，危重症患者糖类物质的氧化率下降，脂肪成为供能物质成分，脂肪的氧化率增加。

二、呼吸支持与营养支持的关系

一个功能健全的呼吸系统能够使机体获得足够的氧以满足细胞从大量营养物质中获取能量的需要，同时有助于清除代谢废物。而充足的营养能够保证呼吸器官、骨骼肌肉、相关的神经、循环以及免疫系统的正常生长发育。

营养不良与呼吸系统疾病之间的关系早已得到公认。营养不良的负面影响涉及肺部结构、弹性及功能，呼吸肌数量、强度及持久力，肺部免疫防御机制以及呼吸运动的控制。例如，蛋白质和铁缺乏造成的血红蛋白降低会削弱血液的携氧能力。血清钙、镁、磷、钾水平的下降会在细胞水平上削弱呼吸肌的功能。低蛋白血症引起的胶体渗透压降低会导致体液从血管中进入组织间隙，加重肺水肿的发生发展。表面活性物质的减少会导致肺泡萎陷，从而增加呼吸做功。肺部的支持组织主要由胶原组成，后者的合成需要抗坏血酸，即维生素C。正常气道黏液是一种含有水分、蛋白及电解质的物质，它的合成需要充足的营养摄入。研究表明，对于呼吸系统疾病患者来说，能量摄入不足所造成的体重减轻与不良预后显著相关。营养不良会导致呼吸系统住院患者的住院时间延长，并增加其并发症的发生率和死亡率。

三、呼吸支持患者营养风险筛查与监测

当呼吸系统无法行使其功能时，将采用呼吸支持技术给予患者氧气治疗，主要包括：氧气疗法、机械通气和体外生命支持等。此时，患者可出现高分解、高代谢状态。营养需求在这类患者中差别很大，主要取决于肺部基础病变进程、既往营养状况以及患者的年龄等。多数患者在此过程中会出现严重低体重。因此，尽早进行营养风险筛查并准确监测人体成分测量对患者的整个治疗过程尤为关键，常用的营养风险筛查评估量表及人体测量指标包含以下几部分。

（一）营养风险筛查

目前临床常用的营养筛查评估量表有NUTRIC评分、NRS2002营养风险筛查表、Stamp营养不良筛查量表、微型营养评价简表（MNA-SF）、PG-SGA评分工作表等，其中在成人患者中NRS2002营养风险筛查运用更为广泛。

（二）身长和身高

身高（长）是指头顶到足底的全身长度，是反映骨骼发育的重要指标。测量方式包括直接测量和间接测量，直接测量可以用身高测量杆或测距仪，个体必须能站立或平躺。间接测量包括用卷尺来测量膝高、两臂伸展距离或卧位身长等。

（三）体重

可以粗略估计总体的脂肪和肌肉储存。

（四）身体质量指数

身体质量指数（简称体质指数又称体重指数，BMI），是用体重（kg）除以身高（m）的平方得出的数字，是国际上常用的衡量人体胖瘦程度以及是否健康的一个标准。BMI值是一个中立而可靠的指标。

BMI计算公式为：**BMI=体重（kg）/身高（m）^{2}**

对成年人的BMI的标准分类法为：BMI < 18.5为低体重，25> BMI < 29为超重，BMI >30为肥胖。成年人的健康BMI值为18.5～24.9。

（五）体成分

体成分与其他评估指标一起可为个体的整体健康状况提供一个准确的描述。测量体成分的间接方法包括三头肌皮褶厚度、上臂肌围和上臂围。

1.三头肌皮褶厚度的测量。即肩峰和尺骨鹰嘴连线的上臂中点上1 cm处的皮下脂肪厚度。具体测量方法：①准备一根无弹性软尺，定位患者右侧上臂肩峰、尺骨鹰嘴（肘部骨性突起）部位，充分暴露被测部位，用油笔标记出右臂后面从肩峰到尺骨鹰嘴连线中点处；②用左手的拇指和食指，在标记的位点上1 cm处紧捏皮褶并上提；③右手握测径器，垂直于皮褶的长轴，并使测径器的刻度面向上，把测径器的尖端放在捏皮褶手指的远端约1 cm处；④在皮褶计指针快速回落后立即读数，连续测3次，取平均值，两次测量之间要间隔15 s以便压褶点恢复正常，在测量过程中拇指和食指要保持压力，记录以毫米（mm）为单位，精确到0.1 mm。

2.上臂围及上臂肌围测量技术。上臂围（MAC）是上肢自然下垂时，在上臂肱二头肌最粗处的水平围长。上臂肌围（arm muscle area，AMA）上臂中点的肌肉周径。其是反映肌蛋白量的良好指标，可以反映体内蛋白质的储备情况，与血清白蛋白含量密切相关，能够反映营养状况的好转或恶化。

3.生物电阻抗分析。生物电阻抗分析（BIA）是一种通过电学方法测定人体水分的技术。其原理是：将微弱的交流电信号导入人体时，电流会随着电阻小、传导性能好的体液流传。因此，瘦体组织比脂肪组织的导电性高而电阻抗低。与BMI或皮褶厚度，甚至与身高和体重测量比较，BIA是一种比较可靠的测量体成分的方法。测量时，将电极片分别贴附到患者的右手、右腕、右踝和右脚上，并使一个微弱电流通过身体。为了使测量结果准确，在测量之前应使身体水分充足。

4.双能X线吸收法。双能X线吸收法（DEXA）可以评估骨矿物质密度并能用于测量脂肪组织和非脂肪组织。DEXA的能量来源是一根包含能量波束的X射线管。能量丢失的量取决于光束经过的组织的类型，其结果就可以用来测定矿物质、脂肪和非脂肪组织。

（六）血浆蛋白测定

血浆白蛋白浓度可以受饮食中蛋白质摄入量影响，在一定程度上可以作为个体营养状态的评价指标。

（七）肌酐－身高指数

肌酐–身高指数是测定肌蛋白消耗量的一项生化指标。肌酐是肌酸的代谢产物（肌酸绝大部分存在于肌肉组织中，每百克肌肉约含肌酸400～500 mg），从肾脏排泄的肌酐量和体内肌肉量、体表面积和体重密切相关，不受输液与体液储留的影响，比氮平衡、血浆白蛋白等指标灵敏。在蛋白质营养不良、消耗性疾病和肌肉消瘦时，肌酐生成量减少，尿中排出量亦随之降低。

肌酐–身高指数（％）＝ 24 h实际排泄肌酐量（mmol）/ 标准24 h尿肌酐排泄量（mmol）× 100%

（八）氮平衡测定

氮平衡指氮的摄入与排出之间的平衡状态，包括正氮平衡、负氮平衡。氮平衡试验用于评估蛋白质在体内的代谢量和人体的生长、营养等情况。

氮平衡=24 h摄入氮量–24 h总氮丧失量

第二节　呼吸支持患者的营养支持与治疗

呼吸支持患者营养治疗的目的是满足患者对营养的基本需求，保持去脂体重，恢复呼吸肌的数量和强度，维持体液平衡，提高对感染的抵抗力，以及在不超出呼吸系统清除二氧化碳的能力范围内提供足够的能量使患者及早脱离氧疗和机械通气。营养支持的方式分为肠内营养（EN）和肠外营养（PN）。对于呼吸支持患者，选择的基本原则为：对于胃肠道有一定消化吸收功能者，首选肠内营养的方式，但在肠内营养补充不足时，可用肠外营养补足；如需要大量营养素的补充或希望在较短的时间内改善营养状况的呼吸支持患者，可选用肠外营养。

一、呼吸支持治疗患者的肠内营养

呼吸支持患者的肠内营养是指胃肠道具有消化吸收功能的呼吸支持患者，经胃肠道提供代谢需要的营养物质及其他各种营养素，以满足机体代谢需要的营养支持方式。其决定于呼吸支持方式、时间长短、精神状态与胃肠道功能。此方法费用相对较低，使用较安全，监护较易，并由于膳食的机械刺激与刺激消化道激素的分泌可加速胃肠道功能与形态的恢复，所以对于呼吸支持患者营养基本原则是"只要胃肠功能允许，应尽量采用经胃肠营养"。

（一）肠内营养的优越性

肠内营养比肠外营养更符合生理，充足的营养能够保证呼吸器官、骨骼肌肉、相关的神经、循环以及免疫系统的正常生长发育，同时有助于维持肠黏膜细胞结构与功能的完整性，促进肠黏膜细胞的增生、修复，维护肠黏膜屏障，减少肠源性感染的发生。手术或创伤后的呼吸支持患者，早期应用肠内营养可促进胃肠蠕动的恢复，减轻腹胀，防止肠黏膜萎缩，能预防创伤应激时易于发生的肠道菌群易位，降低感染率；可加速吻合口的愈合，促进内脏蛋白的合成，以及减少应激性胃肠道出血的发生率。

（二）机械通气患者营养支持的评估

呼吸支持患者营养评估的目的是为了制订合理的护理计划和措施，而营养相关护理措施要根据每个患者的具体情况，针对已确定的预期结果和个别需要有目的地制订。

1.营养状态评估。准确评估机械通气患者的营养状态，包括一般评估、人体测量、实验室测定（肝肾功能、电解质、血糖、尿素氮、血清肌肝以及甘油三酯）和生物电阻抗测定。

2.肠内营养需要量的计算。个体的营养需求因目前和既往的营养状况而异，管饲不足和过量都是有害的。呼吸衰竭时，应用机械通气建议热卡供应量为每日105 kJ/ kg。长期机械通气的患者输入热量达静息能量消耗量（REE）的1.8倍时可明显增加二氧化碳的生成。而高热量输入的机械通气患者，自主呼吸的次数增加与二氧化碳的生成量呈正相关，因此过多的热量摄入也同样会导致呼吸肌疲劳。

所需总热量的计算方式有多种，包括Harris 2Benedict公式、Hamwi公式、Ire-ton-Jones公式、Kleiber and L iu公式、Penn State公式及间接测热法等，也可按体重（kg）计算。其中Harris-Benedict公式最常用，正确估算每天的基础能量消耗（BEE），再乘以相应的应激因子（系数）即每日的能量消耗（EE），也可直接用代谢测定能量消耗。其公式为：

总能量=基础能量消耗量（BEE）×校正系数（男性1.16，女性1.19）×1.1×1.2

其中1.1是为纠正患者体重下降而增加的量，1.2为卧床时的活动系数；对于机械通气患者来说，由于能量消耗的增加，应乘以一个校正系数C（男性1.16，女性1. 19）。但就准确程度而言，间接测热法是目前决定患者能量需求的最好方法，其基本原理是测定机体在一定时间内的耗氧量和二氧化碳的产生量来推算呼吸商，根据相应的氧热价间接计算出这段时间内机体的能量消耗。但此法需测出一定时间内氧的消耗量，计算过程相对较复杂，临床实际应用较少。若是按体重计算，总能量的需求在危重症患者的早期是轻度升高的，目前推荐危重患者第1周所需的热量为每日105 kJ /kg，待病情稳定后再适当增加能量补充。目标量输入达每日126～147 kJ/kg。

3.三大营养物质的搭配。三大营养物质成分配备比例应根据患者的病理、生理特点进行调整。由于碳水化合物呼吸商最高，如果以此作为能量的主要来源，会消耗氧气及产生大量的二氧化碳，增加通气负担，所以降低膳食中的碳水化合物比例，可减少机体二氧化碳的产生。脂肪具有较低的呼吸商，故主张机械通气患者采取高单不饱和脂肪酸低碳水化合物饮食，其比例为：碳水化合物＜50%，脂肪25%～35%，蛋白质15%～25%，患者处于高分解代谢时，蛋白质增加至20%～25%。同时，需补充谷氨酰胺及其他的营养素，如电解质、维生素、微量元素等。通常糖类占28%、脂肪占55%、蛋白质占17%，可明显降低二氧化碳，有利于患者肺功能的恢复。

4.给予肠内营养的时机。大多数有创呼吸支持的患者在疾病发生之初，肠道黏膜萎缩，消化液分泌减少，早期给予肠内营养可以逆转或减轻这种初始阶段的肠萎缩。但随着病情的发展，出现肠道血流减少、肠道菌群失调、肠壁通透性增加、细菌和内毒素移位，此阶段称为"屏障衰竭"，此时肠内营养不仅无效，而且可能有害。

现有的绝大多数研究亦证明机械通气48 h内行肠内营养是可行、有效、经济的。2003年，《加拿大机械通气患者临床营养指南》建议，应在患者入住ICU后24～48 h内开始给予肠内营养。但机械通气患者早期可能存在血流动力学不稳定等情况，对肠内营养的实施较为困难，且易导致并发症增加。因此，在早期应用肠内营养时应充分权衡其利弊。

（四）呼吸支持患者肠内营养支持途径及分类

1.根据供给方式分类。按照供给方式，呼吸支持治疗患者肠内营养的途径有口服和经导管输入两种。口服适用于意识清醒的吸氧患者、无创呼吸机患者及极少数气管切开者。口服的肠内营养制剂要求等渗，口服剂量应满足营养素的需要并纠正过去的缺乏。经导管输入适用于上消化道通过障碍的呼吸支持患者，根据患者情况可采用鼻胃管、鼻空肠管和经皮内镜下胃/空肠造瘘管等途径输注营养制剂。

（1）经鼻胃管：常用于胃肠功能正常的患者，是临床最常用的EN途径。其优点是操作简单、易行，缺点是可发生反流、误吸、鼻窦炎，并增加上呼吸道感染的发生率。

（2）经鼻空肠置管：优点在于喂养管通过幽门进入十二指肠或空肠，使呼吸支持患者反流与误吸的发生率降低，降低呼吸机相关性肺炎发生，可增加患者对EN的耐受性；但要求在喂养的开始阶段营养液的渗透压不宜过高。

（3）经皮内镜下胃造瘘（PEG）：是指在内镜引导下将营养管置入胃腔，经腹壁切口引出导管，并固定于腹壁。其优点减少了鼻咽与上呼吸道感染，可长期留置，适用于昏迷、食管梗阻等长时间不能进食，而胃排空良好的呼吸支持患者。

（4）经皮内镜下空肠造接（PEJ）：是在内镜引导下行经皮空肠造瘘，将喂养管置入空肠上段，其优点除可减少鼻咽与上呼吸道感染外，还减少反流与误吸的风险，在喂养的同时可行胃十二指肠减压，并可长期留置喂养管，尤其适合于有误吸风险及需要胃肠减压的呼吸支持患者。

各类肠内营养通路各有优点与缺点（表16-2）。临床上，常根据管道留置时间长短，以及是否存在高误吸风险的评估来决定肠内营养通路的选择（图16-1）。

表 16-2　肠内营养通路及特点

肠内营养常见通路	特点
经鼻胃管	最常用，操作简单、易行，但可能发生反流、误吸、鼻窦炎；颅底骨折、食道损伤的患者操作时要谨慎
经鼻空肠管置管	喂养通过幽门进入十二指肠或空肠，降低反流与误吸，耐受性增加，但置管有难度，并且管腔小容易堵管
经皮内镜下胃造瘘（PEG）	在内镜引导下行经皮胃造瘘，减少上呼吸道感染，可长期留置
经皮内镜下空肠造瘘（PEJ）	除可减少上呼吸道感染外，还减少反流与误吸的风险，可长期留置

2.根据供给次数和动力方式分类。呼吸支持患者管饲营养可分为一次性推注、间歇性重力滴注、连续性经泵输注。根据肠内营养液的性质、喂养管的类型、管道尖端的位置及营养素的需要量决定供给方法。

（1）一次性推注：将营养液用注射器缓慢地注入喂养管内，每次不超过200 ml，每天6~8次。该方法操作方便，但易引起腹胀、恶心、呕吐、反流与误吸，临床一般仅用于胃肠动力较好的呼吸支持患者。

（2）间歇性重力滴注：将营养液置于营养瓶/袋中，经输液管与喂养管连接，借助重力将营养液缓慢滴入胃肠道内，每天4~6次，每次250~500 ml，输注速度为每分钟20~30 ml，但临床由于吸痰、变换体位等因素导致输注速度较难把控。

（3）连续性经泵输注：适用于各种肠内途径喂养的患者，其特点为模拟肠道蠕动，可减少相关并发症发生，是目前临床推荐的EN输注方式。开始输注时速度不宜快，浓度不宜过高，让肠道有一个适应的过程，可由每小时40~60 ml开始，逐步增至100~150 ml，浓度亦可逐渐增加。

（五）肠内营养制剂种类

肠内营养制剂应是营养素齐全、配比合理、残渣极少、易消化或不需消化、化学成分明确，使用方便的肠内营养制剂。根据组成成分可以为四类：要素膳、非要素膳、组件膳和特殊营养膳食。

1.要素膳，也称单体膳。一般以氨基酸（或游离氨基酸和短肽）为氮源，以葡萄糖、蔗糖或糊精为碳水化合物来源，以植物油为脂肪来源，含有人体必需的各种营养素，经复水后可形成溶液或较稳定的悬浮液。要素膳具有成分明确、营养全面，不需消化直接吸收、残渣较少、刺激性小、不易污染的特点，由于其不含乳糖，适用于乳糖不耐受者。要素膳的组成系单体或要素形式的物质，不需消化或经轻微水解即可在小肠上端吸收，所以，常名为要素膳。可供口服或管饲之用。

2.非要素膳主要是匀浆膳，主要的成分是天然食物经捣碎器捣碎并搅拌后制成。非要素膳中的蛋白是以整蛋白为氮源，比如说牛奶；有膳食纤维等。特点是接近等渗、口感较好、口服和鼻饲均可、使用比较方便、耐受性较强，可用于胃肠功能较好的患者口服或管饲。

（1）匀浆膳。是将天然营养丰富的食物经捣碎并搅拌后制成，以全脂乳、脱脂乳、鸡蛋和各种肉类作为主要氮源。该类膳具有营养素齐全、能量充足、纤维含量较高、液体黏稠、可以个性化配方、耐受性更好、更具成本效益等特点。

（2）聚合膳。氮源为全脂奶、脱脂奶、酪蛋白或水解乳清蛋白；脂肪源是葵花子油、大豆油、玉米油和中链甘油三酯；糖源为玉米糖浆、麦芽糊精，因有乳糖，不宜用于乳糖不耐受者。

（3）组件膳。是以某种或某类营养素为主的肠内营养制剂，属于不完全配方膳食。组件膳是对完全膳食的补充或强化，以弥补要素膳在适应个体差异方面的不足。临床常用的组件膳包括蛋白质组件、脂肪组件、碳水化合物组件、维生素组件和矿物质组件。组件膳与要素膳的本质区别在于组件膳不属于均衡膳食。

（4）特殊营养膳。是针对患者特殊需要而专门设计的营养膳食，也属于不完全配方膳食。临床常用的有肝功能衰竭膳、肾衰竭膳、肺功能不全膳以及创伤用膳等。

（六）呼吸支持患者肠内营养适应证和禁忌证

1.适应证

当患者原发疾病或因治疗与诊断的需要而不能或不愿经口摄食、摄食量不足以满足需要时，但胃肠道功能允许而且可耐受时，首先应考虑采用肠内营养。临床常见以下情况时适合肠内营养。

（1）无法经口摄食、摄食不足或有摄食禁忌者，如：气管插管、气管切开、无创呼吸机支持的患者。

（2）伴有胃肠道疾病的呼吸支持患者：胃肠道瘘（如低位小肠瘘、结肠瘘及胃十二指肠瘘）、短肠综合征、炎性和溃疡性肠炎、胃肠癌及其手术者等。

（3）胃肠道外疾病：术前术后营养支持、肿瘤化疗放疗的辅助治疗、肝肾功能衰竭，先天性氨基酸代谢缺陷病、神经性厌食症、抑郁症以及脑血管疾病等。

2.禁忌证

呼吸支持患者肠内营养的绝对禁忌证是肠道梗阻。不宜使用肠内营养的情况还包括：

（1）胃肠瘘：无论上端或下端有渗漏现象者；

（2）严重应激状态、上消化道出血、应激性溃疡、顽固性呕吐或严重腹泻急性期、急性胰腺炎；

（3）严重吸收不良综合征及长期少食者；

（4）小肠广泛切除后4~6周以内；

（5）年龄小于3月龄婴儿。

（七）呼吸支持患者肠内营养制剂的选择原则

胃肠道功能正常患者，首选整蛋白标准配方；消化吸收功能障碍患者，选用短肽型或氨基酸型配方；便秘患者，选用含不溶性膳食纤维配方；限制液体入量患者，选用高能量密度配方；糖尿病或血糖增高患者，有条件时选用糖尿病适用型配方；低蛋白血症患者，选用高蛋白配方；脂肪吸收不良或乳糜漏患者，以中链脂肪酸代替长链脂肪酸，间断补充长链脂肪酸；病情复杂患者，根据主要临床问题进行营养配方选择。

（八）呼吸支持患者常见肠内营养并发症的预防及处理

1.机械性并发症

（1）鼻咽、食道损伤、声音嘶哑。预防处理方法：选用细软喂养管，充分润滑，安置时动作轻柔。鼻部妥善固定管道，可采用"人"字形或"工"字形固定，同侧脸颊部采用"高举平台法"二次固定。每日清洁鼻腔，更换管道固定位置。

（2）误吸。预防处理方法如下。①管饲前清理呼吸道内分泌物及口腔分泌物，避免管饲过程中频繁刺激患者导致反流误吸发生；管饲过程中抬高床头30°～45°，避免频繁更换体位。②若胃排空延缓，胃潴留过多，则可采用空肠喂养（三腔喂养）方式，行胃肠减压的同时给予肠内营养。使用促胃肠道动力药物。始终采用泵输注方式，开始喂养时剂量应小。右侧体位有利于胃内容物通过幽门。③若由于喂养过程过度刺激，如吸痰、频繁更换体位等引起，则对带有人工气道患者适时吸痰，如患者需做纤支镜或俯卧位通气治疗时，可提前30 min暂停管喂，操作完毕30 min后再行管喂。④若因胃张力降低，输入速度过快引起，则喂养速度应缓慢增加，采用泵动力输注的连续管饲喂养方式。采用空肠喂养管，管喂同时胃肠减压。⑤若因喂养管移位引起，则应妥善固定管道，尤其在变换体位时注意保护、避免牵拉，注意防止管道扭转。

（3）喂养管堵塞。预防处理方法：使用10 ml空针抽吸温开水进行管道冲洗。如未通畅，使用5%碳酸氢钠溶液10 ml脉冲式冲洗管道后闭管30 min。若仍未通畅，必要时重新安置管道。

2.胃肠道并发症

（1）腹泻。可能因喂养速度过快、营养液温度不合适、菌群失调等引起。预防处理方法如下。①喂养速度应缓慢增加，初始速度为40~60 ml/h，每天增加25 ml/h，最大速度不超过125 ml/h。对于长期未实施口服或肠内营养的患者，起始喂养速度应更慢；采用喂养泵持续喂养；减少总液体量。②用38℃～40℃的温开水配置营养液。③菌群失调者使用乳酸杆菌制剂，如养乐多、金双歧等。增加膳食纤维，如有可能，建议使用含有膳食纤维的肠内营养。④其他原因：如吸收不良可选用低脂肪肠内营养制剂；乳糖酶缺乏可选用无乳糖肠内营养制剂；若因肠内营养液污染，则配置及使用过程应严格手卫生，用物严格消毒，持续泵入时每次用量的悬挂时间不超过8 h。

（2）便秘、胃肠胀气。可能因肠内营养制剂中缺乏膳食纤维、液体量不足、肠动力不足等因素引起。

预防处理方法：①采用富含膳食纤维的肠内营养，长时间禁食后或长期TPN后，从低膳食纤维过渡到高膳食纤维；②关注配方中液体量的多少，注意营养液浓度，每日提供足够液体量，详细记录出入量；③鼓励患者多活动，促进患者肠蠕动，必要时使用促胃肠动力药物。

（3）饱胀、恶心、呕吐：与容量超载、输注速度过快、胃潴留等因素有关。

预防处理方法如下。①减少营养液总量，减缓喂养速度，胃内速度40～60 ml/h，小肠内为20～25 ml/h，以后每日增加25 ml/h。减少一次性入量，改为缓慢输注；使用输注泵连续喂养。②稀释营养液，然后逐步增加浓度，或改用等渗营养液，必要时使用小肠营养；使用胃肠道动力促进药物；始终采用泵输注方式，开始喂养剂量应小；右侧体位利于胃内容物通过幽门。

3.代谢性并发症

（1）低血糖症：常见于治疗高血糖时突然停止喂养营养制剂或制剂选择不当。

预防处理方法：①在治疗高血糖时，终止患者肠内营养应逐渐减低喂养速度，避免突然停止或喂养速度发生较大改变；②根据患者情况合理选择营养制剂。

（2）高血糖症：常与患者疾病状态、高糖饮食、糖尿病史等因素有关。

预防处理方法：①根据患者情况每2~4 h监测血糖；②应用胰岛素；③增加营养制剂中水量。

（3）电解质紊乱：常与患者体液不足，超负荷、大量电解质从肾和胃肠道丢失，膳食用量不足或过大，腹泻等因素有关。

预防处理方法：每日监测电解质情况，及时对症处理。

二、呼吸支持患者的肠外营养

对于无法通过肠内营养途径给予患者营养支持，或肠内途径无法满足机体需要量的呼吸支持患者，可采用全肠外营养方式或肠内联合肠外营养方式予以营养支持。

肠外营养是指通过肠道以外的通路即静脉途径输注能量和各种营养素，以达到纠正或预防营养不良、维持营养平衡目的的营养补充方式。肠外营养制剂的pH值应在人体血液缓冲能力范围内，有适当的渗透压、无菌、无致热原、无毒性，微粒异物不能超过规定的范围。

（一）肠外营养的置管方式

根据患者的预期营养支持时间、疾病严重程度和机体状况，选择适合的肠外营养方式。目前，临床上常用的有中心静脉和外周静脉置管。

1.中心静脉营养（CPN）。是指将全部营养素通过大静脉输入的方法。主要适用于长期无法由肠内营养途径提供机体所需营养物质，且周边静脉营养无法提供大量营养素的呼吸支持患者。中心静脉营养是通过外科手术将导管置入体内，由锁骨静脉插入中心静脉或由颈静脉插入上腔静脉。由于静脉管径大且血流速度快，可将输入的高浓度营养素液带至全身以供利用。

2.外周静脉营养（PPN）。指将营养物质由外周静脉输入的方法。PPN采用的时间不应超过2周，主要是改善患者当前营养状况，纠正疾病所致的营养不良。该方法操作简便，容易实施，对静脉损伤小，在普通病房内即可实施。

（二）肠外营养制剂的组成

肠外营养制剂没有统一配方，应根据患者的年龄、性别、体重或体表面积以及病情需要等制备。肠外营养制剂的组成成分包括蛋白质（氨基酸）、脂肪、糖类、维生素、微量元素、电解质和水等，要求无菌、无毒、无热源，具有适宜的渗透压和pH值，有良好的相容性、稳定性。

1.氨基酸制剂。氮源是L-氨基酸溶液，其中9种必需氨基酸占总氮量的40%，并含有充足的条件必需氨基酸；同时，也需要一定比例的支链氨基酸。良好的氨基酸制剂应符合以下要求：①生物利用率高，利于蛋白质合成，维持正氮平衡；②副作用小，使用安全；③必需氨基酸、条件必需氨基酸和支链氨基酸之间的比例合理。

2.脂肪制剂。主要以大豆油和红花油为原料，经过卵磷脂乳化制成，并以脂肪乳剂形式经静脉输入机体，满足机体能量、必需脂肪酸和脂溶性维生素的需要。脂肪制剂特点在于：①能量密度高，在输入液体总量不变的情况下可获得更多能量；②等渗，尤其适用于外周静脉营养，与高渗葡萄糖、电解质溶液同时输入，可减少对血管壁的损伤；③作为脂溶性维生素的载体；④无利尿作用。

3.葡萄糖溶液。高浓度的葡萄糖是肠外营养的主要能量来源，一般葡萄糖每日200~300 g，占总能量的60%~70%；由于葡萄糖溶液渗透压较高，可选择中心静脉途径输入。由于机体利用葡萄糖能力有限，输入太快可发生高血糖及高渗性脱水，因此应控制输入速度。

4.维生素制剂。一般情况下，肠外营养只能提供维生素的生理需要量，如有特殊要求，则需要额外补充。对于短期肠外营养支持者，应常规补充水溶性维生素制剂（包含维生素B族和C）；长期肠外营养支持者，还应适量补充脂溶性维生素（维生素A、D、E、K）制剂。

5.微量元素制剂。维持机体微量元素平衡也是长期肠外营养支持的重要环节。要根据患者实际情况，进行微量元素需要量的调整。

（三）呼吸支持患者肠外营养适应证和禁忌证

1.适应证。呼吸支持患者肠外营养的基本适应证是胃肠道功能障碍或衰竭者；患者存在营养不良；或预计2周内无法正常饮食者都有肠外营养治疗的指征。以下为临床常见的适应证。

（1）非外科疾病的呼吸支持患者：营养不良伴胃肠功能紊乱或障碍、神经性厌食或顽固性呕吐、肠道病（局限性或溃疡性结肠炎、肠结核、放射性肠炎等）、化疗与放疗辅助治疗期间、肝肾疾病严重感染和败血症等。

（2）外科疾病的呼吸支持患者：胃肠道梗阻、胃大部切除及胃肠吻合术、大手术创伤、复合性外伤、消化道瘘、急性胰腺炎、脏器或骨髓移植后功能尚未恢复、大面积烧伤和重度感染的呼吸支持患者。此外，对于营养不良、需进行大的胸腹部手术的患者应在术前给予肠外营养支持，对于存在感染并发症倾向的骨科与颅内手术等患者也提倡于术前加强肠外营养支持，以降低手术死亡率。

2.禁忌证。应用肠外营养的禁忌证有严重循环、呼吸功能衰竭，严重水、电解质平衡紊乱，肝肾衰竭等。需要慎用肠外营养的情况包括：①无明确治疗目的或已确定为不可治愈者；②胃肠道功能正常或有肠内营养适应证者；③水、电解质和酸碱平衡紊乱或心血管功能紊乱期间需控制或纠正者；④患者一般情况良好，预计肠外营养治疗时间少于5天者；⑤预计发生肠外营养并发症的危险性大于其可能带来的益处者。

（四）肠外营养的并发症

肠外营养的并发症主要分为机械性并发症、感染性并发症和代谢性并发症。

1.机械性并发症

（1）置管操作相关并发症：包括气胸、血胸、皮下气肿、血管与神经损伤等。

（2）导管堵塞：是PN最常见的并发症之一。尤其在输注营养液时速度减慢，易凝血而发生导管堵塞。

（3）空气栓塞：可发生在置管、输液及拔管过程中。

2.感染性并发症，是PN最常见、最严重的并发症。CRBSI症状常不典型，缺少特异性。不同程度的发热及脓毒症为最常见的表现形式。此外，少数患者可出现静脉炎、心内膜炎或迁徙性脓肿。

3.代谢性并发症

（1）电解质紊乱：如低钾血症、低镁血症等。

（2）低血糖：持续输入高渗葡萄糖，可刺激胰岛素分泌增加，若突然停止输注含糖溶液，可致血糖下降，甚至出现低血糖性昏迷。

（3）高血糖：开始输注营养液时速度过快，超过机体的耐受限度，如不及时进行调整和控制高血糖，可因大量利尿而出现脱水，甚至引起昏迷而危及生命。因此，接受PN的患者，应严密监测电解质及血糖与尿糖变化，及早发现代谢紊乱，并配合医生实施有效处理。

（五）从肠外营养过渡到肠内营养

长期肠外营养可造成胃肠道功能衰退。因此，对于呼吸支持患者在条件允许时应逐步从肠外营养过渡到肠内营养，否则势必加重肠道的负担，不利于恢复，从而延长呼吸机滞机时间。其过渡过程大致可分为四阶段：肠外营养与管饲结合；单纯管饲；管饲与经口摄食结合；正常肠内营养。根据患者的临床情况，过渡程序与肠内营养选择亦应个别制订。必须遵守上述步骤的患者（如短肠综合征），肠外营养不能骤然停止，宜逐渐经肠内营养以使残余肠道细胞得到再生及适应。可先采用低浓度，缓慢输注要素肠内营养或非要素肠内营养，监测水、电解质平衡及营养素摄入量，以后逐渐增加肠内量而降低肠外量，直至肠内营养能满足代谢需要时，才完全撤销肠外营养，进而将管饲与经口摄食结合，最后至正常肠内营养。

第三节　呼吸治疗中的肠内营养管理与护理

营养支持的剂量、途径、方式、时机和品种的选择都会影响到呼吸，所以，科学规范营养管理不仅涉及营养方面，也对呼吸系统的优化具有促进作用。科学规范的营养管理不仅要遵循营养支持的一般原则，还要注意患者的个体化问题。

一、有创机械通气患者肠内营养的管理与护理

有创机械通气是指应用有创的方法建立有创人工气道，如气管插管及气管切开等，通过呼吸机进行辅助呼吸的方法。对于此类患者在使用肠内营养过程中应关注以下问题。

（一）清洁卫生

1.有创机械通气患者在肠内营养过程中应做好口腔清洁，减少细菌移位。每日4次口腔护理，口唇涂以甘油等润唇剂，以减轻口渴、口唇干燥，适时更换胶布。

2.观察气管插管、气管切开患者的口腔及气切口有无分泌物及食物反流，

及时予以清洁。

3.每日观察患者鼻腔情况，如有脓性分泌物或局部红肿疼痛较明显时，立即更换喂养管至对侧或拔出喂养管，正确使用黏膜保护剂和抗生素。

4.保持鼻部皮肤清洁卫生，每日清洁鼻腔黏膜，及时清除鼻腔的分泌物。

5.每日更换胶布，更换胶布时先将鼻翼处的油脂和污物清洗干净以减少对皮肤的刺激，更换时将喂养管左右旋转45°，并注意勿贴于同一皮肤部位，如发现皮肤发红，可以调整固定位置。

（二）管道护理

1.保持营养管道通畅

有创机械通气患者由于吸痰、呛咳、长时间输注营养液、输注速度过慢、营养液过于黏稠、输注后未及时冲洗管道等均可能导致肠内营养管堵管；此外，导管内径细、药物未充分磨碎等因素也是发生堵管的重要原因。一旦发生堵管，则会造成肠内营养支持中断等不良后果，此时则需重建营养通路，对于有创机械通气患者可能会增加镇静镇痛药物的使用，延长呼吸机带机时间，也造成了医疗费用的增加。因此，在使用肠内营养的有创机械通气患者，保持管道的通畅十分重要，应注意以下几个方面。

（1）冲管手法。脉冲式冲管：即推一下停一下的方式，可以使管腔内形成小漩涡，能将附着于管壁的营养液或药物冲洗干净。

（2）冲管间隔时间。连续输注营养液时，每4～6 h用20 ml温开水冲洗营养管一次。若营养液较黏稠时，可缩短间隔时间，增加冲洗频次。每次输注完毕后，应彻底冲洗管道，确保管道内无残留营养液。

（3）冲管溶液。建议使用温开水进行冲管，其他可选用的冲管溶液包括：生理盐水、灭菌注射用水等。具体应根据营养液性质，结合药物配伍禁忌进行选择，应避免营养液成分或药物成分与冲管液之间发生化学反应，形成凝结，发生堵管。切勿向营养管内注入酸性液体。

（4）堵管后的处理。一旦发现营养管堵管，应该尽快处理，及时冲管可有效提高管道再通率。建议选用20 ml的注射器，采用低压冲洗和负压抽吸交替进行的方式疏通营养管，或运用三通法则进行疏通。若仍无法疏通管道，可选用5%碳酸氢钠溶液或可乐冲洗，因其可溶解管内的蛋白和纤维凝块。在疏通管道的过程中，切忌高压强行疏通，如果确实没有办法疏通管道时，应及时更换喂养管。

2.营养管固定

（1）将胶布行"人"字形剪裁，上端贴于鼻尖至鼻梁约3 cm处。

（2）第一根顺时针固定，第二根逆时针固定（第一二根胶布固定的方向原则上是没有要求的，但是两根固定的方向相反），第二根末端内卷一点。

（3）二次固定：用胶布在同侧脸颊采用高举平台法作二次固定。

（三）体位管理

有创机械通气患者，为预防反流、误吸发生，在管喂营养液时，若病情允许，抬高床头至30°～45°。喂养过程中尽可能右侧卧位并减少体位变动。

（四）标识管理

1.导管标识清晰，鼻胃管、鼻肠管、空肠造瘘管统一使用胃肠标识，写清楚管道名称，留置时间。

2.营养液输注时与静脉用药物分开悬挂：肠内营养与静脉液体杆分开。

3.悬挂醒目的肠内营养液标识：在肠内营养液输注时，需要在肠内营养管上粘贴专用的胃肠标识，并标明日期、时间。

4.肠内营养供给方式和速度：使用专用管喂输液器及输注泵持续输注12~24 h，输入的量、浓度、速度应根据患者的耐受程度从低值逐渐增加至需要量。一般胃内速度为40~60 ml/h，小肠内为20~25 ml/h，如无不适以后每天增加25 ml/h。

（五）肠内营养耐受性评估及管理

1.胃残余量评估及监测。对于有创机械通气患者，为预防反流、误吸及呼吸机相关性肺炎的发生，建议行胃残余量监测。胃残余量（GRV）监测是肠内营养耐受性评估最常用的方法。其测量方法有空针回抽法、超声检查等方法。

（1）空针回抽法：此方法在临床上较常用。即使用 50 ml 的注射器经胃管抽吸或用胃肠减压装置吸引胃内容物来确定胃残余量。注射器抽吸的优点是简单、方便、经济，但抽吸时切忌用力过猛，以免损伤胃黏膜；其缺点是测量不准确，受体位、管道内径、置管深度、管道尖端位置等因素的影响。

（2）超声检查法–胃窦单切面法：先测定空腹时胃窦面积大小（S空腹），然后给患者胃腔内注入温开水300 ml，连续记录充盈6 min内的胃窦收缩次数。以每2 min胃窦收缩次数记录为胃窦收缩频率（ACF），然后连续测量3次胃窦最大舒张（S舒张）和（S收缩）时面积，计算胃窦面积变化（AS）= S舒张–S收缩；胃窦收缩幅度（ACA）=AS/S舒张；胃窦运动指数（MI）=ACF×ACA。根据超声检查结果来指导肠内营养：①胃排空率<33%或MI<0.4，则EN速度调为20~30 ml/h；②如胃排空率在33%~66%或胃动力指数在0.4~0.8，则EN速度调为40~60 ml/h；③如胃排空率>66%或MI>0.8，则EN速度>70 ml/h。

2.根据胃残余量（GRV）来指导喂养方案（图16–1）

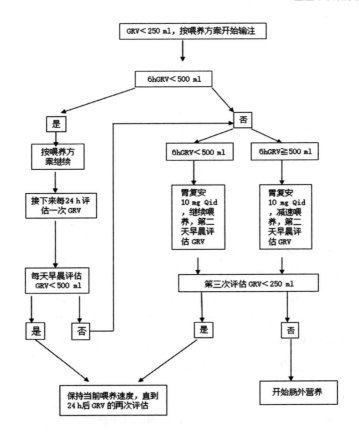

图16-1 胃残余量指导喂养方案流程图

3.肠内营养耐受性分级和处理（表16-3）

表 16-3 肠内营养耐受性分级和处理

指标	严重度	定义	处理
呕吐		>1 次/12 h	检查鼻胃管是否在位
			减少输注速度的50%
			建议应用药物治疗
腹胀 / 腹内压	轻度/IAP 12~15 mmHg	既往史和体格检查	保持 EN 输注速度
			6 h复评
	中度/IAP 16~25 mmHg	既往史和体格检查	减少输注速度的50%
			腹部平片，排除肠梗阻
			6 h复评，持续腹胀≥24 h，改为12 h评估，根据病情使用胃动力药
	重度/IAP >25 mmHg	既往史和体格检查	停止 EN 输注，腹部平片，评估肠梗阻，考虑实验室检验和腹部 CT 扫描

续表

指标	严重度	定义	处理
腹泻	Ⅰ度	大便次数<4 次/天，量<500 ml，轻微湿软	保持或增加输注速度
	Ⅱ度	大便次数 4~6次/天，量 500~1 000 ml，大便较湿且不成形	保持输注速度，6 h复查
	Ⅲ度	大便次数 ≥7 次/天，量>1 000 ml，稀便或水样便	减少输注速度的 50%
			通过喂养管给予止泻药 10 ml q 6h，评估原因，回顾药物治疗，记录抗生素，其他胃肠药物
			粪便常规，毒素化验
			持续≥48 h，更改配方或停用
	Ⅳ度	腹泻伴血流动力学改变，危及生命	停止输注 EN，药物治疗，24 h复查
肠鸣音		肠鸣音亢进，>10 次/min；肠鸣音消失（3~5 min内听不到肠鸣音）	停止输注 EN，药物治疗，2 h复查
胃残留	（测量）仅经胃喂养或置胃管减压者	>1 000 ml/12 h	及时转为在小肠内置管喂养
			使用红霉素或胃复安，12 h评估
误吸		呼吸道吸出胃内容物为营养液成分	停止 EN，纤维支气管镜治疗

（六）肠内营养不耐受管理

1.腹泻。应观察、记录粪便性质、颜色及其次数并告知医生。同时保留标本送常规检查或培养，并进行对因处理：减少管饲量及脂肪摄入，加强饮食卫生管理，使用益生菌调节肠道菌群，应用止泻药物，严重腹泻无法控制时暂停管饲。

2.反流

（1）为减少或降低反流、误吸发生，在满足临床治疗需求的前提下选择管径较细的胃管，可增加患者耐受性。

（2）管饲前应吸尽气道内痰液，以免管饲后吸痰呛咳、憋气使腹内压增高引起反流。如痰液过多者需随时吸痰，管饲后应进行气囊充气后再吸痰，且动作轻柔；吸痰管不宜插入过深，避免呛咳，可防止反流。

（3）镇痛镇静、昏迷患者因胃肠蠕动减弱，消化液分泌减少，管饲应缓慢逐步开始。

（4）老年患者由于消化器官退行性改变，出现消化能力下降，肌肉松弛等，容易出现反流，应减慢喂养速度。

二、无创机械通气患者肠内营养的管理与护理

无创机械通气即无须建立有创人工气道（气管插管、气管切开）所进行的机械通气，目前无创通气主要是指经口/鼻面罩实施的正压机械通气。无创机械通气患者在肠内营养过程中的管理可参考前面有创机械通气患者肠内营养的管理与护理的内容，现针对无创机械通气患者肠内营养不耐受管理作如下补充。

1.腹胀。是无创呼吸支持患者常见并发症之一。主要与通气过程中患者张口呼吸、主动配合差、气道阻力增加、胃肠道功能紊乱、低氧血症等因素有关。无创呼吸支持患者胃潴留发生率约为78%，可使用甲氧氯普胺、红霉素等改善。

2.反流、误吸。由于长时间的压迫可以造成患者明显的不适，患者无法耐受正压通气或者上气道内压力过高，气体直接进入胃内，易出现胃潴留而导致反流、误吸，可造成吸入性肺炎或者窒息，对于排痰功能比较差的患者，可能会出现痰液堵塞，影响呼吸机支持疗效，也不利于感染的控制。需定时进行胃肠减压或超声评估胃残余量。

3.腹泻。与胃肠道功能紊乱、低氧血症等因素有关。可超声监测胃肠蠕动情况或听诊肠鸣音，必要时可使用药物止泻。

三、俯卧位患者肠内营养的管理与护理

（一）俯卧位通气患者营养支持

2017年，《欧洲重症患者营养指南》中推荐肠内营养作为患者营养供给的首选途径，且重症患者在血流动力学稳定、电解质酸碱平衡的情况下，应在入住ICU的 24~48 h内启动肠内营养；同时还指出不建议仅因俯卧位通气而暂停或延迟肠内营养。因为早期肠内营养可以促进胃肠道蠕动，增加血液供应，有助于维持患者胃肠道黏膜屏障结构和功能完整性，同时提高局部和全身免疫功能，降低继发感染风险。俯卧位通气的患者因持续机械通气，肺部存在炎症、水肿，机体往往处于严重应激状态，分解代谢增多，能量消耗较大。如果无法提供充足的营养，不仅会造成患者免疫力下降，易发感染和压力性损伤，同时还会造成患者呼吸功能低下，长期依赖机械通气导致无法脱机，增加医疗支出和病死率。

俯卧位通气患者营养途径包括肠内营养和肠外营养。当肠内营养无法满足患者需求时给予肠外营养补充。肠内营养根据导管插入的途径不同分为鼻胃管、鼻肠管、造瘘管等，临床上较为多见的是鼻胃管和鼻肠管。鼻胃管适用

于营养不良、无法经口进食且无胃功能障碍的俯卧位通气患者；对于留置鼻胃管患者，通过回抽胃液或超声密切观察GRV，对反复发生GRV过高（GRV>500 ml）、食物反流及经鼻胃管营养不达标的患者可考虑经鼻肠管喂养。研究显示，0°、30°与45°头高足低俯卧位通气均可改善ARDS患者氧合指数，其中0°、30°头高足低俯卧位氧合改善效果较好，同时30°、45°可提高俯卧位通气患者肠内营耐受性，降低相关并发症。故30°头高足低俯卧位既可以有效改善氧合，也可以提高肠内营养耐受性，是ARDS患者行俯卧位通气时较适宜的体位。

2017年，《欧洲重症肠内营养指南》中建议，对于喂养不耐受风险较高的患者，开始肠内营养时应放慢营养速度（10~20 ml/h），同时监测腹部和胃肠道症状。根据耐受情况逐渐增加速度。在俯卧位过程中，由于较高的腹内压、镇静与肌松药物的使用导致患者胃肠蠕动能力下降，发生呕吐、误吸和呼吸机相关性肺炎的风险增高，目前针对喂养不耐受，主要的预防策略有幽门后喂养、抬高床头和预防性使用促胃动力药、减慢喂养速度等方式。

（二）俯卧位通气患者肠内营养支持的管理与护理

1.评估耐受情况。因俯卧位机械通气患者大多处于镇静状态，无法评估其腹痛、恶心等主观感受，可通过超声胃窦面积监测法监测胃残余量，或每4~6 h回抽监测俯卧位通气患者的GRV，并结合有无腹泻、腹胀等客观表现，综合评估患者的喂养耐受情况。若出现GRV>500 ml、每日排便不少于3次或粪便稀薄、腹部膨隆且触诊腹壁硬，应警惕是否发生了肠内营养相关并发症。

2.气囊管理。气囊封闭声门以下气道，一方面固定气管导管，另一方面可以防止口咽分泌物误入气道，从而预防呼吸机相关性肺炎的发生。理想的气囊压力应在25~30 cmH₂O，过大可造成黏膜受损，过小则可能造成口咽分泌物误入气道。而俯卧位通气患者是喂养不耐受的高危人群，易发生呕吐、反流，若气囊管理不到位容易造成患者发生误吸或呼吸机相关性肺。应每4 h使用气囊压力表检测气囊压力。

3.血糖管理。俯卧位通气的患者在严重的应激或创伤作用下，易出现应激性高血糖。因此，对于行肠内营养的俯卧位通气患者，在进行肠内营养时，应严格控制喂养速度，监测患者的血糖变化，初始喂养时至少每4 h监测1次血糖，当血糖水平超过10 mmol/L时，需要使用胰岛素控制血糖。

（三）康复管理

营养管理对呼吸支持的危重患者非常重要，但不能作为唯一的方式，需要和呼吸治疗、物理治疗一起协同配合发挥作用。危重患者早期干预，进行康复评定和训练，比如肢体的主动或者被动训练、平衡和协调训练、吞咽功能训练，器械辅助作业等，这些方案有助于患者各种肌肉的合成代谢、促进胃肠道的运动功能、改善吞咽功能、防止误吸、减少谵妄的发生和镇痛镇静药物的使用、增进患者信心并提高治疗依从性。需呼吸支持的危重患者由于长时间的制动，不但营养支持的量和效果得不到保障，更会加重肺底部不张和膈肌肌纤维萎缩导致潮气量下降和咳嗽无力的发生。科学规范适度的呼吸训练、物理治疗可以与适度的营养支持相结合，有助于患者肌肉力量的恢复，提高成功脱离呼吸机的可能性。医师、营养师、呼吸治疗师、临床护士一起进行跨领域合作，从而改善危重患者的整体健康状况。

（王春燕　杜爱平）

第十七章
常见呼吸治疗护理操作规范

第一节　开放式吸痰

一、基本概念

开放式吸痰是指吸痰时断开人工气道与呼吸机或湿化氧疗装置之间的连接，吸痰管直接插入人工气管导管内，将气道内的分泌物吸出，吸痰后再将人工气道与呼吸机或湿化氧疗装置连接。

二、目的

1.清除气道内的分泌物，防止气管导管堵塞，保持气道通畅。

2.获取痰液标本。

三、适应证

1.患者咳嗽或者有呼吸窘迫。

2.患者频繁呛咳或气道内有明显的分泌物。

3.肺部听诊闻及痰鸣音。

4.呼吸机高压报警。

5.患者血氧饱和度下降至90%以下。

6.胃内容物或上呼吸道分泌物反流或误吸。

7.采集痰液标本化验。

四、禁忌证

相关研究表明，开放式吸痰没有绝对的禁忌证。

五、操作前准备

（一）评估患者并解释

1.评估。评估患者的年龄、病情、临床诊断、意识状况、生命体征、配合程度、心理状况；检查口鼻腔，听诊双肺呼吸音判断呼吸道分泌物及气管导管的固定情况，评估患者的进食情况。

2.解释。向患者及家属解释有关开放式吸痰的目的、注意事项和配合要点。

（二）操作者准备

着装整洁，修剪指甲，洗手，戴口罩。

（三）患者准备

患者取舒适体位（半卧位），暂停鼻饲。

（四）用物准备

1.治疗车上层。负压吸引装置（或床旁备有）、听诊器、吸痰管数根、1瓶生理盐水、PDA、速干洗手液，必要时备口咽通气管、护目镜、压舌板。注意检查用物的有效期，注明开瓶及失效日期。

2.治疗车下层。生活垃圾桶、医疗垃圾桶。

（五）环境准备

清洁、安静，温湿度适宜，光线充足。

六、操作流程

开放式吸痰操作流程，见表17-1。

表 17-1 开放式吸痰操作流程

流　程	说　明	要点与原则
1.解释核对	携用物至患者床旁，核对患者床号、姓名、腕带或使用PDA进行患者身份确认	确认患者
2.准备	体位：选择半卧位头偏向一侧；患者下颌处垫治疗巾	方便操作，节省时间、体力
3.操作前的检查	检查中心负压装置是否连接妥善，吸引器的性能是否为完好；压力的大小	堵塞吸引器的连接管开口，检查压力大小： 成人压力≤-80～-120 mmHg， 儿童压力≤-80～-100 mmHg

续表

流　程	说　明	要点与原则
4.再次核对	PDA扫描腕带，核查姓名、性别、住院号后四位	大于2种以上的方式核对
5.调节氧浓度	吸痰前将呼吸机的吸入氧浓度调至100%，或氧气流量调至10 L/min。吸氧时间约2 min	避免发生低氧血证
6.拆吸痰管	打开吸痰前后生理盐水瓶盖，拆开吸痰管开口备用	注意检查吸痰管外包装及失效日期；检查生理盐水有无杂质、开瓶和失效日期
7.洗手、戴手套	速干手消毒液洗手待干，戴手套	按照无菌操作原则戴手套
8.检查吸痰管的通畅	左手持吸痰管外包装，右手按无菌原则取出吸痰管，手套内包装纸放在患者胸前，再连接负压吸引管，试吸吸痰前生理盐水，检查吸痰管是否通畅	避免吸痰管污染
9.吸痰	断开呼吸机接头，将吸痰机接口放在手套内包装纸上，左手持吸痰管末端，右手持吸痰管前段，按照无菌的原则将吸痰管沿气管导管送入，遇到阻力或患者呛咳时，向上提1 cm左右后开始负压吸引，边旋转边向外提拉吸痰管，必要时转动患者头部，以便左右肺均吸引干净。吸引完毕后连接呼吸机，用吸痰后生理盐水冲洗吸痰管和负压吸引管，将负压接头固定于床旁，吸痰管盘绕在手中，翻转手套，使手套包绕吸痰管，丢入黄色医疗垃圾袋内。盖好生理盐水瓶盖	吸痰时间少于15 s；注意管道内冷凝水，必要时断开呼吸机，避免喷溅；吸痰过程注意观察患者血氧饱和度、生命体征；如需再次吸痰，需更换吸痰管；吸痰后注意检查并清理口鼻腔分泌物
10.观察并再次评估	观察患者痰液的颜色、性状、量。听诊器听呼吸音，观察面色、呼吸状况是否改善，判断吸痰效果。吸痰完毕后使用呼吸机给患者2 min纯氧，待血氧饱和度升至正常水平后再调节氧浓度至正常范围	注意检查患者口腔、鼻腔状况，必要时用吸痰管吸尽口鼻腔内分泌物
11.核对与健康指导	再次PDA核对患者身份信息；告知患者注意事项，并指导患者有效咳嗽咳痰	
12.整理	擦拭患者面部、口鼻腔分泌物，去除治疗巾，整理床单元，协助患者取舒适体位	使患者舒适
13.洗手记录	洗手或速干手消毒，记录。观察吸痰后患者呼吸状况	记录吸出痰液的颜色、量、性状

七、注意事项

1.按需吸痰，注意吸痰的时机选择。

2.吸痰过程中注意无菌操作技术原则。

3.吸痰过程中注意观察患者生命体征和面色等，如患者心率、血压、呼吸、氧饱和度发生明显变化时，应立即停止吸痰，观察患者生命体征变化，并及时通知医生积极处理。

4.动作轻柔、迅速，每次吸痰时间不超过15 s。

5.吸痰后注意清理口鼻腔分泌物。

6.吸痰前后应常规给予患者吸入纯氧2 min或加大氧流量，避免发生低氧血症。

7.注意吸痰管型号的选择，应根据人工气道型号选择适宜型号的吸痰管，吸痰管外径应≤气管插管内径的50%，有侧孔的吸痰管优于无侧孔的；对于儿童，吸痰管的直径应小于气管导管内径的1/2～2/3；对于婴儿，应小于70%。

8.对于急性呼吸窘迫综合征/急性肺损伤患者，吸痰前后采用简易呼吸机做肺复张操作，可减少吸痰过程中氧合降低的程度和肺塌陷的发生。

八、知识拓展

1.气管导管的选择。①推荐使用带声门下吸引的气管导管；②吸痰管推荐使用直径较小的导管。

2.吸痰方法的选择。①吸痰前可进行翻身拍背、机械振动排痰等辅助措施，能有效清除患者气道内分泌物，减轻肺部感染，预防肺不张的发生。主张每4 h做一次机械排痰；②对建立人工气道早期痰液较多的患者，主张患者实施体位引流并配合吸痰的策略有效、安全，能延长吸痰的间隔时间，减少患者痛苦，减少气道并发症的发生。

3.吸痰深度的选择。①深部吸痰是指将吸痰管插入气道，感觉到有阻力或患者呛咳明显，然后将导管退回1 cm左右，再连接负压进行吸引；②浅部吸痰是指将吸痰管插入气管插管或气管切开导管末端或超出<0.5 cm；③浅部吸痰虽可以减少损伤，但可能清除分泌物不彻底，而深部吸痰虽然分泌物清除更为彻底，但可能引起患者气道损伤，加重患者不良反应。对具备一定咳嗽反射能力或痰液较少的患者，更推荐使用浅部吸痰法，对于咳嗽反射能力较差的患者推荐深部吸痰。

第二节　密闭式吸痰

一、基本概念

密闭式吸痰是指通过使用外层具有透明保护膜的吸痰管进行气管内吸引，无需断开呼吸机或湿化氧疗装置与人工气道之间的连接，整个吸痰过程气道与外界相对隔离。

二、目的

1.清除气道内的分泌物，防止气管导管堵塞，保持气道通畅。

2.获取痰液标本。

三、适应证

1.呼吸支持需求较高，高于5 cmH$_2$O的PEEP的患者。

2.氧储备差，断开呼吸机后易发生低氧血症或血流动力学不稳定的患者。

3.呼吸道传染性疾病的患者。

4.高吸痰频率（大于每天6次）的患者。

四、禁忌证

相关研究表明，密闭式吸痰没有绝对的禁忌证。

五、操作前准备

（一）评估患者并解释

1.评估。评估患者的年龄、病情、临床诊断、意识状况、生命体征、配合程度、心理状况，检查口鼻腔，听诊双肺呼吸音判断呼吸道分泌物及气管导管的固定情况、评估患者的进食情况。

2.解释。向患者及家属解释有关密闭式吸痰的目的、注意事项和配合要点。

（二）操作者准备

着装整洁，修剪指甲，洗手，戴口罩。

（三）患者准备

患者取舒适体位（半卧位），保持患者气管插管和气管切开导管固定稳妥、呈中立位，暂停鼻饲管喂。

（四）用物准备

1.治疗车上层

①负压吸引装置、听诊器、封闭式吸痰管1根、1瓶生理盐水、输液器1副、PDA、速干洗手液。注意检查用物的有效期，注明开瓶日期和失效日期。

②将密闭式吸痰管与人工气道和呼吸机接口相连接，将无菌生理盐水与密闭式吸痰管的冲洗端相连接，粘贴相关标识。

2.治疗车下层。生活垃圾桶、医疗垃圾桶。

（五）环境准备

清洁、安静，温湿度适宜，光线充足。

六、操作流程

密闭式吸痰操作流程，见表17-2。

表 17-2　密闭式吸痰操作流程

流 程	说 明	要点与原则
1.解释核对	携用物至患者床旁，核对患者床号、姓名、腕带或使用PDA进行患者身份确认	确认患者
2.准备	患者取舒适体位（半卧位）	方便操作，节省时间、体力
3.操作前的检查	检查中心负压装置是否连接妥善，吸引器的性能是否为完好，检查压力的大小是否在范围内。检查输液器、冲管液、吸痰管的有效期。密闭式吸痰管有无破损	堵塞吸引器的连接管开口，检查压力大小：成人压力 ≤ -80 ～ -120 mmHg；儿童压力 ≤ -80 ～ -100 mmHg
4.再次核对	PDA扫描腕带，核查姓名、性别、住院号后四位	大于2种以上的方式核对
5.连接负压	打开密闭式吸痰管保护帽，连接负压	
6.调节氧浓度	吸痰前将呼吸机的吸入氧浓度调至100%，或将氧气流量调至10 L/min。吸氧时间约2 min	避免发生低氧血症
7.预冲、吸痰	用左手拇指、食指持续压住密闭式吸痰管负压控制阀打开负压，右手打开冲洗液，冲洗吸痰管以检查负压及吸痰管是否通畅；冲洗完毕后先关闭冲洗液，再松开负压控制阀	冲洗时注意吸引顺序，避免冲洗水进入气道
8.送入吸痰管	将左手拇指放在负压控制阀上（送管时暂时变压开放负压阀），食指扶住密闭式吸痰管透明三通，无名指和中指固定气管导管（防止吸痰时气管导管被牵连移位）；右手拇指和食指透明薄膜将吸痰管缓慢插入气管导管内	观察患者生命体征的变化

续表

流程	说明	要点与原则
9.吸痰	吸痰管插入导管至不能继续插入或患者出现呛咳反应再后退1 cm左右。左手持续按住负压阀，右手缓慢向外退出吸痰管，指导吸痰管尖端完全退出气管导管为止。观察吸痰管吸出的痰液颜色、性状、量	吸痰过程中关注患者生命体征，吸痰时间<15 s。吸痰过程不需左右旋转吸痰管；选择尖端四方均有开口的吸痰管有利于吸引
10.再次冲洗吸痰管	用左手拇指、食指持续压住密闭式吸痰管负压控制阀打开负压，右手打开冲洗液，冲洗干净吸痰管，断开负压管道与吸痰管，将负压管道固定于床旁	冲洗时注意吸引顺序，避免冲洗水进入气道
11.观察并再次评估	吸痰完毕后呼吸机给患者2 min纯氧，待血氧饱和度升至正常水平后再调节氧浓度至正常范围。听诊患者双肺呼吸音	判断吸痰效果。注意检查口腔、鼻腔状况，必要时用吸痰管吸尽口鼻腔内分泌物
12.核对与健康指导	再次PDA核对患者身份信息；告知患者注意事项，并指导患者有效咳嗽咳痰	
13.整理	整理床单元，协助患者取舒适体位	床头抬高大于30°
14.洗手记录	洗手或速干手消毒，记录，观察吸痰后患者呼吸状况	记录吸出痰液的颜色、量、性状

七、注意事项

1.按需吸痰，注意吸痰的时机选择。

2.注意生理盐水冲洗管道时的顺序，避免冲洗水进入气道。

3.吸痰过程中注意观察患者生命体征和面色等，如患者心率、血压、呼吸、氧饱和度发生明显变化时，应立即停止吸痰，带呼吸机观察患者并告知医生积极处理。

4.动作轻柔、迅速，每次吸痰时间不超过15 s。

5.吸痰后注意清理口鼻腔分泌物。

八、知识拓展

1.密闭式吸痰与开放式吸痰相比，能降低肺塌陷的发生率，尤其是在肺塌陷的高危患者（如急性呼吸窘迫综合征等）中更明显；在氧需求和（或）呼气末正压需求高的患者中应用，能降低氧合下降的程度；能缩短机械通气时间，降低吸痰所致心律失常的发生率。但密闭式吸痰影响呼吸机的触发，不能降低VAP的发生率。

2.密闭式吸痰管每日更换1次与每2日、每7日更换1次，VAP的发生率、病死率、机械通气时间以及住ICU时间均无显著差异。因此，密闭式吸痰管无需每日更换，当出现可见污染时应及时更换，每次使用后应及时冲洗。

第三节   气管切开护理

一、基本概念

气管切开护理是通过对气管切开进行清洗消毒处理，观察切口周围皮肤情况及系带松紧，更换敷料，防止切口感染的护理操作。

二、目的

保持呼吸道通畅，利于观察切口周围情况，防止切口感染。

三、适应证

所有气管切开的患者。

四、禁忌证

相关研究表明：没有绝对的禁忌证。

五、操作前准备

（一）评估患者并解释

1.评估。评估患者的年龄、病情、临床诊断、意识状况、配合程度，检查气管切口周围渗血渗液情况，听诊双肺呼吸音判断有无呼吸道分泌物，必要时吸净痰液、检查气切导管系带的松紧（松紧以1指宽度的活动范围为宜），有无颈部勒伤（气管切开系带过硬或污染，需准备重新更换）。

2.解释。向患者及家属解释行气管切开口护理的目的、注意事项和配合要点。

（二）护士准备

着装整洁，修剪指甲，洗手，戴口罩。

（三）患者准备

患者知情同意、取舒适体位，利于气切口皮肤暴露。

（四）用物准备

1.治疗车上层

①治疗盘内：无菌治疗巾内放治疗碗2个，分别装酒精棉球10个和5～8个生理盐水棉球，镊子，开口纱布（或新型敷料）；②治疗盘外：弯盘、治疗巾、薄膜手套1双、吸痰管、听诊器、速干手消毒液。

2.治疗车下层。生活垃圾桶、医疗垃圾桶。

（五）环境准备

清洁、安静，温湿度适宜，光线充足。

六、操作流程

气管切开护理操作流程，见表17-3。

表 17-3　气管切开护理操作流程

流　程	说　明	要点与原则
1.解释核对	携用物至床旁，核对患者床号、姓名、腕带或使用PDA进行患者身份确认	确认患者
2.准备	体位：选择平卧位头偏向一侧；患者下颌处垫治疗巾	方便操作，节省时间、体力
3.操作前的检查	检查气囊的压力；铺治疗巾于患者胸前，弯盘放置于患者右侧，戴薄膜手套，取下患者的敷料（开口纱或新型敷料），脱薄膜手套返折包裹开口纱置于弯盘	注意气囊压力应小于30 cmH$_2$O；动作轻柔，以免引起患者呛咳
4.消毒气管切口周围	打开治疗巾，用准备好的酒精棉球消毒患者气管切口处，一个棉球使用一次，呈弧形消毒。注意顺序：由外向内，由对侧到近侧，消毒范围大于15 cm	棉球干湿度适宜
5.消毒系带及气切口	用酒精棉球消毒双侧导管的系带，从对侧到近侧；用生理盐水棉球清洗气管切口、托盘和导管口	如果分泌物多可增加生理盐水棉球，注意关注切口有无渗血、渗液、有无感染及皮下气肿；观察患者生命体征情况
6.置敷料	将开口纱或新型敷料置于气切口	注意动作轻柔
7.听诊	听诊患者双肺呼吸音，判断是否需要吸痰。整理床单元	
8.手卫生	手消毒	消毒时间大于15 s
9.解释核对、记录	询问并使用PDA进行患者身份确认，并执行医嘱	告知注意事项
10.用物处理	收拾整理用物	

七、注意事项

1.气管切开术后24 h易发生出血、气胸、皮下气肿和纵隔气肿等相关并发症，应注意观察。

2.检查呼吸机管路的固定情况，避免牵拉引起气管切口局部的压迫。

3.操作过程中注意关注患者的生命体征变化。

4.导管固定牢固，松紧以能容纳一横指为宜，防止脱落及勒伤。

5.如有金属内导管应每日清洗、消毒。

八、知识拓展

1.气管切开患者的气道湿化。目前尚无对ICU患者气道湿化管理研究的数据，ICU内吸氧的气切患者气道湿化不足将导致管道堵塞。2018年法国ICU内气管切开术专家组指南推荐所有气管切开患者均需气道加湿管理。

2.气管切开导管的更换频率。指南推荐ICU气管切开导管不需要定期更换。

3.气囊压力的管理。气管套管气囊压力不能超过30 cmH$_2$O，气囊压力过低易发生口咽分泌物所致误吸，压力过高易引起气道黏膜缺血。建议每8 h监测一次气囊压力的大小。

第四节　呼吸球囊面罩通气

一、基本概念

呼吸球囊面罩通气是通过人工或机械装置产生通气，对无呼吸患者进行强迫通气，对通气障碍的患者进行辅助呼吸，常用于各种原因所致的呼吸停止或呼吸衰竭的抢救及麻醉期间的呼吸管理。

二、目的

1.改善通气功能，提高氧合。

2.减少呼吸做功。

3.缓解呼吸肌疲劳。

三、适应证

主要用于途中、现场或临时替代呼吸机的人工通气。

四、禁忌证

1.中等以上活动性咯血。

2.额面部外伤或严重骨折。

3.大量胸腔积液。

五、操作前准备

（一）评估患者并解释

1.评估。包括：①年龄、病情、体重、体位、意识状况等；②呼吸状况（频率、节律、深浅度）、呼吸道是否通畅（口鼻腔是否有分泌物、反流等）、有无活动性义齿等；③心理状况及配合程度。

2.解释。向患者及家属解释有关呼吸球囊面罩通气使用的目的、方法、注意事项和配合要点。

（二）操作者准备

着装整洁，修剪指甲，洗手，戴口罩。

（三）患者准备

患者去枕仰卧位，头、颈、躯干呈一直线，双手平放于肢体两侧。

（四）用物准备

简易呼吸器（由呼吸囊、呼吸活瓣、面罩及衔接管组成）、检查呼吸球囊各配件性能并连接（面罩完好无漏气、单向阀安装正确、压力安全阀开启、气囊及储氧袋完好无损、氧气连接管配套）、开口器、口咽通气管、吸氧装置、吸痰管及负压装置、PDA、速干手消毒液。

（五）环境准备

清洁、安静，温湿度适宜，光线充足，注意保护患者隐私。

六、操作流程

呼吸球囊面罩通气操作流程，见表17-4。

表17-4　呼吸球囊面罩通气操作流程

流　程	说　明	要点与原则
1.解释核对	携用物至患者床旁，核对患者床号、姓名、腕带或使用PDA进行患者身份确认	确认患者

续表

流 程	说 明	要点与原则
2.准备	患者去枕仰卧位，头、颈、躯干呈一直线，双手平放于肢体两侧	抢救者可站于患者头侧，必要时肩下可垫软枕，保持气道通畅
3.操作前的检查	检查所有物品的外包装是否有漏气、是否在有效期、氧气管连接紧密、放置呼吸球囊于患者头侧	调节氧流量为8~10 L/min
4.开放气道	抢救者将一手掌小鱼际置于患者前额，下压使头部后仰；另一手的食指、中指置于患者下颌骨，抬起下颌，畅通气道	开放气道的方法有三种。详见下文：八、知识拓展
5.固定面罩	一手用EC手法固定：拇指和食指成C型将面罩紧扣于患者口鼻部，保持面罩密闭无漏气。中指、无名指和小指成"E"字放在患者下颌角处，将下颌向前上托起，保持气道开放；一手对掌规律挤压球囊	一般潮气量为400～600 ml，无氧源时潮气量给予600～800 ml；频率：10～12次/min；挤压呼吸比为1∶1.5～2。注意避免漏气
6.观察效果	生命体征、血氧饱和度情况、口唇面色有无好转；胸廓的起伏；面罩内是否有雾气	判断呼吸状况有无改善
7.整理	安抚患者，清点物品，整理床单元，协助患者取舒适体位	按医疗废物处理原则丢弃一次性用物，呼吸球囊送出予灭菌处理
8.洗手记录	洗手或速干手消毒，记录。观察吸痰后患者呼吸状况	抢救记录6 h内完成

七、注意事项

1.根据患者选择合适大小的面罩，贴合紧密，避免漏气。

2.保持气道通畅，注意观察患者胸廓的起伏和生命体征的变化。

3.挤压呼吸球囊时注意频率和患者呼吸的协调性，保证通气效果。

4.使用前注意检查呼吸球囊压力安全阀。

5.观察患者腹胀情况，必要时行胃肠减压。

八、知识拓展

1.开放气道方法包括：①仰头抬颏法：抢救者左手掌根部下压患者前额，使头后仰，右手的食指与中指并拢放在患者下颏骨处，向上抬起下颏；②托颈压额法：患者取去枕仰卧位，抢救者一手放在患者前额，向后向下按压，另一手托住患者颈部向上抬颈；③托颌法：抢救者站在患者头侧，双肘部位于患者背部同一水平，双手托住患者两侧下颌角，向上提拉，使下颌向前，头向后仰，两手拇指可将下唇下推，打开口腔。

2.可使用单手或双手挤压呼吸球囊，应注意每次挤压后应待呼吸球囊重新膨起后开始下一次挤压，挤压时应注意观察患者呼吸，在吸气时挤压。

3.一般成人潮气量在8~12 ml/kg，成人400~600 ml的潮气量就可以使胸壁抬起，而呼吸球囊的一般容积为1 500 ml，因此挤压呼吸球囊单手捏到底即可。若双手挤压球囊，应两手捏住球囊中间部分，两拇指相对朝内，四指略分开或并拢，两手用力均匀挤压，约挤压呼吸球囊的1/3（气体量为400~500 ml）。对于无自主呼吸的患者，成人呼吸频率在10~12次/min，如果患者有自主呼吸或恢复自主呼吸，若两次自主呼吸间隔较长时间时，应给予一次辅助呼吸，注意挤压部分通气应顺从自主呼吸。

4.呼吸球囊面罩的消毒方法和保存时间。采用环氧乙烷灭菌，密封包装，6个月内有效。

第五节 痰液标本采集

一、基本概念

痰液是气管、支气管和肺泡所产生的分泌物，正常情况下分泌物很少。在肺炎、肺结核、肿瘤等病理情况下，痰液的色、质、量、性状及成分等均会随之改变。通过标准的护理操作方法，正确地采集痰液标本，可为临床检查、诊断、治疗提供依据。

二、目的

1.常规痰标本。检查痰液中的细菌、虫卵或癌细胞。

2.痰培养标本。检查痰液中的致病菌，为临床合理选择抗生素提供依据。

3. 24 h痰标本。检查24 h的痰量，并观察痰液的性状，协助诊断或者浓集结核杆菌检查。

三、适应证

1.咳嗽、脓性痰等，伴有发热，影像学检查出现新的或扩大的浸润影。

2.气道开放患者，出现痰液颜色、性状、量发生变化。

3.考虑下呼吸道感染患者采集痰液标本的同时宜送血培养标本。

四、禁忌证

痰液标本不能进行厌氧菌的培养。

五、操作前准备

（一）评估患者并解释

1.评估。评估患者的年龄、病情、治疗情况，心理状态及合作程度。

2.解释。向患者及家属解释痰液标本采集的目的、方法、注意事项和配合要点。

（二）操作者准备

着装整洁，修剪指甲，洗手，戴口罩。

（三）患者准备

1.患者或家属知情同意。

2.了解痰液标本采集的目的、方法、注意事项及配合要点。

3.必要时采集前漱口。

（四）用物准备

1.治疗车上层。治疗盘、漱口水杯及（温水、生理盐水）、治疗巾、小方纱、弯盘、吸管、手电筒、条形码、PDA、手套、速干手消毒液。根据检验目的不同，另备：①常规痰标本：痰盒；②痰培养标本：无菌痰盒；③24 h痰标本：广口大容量痰盒、防腐剂（如苯酚）；④无力咳痰者或不合作者：一次性痰培养盒、负压吸引装置。

2.治疗车下层。生活垃圾桶、医疗垃圾桶。

（五）环境准备

清洁、安静，温湿度适宜，光线充足。

六、操作流程

痰液标本采集操作流程，见表17-5。

表 17-5　痰液标本采集操作流程

流　程	说　明	要点与原则
1.贴标签或条形码	核对医嘱，检验申请单、标签（或条形码），无误后贴检验申请单标签（或条形码）于标本容器外壁上	防止发生差错
2.解释核对	携用物至患者床旁，核对患者床号、姓名、腕带或使用PDA进行患者身份确认。核对医嘱、检验申请单、标本容器、标签是否一致	确认患者。向患者或家属说明采集标本的目的和配合方法、注意事项

续表

流 程	说 明	要点与原则
3.准备	检查所有一次性物品的外包装是否有漏气、是否在有效期、负压吸引装置完好、戴手套	协助患者取出义齿，漱口后注意检查口腔情况
4.采集痰液标本	根据标医嘱选择采集方式	
4.1 常规痰液标本	①配合的患者：选择在晨起漱口后，指导患者深呼吸后用力咳出深部痰液置于痰标本盒中；②无法咳嗽或不合作患者：予拍背后戴无菌手套，将痰标本杯连接负压、按吸痰法的操作顺序吸出痰液，加盖密闭；③再次核查标签、留取日期、时间	注意无菌操作原则，避免标本污染；注意叩背排痰的方法；注意操作者自我防护
4.2 痰培养标本采集法	①自然咳痰法：晨痰最佳，先用漱口液或冷开水漱口，深吸气后用力咳出呼吸道深部的痰液于无菌容器中，痰量不少于1 ml，对咳痰困难的患者可用生理盐水雾化吸入，再咳出痰液于标本盒中；②小儿取痰法：用弯压舌板刺激引起咳嗽，喷出的肺或气管分泌物粘在试子上即可送检；③再次核查标签、留取日期、时间	注意无菌操作，防止标本污染。留取量：细菌培养，>1 ml；真菌培养，2~5 ml；分枝杆菌培养，5~10 ml；寄生虫检查，3~5 ml
4.3 24 h痰液标本采集	①痰标本盒内加一定量的水，注明起止日期；②一般从晨起漱口后第一口痰（晨7：00）开始留取至次日晨起（晨7：00）漱口后第一口痰留取作为结束，将24 h痰液全部吐入痰杯中；③再次核查标签、留取日期、时间	注意告知患者不可将漱口液、唾液等混入；一定要注意标明标本的采集时间
5.整理	整理床单元，协助患者取舒适卧位；洗手；按垃圾分类要求处理用物	
6.洗手、记录	手卫生、PDA核查患者及医嘱信息、执行医嘱并记录	做好手卫生，避免交叉感染；记录痰液的外观、性状和量
7.标本送检	再次核对标本标签，及时送检	标本采集后尽量保证2 h送达实验室

七、注意事项

1.采集时确保痰液标本质量，对于可疑被口咽部菌群污染的标本，要立即重新采集。

2.标本尽可能在使用抗菌药物或更换抗菌药物前采集。

3.采集痰液时间宜选择清晨，清晨痰量较多，痰内细菌也较多，可提高阳性率。

4.标本采集后保证2 h内送到实验室，以免不及时运送引起肺炎链球菌、流感嗜血杆菌等苛氧菌因不适应外界环境或自溶现象而死亡。

5.对于不能及时送检的痰标本应置于4℃冰箱保存（疑似肺炎链球菌、流感嗜血杆菌等苛氧菌不在此列），以免杂菌生长，但时间不能超过24 h。

6.只要可能得到合格的痰标本，应马上采集、送检。

7.宜在医务人员直视下留取合格的痰液标本。

8.送检标本后三天内不主张再次送检。

八、知识拓展

1.标准化痰标本采集三步骤

（1）叩击。医护人员或家属将五指并拢，向掌心弯曲，使其形成一个空心弧形。用弧形的空掌心由背部下面至上面，由背部外面至脊柱旁，如此反复叩击（以受试者不觉得疼痛为宜），有利于痰液松动排出。咳痰困难者需要医护人员实施叩击，叩击前排除叩击禁忌证。

（2）深呼吸及缩唇呼吸。嘱患者缓慢深吸气直至无法吸气，缓慢呼气（呈吹口哨样）姿势，吸呼比为1∶2或1∶3，尽量慢呼深吸，7~8次/min。

（3）有效咳嗽患者取坐位或半卧位，屈膝，上身前倾，双手抱膝或在胸部和膝盖上置枕头，两肋夹紧，深吸气后屏气3 s（有伤口者可向中间挤压伤口），做爆破性咳嗽，将痰液咳出。

第六节　口咽通气管安置

一、基本概念

口咽管也称口咽通气管（OPA），是指将口咽通气管插入到口咽部，使其维持气道通畅的技术，它包括翼缘、牙垫、咽弯曲度三部分构成。

二、目的

1.解除上呼吸梗阻，防止舌后坠，保持呼吸道畅通。

2.有利于口咽部吸引，及时清除呼吸道分泌物，改善肺通气。

3.促进患者改善呼吸状况，预防肺不张、坠积性肺炎、肺部感染等。

4.防止舌咬伤。

三、适应证

1.意识不清患者因呕吐反射减弱或颌部肌肉松弛而引起的呼吸道梗阻。

2.避免舌后坠，维持患者气道开放。

3.癫痫发作或抽搐时保护患者，避免舌咬伤。

4.利于昏迷患者气道分泌物的吸引。

5.气管插管时，可用其取代牙垫的作用。

6.球囊辅助呼吸时，口咽通气管能抬起咽后组织，有利于呼吸，避免胃肠胀气。

7.手法托下颌开放气道无效时。

四、禁忌证

1.由于插入口咽气道可引起咽反射、呕吐或喉痉挛等反射，导管移位时还会使气道梗阻，神志清醒的患者一般禁用此装置。

2.口腔及上、下颌骨创伤，门齿有折断或脱落危险的患者。

3.咽部有占位性病变。

4.口咽通气管可致血压升高、心率增快，故对伴有心、脑血管疾病的患者不适合长时间使用。

5.喉头水肿、气道内异物、哮喘、咽反射亢进患者。

6.下呼吸道梗阻。

7.频繁呕吐患者或咽反射亢进。

五、操作前准备

（一）评估患者并解释

1.评估。①询问、评估患者意识状况及配合程度，能否自行咳嗽咳痰；②评估患者口腔黏膜、咽部有无异常；③测量从门齿到下颌角的长度，准备合适型号的通气管。

2.解释。向患者及家属解释安置口咽通气道的目的、方法、注意事项和配合要点。

（二）操作者准备

着装整洁，修剪指甲，洗手，戴口罩。

（三）患者准备

患者取舒适体位（半卧位），暂停鼻饲。

（四）用物准备

1.治疗车上层：一次性无菌手套、型号合适的口咽通管、手电筒、棉签、听诊器、弯盘、胶布、开口器、压舌板、生理盐水2瓶、一次性吸痰管、负压吸引装置、速干手消毒液、PDA。

2.治疗车下层：生活垃圾桶、医疗垃圾桶。

（五）环境准备

清洁、安静，温湿度适宜，光线充足。

六、操作流程

口咽通气管安置操作流程，见表17-6。

表 17-6　口咽通气管安置操作流程

流程	说明	要点与原则
1.解释核对	携用物至床旁，询问并使用PDA进行患者身份确认；再次核对医嘱，向患者解释安置口咽通气管的目的及配合注意事项	采用两种身份识别的方法
2.准备	协助患者取平卧位，头后仰，使口、咽、喉尽量呈一直线	方便操作，节省时间、体力
3.操作前的检查准备	检查所有一次性物品的外包装是否有漏气、是否在有效期、负压吸引装置是否完好。戴无菌手套；检查口咽部情况；清除患者口、鼻腔分泌物，保持呼吸道通畅；取下义齿，检查牙齿有无松动	注意咽部有占位性病变时应避免安置通气管
4.置管	选择合适的置管方法。	
4.1直接插入法	将口咽通气管的咽部弯曲沿舌面放入上咽部，将舌根与口咽、后壁分开	昏迷患者可用开口器，或压舌板从白齿处放入
4.2反向插入法	一手压住下颌，张口；另一只手把口咽通气管凹面向上（倒转）插入口中，当通气管前段触及硬腭后方时顺势旋转180°，借患者吸气向下推送，使口咽通气管末端突出切牙（门齿）1~2 cm	
5.检查、观察	置入通气管后，手掌放于通气管外侧，感觉是否有气流，听诊器听呼吸音；将舌根轻轻向上提拉，检查口腔，防止舌或唇置于牙和通气道之间	操作过程中注意观察观察胸廓起伏、患者生命体征和呼吸情况，如患者有躁动、心率明显变化、呼吸困难等，应立即停止操作
6.固定	使用绢丝胶布交叉固定于患者面颊两侧	注意防止皮肤损伤或胶布打湿，脱落
7.吸痰	根据患者情况，必要时予吸痰	注意无菌操作

续表

流 程	说 明	要点与原则
8.整理	按垃圾分类要求处理用物；洗手；整理床单元，协助患者取舒适卧位	
9.洗手、记录	手卫生、PDA核查患者及医嘱信息、执行医嘱并记录	注意动态观察患者呼吸、氧和的改善情况

七、注意事项

1. 严格掌握口咽通气管的适应证和禁忌证。

2. 安置过程中严密监测患者生命体征的变化，必要时备好抢救车、气管插管用物。

3. 注意保持患者呼吸道通畅，适时吸痰，防止误吸、窒息。

4. 严格口腔护理：2~3 h挪动位置，4~6 h清洁口腔及管路，每日更换一次。

5. 注意检查胶布固定情况，防止脱落，若被分泌物等打湿，应及时更换胶布。

6. 牙齿松动者，插入及更换口咽通气管前后应注意观察有无牙齿脱落。

八、知识拓展

1. 口咽通气管型号和选择。目前有塑料型和橡胶型两种口咽通气管类型。选择口咽通气管的型号应遵循"宁大勿小，宁长勿短"的原则。如果口咽通气道太小容易误入气道；如果口咽通气管太短，舌仍可能在口咽水平阻塞呼吸道，其尖端不能达到舌体后部，起不到开放气道的作用；如果太长，口咽通气道可到达咽喉部接触会厌，甚至将会厌推向声门或进入食管的上端。当口咽通气道位置正确而且型号合适时，其咽弯曲段正好位于舌根后，通气管腔的前端位于会厌的上方附近。

2. 口咽通气管吸痰与常规吸痰方法的比较。有研究报道采用口咽通气管吸痰时显著改善了常规吸痰方法中的缺氧，可能原因是口咽通气管可减少解剖死腔，较常规经鼻腔直接吸痰法相比，其深度能够加深5 cm左右，因而对于肺部深处的痰液也能够很好地排出。

第七节　鼻咽通气管安置

一、基本概念

鼻咽通气管安置，是指将鼻咽通气管插入鼻咽部，使其维持气道通畅的技术。鼻咽通气管由一个类似于气管插管的硅胶或软组织塑料制成，适用于舌后坠所致的上呼吸道梗阻的患者。因不经过咽喉三角区故对咽喉部的刺激性较口咽通气管小，清醒或浅麻醉患者更易耐受。

二、目的

1.解除患者的上呼吸道梗阻，增加患者的通气量。

2.清除呼吸道分泌物，进行口咽部吸引，改善患者肺通气。

3.促进呼吸功能，预防肺不张、坠积性肺炎等肺部感染。

三、适应证

1.缓解清醒或浅麻醉患者发生的上呼吸道梗阻。

2.口咽通气管效果欠佳的患者或张口困难、牙关紧闭等不适宜安置口咽通气管的患者。

3.牙齿松动或牙齿易受损的患者。

4.口咽部肿瘤或手术的患者。

四、禁忌证

1.颅脑损伤患者，如颅底骨折、脑脊液耳漏等。

2.鼻腔各种疾病，如鼻中隔偏移、鼻外伤、鼻息肉、鼻腔炎症等。

3.凝血机制异常。

4.经鼻手术后。

五、操作前准备

（一）评估患者并解释

1. 评估。评估患者的年龄、病情、临床诊断、意识状况、配合程度、缺氧程度、痰液性状、鼻腔通道有无创伤、鼻腔畸形、鼻息肉等异常。

2.解释。向患者及家属解释有关鼻咽通气管安置的目的、方法、注意事项和配合要点。

（二）操作者准备

着装整洁，修剪指甲，洗手，戴口罩。

（三）患者准备

患者取平卧位，头后仰，充分开放气道。

（四）用物准备

1.治疗车上层：一次性无菌手套、型号合适的鼻咽通气管、润滑剂（石蜡油）、手电筒、棉签、听诊器、弯盘、胶布、生理盐水2瓶、一次性吸痰管、负压吸引装置、速干手消毒液、PDA。

2.治疗车下层：生活垃圾桶、医疗垃圾桶。

（五）环境准备

清洁、安静，温湿度适宜，光线充足。

六、操作流程

鼻咽通气管安置操作流程，见表17-7。

表 17-7　鼻咽通气管安置操作流程

流　程	说　明	要点与原则
1.解释核对	携用物至床旁，询问并使用PDA进行患者身份确认；再次核对医嘱，向患者解释安置鼻咽通气管的目的及配合注意事项	消除患者顾虑，取得患者配合
2.操作前的检查	①检查所有一次性物品的外包装是否有漏气、是否在有效期、负压吸引装置是否完好；②测量从患者鼻尖到耳垂的距离，准备合适型号的通气管	成人鼻咽通气管型号包括：成年男性用7.5～8.5 mm，成年女性选用6.0～7.0 mm
3.体位准备	协助患者取平卧位，头后仰	
4.患者准备	戴无菌手套；检查鼻咽部情况；清除患者口、鼻腔分泌物，清洁鼻腔，用棉签蘸取石蜡油润滑鼻腔。再次PDA核查患者信息	注意咽部有占位性病变时应避免安置通气管
5.置管	手持鼻咽通气管上1/3处，斜面向着鼻中隔，沿鼻腔底部平行向后插入，直到外露边沿紧贴鼻翼；如遇阻力不能强行置入，可换置另一侧鼻腔	插入深度一般为13～15 cm
6.检查	用手掌检查鼻咽通气管是否有气流	测试鼻咽通气管的通畅性
7.固定	使用绢丝胶布交叉固定于患者鼻翼	注意防止皮肤损伤
8.吸痰	根据患者情况，必要时吸痰	注意无菌操作
9.整理	按垃圾分类要求处理用物；洗手；整理床单元，协助患者取舒适卧位	
10.洗手、记录	手卫生、PDA核查患者及医嘱信息、执行医嘱并记录	注意动态观察患者呼吸、氧和的改善情况

七、注意事项

1.放置鼻咽通气管前，需征求家属和患者的同意，做好沟通，取得患者配合。

2.插入过程中，如果患者出现呛咳、剧烈咳嗽时，可将鼻咽通气管后退1～2cm。

3.安置过程中严密监测患者生命体征的变化，必要时备好抢救车、气管插管用物，协助医生抢救。

4.注意适时观察鼻咽部有无出血、鼻窦炎等发生，鼻翼部有无发生压力性损伤等不良反应。

5.持续放置鼻咽通气管应每1～2天更换到另一侧鼻孔，妥善固定，防止鼻咽管脱出。

6.使用时注意评价吸痰和氧疗的效果，做好护理记录。

八、知识拓展

研究报道鼻咽通气管用于全麻术后舌后坠老年患者气道管理中一次性置管的成功率，患者的耐受性及对SpO_2的影响率均优于口咽通气道。

第八节　气管插管口腔护理

一、基本概念

经口气管插管的患者，由于口腔处于持续开放状态，易出现口腔黏膜干燥、痰液等分泌物聚集导致各种细菌滋生，黏膜溃疡等并发症。通过口腔清洁护理，可以提高患者口腔舒适度，预防口腔感染和呼吸机相关性肺炎等。

二、目的

1.保持口腔清洁卫生，改善患者口腔舒适度。

2.观察口腔黏膜、舌苔、牙龈、牙齿等情况，为诊断治疗提供依据。

3.保持口腔清洁，清除牙菌斑和微生物，预防呼吸机相关性肺炎的发生。

三、适应证

适用所有带气管插管机械通气的患者。

四、禁忌证

相关研究表明没有绝对的禁忌证。

五、操作前准备

（一）评估患者并解释

1.评估。①评估患者的年龄、病情、临床诊断、意识状况、配合程度，检查口唇、口腔黏膜、牙齿（有无松动、义齿等）、舌、腭、唾液及口腔气味等；②气管插管距门齿的刻度等。

2. 解释。向患者及家属解释气管插管口腔护理的目的、方法、注意事项和配合要点。

（二）操作者准备

着装整洁，修剪指甲，洗手，戴口罩。

（三）患者准备

告知患者操作的目的和注意事项，患者或家属知情同意、取得患者配合。

（四）用物准备

1.治疗车上层：一次性口腔护理包、0.9%氯化钠液250 ml、漱口液（0.12%洗必泰、益口等）、50 ml空针1付、5 ml空针1付、0.5 cm×80 cm棉系带1根、1 cm×40 cm绢胶布2根、牙垫1个、手电筒1个、PDA仪器、速干手消毒液。

2.治疗车下层：生活垃圾桶、医疗垃圾桶。

（五）环境准备

清洁、安静，温湿度适宜，光线充足。

六、操作流程

气管插管口腔护理操作流程，见表17-8。

表 17-8 气管插管口腔护理操作流程

流 程	说 明	要点与原则
1.解释核对	携用物至床旁，询问并使用PDA进行患者身份确认；再次核对医嘱，向患者解释口腔护理的目的及配合注意事项	确认患者
2.准备	协助患者取半卧位，头偏向右侧或右侧卧位	方便操作，节省时间、体力；便于分泌物及多余水分从口腔流出，防止反流造成误吸
3.操作前的检查	①检查所有一次性物品的外包装是否有漏气、是否在有效期、负压吸引装置是否完好。②按需行口腔、鼻腔、声门下分泌物吸引；适当给气囊充气，压力不超过35 cmH$_2$O	正常气囊压力为25~30 cmH$_2$O

续表

流程	说明	要点与原则
4.打开口护包	铺治疗巾于患者颈下，置弯盘于患者右侧颌下，打开口护包，戴手套，清点棉球数量	防止床单、枕头、患者服被浸湿
5.去除患者固定装置	主操作者检查气管插管距门齿的刻度，协助者一手固定好导管和牙垫，另一只手轻轻取下胶布或固定器。湿润口唇	
6.检查口腔	使用压舌板撑开口腔，用电筒仔细观察口腔黏膜情况，牙齿有无松动脱落等异常情况	必要时可使用开口器
7.冲洗	用50 ml的空针，抽吸准备好的漱口液（0.12%洗必泰、益口）交给助手，从对侧到近侧，从上侧至颊部的顺序冲洗，主操作者边吸引边观察	注意避免冲洗液反流
8.擦洗	助手将气管插管移向操作对侧，操作者用镊子夹取棉球按照口腔护理的顺序擦洗干净。更换干净的牙垫	注意导管的位置，避免移位。操作过程中注意观察生命体征变化
9.再冲洗	按照上述冲洗步骤再次进行冲洗	注意牙齿松动者可以手上缝线固定后牵于口腔外，用胶布固定
10.固定	牙垫需更换位置，避免压迫时间过长引起黏膜损伤。检查气管插管距门齿的刻度，取两条3M胶布交叉固定，或使用"H"型方法进行固定，注意松紧适宜。也可使用固定器固定或系带固定	检查刻度应注意保持前后一致，躁动患者可加用系带再次固定
11.整理用物	擦干唇角，嘴唇干裂涂石蜡油或唇膏，撤去治疗巾和弯盘，清点棉球	注意棉球数量前后一致
12.检查	气囊放气至正常水平，听诊双肺呼吸音，与操作前对照	尽量抽吸干净分泌物
13.整理床单元	协助患者取舒适体位，做好清醒患者的沟通和相关健康教育	注意嘴唇皮肤黏膜勿压伤。必要时涂唇膏或石蜡油
14.洗手、记录	手卫生、PDA核查患者及医嘱信息、执行医嘱并记录	

七、注意事项

1.保持气管插管导管距门齿刻度与原有刻度一致，勿牵拉，避免滑出或脱管。

2.操作前后清点棉球个数，防止棉球掉入患者口腔。

3.动作轻柔，勿损伤口腔黏膜及牙龈，预防出血、感染。

4.操作前、中、后注意观察患者生命体征的变化，如有异常须及时有效处理。

5.操作前后注意听诊双肺呼吸音变化，按需吸痰。

6.注意观察棉带或胶布固定的松紧，避免皮肤损伤或导管移位。

7.操作过程中注意无菌原则和手卫生，避免交叉感染。

八、知识拓展

1.口腔评估。英国重症监护护士协会（BACCN）提出应使用标准化的口腔护理评估工具，常用工具为贝克口腔护理工具等，建议每4 h对通气患者进行一次评估。评估内容包括：舌头、嘴唇、牙齿、牙龈、唾液、假牙等。

2.口腔护理液。常用的口腔护理液有生理盐水、碳酸氢钠、氯已定（洗必泰）等，研究发现氯已定可有效去除牙菌斑和预防牙龈炎，但也有荟萃分析报道氯已定可能会增加死亡风险，特别是在非手术患者中，建议谨慎使用洗必泰作为口腔护理液。

3.口腔护理方法。主要包括擦拭法、冲洗法、联合法及牙刷法。擦拭法存在可能因呼吸机管道与牙垫的阻碍和压迫，常导致患者口腔死角的残留物清除不彻底。冲洗法可在一定程度上弥补擦拭法的不足，但可能会导致管道脱落，且在冲洗过程中，无法彻底避免患者误吸冲洗液而导致吸入性肺炎的情况。联合法（即冲洗法+擦拭法）可大大提高患者的口腔环境卫生，且先冲洗再擦拭的效果要优于先擦拭再冲洗。牙刷法虽能更加有效地祛除牙菌斑，但操作难度较大，可能导致管道移位和损伤牙龈等问题，对于凝血功能障碍或已有牙龈出血者应慎用。现临床较常使用联合法进行口腔护理。

4.口腔护理频次。目前对重症患者气管插管口腔护理的频次尚无统一标准。有研究表明对气管插管行机械通气的患者给予每日4次的口腔护理，可降低口腔溃疡和口臭的发生率，防止口咽部细菌的增加，可预防VAP的发生。也有研究指出，频次与抑菌效果并不呈正相关。在临床护理过程中，应选择恰当频次，在确保口腔护理质量的前提下适当节省人力、物力。

第九节　呼吸机回路连接与参数设置

一、基本概念

呼吸机回路连接是指在无菌操作下将呼吸机回路及各配件与呼吸机连接，调整管道及积水杯处于合适位置，根据患者病情预设呼吸机参数，开启湿化器、模拟肺，检查呼吸机通气正常，使呼吸机处于完好备用状态，随时备患者使用，从而满足患者机械通气的需要。

二、目的

1.预防VAP及交叉感染发生。

2.规范呼吸机回路安装、存放和处置流程。

3.增加病房美观整洁。

三、操作前准备

（一）评估患者并解释

1.评估。①评估患者的年龄、病情、临床诊断、意识状况、身高、体重、血气分析指标；②人工气道的类型、气道通畅度、肺功能和痰液性状、颜色、量等；③查看氧源、气源、电源。

2.解释。向患者及家属解释使用呼吸机的目的、注意事项和配合要点。

（二）操作者准备

着装整洁，修剪指甲，洗手，戴口罩。

（三）用物准备

呼吸机、治疗车、灭菌注射水、无菌呼吸机管路、弯盘、无菌手套、呼入端和呼出端过滤器、湿化罐、模拟肺。

（四）环境准备

清洁、安静，温湿度适宜，光线充足，注意保护患者隐私。

四、操作流程

呼吸机回路连接与参数设置操作流程，见表17-9。

表 17-9 呼吸机回路连接与参数设置操作流程

流 程	说 明	要点与原则
1.解释核对	携用物至床旁，询问并使用PDA进行患者身份确认；再次核对医嘱，向患者解释带呼吸机的目的及配合注意事项	采用两种身份识别的方法；也可用于为需要带呼吸机的患者提前进行准备
2.操作前的检查	检查所有一次性物品的外包装是否有漏气、是否在有效期、负压吸引装置是否完好	
3.试机	连接电源、氧源、气源，开机试机	如发现问题，应及时更换呼吸机或电源、氧源、气源的接口
4.连接管路	戴无菌手套；正确连接呼吸机回路和湿化管。连接模拟肺。积水杯处于最低位，使用机械臂固定呼吸回路，以免牵拉。在呼吸机呼出端过滤器位置和湿化管路上注明更换日期时间	注意湿化水（灭菌注射用水）加至水位刻度线。呼吸机装置和湿化装置需定期更换

续表

流程	说　明	要点与原则
5.参数设置	①医生或呼吸治疗师根据患者病情设定呼吸机参数；②连接模拟肺试运行	
6.患者准备	询问并使用PDA进行患者身份确认，向患者解释，取得配合，再次检查患者气囊、人工气道的深度、有无堵塞等情况	注意关注患者气道分泌物，必要时需吸痰
7.连接患者	备好的呼吸机经模拟肺检查无异常后，连接至患者人工气道，调节机械臂，固定稳妥	注意打开湿化开关
8.关注呼吸机运行	观察患者生命体征情况，听诊双肺呼吸音，观察患者胸廓起伏，观察有无人机对抗的发生	设置合适的报警线。根据患者情况，必要时镇静，做好患者约束
9.洗手、记录	洗手，记录。观察患者带机情况	记录呼吸机参数，动态观察患者呼吸指标的改善情况

五、注意事项

1.保持管道连接紧密，各种导线、传感线无松脱。

2.保持湿化灌内无菌注射用水处于正常刻度范围内。

3.保持呼吸机管路中的集水杯朝下，且处于最低点，及时、适时清理管路内冷凝水。

4.适时倾倒集水杯内积水，水杯不超过2/3。

5.保持吸入气体温度36～37℃。

6.呼吸机管路一人一换，长期带机患者当呼吸回路出现明显污染或破损时予以更换。

7.调整呼吸机机械臂时应先取下管路，调整后再重新放置，以免引起患者呛咳或管道脱落。

8.暂停使用呼吸机时，应保护好管路接口以免污染；若停机超过24h应及时处理呼吸机管路，使呼吸机处于备用状态；无创呼吸机管道应注意保护口面罩/鼻罩。

第十节　气囊压力监测技术

一、基本概念

气囊压力监测是监测气管导管气囊的压力，保持气囊压力处于正常范围，防止压力过低漏气或气囊压力过高损伤气道黏膜。

二、目的

1.封闭气管导管与气管壁之间的间隙，保障机械通气支持顺利进行，避免漏气。

2.封闭气管导管与气管壁之间的间隙，避免口咽部、气囊上分泌物向气管深部移位。

3.保证合适的气囊压力，防止气囊压力过高损伤气管黏膜，造成气管黏膜缺血、坏死等发生。

三、操作前准备

（一）评估患者并解释

1.评估。①评估患者的年龄、病情、临床诊断、意识状况、配合程度；②吸尽气道和气囊上的分泌物。

2.解释。向患者及家属解释气囊压力监测技术的目的、注意事项和配合要点。

（二）操作者准备

着装整洁，修剪指甲，洗手，戴口罩。

（三）患者准备

患者取仰面平卧位。

（四）用物准备

治疗盘、气囊压力表、PDA、速干手消毒液。

（五）环境准备

清洁、安静，温湿度适宜，光线充足，注意隐私保护。

四、操作流程

气囊压力监测技术操作流程，见表17-10。

表 17-10 气囊压力监测技术操作流程

流　程	说　明	要点与原则
1.解释核对	携用物至床旁，询问并使用PDA进行患者身份确认；再次核对医嘱，向患者解释气囊压力监测的目的及配合注意事项	采用两种身份识别的方法
2.操作前的检查	①检查所有一次性物品的外包装是否有漏气；②检测气囊压力表的性能	气囊压力表性能检测方法：接一次性测压管连接三通，将三通调节到不通的状态，捏紧球囊，使压力值达到120 cmH$_2$O，保持2~3 s，如压力值不变，说明性能完好

续表

流　程	说　明	要点与原则
3.患者准备	患者取仰面平卧位	可根据病情调整舒适体位
4.连接三通	①查看气囊压力表减压阀是否处于关闭状态；②气管导管气囊与气囊压力表的三通相连接，气囊接口连接三通时关闭阀门	
5.测量压力	①打开三通，维持气囊压力在25～30 cmH$_2$O。	通过挤捏球囊或调解减压阀的方式调整气囊压力
6. 测量结束	关闭断开三通与气囊连接	观察气囊有无漏气，患者有无呛咳
7.整理床单元	协助患者取舒适体位，必要时吸痰	
8.洗手、记录	手卫生、PDA核查患者及医嘱信息、执行医嘱并记录气囊压力值	注意动态观察患者生命体征

五、注意事项

1.每班监测一次气囊的压力，避免在呛咳时测量，保持压力在25～30 cmH$_2$O。

2.使用气囊测压表手动测压后，气囊压力可下降2 cmH$_2$O，因此充气压力宜高于理想值2 cmH$_2$O。注意观察并清理测压管腔内的积水，以免影响准确性。

3.不能根据经验判定充气的指触法给予气囊充气。不宜常规采用最小闭合容量技术给予气囊充气，可临时采用最小闭合容量技术充气。

4.避免过多过快的充入或吸出气囊气体。

5.注意观察患者生命体征、血氧饱和度、呼吸机是否有报警，及时对症处理，必要时重新测量压力。

6.放气前注意吸净气道内及气囊上的分泌物。

7.当气囊压足够但仍存在漏气需考虑改变人工气道的位置或更换其他型号的人工气道。

六、知识拓展

气囊漏气试验（Cuff-leaktest）主要是比较排空气管插管气囊前后潮气量的变化，来协助评估插管患者拔管后是否有上呼吸道阻塞的问题，阳性判断标准为：将气囊充气状态时和气囊放气后的呼气量进行对比，成人患者呼气量的差值≤110 ml，或呼气量差值与气囊充气时呼气量的比值小于15%，提示阳性，可能存在上气道梗阻的情况。一项荟萃分析显示：通过漏气试验筛选出的上气阻塞的高危患者，拔管前4 h静脉使用激素，可降低再插管率。

第十一节　自主呼吸（SBT）试验

一、基本概念

自主呼吸试验（SBT）是指对机械通气的患者，运用T型管或实施低水平压力支持通气模式使患者进行自主呼吸，通过短时间的动态观察，评价患者是否能够耐受自主呼吸及观察患者心肺功能的耐受情况，由此判断是否能够成功撤机。

二、目的

评判患者的自主呼吸能力是否已经达到撤离呼吸机的水平。

三、适应证

机械通气超过24 h，筛查符合进行自主呼吸试验的条件。

1.原发病得到控制，气管插管的原因已经解除或改善。

2.患者氧合状态良好（$PaO_2/FiO_2 > 200$ mmHg）。

3.血流动力学稳定（SBP介于90～160 mmHg，心率<140次/min，未使用或使用少剂量的血管活性药物）。

4.具有较强的自主呼吸及咳嗽能力。

5.无高热、无明显酸中毒，血色素水平不低于8 g/dL。

6.其他因素，如精神状态良好、代谢状态稳定等。

四、禁忌证

1.呼吸驱动不稳定或无自主呼吸者。

2.肿瘤终末期患者。

3.合并严重心功能不全者。

4.合并上气道阻塞者。

五、操作前准备

（一）评估患者并解释

1.评估。评估患者的年龄、病情、临床诊断、意识状况、配合程度、患者的鼻腔黏膜及耳廓皮肤情况；呼吸道分泌物情况；血气分析结果等。

2.解释。向患者及家属解释自主呼吸实验的目的、方法、注意事项和配合要点。

（二）操作者准备

着装整洁，修剪指甲，洗手，戴口罩。

（三）患者准备

协助患者取半卧位或头高位（大于20°）。

（四）用物准备

1.治疗车上层：呼吸湿化治疗仪（费雪派克）、高流量鼻塞（成人）、一次性使用加热呼吸路（内含湿化罐和管路）、灭菌注射用水、网套、氧气连接管、湿化水标示牌、治疗仪支架、氧流量表。将氧流量表固定在治疗仪支架上，将氧气连接管连接在氧流量表上，另一端连接在治疗仪左侧的氧气接口；仪器性能良好。

2.治疗车下层：生活垃圾桶、医疗垃圾桶。

（五）环境准备

环境温湿度适宜，整洁、宽敞、明亮。

六、操作流程（以PSV撤离法为例）

自主呼吸实验操作流程，见表17-11。

表 17-11 自主呼吸实验操作流程

流　程	说　明	要点与原则
1.选择需要SBT的患者	选择机械通气时间大于24 h的患者。尽量减少或停止使用镇静药物	注意把握适应证和禁忌证
2.PSV通气模式下进行3 min自主呼吸试验	①可选择T管试验或低水平的CPAP撤离法；②RT或医生护士再床旁观察患者生命体征、氧合、呼吸、潮气量等情况	注意重视患者主观感受
3.继续30 min自主呼吸，逐渐下调呼吸频率	根据患者耐受情况和生命体征，每5~10 min下调呼吸参数	
4.复查动脉血气	呼吸频率下调至4次/min后需继续观察10 min	判断血气结果，调整呼吸支持力度
5.通过自主呼吸试验	观察患者有无心累、气紧、呼吸困难等症状，有无辅助呼吸肌参与呼吸	评估拔管是否可行（上气道梗阻、气道保护能力）
6.未通过自主呼吸试验	重新连接呼吸机支持呼吸	分析原因，积极处理。每24 h重复撤机筛查

续表

流程	说　明	要点与原则
7.拔出气管插管	①吸口鼻腔分泌物；②撕开胶布或固定装置，完全松开气囊；③拔出气管插管；④改用氧气面罩或鼻塞吸氧	注意关注患者生命体征变化及主诉
8.洗手、记录	手卫生、PDA核查患者及医嘱信息、完善病程记录和护理记录	注意动态观察患者呼吸、氧和的改善情况

七、注意事项

1.注意把握自主呼吸试验的指征。

2.自主试验过程中需密切观察患者生命体征变化、呼吸状况、主观感受等。

3.操作前需通过气囊漏气试验判断患者的上气道开放程度。

4.撤机前注意停用镇静、镇痛、肌松等药物，避免药物残留而影响患者呼吸。

5.撤机尽量安排在上午医务人员较多时进行，对患者进行严密监测。

八、知识拓展

（一）SBT方法

1.T管试验。试用T型管连接人工气道，使患者完全处于自主呼吸状态，通过加温湿化装置吸入氧气。

2.低水平的CPAP。呼吸机模式改为CPAP，选择5 cmH_2O压力，FiO_2。

3.低水平的PSV。呼吸机模式改为PSV，选择5~8 cmH_2O压力，FiO_2。

现有研究显示，对于接受机械通气的患者，与2 h T管SBT相比，30 min PSV SBT的成功拔管率更高。对于机械通气时间超过24 h的患者，建议最初的SBT需增加吸气压力5~8 cmH_2O。

（二）SBT成功标准

拔管后48 h内不需要再次插管或无创同期。

（三）拔管前可行性的评估

通过SBT的患者在撤机前进行拔管可行性的评估，包括以下两方面。

1.气道通畅度的评价。通过气囊漏气试验检查有无气体泄漏从而判断评估上气道的开放程度或有无梗阻。

2.气道保护能力的评价。通过吸痰时的咳嗽力度、气道分泌物的量及吸痰频率等方法评估患者的气道保护能力。

第十二节 高流量氧疗仪的使用

一、基本概念

经鼻高流量氧疗（HFNC）指通过高流量氧疗仪提供加温加湿后的高流量气体，减少患者气道死腔，并产生一定的持续气道正压。该仪器主要包括连接氧源的气体流量控制阀、气体加温加湿装置和连接患者与设备的导管装置组成。

二、目的

通过吸入高流量气体产生一定水平的呼气末正压、冲刷上呼吸道生理死腔、恒温恒湿的气体维持黏液纤毛清除系统功能以及降低患者上气道阻力和呼吸做功，从而改善患者的换气和部分通气功能。

三、适应证

1.轻、中度低氧血症（100 mmHg≤PaO_2/FiO_2≤300 mmHg），没有紧急气管插管指征、生命体征相对稳定的患者。

2.轻度呼吸窘迫（呼吸频率≥24次/min）。

3.轻度通气功能障碍（pH值≥7.3）谨慎应用，需做好插管或无创通气的准备。

4.对传统氧疗或无创正压通气不耐受或有禁忌证者。

5.气管插管拔管。

四、禁忌证

1.心跳呼吸骤停。

2.自主呼吸微弱、昏迷者。

3.重度I型呼吸衰竭（PaO_2/FiO_2＜60 mmHg）。

4.中重度呼吸性酸中毒高碳酸血症（pH值＜7.3）。

5.合并多脏器功能不全等。

五、操作前准备

（一）评估患者并解释

1.评估

①评估患者的年龄、病情、临床诊断、意识状况、配合程度、患者的鼻

腔黏膜及耳廓皮肤情况；②评估痰液性状、颜色、量，血气分析，肺功能等指标；③查看氧源、电源、负压。

2.解释。向患者及家属解释有关开放式吸痰的目的、注意事项和配合要点。

（二）操作者准备

着装整洁，洗手，戴口罩。

（三）患者准备

协助患者取半卧位或头高位（大于30°）。

（四）用物准备

呼吸湿化治疗仪（费雪派克）、高流量鼻塞（成人）、一次性使用加热呼吸管路（内含湿化罐和管路）、灭菌注射用水、网套、氧气连接管、湿化水标示牌、治疗仪支架、氧流量表、治疗车。

（五）环境准备

清洁、安静，温湿度适宜，光线充足，注意保护患者隐私。

六、操作流程

高流量氧疗仪的使用，见表17-12。

表 17-12　高流量氧疗仪的使用

流　程	说　明	要点与原则
1.解释核对	携用物至床旁，询问并使用PDA进行患者身份确认；再次核对医嘱，向患者解释高流量氧疗仪使用的目的及配合注意事项	采用两种身份识别的方法；消除患者顾虑
2.操作前的检查	检查所有一次性物品的外包装是否有漏气、是否在有效期、负压吸引装置是否完好	将氧流量表固定在治疗仪支架上；将氧气连接管的一端连接在氧流量表上，另一端连接在治疗仪左侧的氧气接口
3.试机	连接电源、氧源，开机试机	如发现问题，应及时更换高流量氧疗仪或电源、氧源接口
4.连接湿化罐	①打开呼吸管路，将湿化罐安装在呼吸湿化治疗仪主机；②消毒灭菌注射用水瓶口，并将湿化罐的进水管针头插进灭菌注射用水，悬挂灭菌注射用水在氧疗仪支架上，粘贴湿化水标识；③打开湿化罐的进水管侧面排气盖让水顺着管路流入湿化罐	注意检查湿化水是否向下流出

续表

流　程	说　明	要点与原则
5.连接管路	①将加热呼吸管路连接头对应位置插入氧气治疗仪主机；②选择合适的鼻塞导管，将鼻塞导管路与呼吸管路连接	注意连接紧密，避免脱落
6.参数设置	医生或呼吸治疗师根据患者病情设定呼吸机参数，如：设置湿化温度，按下确定键；设置气体流速；通过调节氧气流量表调节氧浓度	按键操作说明：按上下键可调节参数值大小；按开始键可锁屏及进行温度、气体流速、氧浓度调节切换；同时按住上下可以解锁
7.再次核对	询问并使用PDA进行患者身份确认	避免差错
8.连接患者	将固定带悬挂于患者颈部，鼻塞导管连接患者鼻腔	
9.观察要点	观察患者生命体征及氧饱和情况，仪器有无报警	设置合适的报警线
10.洗手、记录	手卫生、PDA核查患者及医嘱信息、执行医嘱并记录高流量氧疗仪参数和患者带机情况	注意动态观察患者呼吸、氧和的改善情况

七、注意事项

1.注意上机前与患者的解释沟通，取得患者的配合。建议适当抬高床头，取舒适体位。

2.根据患者选择合适的鼻塞，一般选取小于鼻孔内径50%的高流量鼻塞。

3.治疗过程中注意密切关注患者生命体征，结合呼吸状况及血气分析结果有针对性地做出方案调整。

4.对于不能闭口呼吸的患者且不伴有二氧化碳潴留，可改用为鼻/面罩方式。

5.对于舌后坠伴HFNC效果不佳者，先予以口咽通气道打开上气道，然后将HFNC鼻塞与口咽通气道开口处连通，如效果不佳可考虑无创通气和其他呼吸支持方式。

6.按需吸痰保持气道通常，结合痰液性质等调节湿化温度，避免湿化不足或湿化过度。

7.及时倾倒管路积水，防止积水过多使患者发生窒息。

8.及时查看报警原因并有效处理，如出现患者无法耐受的异常高温，应停机检测，避免灼伤气道。

9.建议最低流量设置最好不小于15 L/min，以便克服呼吸管路的阻力。

10.注意调节鼻塞固定带松紧，避免固定带过紧引起颜面部皮肤损伤。

八、院感防控

1.每次使用完毕后应对HFNC装置进行终末消毒。

2.使用HFNC自带的消毒回路进行仪器内部消毒。

3.HFNC的空气过滤纸片应定期更换，建议每3个月或1000 h更换一次。

第十三节　胸部叩拍与振动

一、基本概念

胸部叩拍与振动：胸部叩击是通过双手空心手掌或者机械设备在胸壁上有节奏地进行叩击拍打，主要是利用拍击胸壁时产生的气压来帮助松动分泌物，叩击在吸气和呼气时都可以进行。根据叩击的方式又将其分为手动叩拍和机械辅助排痰两种。

二、目的

1.促进肺部分泌物及痰液的引流、排出。

2.缓解支气管平滑肌痉挛，增加呼吸道通畅性，改善肺通气功能。

3.消除水肿，减轻阻塞，减少分泌物，降低肺通气阻力。

4.提高血氧浓度，改善血液循环，增加气体交换。

三、适应证

气道痰液过多、黏稠，患者咳痰无力；慢性阻塞性肺疾病急性加重、肺不张、肺部感染；支气管扩张、囊性肺纤维化伴大量咳痰；年老体弱、长期卧床；外科手术后，疼痛引起深呼吸、咳嗽困难。

四、禁忌证

近期行肺切除术，肺挫裂伤；心律失常、血流动力学不稳，安置心脏起搏器；胸壁疼痛、脊柱疾病、骨质疏松、肋骨骨折及胸部开放性损伤；胸部皮肤破溃、感染和皮下气肿；凝血机制异常；肺部血栓、肺出血；避免叩拍心脏、乳腺、肾脏和肝脏等重要脏器，以及肿瘤部位。

五、操作前准备

（一）评估患者并解释

1.评估。评估患者的年龄、病情、临床诊断、意识状况、配合程度、患者的咳嗽咳痰能力；呼吸道分泌物情况；血气分析结果等。操作前评估患者的既往史（有无胸部手术史、外伤史、心脏病史等）；有无胸痛及疼痛的部位、性质和程度；有无呼吸困难及其呼吸困难的程度；咳痰能力，痰液的量、性状以及痰液的颜色；呼吸动度、频率及节律，有无胸腹矛盾运动、辅助呼吸肌参与等；有无胸壁压痛、肋骨骨折；听诊肺部干湿罗音的性质、部位和范围，确定操作部位；查看最近的影像学资料（如胸部X片或CT），了解有无气胸、胸腔积液、肋骨、胸骨、锁骨及肩胛骨骨折，并确定操作部位，有条件者可运用超声来评估肺部、胸腔及心脏情况。

2.解释。向患者及家属解释胸部叩拍与振动的目的、方法、注意事项和配合要点。

（二）操作者准备

着装整齐，修剪指甲，洗手，戴口罩。

（三）患者准备

患者肺部情况评估、咳嗽、咳痰能力、活动能力、配合程度、有无禁忌证、进餐时间，协助大小便，取舒适体位。

（四）用物准备

振动排痰机（主机、各种型号的叩击接合器、塑料或一次性纸质叩击罩）、速干洗手液、医嘱单。

（五）环境准备

病室安静整洁，光线充足，温度适宜，适宜操作，关闭门窗（或窗帘），请无关人员回避，保护患者隐私。

六、操作流程

（一）徒手操作

手动叩拍：手动叩拍是利用叩击时产生的气流振动促使肺泡内或细支气管内的痰液脱落流入气管被咳出或吸出，但对于深部小支气管乃至肺泡所产生的分泌物排出效果较差或者无效。手工叩拍排痰法是通过单纯的人工叩击胸壁帮助患者排出痰液，具有有效排痰的作用，可保持呼吸道通畅，该操作不收取任何费用，且不需要器械帮助。其具体操作过程如下。①着装整齐，洗手，戴口罩，向患者及家属解释该体位的目的、方法、步骤、注意事项以及可能出现的相关并发症或不适，做好患者的心理护理，缓解紧张情绪，充分取得患者及家属的理解并能积极配合治疗。②根据病变特点，协助患者予操作体位。③叩拍：叩击者一手扶患者的肩部，将手掌微曲成弓形，一手五指并拢成凹状，以手腕为支点，使用手腕力量，借助上臂力量有节奏的叩拍患者胸部，用力均匀叩击，120~160次/min，顺序可从外向内，从下向上，先右后左，叩拍幅度以10 cm左右为宜，每个治疗部位重复时间3~5 min，单手或双手交替叩拍，可直接或隔着衣物(不宜过厚)叩拍。重点叩拍需引流部位，沿着支气管走向由外周向中央叩拍。卧床患者每2 h叩击一次，每次10 min，可在每次翻身时自然叩击；可下床患者每4~6 h叩击一次，每次10 min。④振动：用双手掌交叉重叠在引流肺区的胸壁上，双肘关节保持伸直，嘱患者深吸气，在呼气的同时借助上肢重力快速振动胸壁，频率12~20次/s，每个治疗部位振动时间3~5 min。⑤指导患者咳嗽，咳嗽无力患者可行气管内吸引以清除痰液。⑥操作结束后，注意观察患者肺部症状体征、痰液情况，并评估治疗效果。⑦及时记录运用胸部物理治疗的方式、患者的临床表现、咳嗽咳痰情况。

（二）使用振动排痰机操作流程

振动排痰机操作流程，见表17-13。

表 17-13 振动排痰机操作流程

流 程	说 明	要点与原则
1.素质准备	着装整齐	洗手
2.解释核对	向患者解释该操作的目的；采用两种身份识别的方法进行患者身份确认（腕带、床头牌）	告知注意事项，取得患者配合
3.操作前准备	①医务人员1名；②物质准备；③患者准备：体位（根据患者病情可半坐位或侧卧位）	方便操作
4.操作前的检查	生命体征平稳、各导管固定、人员准备到位、用物齐全、仪器挪移方便操作	导管的安全性，仪器摆放方便操作
5.再次核对	PDA扫描腕带，核查姓名、性别、住院号	大于2种以上的方式核对
6.患者准备	放下床档，协助患者取舒适体位	持续心电监护，避免间断监测生命体征
7.选择合适的振动方案	准备振动排痰机，选择合适的叩拍接头(年老体弱、胸部外伤者宜选用轭状接头，青壮年可选用圆形滑面橡皮接头，胸腔闭式引流患者宜用小号圆形海绵接头)	根据患者情况选择不同的叩拍接头

续表

流　程	说　明	要点与原则
8.根据病情设置合理参数	设置初始频率20次/s，根据患者临床症状和操作模式的需要调节频率（治疗频率范围为20～35次/s）	根据患者情况选择合理参数
9.叩击部位的选择	叩击部位、顺序	由外向内，由下往上（下肺）、由上往下（上肺）治疗患者胸部，胸壁承受压力为1kg左右，每个部位停留30 s
10.操作过程中病情观察	密切监测患者生命体征、呼吸状态、面色等，关注患者主观感受	出现特殊情况，停止操作
11.操作结束	关掉电源，拔出插头	
12.协助患者咳嗽咳痰	观察痰液颜色、量、性状，不能自行咳出的患者，可予气管内吸引	
13.整理床单元、洗手	协助舒适体位	床单元整齐、患者舒适
14.观察记录书写	详细记录患者开始时间、生命体征，治疗过程中的所有病情及生命体征变化	准确、及时书写观察记录
15.仪器处理；仪器摆放在固定位置	仪器消毒：湿巾消毒仪器；备用	
16.健康宣教	指导患者正确有效咳嗽咳痰，可以下地行走的患者，鼓励下床活动	鼓励早期活动

七、注意事项

1.告知患者及家属振动排痰机的作用和必要性，取得患者和家属的配合。

2.根据患者病情选择合适的体位进行操作。

3.治疗时监测患者的主观感受：有无胸痛、呼吸困难等症状，监测生命体征变化（血压、心率、呼吸状态）、面色等变化。

4.振动排痰叩击部位的选择：①治疗时根据患者病情取舒适体位，一般采用侧卧位，治疗时先做一侧，再翻身做另一侧，也可选择前胸、两肋部位进行治疗；②治疗时由外向内，由下往上(下肺)、由上往下（上肺）治疗患者胸部，胸壁承受压力为1kg左右，每个部位停留30 s。

5.在操作过程中，如遇下列情况，应考虑停止操作：①操作部位出现出血点和（或）皮肤瘀斑；②新出现的血痰；③使用仪器过程中，患者精神高度紧张、大汗淋漓；④在使用的过程中，出现明显的心率、血压、氧饱和度等生命体征的改变。

6.指导患者进行有效咳嗽，不能咳嗽者，随时进行气管内吸引。

7.振动排痰尽量在餐前1～2 h或餐后2 h进行治疗，治疗前可进行雾化吸入治疗，治疗后5～10 min行气管内吸引。

8.对于有外科伤口和皮肤破损的患者应远离患处10 cm以上。

9.振动排痰效果的观察：患者痰液较少；患者病变部位呼吸音的改善，无啰音；胸部平片或CT改善；患者感觉呼吸轻松通畅。

第十四节　高频胸壁振荡

一、基本概念

高频胸壁振荡又称高频胸壁压缩或高频胸部压缩，是胸部物理治疗的一种方式，其主要适用于多种原因引起的分泌物排出困难或由黏液阻塞引起的肺膨胀不全的成人患者，同时促进气道清除痰液或改善支气管引流。

二、目的

振荡胸壁时产生的气压来帮助松动分泌物，促进痰液引流，清除痰液或改善支气管引流，从而达到预防肺不张和肺部感染等相关并发症，从而改善呼吸功能。

三、适应证

适用年龄段非常广（2～90岁），各种导致痰液分泌增多的疾病均可以使用高频胸壁振荡，包括囊性纤维化病、支气管扩张、支气管哮喘、COPD、肺炎、肌萎缩症、脊柱肌肉萎缩性脑瘫、脊髓损伤、支气管肺发育不良、闭塞性支气管炎、支气管软化灶、呼吸机依赖、肺曲霉病、肺纤维化病、心肺移植术、原发性纤毛动力障碍症等疾病。

四、禁忌证

1.绝对禁忌证。包括：①血流动力学不稳定的活动性出血；②尚未固定的头部和颈部外伤。

2.相对禁忌证。包括：①颅内压超过20 mmHg；②近期脊柱手术或急性脊柱损伤；③支气管胸膜瘘；④急性心力衰竭引起的肺水肿；⑤大量胸膜渗液或脓胸；⑥肺栓塞；⑦肋骨骨折，伴或不伴有连枷胸；⑧胸部外伤、胸部或皮肤移植；⑨未控制的高血压；⑩气腹；⑪近期食管手术；⑫误吸风险高者，如刚进食；⑬皮下气肿或气胸；⑭近期硬脊膜外注射或脊椎麻醉；⑮胸部烧伤、开放性创伤或皮肤感染；⑯近期皮下安置了经静脉或皮下的起搏器；⑰肺损伤；⑱骨质疏松证或肋骨骨髓炎；⑲凝血症或存在深静脉血栓；⑳胸部疼痛以及新近发生的心肌梗死。

五、操作前准备

（一）评估患者并解释

1.评估。评估患者的年龄、病情、临床诊断、意识状况、配合程度、患者的咳嗽咳痰能力；呼吸道分泌物情况，必要时吸尽气道和气囊上的分泌物；血气分析结果等。

2.解释。向患者及家属解释高频胸壁振荡目的、方法、注意事项和配合要点。

（二）操作者准备

1.着装整齐，修剪指甲、洗手，戴口罩。

2.操作前评估：有无胸部手术史、外伤史、心脏病史；有无胸痛及疼痛的部位、性质和程度；有无呼吸困难及其程度；咳痰的难易程度，痰液的量和性状；呼吸动度、频率及节律，有无胸腹矛盾运动、辅助呼吸肌参与等情况；有无胸壁压痛，肋骨骨折；听诊干湿啰音的性质、部位和范围，确定操作部位。查看胸部X片或CT，了解有无气胸、胸腔积液，以及肋骨、胸骨、锁骨及肩胛骨骨折，并确定操作部位；查看彩色多普勒血管超声结果，了解有无血栓，并确定其部位，判断是否适合该操作。

（三）患者准备

协助大小便，取舒适体位。

（四）用物准备

医嘱单、高频胸壁振荡仪（主机、连接管路、排痰背心）、速干洗手液。

（五）环境准备

病室安静整洁，光线充足，温度适宜，适宜操作，关闭门窗（或窗帘），请无关人员回避，保护患者隐私。

六、操作流程

振动排痰操作流程，见表17-14。

表 17-14　振动排痰操作流程

流　程	说　明	要点与原则
1.素质准备	着装整齐	
2.解释核对	向患者解释该操作的目的；采用两种身份识别的方法进行患者身份确认（腕带、床头牌）	告知注意事项，取得患者配合
3.操作前准备	①医务人员2名；②分别站立于患者左右两侧	人员位置方便操作
4.操作前的检查	生命体征平稳、各导管固定、人员准备到位、用物齐全、仪器挪移方便操作	导管的安全性，仪器摆放方便操作
5.再次核对	PDA扫描腕带，核查姓名、性别、住院号	大于2种以上的方式核对
6.患者准备	放下床档，协助患者取舒适体位	持续心电监护，避免间断监测生命体征
7.仪器准备	根据体型选择大小合适的排痰背心，并将排痰机与排痰背心相连接，连接完整后备用	根据患者体型选择不同大小的排痰背心
8.通电	连接电源	电源固定
9.参数设置	选择合适的频率、压力、时间，一般频率范围为5~20 Hz，治疗压力为1~10 mmHg可调，时间设定为1~30 min	根据患者情况设置合理参数
10.开机、操作		
11.操作过程中病情观察	密切监测患者生命体征、呼吸状态、面色等，关注患者主观感受	出现特殊情况，停止操作
12.治疗完毕	取下背心，消毒，患者取舒适体位	保证患者舒适度
13.协助患者咳嗽咳痰	观察痰液颜色、量、性状，不能自行咳出的患者，可予气管内吸引	
14.整体床单元、处理用物、洗手	床单元整齐、平整、患者取舒适体位	用物处理，避免交叉感染
15.观察记录书写	详细记录患者开始时间、生命体征，治疗过程中的所有病情及生命体征变化	准确、及时书写观察记录

七、注意事项

1.对于清醒患者，可指导患者在进行治疗前行20 min雾化，治疗后5~10 min咳嗽咳痰。

2.根据患者体型选择合适的背心进行操作。

3.治疗时监测患者的主观感受：有无胸痛、呼吸困难等症状，密切监测生命体征变化、患者面色等。

4.并发症的监测及观察：是否有肺部系统并发症和心血管系统并发症的

发生。

5.在操作过程中，如遇下列情况，应考虑停止操作：①操作部位出现出血点和（或）皮肤瘀斑；②新出现的血痰；③使用仪器过程中，患者精神高度紧张、大汗淋漓；④在使用的过程，出现明显的心率、血压、氧饱和度等生命体征的改变。

6.排痰后指导患者有效咳嗽，四肢呈放松状态，深吸一口气，在屏气片刻后用力咳出，同时开展深呼吸动作，注意咳嗽声音必须由胸壁震动发出，而对于临床中不能自主咳嗽或者咳嗽无力的患者辅以气管内吸引，以促进痰液的排出。

7.操作结束后注意观察患者病情并作效果评估。

第十五节　俯卧位通气技术

一、基本概念

俯卧位通气治疗是指利用翻身床、翻身器或人工徒手将患者体位变换至俯卧位后进行机械通气，以改善患者氧合的技术。

二、目的

俯卧位通气是治疗中的重度呼吸窘迫综合征（ARDS）患者的重要治疗措施之一，它可有效改善患者氧和状态，降低呼吸相关性肺损伤的发生，进而实现保护性肺通气的策略，提高严重ARDS患者的生存率。

三、适应证

1.中重度ARDS患者平台压＞30 cm H_2O时，可以考虑实施俯卧位通气。

2.达到以下条件，PaO_2＜70 mmHg，可考虑俯卧位通气。

（1）FiO_2＞60%。

（2）呼气末正压（PEEP）≥15 cmH_2O。

（3）已使用肺复张手法，效果不佳，可考虑使用俯卧位通气。

（4）动物研究表明：俯卧位通气具有肺保护作用(俯卧位通气呼吸机相关性肺损伤发生率比仰卧位低）。

四、禁忌证

1.绝对禁忌证

包括：①不稳定的脊柱骨折；②未经监测的颅内高压；③严重血流动力学

不稳定；④面／颈部外伤或脊柱未固定者；⑤大面积烧伤；⑥咯血；⑦需行心肺复苏或除颤的高危患者。

2.相对禁忌证

包括：①脑水肿；②血流动力学不稳定；③心律失常；④近期腹部手术；⑤锁骨骨折；⑥面部骨折；⑦急性出血；⑧妊娠；⑨肥胖患者；⑩血流动力学不稳定。

五、操作前准备

（一）评估患者并解释

1.评估

①血流动力学：生命体征相对平稳，可耐受俯卧位通气。②镇静状态：机械通气患者俯卧位通气治疗时建议深镇静，遵医嘱实施有效的镇痛、镇静治疗，并准确评估镇痛镇静效果，必要时可遵医嘱使用肌松药物（RASS评分-3~ -4）。③人工气道：确认气管插管或气管切开管位置，清理口鼻腔分泌物，保持气道通畅，并观察痰液的性状、量、颜色等。④胃肠道准备：在医生下医嘱俯卧位时，主管护士明确具体的翻身时间；提前2 h暂停肠内营养治疗，操作前15 min进行有效的胃肠减压，避免过多胃残余量导致反流误吸；危重型重度ARDS患者可早期置入鼻空肠管。⑤静脉通路的准备：查看并固定静脉通道，保证各类治疗药物的顺利输注（尤其是血管活性药物），计划静脉通路的长度，保证翻身的顺利进行。⑥其他：检查各导管在位通畅，并确认可否暂时夹闭；检查局部敷料是否需要更换，检查受压部位皮肤状况。

2.解释。向患者及家属解释有关俯卧位翻身技术的目的、方法、注意事项和配合要点及相关并发症，由授权委托人签署俯卧位知情同意书。

（二）操作者准备

着装整洁，修剪指甲，洗手，戴口罩。

（三）患者准备

1.明确俯卧位通气翻转方向：根据患者具体情况、仪器设备连接及患者体位翻转的方便性，决定俯卧位的操作是由左向右还是由右向左进行翻转。

2.整理各导联线，将心电监护的电极片更换至患者肩臂部，并保证导联线的长度，翻身时不会牵拉到心电监护。

3.查看各导管的位置并妥善固定，防止意外滑脱；非紧急管路如尿管、胃管等，将其夹闭。

4.在患者受压部位采取相应的预防措施：如面部、胸前、髂骨、膝部等骨隆突出处垫上软枕或泡沫敷料，减少压力性损伤的发生。

5.患者镇静状态（RASS-3~ -4），生命体征平稳。

（四）用物准备

垫枕3~4个、头枕（水晶垫）1个或U形枕一个、方形或圆形泡沫敷料数张、电极片3~5个，清洁手套。

（五）环境准备

清洁、安静，温湿度适宜，光线充足，注意隐私保护。

六、操作流程

1.使用翻身用具操作。应用翻身专用设备，俯卧辅助设备、翻身床等装置，仅需1~2名工作人员即能完成1例患者俯卧位姿势的摆放。

2.徒手操作

①工作人员准备：医生1名、呼吸治疗师1名、护士3名。②翻身过程中工作分配：呼吸治疗师1名（位置：主要位于患者床头，主要负责人工气道的固定、呼吸机工作的监测以及头部位置的放置，并负责整个操作的开始和结束，由他发出口令），护士3名、医生1名（位置：两名护士分别位于患者的颈肩部左右侧，主要负责中心静脉导管、胸部、颈部各引流管以及体外膜肺导管的固定，并保证药物的顺利输注，预防意外脱管；另一名护士和医生分别位于患者腰部的左右侧，主要负责尿管、股静脉/股动脉、腹部引流管的固定）。③在整个操作过程中，由位于床头的呼吸治疗师作为主导者，发起指令，保证整个操作过程大家动作配合的一致性。见表17-15。

表 17-15 俯卧位通气技术操作流程

流 程	说 明	要点与原则
1.解释核对	向患者解释俯卧位的目的；采用两种身份识别的方法进行患者身份确认（腕带、床头牌）	告知注意事项，取得患者配合
2.操作前准备	①医务人员5名；②站立固定位置	人员位置安排，方便操作
3.操作前的检查	患者生命体征平稳、各导管固定、人员准备到位、用物齐全、仪器挪移方便操作	导管的安全性、仪器摆放方便操作
4.再次核对	PDA扫描腕带，核查姓名、性别、住院号后四位	大于2种以上的方式核对

续表

流　程	说　明	要点与原则
5.患者准备	放下床档，协助患者仰面平卧位，调整心电监护电极片的位置	持续心电监护，避免间断监测生命体征
6.操作前管路准备	整理全身管路，查看导管位置、深度并再次固定，生命体征是否平稳	预防导管意外滑脱
7.患者皮肤准备	再次评估压力性损伤高发部位，并使用压力性损伤预防措施	预防压力性损伤
8.俯卧位操作	移动患者至床的一侧，预防患者坠床的发生	保证患者安全
9.俯卧位	摆放患者的四肢位置，方便操作，位于患者床头的呼吸治疗师保证气道固定，翻转患者的躯干及四肢	翻身过程中，人工气道是否可以脱开由患者的情况决定
10.俯卧位后导管的管理	①确定人工气道的位置并妥善固定；②再次检查导管的位置、深度等，并再次固定；③静脉通路通畅，治疗顺利进行	检查各种导管，妥善固定，保证导管的安全
11.俯卧位后肢体摆放	双上肢自然上举，肘关节内角<30°，也可以自然下摆，摆放在身体两侧；双下肢摆放功能位，避免膝关节过伸	肢体摆放功能位，禁止扭曲
12.俯卧位后头面部管理	协助患者头面部取舒适体位，头面部受压部位予泡沫减压敷料、软枕保护，必要时眼睛用敷料保护，每1~2 h翻转头部一次，避免局部长期受压	预防压力性损伤，减少颜面部水肿的发生
13.俯卧位后躯干和上肢皮肤管理	胸前区、腹部、会阴部予软枕保护，骨隆突处予泡沫敷料保护	防压力性损伤
14.俯卧位后膝关节皮肤管理	膝关节予泡沫敷料保护，双足踮起，防止膝关节过伸	预防压力性损伤，双足置于功能位
15.俯卧位后足部皮肤护理	足与床接触的位置予软枕保护，避免足部直接接触床面（脚趾处必须悬空或软枕保护）	减少压力性损伤
16.俯卧位的肢体活动	头面部在气道保护安全的前提下每1~2 h翻转一次	减少压力性损伤
17.俯卧位后四肢的肢体活动	四肢每1~2 h体位变动一次	减少局部不适，增加舒适感
18.俯卧位后的肢体活动	在病情允许的情况下，患者躯干可以配合上下肢的肢体变动使用软枕，给予左右侧每1~2 h体位变动一下	减少局部不适，增加舒适感

续表

流　程	说　明	要点与原则
19.俯卧位后肢体的约束	患者处于镇静（RASS评分为-3~-4），可以根据患者的具体情况进行适当的约束	是否约束
20.俯卧位后气道管理	俯卧位后，检查气道的位置，再进行二次固定，每1~2 h检查一次；根据患者情况按需吸痰，吸痰时加强人工气道的管理，避免人工气道的意外滑出	人工气道的安全
21.俯卧位后的病情观察	密切观察患者生命体征、病情的变化，若有特殊情况立即处理，根据病情决定是否需要暂停俯卧位治疗	严密监测病情变化
22.俯卧位后的观察记录书写	详细记录患者俯卧位的开始时间、生命体征，治疗过程中的所有病情及生命体征变化	准确、及时书写观察记录
23.俯卧位结束	清理呼吸道、口鼻腔的分泌物	保证气道的通畅性
24.调整心电监护的电极片	将心电监护的电极片位置移动至肩臂部	
25.导管的固定	导管固定稳妥	
26.翻转至所需体位	移动患者至床的一侧，再侧卧，撤出患者身上的敷料、软枕，最后将患者翻转至所需体位	保证患者安全
27.导管的安全	再次检查导管的安全性，保证导管的通畅性	
28.调整电极片位置	再次将心电监护的电极片安置至胸前	
29.患者的清理	清理患者颜面部，更换颜面部的导管固定胶布，行口腔护理	患者干净、舒适

七、注意事项

1.无论是使用翻身床、翻身器或者徒手操作的人员，必须经过专业的培训，并能熟练操作，团队合作性强。

2.在操作过程，对突发状况操作人员能积极处理，对一些常见的应急状况，能知晓并能很快做出相应的处理措施。

3.在治疗过程中，密切观察患者生命体征、病情的变化，若出现异常的生命体征、病情变化，根据患者情况决定是否需要立即暂停俯卧位治疗，但一旦危及患者安全，必须马上停止俯卧位治疗。

第十六节　主动蒸汽加温加湿疗法

一、基本概念

主动蒸汽加温加湿疗法：又称主动加湿疗法，指通过湿化罐和加热装置将水分蒸发，以加湿加热吸入气体，达到湿润气道黏膜、稀释痰液、保持黏液纤毛正常运动和廓清功能的一种物理治疗方法。多用于带有人工气道、上呼吸道加温加湿功能丧失或减弱的患者。

二、目的

对吸入的气体进行加温加湿，保持呼吸道的温度和湿度。

三、适应证

1.有创通气。

2.无创通气。

3.高流量氧疗。

四、禁忌证

加热湿化器（heater humidifier，HH）无特别禁忌证。

五、操作前准备

（一）评估患者并解释

1.评估。评估患者的年龄、用药史、临床诊断、意识状况、配合程度；是否符合湿疗指征；了解医用气体吸入方式，选择恰当湿疗方式；检查口鼻腔情况、听诊双肺呼吸音判断呼吸道分泌物、气管导管的固定情况、患者的进食与体位。

2.解释。向患者及家属解释有关气道湿化治疗的目的、注意事项和配合要点。

（二）操作者准备

着装整洁，修剪指甲，洗手，戴口罩。

（三）患者准备

患者取舒适体位（半卧位，床头抬高30°），暂停鼻饲。

（四）用物准备

1.治疗车上层。主动蒸汽加温加湿装置、湿化液（灭菌注射用水，生理盐水等）、PDA、速干洗手液。注意检查用物的有效期，注明开瓶及失效日期。

2.治疗车下层。生活垃圾桶、医疗垃圾桶。

（五）环境准备

清洁、安静，温湿度适宜，光线充足，注意隐私保护。

六、操作流程

表 17-16　主动蒸汽加温加湿技术操作流程

流　程	说　明	要点与原则
1.解释核对	携用物至患者床旁，核对患者床号、姓名、腕带或使用PDA进行患者身份确认	确认患者
2.准备	体位：选择半卧位。床头抬高30°	利于气道分泌物的排除，预防坠积性肺炎
3.操作前的检查	吸痰、保持呼吸道通畅	检查是否被痰液堵塞，堵塞可引起气道内上升，导致肺顺应性降低和气道抵抗的上升
4.再次核对	PDA扫描腕带，核查姓名、性别、住院号后四位	大于2种以上的方式核对
5.安装加温湿化器	①将湿化罐放入加温加湿底座装置中，完全合紧至到位为止，确保装置与湿化罐连接稳固；②湿化罐连接灭菌注射用水，保证湿化水连接通畅，湿化罐中注水在刻度下；③打开加温加湿装置电源，调节温度及湿度到适当目标	正确安装湿化装置
6.连接到患者，通气	将管道连接到患者进行通气，密切观察	
7.撤机	从患者身上撤掉管路。关闭湿化器开关，断开电源	
8.核对与健康指导	再次PDA核对患者身份信息；告知患者注意事项	
9.整理	擦拭患者面部、口鼻腔分泌物，协助患者取舒适体位。湿器底座消毒备用	使患者舒适
10.洗手记录	洗手或速干手消毒，记录。观患者呼吸状况	

七、注意事项

1.定时检查湿化罐内湿化液量，及时添加维持在合适水平。

2.注意各温度探头的连接。

3.注意集水杯处于最低位，经常检查并及时清倒冷凝水。

4.当应用带加热导丝的呼吸管路时，注意患者有无湿化不足的表现。

5.上机前应说明治疗目的取得患者配合，建议卧位或头高位（＞20°）。

6.选择合适型号的鼻塞，建议选取小于鼻孔内径50%的鼻导管。

7.严密监测生命体征、呼吸形式运动及血气分析的变化，及时调整。

8.张口呼吸患者需嘱其配合，闭口呼吸、不能配合者且不伴有二氧化碳潴留，可应用转接头将鼻塞转变为鼻/面罩方式进行氧疗。

9.舌后坠伴经鼻高流量氧疗（HFNC）效果不佳者，给予口咽通气道打开上气道，后将HFNC鼻塞与口咽通气道开口处连通，如不能改善，可考虑无创通气及其他呼吸支持方式。

10.避免湿化过度或湿化不足，密切观察气道分泌物性状、量，按需吸痰，防止痰堵窒息等紧急事件发生。

11.注意管路积水现象并及时处理，警惕误入气道引起呛咳和误吸，保持患者鼻塞位置高于机器和管路水平，一旦报警，应及时处理管路冷凝水。

12.如出现患者无法耐受的异常高温，应停机检测，避免灼伤气道。

13.建议成人最低流量最好不小于15 L/min。

14.注意调节鼻塞固定带松紧，避免固定带过紧引起颜面部皮肤损伤。

15.使用过程中如有机器报警，及时查看并处理，直至报警消除。

16.使用过程中出现任何机器故障报错，应及时更换并记录报错代码提供厂家售后，严禁报错机器继续使用。

第十七节　压缩空气雾化吸入疗法

一、基本概念

雾化吸入治疗，又称气溶胶吸入疗法。所谓"气溶胶"是指悬浮于空气中微小的液体或固体，雾化吸入治疗即把药物制成气溶胶，经吸入途径直接进入气道而达到治疗目的。

雾化吸入装置是一种将药物转变为气溶胶形态，并经口腔（或鼻腔）吸入的药物输送装置。可用于机械通气患者雾化吸入的装置有定量气雾吸入器（pMD）、喷射雾化器、超声雾化器以及振动筛孔雾化器。

二、目的

1.稀释痰液、湿化呼吸道，预防和控制呼吸道感染。

2.改善通气功能，解除支气管痉挛，减轻呼吸道黏膜水肿。

3.减轻呼吸道炎症反应、预防和控制呼吸道感染：常用于咽喉炎、支气管炎、支气管扩张、肺炎、肺结核患者，也可作为胸部手术前后常规治疗手段。

4.配合人工呼吸作呼吸道湿化或间歇雾化吸入药物。

5.应用抗癌药物治疗肺癌。

三、适应证

1.上呼吸道水肿——凉爽、温和的气溶胶。

2.喉、气管支气管炎。

3.声门下水肿。

4.拔管后水肿。

5.上呼吸道术后管理。

6.分泌物黏稠、阻塞。

7.上呼吸道、气管、支气管感染。

8.肺部感染，如支气管肺炎、肺化脓症等。

9.支气管哮喘：湿化气道，祛痰。

10.支气管麻醉，如支气管镜检术前麻醉。

四、禁忌证

使用热湿交换器（heat and moisture exchanger，HME）时禁止使用。

五、操作前准备

（一）评估患者并解释

1.评估。评估患者的年龄、用药史、临床诊断、意识状况、配合程度；是否符合雾化指征；检查口鼻腔情况、听诊双肺呼吸音判断呼吸道分泌物、气管导管固定情况、患者进食与体位。

2.解释。向患者及家属解释雾化目的、注意事项和配合要点。

（二）操作者准备

着装整洁，洗手，戴口罩。

（三）患者准备

患者取舒适体位（半卧位，床头抬高30°），暂停鼻饲。

（四）用物准备

1.治疗车上层：医嘱单、雾化装置、氧流量表、呼气端过滤器、雾化药物、听诊器、吸痰管、负压吸引装置、速干手消毒凝胶。检查用物有效期，物品处于备用。

2.治疗车下层：生活垃圾桶、医疗垃圾桶。

（五）环境准备

清洁、安静，温湿度适宜，光线充足，注意隐私保护。

六、操作流程

主动蒸汽加温加湿技术操作流程，见表17-16。

表 17-16　主动蒸汽加温加湿技术操作流程

流　程	说　明	要点与原则
1.解释核对	携用物至患者床旁，核对患者床号、姓名、腕带或使用PDA进行患者身份确认	确认患者
2.评估患者	评估患者病情、意识、配合程度、人工气道是否完好、呼吸机模式、过敏史等	了解患者
3.准备	体位：选择半卧位。床头抬高30°	利于气道分泌物的排除，预防坠积性肺炎
4.操作前的检查	吸痰、保持呼吸道通畅	检查是否被痰液堵塞，堵塞可引起气道内上升，导致肺顺应性降低和气道抵抗的上升
5.再次核对	PDA扫描腕带，核查姓名、性别、住院号后四位	大于2种以上的方式核对
6.呼吸机准备	若使用人工鼻（HME）需移除，若使用加热湿化器则无需关闭	准备好呼吸机
7.配置药物	①核对药物；②准备好雾化器；③将药液稀释至3~5 ml加入雾化罐内；④正确连接雾化器各部件	保证药物的正确使用
8.连接雾化器	若呼吸机自带雾化功能（如Drager，迈瑞等）：①连接管一端连接雾化器，另一端连接呼吸机雾化；②开启呼吸机雾化功能键，观察雾化器出雾量，若出雾量较小，检查雾化器喷嘴是否堵塞；③在呼吸机呼气端连接过滤器。若呼吸机（PB840，Simens 等）未配备雾化功能，使用额外压缩气源驱动雾化器：①连接管一端连接雾化器，另一端连接氧流量计或空气压缩泵；②调节流量为 6~8 L/min（具体根据雾化器说明书），观察雾化器出雾量，若出雾量较小，检查雾化器喷嘴是否堵塞；③在呼吸机呼气端连接过滤器	

续表

流　程	说　明	要点与原则
9.连接雾化器与呼吸机管理	连接雾化器于吸气端管路距 Y 形管 15 cm 处，且放在呼吸机管路温度感受器的前端	
10.调剂雾化器	预热3~5 mim 再开雾化开关，白色指示灯亮，此时药液成雾状喷出。根据需要雾量，开关自左向右旋，分3挡，大挡雾量每分钟为3 ml	
11.雾化观察	雾化过程中密切观察患者生命体征变化、呼吸机参数变化，及时通知医生调节呼吸机参数	
12.雾化结束	雾化结束，取下雾化器和整理雾化器连接管，雾化器用无菌蒸馏水冲洗干净，通风处晾干备用	
13.撤机	从患者身上撤掉管路；关闭湿化器开关；将各种参数调至最低；关闭压缩机；断开电源、氧气源、空气源	
14.核对与健康指导	再次PDA核对患者身份信息；告知患者注意事项	
15.整理	擦拭患者面部、口鼻腔分泌物，协助患者取舒适体位。湿化器消毒备用	使患者舒适
16.洗手记录	洗手或速干手消毒，记录。观察患者呼吸状况	

七、注意事项

1.如果是氧气雾化，需注意用氧安全，禁止在有氧设备附近吸烟或使用明火。

2.药液稀释至5 ml，雾流量不可过大，一般为6~8 ml，不能擅自调节氧流量。

3.氧气湿化瓶内勿盛水，以免稀释药液影响疗效。

4.雾化器应垂直握住，婴幼儿可抱起，用面罩罩住口鼻；成年患者应坐起用嘴吸气，在吸入同时应做深吸气，使气雾充分到达支气管和肺内。

5.如是压缩雾化吸入器使用时要放在平坦、光滑且稳定的平面上，勿放置在地毯或粗糙表面上，以免堵塞通风口。

6.压缩雾化吸入器在使用时，导管一端连接压缩机，另一端连接雾化器，一定要连接牢固。

7.吸气时按住间断控制按钮，慢慢吸入药雾；呼气时松开间断控制按钮，直接通过含器将空气呼出。

8.使用时药杯须保持直立，倾斜勿超过45°；连续使用雾化器时，中间需间隔30 min。

9.当过滤片颜色发生改变或已平均使用60天时，须更换新过滤片。

10.超声雾化器在使用前，先检查机器各部有无松动、脱落等异常情况。

机器和雾化罐编号要一致。

11.水槽底部晶体换能器和雾化罐底部透声膜薄而质脆，易破碎，应轻按，不能用力过猛。

12.水槽和雾化罐切忌加温水或热水。

13.特殊情况需连续使用，中间需间隔30 min。

14.如在使用过程中，发现水槽内水温超过50℃，可调换冷蒸馏水，换水时要关闭机器。

15.如发现雾化罐内液体过少，影响正常雾化时，应继续增加药量，但不必关机，只要从盖上小孔向内注入即可。一般每次使用时间为15 天，每次使用完毕，将雾化罐和口含嘴浸泡于消毒溶液内60 min。

（刘一秀　刘　燕　李　霞　杨　帆）

参考文献

[1] 王辰 . 呼吸治疗教程 [M]. 北京 : 人民卫生出版社 ,2019.

[2] 王辰，陈荣昌 . 呼吸支持技术 (第 1 版)[M]. 北京 : 人民卫生出版社，2018.

[3] 姜永梅，孙晓莉 . 康复护理技术 [M]. 北京 : 中国中医药出版社 ,2015.

[4] 金静芬，封秀琴 . 急危重症护理分册 [M]. 北京：人民卫生出版社，2019.

[5] 凯克马瑞克 . 呼吸治疗学精要 [M]. 北京：人民军医出版社 ,2015.

[6] 杜寿玢，陈伟 . 营养诊疗学 [M]. 北京 : 人民卫生出版社 ,2017.

[7] 封志纯，洪小杨，张晓娟 . 儿科体外膜肺氧合操作手册［M］. 北京：人民卫生出版社，2019.

[8] 康焰 . 临床重症医学教程 [M]. 北京 : 人民卫生出版社 .2015.

[9] 李庆印，陈永强 . 重症专科护理 [M]. 北京 : 人民卫生出版社 ,2018.

[10] 李小寒，尚少梅 . 基础护理学 (第 6 版)[M]. 北京：人民卫生出版社，2016.

[11] 励建安，黄晓琳 . 康复医学 [M]. 北京 : 人民卫生出版社 , 2016.

[12] 龙村，侯晓彤，赵举 . ECMO—体外膜肺氧合（第 2 版）［M］. 北京 : 人民卫生出版社，2016.

[13] 沈洪，刘中明 . 急诊与灾难医学 [M]. 北京 : 人民卫生出版社 ,2015.

[14] 沈玉芹，张健 . 慢性心力衰竭心脏康复 [M]. 北京 : 人民卫生出版社 ,2017.

[15] 宋为群，张皓 . 重症康复指南 [M]. 北京 : 人民卫生出版社 , 2020.

[16] 孙长颢，凌文华，黄国伟 . 营养与食品卫生学 [M]. 北京 : 人民卫生出版社 ,2017.

[17] 孙玉梅，张立力 . 健康评估 [M]. 北京 : 人民卫生出版社 ,2017.

[18] 田永明，廖燕 .ICU 护理手册第二版 [M]. 北京 : 科学出版社 ,2015.

[19] 王辰，陈荣昌，文富强 . 雾化吸入疗法 [M]. 北京 : 人民卫生出版社，2020：7-48.

[20] 王辉，任健康，王明贵 . 临床微生物学检验 [M]. 北京 : 人民卫生出版社，2015.

[21] 燕铁斌，尹安春 . 康复护理学 (第 4 版)[M]. 北京 : 人民卫生出版社，2020.

[22] 杨抒扬，冯雪 . 心脏康复流程 [M]. 北京 : 人民卫生出版社 , 2017.

[23] 尤黎明，吴瑛 . 内科护理学 [M]. 北京 : 人民卫生出版社 ,2017.

[24] 袁月华，郭丰 . 呼吸治疗学精要（第 4 版）[M]. 北京 : 人民军医出版社，2015.

[25] 张波，桂莉 . 急危重症护理学 [M]. 北京 : 人民卫生出版社 ,2017.

[26] 朱利月，梁崎 . 康复治疗师临床工作指南—心肺疾患康复治疗技术 [M]. 北京 : 人民卫生出版社 , 2019.

[27]Ernst Armin, Hert Felix J. F. Introduction to Bronchoscopy.2th edition [M]. Cambridge University Press，2017.

[28]Goel Manoj K, Kumar Ajay, Maitra Gargi. Bronchoscopy in ICU: a practical guide [M]. Jaypee Brothers Medical Publishers，2020.

[29]Kacmarek RM, Stoller JK, Heuer A. Egan's Fundamentals of Respiratory Care-E-book[M]. Elsevier Health Sciences, 2016.

[30]Kacmarek RM，Stoller JK，Heuer AJ. Egan's fundamentals of respiratory care.11th edition [M]. Mosby，2017.

[31]Ko-Pen Wang, Atul C. Mehta J, Francis Turner Jr. Flexible bronchoscopy.4th edition[M]. Wiley Blackwell，2020.

[32] 陈胜龙，陈纯波.美国《急重证医院呼吸机相关性肺炎预防策略 (2014 版)》解读 [J]. 中国实用内科杂志,2015,35(07):591-594.

[33] 中华医学会呼吸病学分会呼吸危重症医学学组，中国医师协会呼吸医师分会危重症医学工作委员会.成人经鼻高流量湿化氧疗临床规范应用专家共识 [J]. 中华结核和呼吸杂志 , 2019, 42(2):83-91.

[34] 发热伴肺部阴影鉴别诊断共识专家组 . 发热伴肺部阴影鉴别诊断专家共识 [J]. 中华结核和呼吸杂志 ,2016,39(3)：169-176.

[35] 宫玉翠、陈洁雅、李平东等 . 慢性呼吸疾病肺康复护理专家共识 [J]. 中华护理杂志，2020,55（5）：709-715.

[36] 国家卫生和计划生育委员会 . 中国卫生行业标准重症监护病房医院感染预防与控制规范 WS/T509-2016[J]. 中国感染控制杂志 ,2017,16(2):191-194.

[37] 急诊氧气治疗专家共识组 . 急诊氧气治疗专家共识 [J]. 中华急诊医学杂志，2018,27(4):355-360.

[38] 中华预防医学会医院感染控制分会 . 临床微生物标本采集和送检指南 [J]. 中华医院感染学杂志 , 2018, 28(20):3192-3200.

[39] 刘运喜，邢玉斌，巩玉秀 . 软式内镜清洗消毒技术规范 WS507-2016[J]. 中国感染控制杂志 , 2017, 16(6):587-592.

[40] 闵苏 . 敖虎山 . 不同情况下成人体外膜肺氧合临床应用专家共识（2020 版）[J]. 中国循环杂志 ,2020,35(11):1052-1063.

[41] 王莹，夏欣华，王欣然等 . 预防成人经口气管插管非计划性拔管护理专家共识 [J]. 中华护理杂志， 2019，54(06):822-828.

[42] 朱威，徐佳，陆远强 .《2020 年美国心脏协会心肺复苏及心血管急救指南》成人生命支持部分建议内容分析 [J]. 中华危重症医学杂志 (电子版),2020,13(05):379-381.

[43] 中国康复医学会心血管病预防与康复专业委员会 . 慢性心力衰竭心脏康复中国专家共识 [J]. 中华内科杂志 , 2020,59（12）：942-951.

[44] 中国康复医学会心血管病预防与康复专业委员会，中国老年学学会心血管病专业委员会，中华医学会心身医学分会 . 在心血管科就诊患者心理处方中国专家共识 [J]. 中华内科杂志，2020，59（2）：764-771.

[45] 中国康复医学会重症康复专业委员会呼吸重症康复学组，中国老年保健医学研究会老龄健康服务与标准化分会，《中国老年保健医学》杂志编辑委员会，北京小汤山康复医院 . 中国呼吸重症康复治疗技术专家共识 [J]. 中华老年保健医学杂志 ,2018，16（5）：3-11.

[46] 中国医师协会呼吸医师分会危重症医学专业委员会，中华医学会呼吸病学分会危重症医学学组 . 体外膜式氧合治疗成人重症呼吸衰竭推荐意见 [J]. 中华结核和呼吸杂志，2019,42(9):660-684.

[47] 中国医师协会呼吸医师分会危重症医学工作委员会, 中华医学会呼吸病学分会呼吸危重症医学学组, 中华医学会呼吸病学分会呼吸治疗学学组. 严重急性呼吸道感染常规呼吸支持治疗的临床指征与院感防控 [J]. 中华结核和呼吸杂志, 2020,43(3):189–194.

[48] 中国医师协会体外生命支持专业委员会. 成人体外膜氧合循环辅助专家共识 [J]. 中华医学杂志,2018,98(12):886–894.

[49] 中华医学会呼吸病学分会介入呼吸病学学组. 成人诊断性可弯曲支气管镜检查术应用指南 [J]. 中华结核和呼吸杂志 .2019, 42(8):573–589.

[50] 中华医学会老年医学分会. 老年患者 6 分钟步行试验临床应用中国专家共识 [J]. 中华老年医学杂志 ,2020,39(11):1241–1250.

[51] 中华医学会呼吸病学分会感染学组. 中国成人医院获得性肺炎与呼吸机相关性肺炎诊断和治疗指南 (2018 年版)[J]. 中华结核和呼吸杂志, 2018，41(4): 255–280.

[52] 中华医学会重症医学分会. 中国成人 ICU 镇痛和镇静治疗指南 [J]. 中华危重病急救医学，2018,30（6）:497–513.

[53] 中华医学会重症医学分会重症呼吸学组. 急性呼吸窘迫综合征患者俯卧位通气治疗规范化流程 [J]. 中华内科杂志 ,2020,59(10):781–787.

[54]Abushanab DH, Alsoukhni OA, Al–Badriyeh D. Evaluations of Morphine and Fentanyl for Mechanically Ventilated Patients With Respiratory Disorders in Intensive Care: A Systematic Review of Methodological Trends and Reporting Quality[J]. Value Health Reg Issues,2019,19:7–25.

[55]A. Higgs，B.A. McGrath，C. Goddard，J.et al. Cook. Guidelines for the management of tracheal intubation in critically ill adults[J]. British Journal of Anaesthesia,2018，120(2).

[56]Anekwe DE,Biswas S,Bussieres A,et al. Early rehabilitation reduces the likelihood of developing intensive care unit–acquired weakness: a systematic review and meta–analysis [J]. Physiotherapy, 2020, 107:1–10.

[57]Boscamp NS, Tuner ME, Crystal M, et al. Cardiac catheterization in pediatric patients supported by extracorporal membrane oxygenation :a 15–year experience[J].Pediatr Cardiol,2017,38 (2):332–337.

[58]Criner GJ, Eberhardt R, Fernandez–Bussy S, et al. Interventional Bronchoscopy [J]. Am J Respir Crit Care Med,2020, 202(1):29–50.

[59]Darwiche K, Ross B, Gesierich W, et al. Recommendations for Performing Bronchoscopy in Times of the COVID–19 Pandemic[J]. Pneumologie,2020, 74(5):260–262.

[60]Da Silva PS, ReisM E, de Aguiar V E,et al. Use of fentanyl and midazolam in mechanically ventilated children–Does the method of infusion matter[J]. Journal of critical care,2016, 32:108－113.

[61]Ergan B, Nava S. The use of bronchoscopy in critically ill patients: considerations and complications [J]. Expert Rev Respir Med,2018, 12(8):651–663.

[62]Garrett KM. Best Practices for Managing Pain, Sedation and Delirium in the Mechanically Ventilated Patient[J]. Crit Care Nurs Clin North Am, 2016,28(4):437–450.

[63]Gomes C,Andriolo R,Bennett C,et al.Percutaneous endoscopic gastrostomyversus

nasogastric tube feeding for adults with swallowing disturbances[J].Coehrane Database Syst Rev,2015,5:CD008–096.

[64]Groth CM, Acquisto NM, Khadem T. Current practices and safety of medication use during rapid sequence intubation[J].Crit Care, 2018,45:65–70.

[65]Hodgson CL,BaileyM,BellomoR,et al.A Binational Multicenter Pilot Feasibility Randomized Controlled Trial of Early Goal–Directed Mobilization in the ICU[J].Critical Care Medicine, 2016, 44(6): 1145–52.

[66]Hu FP, Guo Y, Zhu DM, et al. Resistance trends among clinical isolates in China reported from CHINET surveillance of bacterial resistance,2005–2014[J]. Clin Microbiol Infect, 2016, 22(Suppl):S9–S4.

[67]Hui DS, Chow BK, Lo T, et al. Exhaled air dispersion during high–flow nasal cannula therapy versus CPAP via different masks[J]. Eur Respir J, 2019, 53(4).

[68]Humphrey M, Everhart S, Kosmisky D, et al. An evaluation of patient–specific characteristics on attainment of target sedation in an intensive care unit[J]. Heart Lung,2018,47(4):387–391.

[69]Kalil AC, Metersky ML, KlompasM, etal. Management of adults with hospital–acquired and ventilator–associated pneumonia : 2016 clinical practice guidelines by the infectious diseases society of America and the American thoracic society [J].Clin Infect Dis ,2016,63(5):e61–e111.

[70]K. Grange, M.C. Mushambi, S. Jaladi, et al. Techniques and complications of awake fiberoptic intubation–A Survey of Difficult Airway Society members[J]. 2019, 28:21–26.

[71]Lembersky O, Golz D, Kramer C, et al. Factors associated with post–intubation sedation after emergency department intubation: A Report from The National Emergency Airway Registry[J]. Am J Emerg Med. 2020,38(3):466–470.

[72]Leung CCH, Joynt GM, Gomersall CD, et al. Comparison of high–flow nasal cannula versus oxygen face mask for environmental bacterial contamination in critically ill pneumonia patients: a randomized controlled crossover trial[J].J Hosp Infect, 2019, 101(1): 84–87.

[73]Long Linda, MordiIfy R, Bridges Charlene, et al. Exercise–based cardiac rehabilitation for adults with heart failure[J]. 2019, 1:CD003–331.

[74]Nair GB, Niederman MS. Ventilator–associated pneumonia present understanding and ongoing debates [J]. Intensive Care Med,2015,41(1):3448.

[75]Ninan N, Wahidi MM. Basic Bronchoscopy: Technology, Techniques, and Professional Fees [J]. Chest, 2019, 155(5):1067–1074.

[76]Nydahl P,Sricharoenchai T,Chandra S,et al. Safety of Patient Mobilization and Rehabilitation in the Intensive Care Unit Systematic Review with Meta–Analysis[J].Annals of the American Thoracic Society,2017,14(5):766–77.

[77]Ouellette DR, Patel S, Girard TD, et al. Liberation From Mechanical Ventilation in Critically Ill Adults: An Official American College of Chest Physicians/American Thoracic Society Clinical Practice Guideline: Inspiratory Pressure Augmentation During Spontaneous Breathing Trials, Protocols Minimizing Sedation, and Noninvasive Ventilation Immediately After Extubation[J]. Chest,2017,151(1):166–180.

[78]Qi F, Zhang GX, She DY, et al. Healthcare-associatedPneumonia: Clinical Features and Retrospective Analysis Over10Years[J]. Chin Med J(Engl), 2015, 128(20): 2701- 2713.

[79]Rhodes A, Evans LE, Alhazzani W, et al. Surviving sepsis campaign: international guidelines for management of sepsis and septic shock 2016[J]. Intensive Care Med,2017,3(3):304-377.

[80]SchmidtM,KindlerF,CechiniJ,eta1. Neuralgy adjusted ventilator assist and proportional assist ventilation both improve patient ventilator interaction[J]. CritCare, 2015, 19(1):56.

[81]Seligman R, Seligman BG, Konkewicz L, et al. Accuracy of tracheal aspirate gram stain in predicting Staphylococcus aureus infection in ventilator-associated pneumonia [J].BMO Anesthesiol,2015,15:19.

[82]Singal RK, SingalD,Bednarczyk J,et al. Current and future status of extracorporeal cardiopulmonary resuscitation for in-hospital cardiac arrest[J]. Can J Cardiol,2017,33 (1):51- 60.

[83]Speck K, Rawat N, Weiner NC, et al. A systematic approach for developing a ventilator-associated pneumonia prevention bundle [J]. Am JInfect Control, 2016, 44(6): 652-656.

[84]Stephens RJ, Ablordeppey E, Drewry AM, et al. Analgosedation Practices and the Impact of Sedation Depth on Clinical Outcomes Among Patients Requiring Mechanical Ventilation in the ED: A Cohort Study[J]. Chest. 2017,152(5):963-971.

[85]WaldaufP,JiroutkovaK,KrajcovaA,et al. Effects of Rehabilitation Interventions on Clinical Outcomes in Critically Ill Patients: Systematic Review and Meta-Analysis of Randomized Controlled Trials[J]. Critical Care Medicine, 2020, 48(7): 1055-65.

[86]Walsh TS, Kydonaki K, Antonelli J, et al. Staff education, regular sedation and analgesia quality feedback, and a sedation monitoring technology for improving sedation and analgesia quality for critically ill, mechanically ventilated patients: a cluster randomised trial[J]. Lancet Respir Med,2016,4(10):807-817.

[87]WangTH,WuCP,WangLY,Chest physiotherapy with early mobilization may improve extubation outcome in critically ill patients in the intensive care units[J]. Clin Respir J,2018,12(11):2613- 2621.

[88]YUANBO Z,JIN W,FEI S,et al.ICU management based on Pi CCOparameters reduces duration of mechanical ventilation and ICUlength of stay in patients with severe thoracic trauma and acute respiratory distress syndrome[J].Ann Intensive Care,2016,6(1):113.

相关中英文名词对照索引

中文名词	英文全称	缩略词
6分钟步行试验	6 minute walk test	6MWT
主动呼吸周期	active cycle of breathing	ACB
急性呼吸窘迫综合征	acute respiratory distress syndrome	ARDS
适应性支持通气	adaptive support ventilation	ASV
美国呼吸治疗学会	American Association for Respiratory Care	AARC
美国胸科协会	American Thoracic Society	ATS
辅助-控制通气	assist–control ventilation	A/CV
机械辅助通气	assisted mechanical ventilation	AMV
听觉诱发电位	auditory Evoked Potentials	AEPs
自动引流	autogenic drainage	AD
球囊-面罩通气	bag–mask ventilation	BMV
行为疼痛量表	behavioral pain scale	BPS
双水平正压通气	biLevel ventilation	BiLevel
脑电双频指数	bispectral index	BIS
身体质量指数	body mass index	BMI
加拿大呼吸治疗学会	Canadian Society of Respiratory Therapist	CSRT
心肺运动试验	cardiac pulmonary exercise test	CPET
认证呼吸治疗师	certified respiratory care practitioner	CRT
微型电荷-耦合器件	charge coupled device	CCD
持续正压呼吸	cntinuous positive pressure breathing	CPPB
机械控制通气	controlled mechanical ventilation	CMV
重症疼痛观察工具	critical–pain observation tool	CPOT
电磁导航支气管镜	electromagnetic navigationbronchoscopy	ENB
呼气末二氧化碳	end–tidal carbon dioxide	$ETCO_2$
欧洲呼吸学会	European Respiratory Society	ERS
体外二氧化碳清除技术	extracorporeal carbon dioxide removal	$ECCO_2R$
体外生命支持	extracorporeal life support	ECLS

续表

中文名词	英文全称	缩略词
体外膜肺氧合	extracorporeal membrane oxygenatioon	ECMO
可弯曲支气管镜	flexible bronchoscopy	FB
用力呼气技术	forced expiration technique	FET
ICU功能状态评估表	functional status score for ICU	FSS–ICU
格拉斯哥昏迷量表	Glasgow comascale	GCS
热湿交换滤器	heat and moisture exchanging filer	HMEF
被动加热湿化器	heated and moisture exchanger	HME
主动加热湿化器	heated humidifier	HH
高频胸壁振动	high– frequency chest wall oscillation	HFCW
高频通气	high frequency ventilation	HFV
医院获得性肺炎	hospital acquired pneumonia	HAP
吸湿型热湿交换器	hygroscopic heat and moisture exchanger	HHMFE
间歇指令通气	intermittent mandatory ventilation	IMV
肺内叩击通气	in–trapulmonary percussive ventilation	IPV
反比通气	inverse ratio ventilation	IRV
等温饱和界面	isothermal saturation boundary	ISB
曼切斯特活动量表	Manchester mobility score	MMS
机械吸呼气	mechanical insuffation–exsufflation	MI–E
机械通气	mechanical ventilation	MV
美国医学研究委员会	Medical Research Council	MRC
肌肉活动评分法	motor activity assessment scale	MAAS
神经调节通气辅助	neurally adjusted ventilatory assist	NAVA
神经肌肉电刺激	neuromuscular electrical stimulation	NMES
无创正压机械通气	noninvasive positive pressure ventilation	NIPPV
数字评分法	numeric rating scale	NRS
口咽通气道	oral–pharyngeal airway	OPA
患者状态指数	patient state index	PSI
ICU躯体功能测试	physical function ICU test	PFIT
呼气末正压	positive end–expiratory pressure	PEEP

续表

中文名词	英文全称	缩略词
ICU后综合征	post-intensive care syndrome	PICS
体位引流	postural drainage	PD
压力支持通气	pressure support ventilation	PSV
压力调节容量控制通气	pressure-regulated volume control	PRVC
肺动脉楔压	pulmonary arterial wedge pressure	PAWP
脉搏指示连续心排血量	pulse indicator continuous cardiac output	PICCO
呼吸治疗师	respiratory therapist	RT
静息能量消耗量	resting energy expenditure	REE
Richmond躁动镇静评分	Richmond agitation-sedation scale	RASS
Riker镇静躁动评分	sedation-agitation scale	SAS
自主呼吸试验	spontaneous breathing trial	SBT
标准化5问题问卷	standardized 5-question questionnaire	S5Q
声门下吸引	subglottic secretion drainage	SSD
同步间歇指令通气	synchronize intermittent mandatory ventilation	SIMV
胸腔生物阻抗法	thoracic electrical bioimpedance	TEB
非计划性拔管	unplanned extubation	UEX
呼吸机相关性肺损伤	ventilator associated lung injury	VALI
呼吸机相关性肺炎	ventilator-associated pneumonia	VAP
语言评分法	verbal rating scale	VRS
视觉模拟法	visual analogue scale	VAS
容量控制通气	volume controlled ventilation	VCV
容积支持通气	volume support ventilation	VSV